经方治疗风湿病荟萃

主编 李松伟 李 桓

郑州大学出版社

图书在版编目(CIP)数据

经方治疗风湿病荟萃 / 李松伟,李桓主编. —— 郑州：
郑州大学出版社,2025.4. —— ISBN 978-7-5773-0945-3

Ⅰ. R289.2

中国国家版本馆 CIP 数据核字第 2025ZJ9557 号

经方治疗风湿病荟萃

JINGFANG ZHILIAO FENGSHIBING HUICUI

策划编辑	吕笑娟	封面设计	陈 青
责任编辑	吕笑娟	版式设计	曾耀东
责任校对	白晓晓	责任监制	朱亚君

出版发行	郑州大学出版社	地 址	河南省郑州市高新技术开发区
经 销	全国新华书店		长椿路 11 号(450001)
发行电话	0371-66966070	网 址	http://www.zzup.cn
印 刷	河南印之星印务有限公司		
开 本	787 mm×1 092 mm 1 / 16		
印 张	17.5	字 数	396 千字
版 次	2025 年 4 月第 1 版	印 次	2025 年 4 月第 1 次印刷

书 号	ISBN 978-7-5773-0945-3	定 价	69.00 元

本书如有印装质量问题,请与本社联系调换。

作者名单

主　　编　李松伟　李　桓

副 主 编　周雪琴　郭洪涛　孟庆良　郭彩霞　赵　冰

编　　委　（按姓氏笔画排序）

王春汇　王炳森　孔一兰　石煜瑶　冯卓航

祁尚文　杜彩平　李　品　李　秦　李析濛

张欣妍　张素婷　陆超群　武上雯　赵志娜

胡文盈　郭耀佳　龚晓红　彭新月　焦士朋

前言

  风湿病作为一类严重影响人们生活质量的疾病，长期以来困扰着众多患者。其病因复杂、病程迁延，给患者带来了巨大的身心痛苦和经济负担。在漫长的医学发展历程中，经方以其独特的魅力和卓越的疗效，为风湿病的治疗提供了宝贵的思路与方法。经方历经数千年的传承与实践检验，凝聚着古人的智慧结晶。

  本书旨在对经方治疗风湿病进行全面而系统的荟萃总结。通过深入挖掘古代经典医籍中的经方宝藏，结合现代临床实践经验与研究成果，力求呈现经方在风湿病领域的丰富应用与显著成效。我们详细剖析每一个经方的组成、功效、适应证，以及在不同类型风湿病治疗中的具体运用。同时，本书展示大量真实的临床案例，让读者能够切实感受到经方的神奇魅力。

  在编写过程中，我们参考了众多古今文献，力求做到内容准确、翔实。希望本书能成为广大医务工作者、中医爱好者及风湿病患者的有益参考，为推动经方在风湿病治疗中的应用与发展贡献一份力量，让更多的人受益于这一古老而伟大的医学智慧。

李松伟

2025 年 3 月

目　录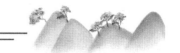

第一章
经方的历史渊源与发展

第一节　经方的含义

　　"经方"之名最早见于《汉书·艺文志》："经方者,本草石之寒温,量疾病之浅深,假药味之滋,因气感之宜,辨五苦六辛,致水火之齐,以通闭解结,反之于平。及失其宜者,以热益热,以寒增寒,精气内伤,不见于外,是所独失也。"这里标明了经方的特点,可以看出,经方的理论特点是根据疾病之病位、病机,以草石的寒温之性、酸苦甘辛咸之味,组成交济水火阴阳的处方以施治,使病机之闭结得以通解,以达到人体阴平阳秘的平和状态,这是对汉代及以前中医相关著作中古医方的总称。《汉书·艺文志》中记载有医经七家、经方十一家,如商代伊尹所著《汤液经法》在经方十一家之列,其中所载古医方即属于当时经方的范畴。

　　"经方"的含义自古至今有三次转变。唐宋时期,因朝代更替、古书散佚、含义变革等,经方的概念在唐代以前是指广义的古医书效验方;至宋代,"经方"的含义逐渐由广义向狭义转变。广义的经方泛指方书或效验方,狭义的经方特指书名或张仲景方。清代医家徐大椿在为尤在泾《金匮要略心典》作序中曰:"惟仲景则独祖经方而集其大成,远接轩皇,近兼众氏,当时著书垂教,必非一种。其存者有《金匮要略》及《伤寒论》两书,当宋以前,本合为一;自林亿等校刊,遂分为两焉。"明确将经方定义为张仲景在《伤寒论》《金匮要略》所载医方。自此,中医经方被公认为是以《伤寒杂病论》为代表的中医古典医籍中所记载的方剂。其中,《伤寒论》载方113首,《金匮要略》载方262首,两书方剂有所重复。这些经方历经1 800多年,经久不衰,因其独具特色的辨证体系与卓越的临床疗效,为历代医家所推崇。

　　经方之发展,历经2 000年而不衰,其以严密完善的辨证论治体系与卓越的临床疗效,为后世医家所尊奉。"经方"内涵代有演变。自汉代起,经方作为中国古代医学著作中方书、效验方的统称,被广泛应用与研究。近现代以来,大部分研究者主张,经方一般

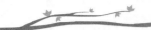

是指经典名方，其中以《伤寒论》《金匮要略》所载方剂为主，是与宋金元以后出现的"时方"相对而言的概念。另有医家主张，"经方"不仅是单纯的"经典之方"，更是指一个以张仲景学术思想为指导的辨证论治医学体系。目前，中医经方明确是指以《伤寒论》《金匮要略》为代表的中医古典医籍中所记载的方剂，是经过数千年的临床实践证实有确切疗效的中药组方。

第二节　历代医家对经方的发展和应用

　　中医学对于经方的应用与研究可上溯到西晋时期，自王叔和整理《伤寒论》以来，经金代成无己首注《伤寒论》，成书《注解伤寒论》，至今已形成了多个伤寒学流派。唐代孙思邈以方证同条、比类相附的方法研究了《伤寒论》，他虽未提到《金匮要略》之名，但在《千金方》中引用了其大部分条文和方药。孙氏应用经方，长于加减化裁仲景之法，常常根据临床的应用病证，把某些方剂加以变化而扩展成一类方。如将治疗产后血虚内寒腹痛的当归生姜羊肉汤，变化为羊肉汤、羊肉桂心汤、羊肉黄芪汤等9首方剂，用于治疗中风、虚损、心痛、心腹痛等证。这些经方的变化、扩展既保持了仲景之方的要旨，又扩大了经方的应用范围。宋金元时期名医辈出，对于仲景之学术的研究已远远超过唐代。具有代表性的宋代医家有庞安时、朱肱、许叔微、钱乙等，他们从不同程度上对经方的应用进行了化裁与发挥；金元时期就经方应用而言，以河间派与易水派医家为代表。刘完素（世称"刘河间"）指出"阳气怫郁，不能通畅则为热"，治疗只可按热治，不可从寒医，"白虎合凉膈散乃调理伤寒之上药"。主张推陈出新，"苦寒直折"。大变仲景之法，故张从正称其为"千古之下得仲景之旨者，刘河间一人而已"。易水派代表人物张元素于《伤寒论》麻黄汤、桂枝汤二方的基础上，有感汗出不得用前者，无汗不能用后者，创制不犯三阳禁忌的九味羌活汤，统治四时之邪。明清时期，医著丰富，但所宗不一，在仲景学术研究领域形成了百家争鸣之势。明代在经方应用上首推陶华，他运用仲景六经辨证之法，结合临床实践，创制的黄龙汤就是由大承气汤加人参、当归、桔梗、甘草、生姜、大枣而成，泻热通便，益气养血。由峻下之剂变为攻补兼施，寓补于攻之方，是源于经方又不拘于经方的典型创新。清代吴塘（号鞠通）应用经方更为广博，据统计，《温病条辨》中载方204首，其中引用经方37首，由经方化裁而成者54首，师经方立法之意而创制的新方16首，共计107首，占全方近半数。近代由于西方医学传入中国，中医、西医之间各立门户，此时经方的应用受到了考验。这一时期善用经方者以曹颖甫、吴棹仙为代表。曹氏笃信经方，善用麻、桂、承气诸方，有效者常十有八九，其临证治验由弟子搜集编撰成《经方实验录》。

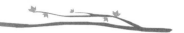

第三节　经方研究现状

一、经方理论研究

经方理论自秦汉至今历经近两千年的传承与发展,相关著作与研究成果蔚为大观,历代《伤寒杂病论》的研究者,为我们留下了大量宝贵的文献资料。据不完全统计,自《伤寒杂病论》问世至今,古今中外研究论著近两千部,研究论文在一万篇以上,这是中医学任何学科都难以与之相比的。经方医学理论发展史可以概括为三个阶段,分别是"起源与发展""理论体系成熟""流传与演变"。第一阶段,经方起源与发展是朴素辨证思潮之溯源,主要包括秦汉时期"以阴阳表里虚实为核心的外感热病理法",以及西汉经方家"以五藏苦欲补泻为核心的内伤杂病理法",以上可由《辅行诀藏府用药法要》中窥其端倪。第二阶段,经方理论体系成熟于三阴三阳体系的建立,集中体现于张仲景《伤寒杂病论》中,以三阴三阳阐释外感热病演化与内伤杂病施治。第三阶段,经方流传与演变于魏晋隋唐之时,三纲学说的兴起使《伤寒杂病论》在民间广泛流传,明清温病学说的形成体现了经方理论研究达到了成熟与升华。

经方流派传承对经方理论发展发挥了巨大的推动作用。两千多年来,由于传承脉络、学术观点、研究方法的不同,衍生出百家争鸣的众多学术流派。历代比较有代表性的经方研究派系,包括"错简重订派""维护旧论派""辨证论治派""寒温统一派""方证相应派""日本古方派",另有"中西医汇通派""脏腑气化辨证派""火神派",以及近年来全国中医学术流派中具有代表性的"燕京刘氏伤寒学派""齐鲁伤寒学术流派""绍派伤寒流派"等。在经方各家学术流派传承、百家争鸣的基础上,经方医学研究才得以不断发展与完善。

当下经方理论研究主要聚焦于以下几个方面:经方医学源流探讨、经方文献研究、经方组方理论研究、经方配伍规律研究、经方量效关系研究、方证与药证研究、经方煎煮法与剂型研究等。如何以理论为抓手、以方法为导向、以临床为指归,促进经方研究的创新发展,从而达到占领中医药国际化战略高地的目的,是现代经方研究的当务之急。

二、经方临床研究

应用临床方法研究经方,历代医家多是在临床中实践积累,在实践中总结阐发,并通过医案或论著形式记录下来,如《注解伤寒论》《伤寒来苏集》《临证指南医案》《温病条辨》《经方实验录》等。近现代医家针对经方开展临床研究,除了沿用古代医家以个案形式记录临床经验之外,更多的是采用流行病学调查、回顾性或前瞻性临床研究及多中心临床研究等方法。研究内容与研究方法主要包括:经方治疗某疾病(证候)的疗效观察、

经方药物配伍与临床应用研究、名医应用经方临床经验、经方临床应用疗效数据分析与规律总结等。在现代临床应用中,使用频率位居前十位的经方分别是半夏泻心汤、小柴胡汤、炙甘草汤、小青龙汤、柴胡加龙骨牡蛎汤、麻杏甘石汤、真武汤、四逆散、大柴胡汤和当归四逆汤。

三、经方实验研究

国内以现代实验方法研究经方虽起步较晚,至今仅有四五十年的历史,但短期内取得的成果可观。目前经方实验研究主要分为三个方面:一是经方药理、毒理研究。二是经方配伍规律研究,由于经方组成药味较少,配伍关系明确,临床疗效显著,因此研究者多运用正交实验设计法,通过拆方分析经方配伍规律。三是经方治疗某疾病机制研究,这一研究领域与临床研究紧密结合,更具有针对性与实用性。此外,国内还有针对经方剂量换算、配伍加减、剂型改革、量效关系等方面开展的实验研究。但目前开展的验证性实验较多,前瞻发展性实验较少,如何更好地从现代科学角度与水平揭示经方理法方药的科学内涵,是今后经方实验研究的发展方向。相信在不久的将来,经方实验研究将取得实质性突破,促进经方与世界医学接轨,为中医学科发展做出更大的贡献。

参考文献

[1]温雅,许永楷,王世军,等.经方研究现状与发展思考[J].时珍国医国药,2024,35(5):1201-1203.

[2]孟晓媛,鞠宝兆,谷松,等.《伤寒论》经方中的中医思维探究及发展[J].中华中医药学刊,2020,38(11):53-55.

[3]逢冰,倪青.经方应用现状及其科学发展思路[J].北京中医药,2019,38(12):1176-1179.

[4]黄煌.我国经方传承的历史现状与前景探讨[J].南京中医药大学学报,2019,35(5):523-527.

[5]刘文平,夏梦幻,王庆其.经方的理论研究现状及发展思路[J].中医杂志,2019,60(11):901-906.

[6]林树元,徐玉,曹灵勇,等.经方医学理论源流发展述略[J].中华中医药杂志,2017,32(11):4873-4875.

[7]马凤丽,秦竹,熊洪艳,等.经方的渊源及发展概况[J].云南中医学院学报,2008,31(6):65-67.

[8]冯世纶.经方医学讲义[M].北京:中国中医药出版社,2020.

第二章
中医风湿病概述

第一节　风湿病的历史渊源

一、先秦时期——中医风湿病理论的初步形成

《黄帝内经》(简称《内经》)中关于中医风湿病的理论已基本形成。《素问》设"痹论"专篇,《灵枢》设"周痹"专篇。书中对风湿病的概念、病因病机、病位、命名、分类、表现、治疗、预后、治未病等均有系统论述,为风湿病的诊疗奠定了理论基础。《素问·痹论》曰"风寒湿三气杂至合而为痹也",为最早的中医风湿病概念。在病因与发病方面,《素问·痹论》指出:"所谓痹者,各以其时重感于风寒湿之气也""食饮居处,为其病本"。并指出不同的病邪与不同季节可引起不同的风湿病,"以冬遇此者为骨痹,以春遇此者为筋痹,以夏遇此者为脉痹,以至阴遇此者为肌痹,以秋遇此者为皮痹"。其发病在于荣卫之气失调及腠理不密:"荣卫之气,亦令人痹乎……逆其气则病,从其气则愈,不与风寒湿气合,故不为痹。"指出禀赋体质不同,患病也不同:"粗理而肉不坚者,善病痹"(《灵枢·五变》);"厥阴有余,病阴痹;不足,病生热痹……少阴有余,病皮痹隐轸;不足,病肺痹"(《素问·四时刺逆从论》)。在病机及传变方面,《素问·痹论》指出"杂至合而为痹";《素问·五脏生成》曰"卧出而风吹之,血凝于肤者为痹",《素问·痹论》"五脏皆有合,病久而不去者,内舍于其合也。故骨痹不已,复感于邪,内舍于肾;筋痹不已,复感于邪,内舍于肝;脉痹不已,复感于邪,内舍于心;肌痹不已,复感于邪,内舍于脾;皮痹不已,复感于邪,内舍于肺",言其传变。在症状描述方面,《素问·痹论》有"其风气胜者为行痹,寒气胜者为痛痹,湿气胜者为著痹""痹,或痛,或不痛,或不仁,或寒,或热,或燥,或湿……痛者,寒气多也,有寒故痛也。其不痛不仁者,病久入深,荣卫之行涩,经络时疏,故不痛;皮肤不荣,故为不仁……""痹在于骨则重,在于脉则血凝而不流,在于筋则屈不伸,在于肉则不仁,在于皮则寒"。该书还对脏腑痹及周痹、众痹、血痹等做了详细的描述。在命

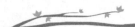

名与分类方面,有按临床症状特点命名(如行痹、痛痹、著痹),按患病部位命名(如皮痹、肌痹、脉痹、筋痹、骨痹及肺痹、脾痹、心痹、肝痹、肾痹),按月份命名(如孟春痹、仲春痹、季春痹、孟夏痹),按发病、病程、病位深浅命名(如暴痹、久痹、远痹、浮痹、深痹)等。在治疗及预后方面,记载了大量的针刺法,还有药与量齐备、法与度详明的药熨疗法及治未病思想。《素问·玉机真脏论》曰:"今风寒客于人,使人毫毛毕直,皮肤闭而为热,当是之时,可汗而发也;或痹不仁肿痛,当是之时,可汤熨及火灸刺而去之。"《素问·刺热》曰:"肾热病者,颐先赤。病虽未发,见赤色者刺之,名曰治未病。"《素问·痹论》曰:"其风气胜者,其人易已也""其入脏者死,其留筋骨间者痛久,其留皮肤间者易已"。总之,《内经》对风湿病的论述精辟,内容丰富,至今仍有效地指导临床实践。

二、东汉时期——风湿病辨证论治方法的创立

《伤寒杂病论》提出"风湿"一名,创立了理法方药相结合的风湿病辨证论治方法。

《金匮要略》以脏腑经络为辨证核心诊疗风湿病,张仲景在《内经》论述的基础上,并未照搬《内经》的病名,而是分列风湿、历节、血痹、虚劳腰痛、狐惑论治。指出"病者一身尽疼,发热,日晡所剧者,名风湿""关节疼痛而烦,脉沉而细者,此名湿痹""风湿相搏,一身尽疼痛";治疗风湿病,法当"微微发汗,风湿俱去",若内湿重,"但当利其小便"。张仲景将风湿分为虚实两大类,每类又分不同的证候进行论治。如实证:寒湿表实,麻黄加术汤主之;风湿在表化热,麻杏薏甘汤主之。虚证:风湿气虚,防己黄芪汤主之;风重于湿兼表阳虚,桂枝附子汤主之;湿重于风兼表阳虚,白术附子汤主之;风湿并重表里阳虚,甘草附子汤主之。认为历节风的病因为"或肝肾不足,水湿内侵,或血虚受风,或气虚湿盛,汗出当风,或过食酸咸,内伤肝肾,或胃有蕴热,复感风湿"。治疗上若"诸肢节疼痛,身体魁羸,脚肿如脱,头眩短气,温温欲吐"者属风湿偏盛,桂枝芍药知母汤主之;若"历节疼痛,不可屈伸"者属寒湿偏盛,乌头汤主之。认为血痹是"尊荣人,骨弱肌肤盛,重因疲劳汗出,卧不时动摇,加被微风,遂得之"。轻者"脉自微涩,寸口关上小紧,外证肌肤不仁",以针刺,引阳气,去邪气;重者"脉寸口关上微,尺中小紧,外证身体不仁",以黄芪桂枝五物汤助阳和营,益气祛风。"虚劳腰痛,少腹拘急,小便不利"者,八味肾气丸主之。狐惑之病,若蚀于喉,甘草泻心汤主之;蚀于前阴,苦参汤洗之;蚀于肛,雄黄熏之。

《伤寒论》将风湿病的有关内容作为坏病,列入六经辨证的理论体系中。如"少阴病,身体痛,手足寒,骨节痛,脉沉者,附子汤主之";少阴里虚兼表证的麻黄附子细辛汤证等。仲景创立了很多治疗风湿病行之有效的方剂,除上述外,还有柴胡桂枝汤、赤小豆当归散、升麻鳖甲汤、黄芪建中汤、芍药甘草汤、白虎加桂枝汤、乌梅丸、当归四逆汤、小柴胡汤等。

三、魏晋隋唐时期——风湿病临证医学的发展

魏晋隋唐时期,《诸病源候论》及《备急千金要方》等问世,推动了中医风湿病临证医学,尤其是病候分类和针灸疗法的发展。巢元方《诸病源候论》全面论述了风湿病证

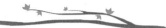

候,并对每一个证候的病因、病机、临床表现都进行了详细描述,有的还列有治法。其对证候的命名很有特色,如风病诸候下以外邪命名的有风痹候、风湿候、风湿痹候;以外邪加临床表现命名的有风不仁候、风痒候、风身体如虫行候、风四肢拘挛不得屈伸候、风湿痹身体手足不随候、风痹手足不随候、风身体疼痛候;以临床特征命名的有贼风候、偏风候、刺风候、蛊风候、历节风候等。巢氏描述"热毒气从脏腑出,攻于手足,手足则焮热赤肿疼痛也。人五脏六腑井荥俞,皆出于手足指,故此毒从内而出也"(《诸病源候论·时气病诸候·时气毒攻手足候》)。巢氏提出的"痿痹""顽痹""偏风"名称,后世也多采用。孙思邈《备急千金要方》秉承了《诸病源候论》证候分类学思想,将风湿病列于"卷第八(诸风)"项下,在"卷第十一"至"卷第十九"中有不少"五劳六极七伤"内容也涉及五体痹、五脏痹;《千金翼方》中风湿病主要散载于"虚劳""中风"等篇,突出了"正虚"在该类疾病中的重要性。其在"正虚"理论指导下创制的独活寄生汤为后世治痹名方。孙思邈还对不少风湿病有细致描述,如"夫历节风著人久不治者,令人骨节蹉跌,变成癫病,不可不知。古今以来,无问贵贱,往往苦之,此是风之毒害者也","毒"指病邪重,破坏性强,顽固难愈;"凡精极者,通于五脏六腑之病候也……若阳病者主高,高则实,实则热,眼视不明,齿焦发脱,腹中满,满则历节痛,痛则宜泻于内",似西医的干燥综合征。王焘《外台秘要》将疼痛严重的风湿病称为"白虎病"。皇甫谧《针灸甲乙经》使这一时期风湿病的证候学得到了极大的发展,其证候达到了五十余个,远超秦汉时期的十余个证候,显著地丰富了风湿病的辨证治疗,在治疗上主张汤、熨、针石、补养、宣导等综合疗法,继承了《内经》"杂合以治"的思想。

四、宋代——风湿病治疗的药物创新

宋代官修的《太平圣惠方》收录治疗风湿病的方药远远超过了《备急千金要方》。方中开始较多地使用蜈蚣、乌梢蛇、白花蛇、全蝎、地龙等动物药治疗风湿病。《圣济总录》对风湿病的贡献是划时代的,专列"诸痹门"对风湿病进行论治。把一些重要的风湿病从虚劳中分出。"诸痹门"首列"诸痹统论",后依次论述"肝痹、心痹、脾痹、肺痹、肾痹、痛痹、著痹、行痹、皮痹、肌痹、血痹、脉痹、筋痹、骨痹、肠痹、周痹、风冷痹、风湿痹、风湿痹手足不随、痹气、热痹"共二十一种风湿病。所列风湿病病种有两大特点:一是将五脏痹列于诸病之首,体现了重视五脏的思想;二是将热痹作为病名,临床意义重大。书中所收近四十种风湿病,每病之论虽源自前贤,然又有发挥。如"肾痹:论曰风寒湿三气杂至,合而为痹。又曰以冬遇此者为骨痹。骨痹不已,复感于邪,内舍于肾,是为肾痹。其证善胀,尻以代踵,脊以代头,盖肾者胃之关,关门不利,则胃气不行,所以善胀。筋骨拘迫,故其下挛急,其上蜷屈,所以言代踵代头也"。《太平惠民和剂局方》治疗风湿病重视活血行气。其曰:"论诸风骨节疼痛,皆因风气入于筋络及骨节,疼痛,或攻注脚手痛,或拘挛伸屈不得者,可与乳香趁痛散、追风应痛丸、活络丹、乳香丸、没药丸、太岳活血丹皆可服。宜先与五香散淋洗,次用活血丹涂之。"

宋代时期个人著作也有很多创新及不同的学术观点。如许叔微《普济本事方》提出

内生风邪或痰致风湿病；用药多为散、丸、粥剂，是对风湿病内服汤剂的改进。窦材《扁鹊心书》强调"气血凝闭"是风湿病基本病机，温通为基本治法。陈自明《妇人大全良方》认为妇人生理上别于男子，风湿病"发病最为人所难知"。在"妇人贼风偏枯方论第八"提出"医风先医血，血行风自灭"名言。严用和《济生方》重视脏腑辨证，详究脉因证治，强调脾肾作用，提出"补脾不如补肾"。重视五体痹，认为"大率痹病，总而言之，凡有五种：筋痹、脉痹、皮痹、骨痹、肌痹是也"。杨士瀛《仁斋直指方论》将风湿病分为风、湿、血、痰四型。

五、金元时期——辨证论治的百家争鸣

刘完素强调火热同风湿燥诸气的关系。张从正《儒门事亲》认为"痹病以湿热为源，风寒为兼，三气合而为痹"；风湿病"胸膈间有寒痰"，倡用"汗、吐、下"治法；风湿病可在五体间相传及入脏腑难治。李东垣《脾胃论》认为"肝木克脾土"能致风湿病，其曰"肝木旺，则夹火势，无所畏惧而妄行也，故脾胃先受之，或身体沉重走症疼痛。盖湿热相搏，而风热郁而不得伸，附着于有形也……或生痿，或生痹"，其在《兰室秘藏》用川芎肉桂汤治疗腰痛医案中，认为风湿病有"瘀血"。对内伤兼有风湿病者归入补中益气汤加减治疗范围，创立的羌活胜湿汤至今仍为临床常用方。朱丹溪有关"痛风"的系统论述，对后世影响极大。痹与痿均可表现为手足的病变，唐宋时期出现了痹痿混同于风，均用温燥药物，危害匪浅。为此，倡用"痛风"一名，意在强调风湿病的疼痛表现。朱丹溪曰"痛风，四肢关节走痛"（《金匮钩玄》）。朱丹溪认为本病内有蓄热、复感外邪、热血郁遏，治疗风湿病重视养血清热、活血祛瘀、疏导凝浊，反对燥热劫阴。其创治痹效方有上中下痛风方、二妙散、潜行散、趁痛散、加味四物汤。提出的"慎口节欲"调摄原则，对后世影响很大。

金元时期医家由于受"古方不能尽治今病"的影响，极力提倡辨证，反对机械地套用局方，因此风湿病的辨证论治水平明显提高。但是，风湿病的病名诊断被淡化，对《内经》《圣济总录》奠定的风湿病命名与分类体系继承不足。

六、明代——辨证论治水平的高度成熟

明代早期，有远见的医学家对不重视风湿病病名诊断及命名混乱、不规范、随意性强等现象提出了批评，如戴思恭《推求师意》曰："人身体痛，在外有皮肉脉筋骨，由病有不同之邪，亦各欲其正名，名不正将何以施治？"孙一奎《赤水玄珠》更提出命名原则应"庶可因名而循其实"，但响应者寡。明清时期，主流思想仍沿金元，极力提倡辨证，使中医风湿病辨证论治达到了高度成熟阶段。以徐彦纯、王肯堂、张介宾、李中梓等为代表的医家继承传统思想，在理法方药方面又有所发挥。徐彦纯重扶正，《玉机微义·痹证门》设有"痹因虚所致"之专论。其曰："痹，感风寒湿之气，则阴受之，为病多重痛沉著，患者易得难去。如钱仲阳为宋之一代名医，自患周痹，止能移于手足，为之偏废，不能尽去，可见其为难治也""然此证因虚而感，既著体不去，须制对症药日夜饮之。虽留连不愈，能守病

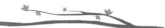

禁,不令人脏,庶几可扶持也"。这些思想对后世治疗风湿病要注意扶正、防止内脏损伤、长期坚持治疗等都有重要意义。王肯堂《证治准绳》重视三气为痹,其曰"凡风寒湿所为行痹、痛痹、着痹之病,又以所遇之时,所客之处而命其名。非此行痹、痛痹、着痹之外,又别有骨痹、筋痹、脉痹、肌痹、皮痹也",在"诸痹门"中以肢体部位为纲论治;在"腰痛"中曰"夫邪者是风、寒、湿、燥皆能为痛";在"痛痹"中曰"有风、有湿、有痰、有火、有血虚、有瘀血"等均有新意。王肯堂对有些病描述得十分形象,如"脊痛项强,腰似折,项似拔,冲头痛,乃足太阳经不行也",是对《灵枢·经脉》有关内容的发挥,与西医的强直性脊柱炎相似;"两手十指,一指疼了一指疼,疼后又肿,骨头里痛,膝痛,左膝痛了右膝痛。发时多则五日,少则三日,昼轻夜重,痛时觉热,行则痛轻肿却重",与西医的复发性风湿病相似。张介宾《景岳全书》宗《内经》,重视风寒湿三气之痹,曰"痹因外邪,病本在经,而深则连脏。故其在上则有喘呕,有吐食;在中则为胀满,为疼痛;在下则为飧泄,为秘结诸病",认为这些都是风湿病的兼证,"凡见此者,当于各门权其缓急先后,而随证治之"。张氏将风湿病分为风、寒、湿、热四类,每类下再辨证治疗。如"痹之风胜者,治当从散,宜败毒散,乌药顺气散之类主之。若以风胜而兼微火者,宜大秦艽汤或九味羌活汤之类主之……"这种将风、寒、湿、热痹再分型辨治的方法,进一步提高了临床实用性和疗效,至今还指导着临床实践。他认为"诸痹皆在阴分",治疗"最宜峻补真阴",意义重大。李中梓《医宗必读》认为风寒湿三气致痹"在外者祛之犹易,入脏者攻之实难,治外者散邪为急,治脏者养正为先"。李氏提出了对后世影响巨大的三痹治疗大纲:"治行痹者,散风为主,御寒利湿仍不可废,大抵参以补血之剂,盖治风先治血,血行风自灭也;治痛痹者,散寒为主,疏风燥湿仍不可缺,大抵参以补火之剂,非大辛大温,不能释其凝寒之害也;治着痹者,利湿为主,祛风解寒亦不可缺,大抵参以补脾补气之剂,盖土强可以胜湿,而气足自无顽麻也。"他认为筋痹即风痹、骨痹即寒痹、肌痹即湿痹,足见其重视风寒湿三气为痹之思想。

七、清代——风湿病治疗理念的精细化

清代医家论述见仁见智,各抒己见。喻嘉言《医门法律·中风门》说:"凡治痹证,不明其理,以风门诸通套漫施之者,医之罪也""古方多有用麻黄、白芷者,以麻黄能通阳气,白芷能行营卫,然已入在四物、四君子等药之内,非专发表明矣"。他强调关节变形、僵硬者,应先养血气,还指出小儿鹤膝风"非风寒湿所痹,多因先天所禀肾气衰薄,阴寒凝聚于腰膝而不解"。林珮琴《类证治裁》对各种"痹"做了鉴别,并列举了有效处方,条理清晰,切合实用。他强调补助真元,宣通脉络,使气血流畅,则痹自已。程钟龄《医学心悟》则谓痹由"三阴本亏,恶邪袭于经络"所致。此外,王清任《医林改错》提出"痹由瘀血致病"之说,书中列身痛逐瘀汤等方,在治疗上别具一格。唐容川《血证论》、张锡纯《医学衷中参西录》等又继之而起,对痹病属于瘀血者有颇多阐发。叶天士对于痹久不愈者,有"久病入络"之说,倡用活血化瘀及虫类药物,搜剔宣通络脉,更是独辟蹊径。他提出"新邪宜速散,宿邪宜缓攻""虚人久痹宜养肝肾气血"的治疗大法。清代温病学派崛起,对热痹的探讨更加深入。吴鞠通《温病条辨》中说:"因于寒者固多,痹之兼乎热者亦

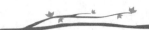

复不少""误用辛温其害立见"。叶天士《临证指南医案·卷七·痹·沈案》对热痹病因病机治法也有精辟论述,说"从来痹证,每以风寒湿三气杂感主治,召恙之不同,由于暑暍外加之湿热,水谷内蕴之湿热,外来之邪,着于经络,内受之邪,着于腑络,故辛解汗出,热痹不减,全以急清阳明而小愈",明确指出热痹与风寒湿痹各异,治法不同。顾靖远(字松园)《顾松园医镜》认为,热痹不仅可由感受湿热之邪引起,风寒湿痹"邪郁病久,风变为火,寒变为热,湿变为痰",亦为热痹,因此提出了以通络活血、疏散邪滞、降火、清热、豁痰的治疗大法。另外,吴鞠通《温病条辨》的宣痹汤和叶天士的《临证指南医案》中的有关方剂等都是治疗热痹的有效方剂。

中医历代文献中有关风湿病的论述相当丰富,《内经》揭其纲要,历代医家又从临床实践中加以丰富和发展,使之从理法方药等方面益加完备。

第二节　风湿病的病因病机

中医对风湿病病因的认识,早在《内经》中即有记载。《素问·痹论》"风寒湿三气杂至合而为痹",代表了古人对风湿病外因的认识。同时古人也意识到外因只是疾病发生发展的外部条件,内因则是疾病发生演化的根本因素。故《素问·评热病论》指出"风雨寒热,不得虚,不能独伤人",又指出"不与风寒湿气合,故不为痹",体现了古代的唯物辩证思想。概括地说,正气不足是风湿病发生的内因,是本;而风、寒、湿邪则是风湿病发生的外在因素,是标。

一、外感六淫之邪

六淫外邪是风湿病的外因。《内经》提出风、寒、湿三气杂至合而为痹论,并认为,虽然是三气杂至,但因受邪次序有先后,感邪程度有偏重和轻重,发病后的症状则不尽相同,即风气胜者为行痹,寒气胜者为痛痹,湿气胜者为著痹。风寒湿邪,闭阻经络、关节,使气血运行不畅,不通则痛,故而引起肢节疼痛。风邪善行数变,故行痹表现为关节游走性疼痛。寒为阴邪,其性凝滞,主收引,寒气胜者,气血凝滞不通,发为痛痹,表现为关节冷痛。湿为阴邪,重浊黏滞,阻碍气血运行,故著痹表现为肢体重着,痛处不移。以上所说的三痹,只是三气杂至一气偏盛的典型病证,如若三气之中两气偏盛,表现出的症状就复杂了。例如,风邪与寒邪两邪偏重的情况下,表现为风寒痹阻证候,关节不仅呈游走性疼痛,同时伴有关节冷痛、屈伸不利。再如,寒邪与湿邪两邪偏胜,则表现为寒湿痹阻证候,即关节肢体不仅冷痛,同时伴重着、肿胀。当然也可能出现风、寒、湿三邪邪气相当,合而为病的情况,形成风寒湿痹阻证候,则具有关节冷痛、游走不定及沉重、肿胀三邪致病的表现。由风寒湿邪引起的风湿病,除见于行痹、痛痹、著痹外,还多见于漏肩风、肿节风、肌痹、骨痹、历节风、尪痹等病中。

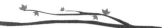

　　在风、寒、湿三气中,作为外因来讲,何种外邪对风湿病的作用更重要,历代学者认识并不一致。清·陈念祖曾指出,"深究其源,自当以寒与湿为主。盖以风为阳邪,寒与湿为阴邪,阴主闭,闭则郁滞而为痛,是痹不外寒与湿。而寒与湿亦必假风以为帅,寒曰风寒,湿曰风湿,此三气杂合之谈也"(《时方妙用·痹》)。在三气之中,陈氏特别强调了寒与湿,但在寒与湿二者之中,更应强调的是湿邪。汉代的《说文解字》及《神农本草经》都说过"痹,湿病也",阐明湿邪是风湿病的主要病因。

　　论湿邪有寒、热之别。古人论痹主要是以寒湿为主,这可能与痹以关节冷痛为主要表现有关。实际上,不仅寒湿可引起关节痛,湿热同样也可以阻滞经脉,引发气血不通而致痹病。仲景对湿热之邪致痹有一定认识,其所论及的"湿家病身疼发热""湿家之为病,一身尽疼、发热""湿家身烦痛",以及对发热的描述为"日晡所剧"等,颇似湿热痹证,亦似今日西医之"风湿热"症状。吴鞠通在《温病条辨》中指出,"湿聚热蒸,蕴于经络,寒战热炽,骨骱烦疼,舌色灰滞,面目萎黄,病名湿痹,宣痹汤主之"。这是对湿热致痹的临床表现及治疗方法的具体描述和介绍。所以叶天士曾说"从来痹症,每以风寒湿之气杂感主治,召恙之不同,由于暑暍外加之湿热,水谷内蕴之湿热,外来之邪,着于经络,内受之邪,着于腑络",明确指出了寒湿与湿热的不同。湿热阻痹,或素体阳气偏胜,内有蕴热;或外受风湿之邪入里化热;或为风寒湿痹经久不愈,蕴而化热;或湿热之邪直中入里,均可使湿热交阻,气血瘀滞经脉关节,而出现关节肌肉红肿、灼痛、屈伸不利。热为阳邪,故可见发热;湿性黏滞,病程缠绵难解。

　　分析风湿病的病因时,需要特别指出风热之邪及火热毒邪。《内经·素问·痹论》曾指出:"阳气多,阴气少,病气胜。阳遭阴,故为痹热。"清·顾靖远也指出:"邪郁病久,风变为火,寒变为热"(《顾松园医镜·症方发明五·痹》)。说明风湿病中,有一部分表现为火热之证,究其因,一是外感风热淫邪,二是阳盛之人,感受外邪后。由于机体反应状态的不同,可出现热证甚至毒热之证。朱丹溪论痹证病因时就提出过"风热"侵袭。而火热毒邪引发痹证,在宋、明时期即有记载。"风毒走注"作为痹证病因已为不少医家认可。如清·李用粹在《证治汇补·体外门》中记有:"风流走不定,久则变成风毒,痛入骨髓,不移其处,或痛处肿热或浑身化热。"《杂病源流犀烛·诸痹源流》对热毒致痹的表现描述得相当具体:"或由风毒攻注皮肤骨髓之间,痛无定处,午静夜剧,筋脉拘挛,屈伸不得,则必解结疏坚,宜定痛散。或由痰注百节,痛无一定,久乃变成风毒,沦骨入髓,反致不移其处,则必搜邪去毒,宜虎骨散。"风热之邪外侵,病邪在表,则阻塞经脉,发热、畏寒、身痛肌酸、皮肤肿胀,甚则筋脉干涸失养,张口困难,五指难展,中医谓之皮痹,西医称为全身性硬皮病,可用此病机解释。若素体阳盛之人,风热入里化火,火极生毒,热毒交炽,燔灼阴血,瘀阻脉络,伤于脏腑,蚀于筋骨,热毒伤及血络者,则血热外溢,凝于肌肤则见皮肤红斑,热毒阻滞经络关节则关节红肿热痛,内攻犯脏者,则五脏六腑受累,心、肝、肾、脑受损。

　　关于燥邪导致风湿病者,古代医家少有论及,现代中医有燥痹之称。燥邪之由来,或外受,或内生。如风燥之邪由外而入,或风热之邪伤人后,燥热耗伤津液,津液干涸而经脉痹阻,其证可见关节疼痛、肿胀、僵硬,口干唇燥,口疮唇疡,目干泪少,苔干脉细;或肝

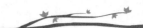

肾虚损，气血生化之源不足，津液枯燥，经脉气血痹阻，见口燥眼干、少泪少唾、少涕少汗、目赤咽红、龈肿齿衄、干咳少痰、肌肉酸痛。以上两种病因所致的痹证，中医均谓之燥痹，与西医之干燥综合征颇似。

二、营卫气血失调

营行脉中，卫行脉外，阴阳相贯，气调血畅，濡养四肢百骸、脏腑经络。营卫调和，卫外御邪；营卫不和，邪气乘虚而入，故营卫失调是风湿病发病的重要原因之一。《素问·痹论》指出："逆其气则病，从其气则愈。"若先天禀赋不足或素体不健，营阴不足，卫气虚弱，或因起居不慎、寒温不适，或因劳倦内伤、生活失调，腠理失密，卫外不固，则外邪乘虚而入，外邪留著营卫，营卫失和，气血痹阻不通则发为痹痛。营卫不和，失其固外开阖作用，可出现恶风、自汗症状；筋脉失养，则头痛、项背不舒。正如《类证治裁·痹证》所云："诸痹，良由营卫先虚，腠理不密，风寒湿乘虚内袭，正气为邪气所阻，不能宣行，因而留滞，气血凝涩，久而成痹。"营卫之气在表，故风湿病初起，表现有寒热症状和肢节疼痛时，多认为是邪伤营卫所致。若受风寒之邪，营卫闭阻，可表现为恶风恶寒、关节游走性疼痛，遇寒增剧。明·秦景明《症因脉治·痹症论》云："寒痹之因，营气不足，卫外之阳不固，皮毛空疏，腠理不充，或冲寒冒雨，露卧当风，则寒邪袭之，而寒痹作矣。"如若湿热之邪外伤营卫，则表现为发热，烦而不安，溲黄，关节红肿灼热、重着而伸屈不利。

营卫与气血在生理功能上相互依赖，但究其理却不尽相同。营卫之气具有濡养、调节腠理之用。所以气血失调也是风湿病发病的内在原因之一。《金匮要略·中风历节病脉证并治》曰："少阴脉浮而弱，弱则血不足，浮则为风，风血相搏，则疼痛如掣。"风湿病是以肢体关节疼痛为主要症状的一类疾病的总称。中医认为"不通则痛"，故肢体关节疼痛的原因尽管有虚实寒热之不同，但气血凝涩不通则是疼痛的直接病理机制。

气血不调有虚实之分。气血不足当属虚证，气滞血瘀应为实证。气血不足，或因素体气血两虚，或大病之后风寒湿热之邪乘虚而入，流注筋骨血脉，搏结于关节；或痹病日久，气血衰少，正虚邪恋，肌肤失充，筋骨失养，可致关节疼痛无力，并伴气短、食少、面黄、舌淡诸症。由气血不足而致的风湿病，可见于脾痹、脉痹、骨痹等病之中，风湿病日久，不少病中均可见到气血不足或气血不调之证。

三、脏腑阴阳内伤

脏腑内伤，是风湿病发生、发展的重要原因，同时也是风湿病经久不愈、内传入里的结果。五脏各有所主。肺主皮毛，肺虚则皮腠失密，卫外不固；脾主肌肉，脾虚则肌肉不丰，四肢关节失养；肝主筋，肝虚则筋爪不荣，筋骨不韧；肾主骨，肾虚则骨髓失充，骨质不坚。五脏内伤，血脉失畅，营卫行涩，则风湿之邪乘虚入侵，发为风湿之病。

脏腑内伤，因肝主筋、脾主肌肉、肾主骨，故在风湿病中，主要表现为肝、脾、肾亏损。肝为黑极之本，藏血主筋，统司筋骨关节；脾为后天之本，气血生化之源，主四肢肌肉；肾为先天之本，藏精生髓，在体为骨，为作强之官。若因禀赋不足，或房劳过度、饮食劳倦、

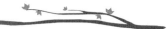

起居失常、情志刺激，或胎孕经产等，精血耗损，皆可致三脏耗损，遂使营卫气血俱虚，阴阳失调，外邪则乘虚袭入，而发风湿之病。若以肝肾之虚为主，则见关节疼痛、筋脉拘急、腰瘦足软；若以脾虚为主，则见肌肉关节瘦楚疼痛、肌肤麻木不仁、脘腹胀满、食少便溏。

《内经》认为："五脏皆有所合，病久而不去者，内舍其合也。"风湿病初起表现在筋脉皮骨，病久而不愈则可内传入脏，故古有脏腑痹之说。病邪入里一旦形成脏腑痹，则更伤五脏，五脏伤则肢体关节之症状随之加重。

肺主气，朝百脉，司皮毛。若皮痹不愈，肺卫不固，病邪循经入脏，致肺失宣降，气血郁闭，而成肺痹。肺痹者亦常因形寒饮冷、哀怒失节、房劳过度等，伤及肝、脾、肾。脾失传输，其不生金；肝气过盛，木火刑金；肾不摄纳，金水失调，均可加重肺气的损伤。西医风湿病中风湿性心脏病、类风湿关节炎伴发的肺炎及胸膜炎、皮肌炎、硬皮病、系统性红斑狼疮等，均可见肺痹表现。

心主血脉。若脉痹不已，复感于邪，内舍于心，则可形成心痹。即脉痹反复发作，重感风寒之邪，则肺病及心，心阴耗伤。心气耗损，心阳不振，则见心悸、怔忡，甚者可致心血瘀痹，心胸烦闷，心痛心悸，进而心阳虚衰，出现心痹重证，而见胸闷喘促、口唇发绀、脉结代等危候。

脾司运化，主肌肉。脾胃素虚之人，或因饮食失节，或因劳倦内伤，或外受寒湿之邪等，均可致脾虚湿困，运化失司，气机不利，而成脾痹。亦可由肌痹不已，脾气受损，复感寒湿之邪，中气壅塞不通而致脾痹，即"肌痹不已，复感于邪，内舍于脾"。脾痹的表现，一方面是脾胃生化不足，气血之源虚乏，出现四肢乏力、肌肉消瘦，甚则肢体痿弱不用；另一方面表现为脾湿不运，胃失和降之证，如胃脘痞满、食少纳呆、大便溏泄等症。

肝藏血，主筋。肝损伤是风湿病的发病原因之一。肝主疏泄，喜条达，故肝气郁结是肝痹的主要病理表现。"筋痹不已，复感于邪，内舍于肝"，肢体痹证久不愈，反复为外邪所袭，肝气日衰，或由于情志所伤，肝气逆乱，气病及血，肝脉气血痹阻则可形成肝痹。肝痹者以两胁胀痛，甚则胁下痞块、腹胀如鼓、乏力疲倦等为主要表现。

肾主骨，生髓。因风湿病之主要病位在骨及关节，故肾脏受损是风湿病的主要病理表现。肾气亏损，是风湿病中多种疾病后期的主要病理形式之一。《内经》所谓"骨痹不已，复感于邪，内舍于肾"，是指骨痹日久不愈，肾气受损，又反复感受外邪而致肾气耗损而成肾痹。实际上，不仅骨痹，其他五体痹反复不愈，除五体痹不以内伤入肾而形成肾痹外，最终均可出现肾痹。若劳倦过度，七情内伤，久病不愈，损及肾元，亦可出现肾痹之证，其主要表现为四肢关节和脊柱疼痛变形、筋肉萎缩、僵硬强直、活动受限，或伴面浮肢肿、眩晕耳鸣。西医风湿病的类风湿关节炎、强直性脊柱炎、骨质疏松症等，可以见到骨痹表现。

阴阳失调对风湿病的发病及转归有决定性的作用。首先，人体禀赋不同，阴阳各有偏盛偏衰，再加上所感受的邪气有偏盛，因而风湿病有寒与热的不同表现。《素问·痹论》中说："其寒者，阳气少，阴气多，与病相益，故寒也；其热者，阳气多，阴气少，病气胜，阳遭阴，故为痹热。"其次，肾主骨，肝主筋，故风湿病久而不愈多有伤及肝肾者。若伤

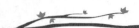

及肝肾之阴,则会出现关节烦痛或骨蒸潮热、腰膝酸软、筋脉拘急、关节屈伸不利和(或)肿胀变形。若伤及肝肾之阳,则表现为关节冷痛、肿胀变形,疼痛昼轻夜重,足跟疼痛,下肢无力,畏寒喜暖,手足不温。

四、痰浊瘀血内生

痰浊与瘀血既是机体在病邪作用下的病理产物,也可以作为病因作用于人体。风湿病大多为慢性进行过程,疾病既久,则病邪由表入里,由轻而重,导致脏腑的功能失调,而脏腑功能失调的结果之一,就是产生痰浊与瘀血。例如,风寒袭肺,肺气郁闭,则肺津凝聚成痰;寒湿困脾,脾失运化,湿聚成痰;痹证日久,伤及肾阳,水道不通,水湿上泛,聚而为痰;若伤肾阴,虚火灼津变成痰浊;肝气郁滞,气郁化火,炼津为痰。加之风湿闭阻心气,血脉瘀滞,气滞血凝。风湿病日久,五脏气机紊乱,升降无序,则气血痰浊交阻,痰瘀乃成。痰瘀既成,则胶着于骨骱,闭阻经络,遂致关节肿大、变形、疼痛加剧,皮下结节,肢体僵硬、麻木不仁,其证多顽固难已。

痰瘀作为病因,或偏于痰重,或偏于瘀重,或痰瘀并重,临床表现亦不尽相同。若以痰浊痹阻为主,因痰浊流注关节,则关节肿胀、肢体顽麻;痰浊上扰,则头晕目眩;痰浊壅滞中焦,气机升降失常,则见胸脘满闷、纳差泛恶。若以瘀血为主,则血瘀停聚,脉道阻泥,气血运行不畅而痛,表现为肌肉、关节刺痛,痛处不移,久痛不已,痛处拒按,局部肿胀或有瘀斑。若痰瘀互结,痹阻经脉,痰瘀为有形之物,留于肌肤,则见痰核、硬结或瘀斑;留著关节、肌肉,则肌肉、关节肿胀疼痛;痰瘀深著筋骨,则骨痛肌痿,关节变形、屈伸不利。由此可知,痰瘀痹阻是风湿病中的一个重要证候。该证候多出现于中医风湿病之中晚期,可见于筋痹、脉痹、骨痹、心痹、肺痹中。故清·董西园论痹之病因曾谓"痹非三气,患在痰瘀"。

综上所述,风湿病之发生是内因与外因互相作用的结果,六淫杂感是外在的致病因素,而营卫气血失调和脏腑功能紊乱是风湿病形成的内在基础。六淫杂至,或风寒相合,或寒湿相兼,或风湿、湿热并见,或毒火、燥邪外侵,由于人体禀赋阴阳有偏盛偏衰之异,故感邪后有寒化、热化之别。风湿病日久,复感外邪,内舍脏腑,则脏腑内伤而出现各种脏腑证候。兼之痰瘀内生,留着筋骨关节,致风湿病缠绵难已。

参考文献

[1]王承德,沈丕安,胡荫奇.实用中医风湿病学[M].北京:人民卫生出版社,1996.

[2]娄玉钤.中医风湿病学[M].北京:人民卫生出版社,2010.

[3]刘健.风湿病中医诊疗思维[M].合肥:安徽科学技术出版社,2011.

[4]喻建平.气血与风湿病相关性探讨[J].江西中医药,2003(2):14-15.

[5]潘峥,周彩云,房定亚.从风湿病的历史与现状谈辨证论治和辨病论治的关系[J].风湿病与关节炎,2014,3(1):68-70.

第三章
经方在风湿病中的应用

第一节　桂枝汤类方

桂枝汤首见于《伤寒杂病论》，有着"伤寒第一方"之美称，桂枝汤由桂枝、芍药、甘草、大枣、生姜组成。桂枝具有温通经脉、调和营卫的作用，桂枝、芍药相配，外可益营柔筋以和营，内可养阴柔肝以和阴，两者一阴一阳、一动一静、相辅相成；桂枝、甘草、生姜合用，辛甘化阳；芍药、大枣、甘草相合，酸甘化阴；大枣、生姜、甘草三者健脾培中以滋化源，组方严谨，阴阳兼顾。风湿病是临床常见病，包含现代医学之强直性脊柱炎、类风湿关节炎、痛风性关节炎、干燥综合征等疾病。桂枝类方由桂枝汤加减得来，是中医方剂中的重要组成部分，在风湿病的治疗中具有广泛而显著的应用，常被用于风湿病初期，患者表现为怕风、出汗、肌肉关节酸痛等症状。例如，对于风湿性关节炎初期，患者感受风邪，出现肢体关节游走性疼痛，桂枝汤可以调和营卫，疏风散寒，缓解疼痛。其中桂枝附子汤、桂枝芍药知母汤、桂枝茯苓丸、桂枝加葛根汤、黄芪桂枝五物汤及桂枝新加汤均被仲景用于治疗风湿病。

一、桂枝附子汤

《金匮要略·痉湿暍病脉证治》言："伤寒八九日，风湿相搏，身体疼烦，不能自转侧，不呕不渴，脉浮虚而涩者，桂枝附子汤主之。"桂枝附子汤证属风重于湿之证，湿邪痹着肌表，阻滞营卫，气血不利。金代医家成无己在《注解伤寒论》中言桂枝附子汤："不呕不渴，里无邪也；脉得浮虚而涩，身有疼烦，知风湿但在经也。与桂枝附子汤，以散表中风湿。"桂枝附子汤以桂枝四两为君，走表祛风，与附子相配，温阳祛湿。桂枝附子汤为桂枝汤加附子去芍药而成，旨在去芍药酸收之性，将邪气发散于表，实表阳而走四肢。

二、桂枝芍药知母汤

《金匮要略·中风历节病脉证并治》言:"诸肢节疼痛,身体魁羸,脚肿如脱,头眩短气,温温欲吐,桂枝芍药知母汤主之。"桂枝芍药知母汤证为风湿侵袭入体,郁遏日久,化热伤阴之证。方中防风佐桂枝祛除皮至筋骨间风邪;白术健脾祛湿,《神农本草经》言白术:"味苦温,主风寒湿痹、死肌、痉、疸,止汗,除热,消食,作煎饵。"附子温阳祛寒;麻黄开腠理,知母佐芍药清热养阴,化热消肿。尤其对于关节肿大、疼痛、变形,伴有身体消瘦、发热等症状的患者,它具有祛风除湿、温经散寒、滋阴清热的作用。

三、桂枝茯苓丸

《金匮要略·妇人妊娠病脉证并治》曰:"妇人宿有癥病,经断未及三月,而得漏下不止,胎动在脐上者,为癥痼害……当下其症,桂枝茯苓丸主之。"方中桂枝为主药,温通经脉而行瘀导滞,尤适合于肩臂疼痛之证;芍药养血和营,若改用赤芍尚可活血;桃仁活血化瘀;丹皮散血行瘀,兼清瘀热;茯苓健脾祛湿。全方共奏温阳通络、活血化瘀之功。用此则瘀血去,经络通,血脉周流,风寒湿等邪毒无所依附而易消。该方适用于正虚邪实、瘀血内阻、经络不通诸证。在类风湿关节炎、强直性脊柱炎、痛风性关节炎、骨性关节炎中可以加减应用。

四、桂枝加葛根汤

《伤寒论·辨太阳病脉证并治》言:"太阳病,项背强几几,反汗出恶风者,桂枝加葛根汤主之。"桂枝加葛根汤证属太阳中风兼经气不利证。桂枝加葛根汤由桂枝汤加葛根而成。内调营卫阴阳的同时又能外散在表之风寒,生津舒筋。对于一些风湿病症,如颈肩背部疼痛、肌肉拘紧等,尤其是感受风寒湿邪初期,症状表现为项背强几几、恶风等,桂枝加葛根汤可以起到缓解症状的作用。

五、黄芪桂枝五物汤

《金匮要略·血痹虚劳病脉证并治》言:"血痹,阴阳俱微,寸口关上微,尺中小紧,外证身体不仁,如风痹状,黄芪桂枝五物汤主之。"黄芪桂枝五物汤证属营卫气血俱不足之血痹重症。此时营卫气血俱不足,无以濡养肌肤,加之风寒之邪侵袭,血行不畅,肌肤不仁。黄芪桂枝五物汤为桂枝汤去甘草加黄芪而成,方中黄芪为君,甘温益气实卫;桂枝散风寒而温经通阳,与黄芪配伍,益气温阳、和血通经;芍药养血和营而通血痹,与桂枝合用,调营卫而和表里;生姜辛温散邪,助桂枝温散;大枣甘温益气。对于风湿病患者,若其表现为肌肤麻木不仁、肢节疼痛、自汗出而恶风等,尤其是气血不足、风邪痹阻经络的情况,黄芪桂枝五物汤较为适用。

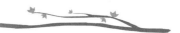

六、桂枝新加汤

《伤寒论》第62条:"发汗后,身疼痛,脉沉迟者,桂枝加芍药生姜各一两人参三两新加汤主之。"《医宗金鉴》指出其用以治营表虚寒,肢体疼痛。表虚邪盛则身痛,是荣卫虚不和也。此方治疗的"身疼痛"多由于营血不足、肌肤失养、表邪未解、不荣则痛,临床应用于治疗产后痛,使血运得充,瘀滞得通,邪气得祛,肌肤得以充养则无痛。

第二节　麻黄汤类方

麻黄汤首见于西汉张仲景《伤寒杂病论》,因其善发汗解表,为治疗外感风寒之基础方,常用于恶寒发热、头痛身痛、无汗而喘、舌苔薄白、脉浮紧之风寒表实证。麻黄汤由麻黄、桂枝、杏仁、甘草四味药组成。方中麻黄为君药,苦辛性温,归肺与膀胱经,善开腠发汗,祛在表之风寒;桂枝为臣药,解肌发表,温通经脉,既助麻黄解表,使发汗之力倍增,又畅行营阴,使疼痛之症得解。麻黄宣肺平喘,开闭郁之肺气,故本方用以为君药。仲景在临床实践中,通过临证加减变化,衍生出以麻黄汤为基础方的麻黄汤类方,包括麻黄加术汤、麻黄杏仁薏苡甘草汤(麻杏苡甘汤)等。

一、麻黄加术汤

麻黄加术汤始见于《三因极一病证方论》。《金匮要略·痉湿暍病脉证治》:"湿家身烦疼,可与麻黄加术汤发其汗为宜,慎不可以火攻之。"麻黄加术汤是用于治疗湿家身痛的重要处方之一。麻黄具有利水消肿、宣肺平喘、发汗解表等效用,甘草具有补中益气的效用,宣木瓜具有舒筋活络的效用,独活具有祛风胜湿、散寒止痛的效用,羌活具有止痛、利关节、散表寒、祛风湿的效用,桑枝具有通经络、祛风湿的效用,桂枝具有发汗解肌、温经通脉的效用,生白术具有利水燥湿的效用。全方具有发汗解表、散寒除湿、利水消肿、舒筋活络等功效。

二、麻杏苡甘汤

《金匮要略·痉湿暍病脉证治》云:"病者一身尽疼,发热,日晡所剧者,名风湿。此病伤于汗出当风,或久伤取冷所致也。可与麻黄杏仁薏苡甘草汤。"风湿在表,一身尽疼痛;风邪属无形之阳邪,湿邪属有形之阴邪,因日晡时阴阳交会,风湿二邪相搏,风邪自盛于阳,湿邪自旺于阴,两邪相争,化热化燥,故发热每每在日晡时加剧。病即属于风湿在表,治当使之微汗而解,所以用麻杏苡甘汤轻清宣化,解表祛湿。方中麻黄、甘草微发其汗,杏仁宣肺利气,薏苡仁祛湿除痹。此方实为麻黄汤用薏苡仁易桂枝,是变辛温发汗而

为辛凉解表之法。《神农本草经》（简称《本经》）记载："薏苡仁味甘，微寒，主风湿痹，筋急拘挛不可屈伸。"

第三节　柴胡类方

柴胡类方是指以《伤寒杂病论》中小柴胡汤为代表的，以柴胡、黄芩为主要药物组成的一类方剂。主要的代表方剂有小柴胡汤、大柴胡汤、柴胡桂枝汤、柴胡桂枝干姜汤、柴胡加龙骨牡蛎汤等。《神农本草经》载："柴胡味苦，平。治心腹，去肠胃中结气，饮食积聚，寒热邪气，推陈致新。久服轻身，明目，益精""黄芩，味苦，平。治诸热，黄疸，肠澼，泄利，逐水，下血闭，恶疮，疽蚀，火疡"。柴胡类方在风湿免疫疾病中的应用愈发广泛，通过加减变化，不仅可以改善风湿症状，更重要的是还可以缓解相应的兼症。

一、小柴胡汤

小柴胡汤是"和法"的代表方，主治往来寒热、胸胁苦满、心烦、喜呕、口苦、神情默默、不欲饮食。《伤寒论》第 96 条："伤寒五六日，中风，往来寒热，胸胁苦满，嘿嘿不欲饮食，心烦喜呕，或胸中烦而不呕，或渴，或腹中痛，或胁下痞硬，或心下悸，小便不利，或不渴、身有微热，或咳者，小柴胡汤主之。"良性风湿病、类风湿关节炎患者往往畏风寒，遇阴雨天或者受凉后发作，或昼轻夜重。这些症状都可以认为是往来寒热的特殊表现。

二、大柴胡汤

大柴胡汤在《伤寒论》中主要治疗"呕不止，心下急，郁郁微烦""发热，汗出不解，心中痞硬，呕吐而下利"等。风湿免疫疾病患者多需服用非甾体抗炎药和激素类药，这些药物的胃肠道不良反应比较严重，常表现为口苦、食欲不振、恶心呕吐、胃痛、泛酸、烧心、痞满、胁部胀满疼痛、大便秘结或稀溏的症状。若患者出现上述症状，辨证为少阳表邪未解，入里化热，均可以应用大柴胡汤加减治疗，但须中病即止，及时调换药物，不可长期服用寒凉药物，以免出现寒邪伤中的情况。

三、柴胡桂枝汤

柴胡桂枝汤是《伤寒论》中治疗太阳和少阳并病的方剂。首见于《伤寒论》中第146 条："伤寒六七日，发热，微恶寒，支节烦疼，微呕，心下支结，外证未去者，柴胡加桂枝汤主之。"在风湿病中的运用要抓住"发热恶寒，胸胁苦满，支节烦疼"这一主症，适当加减后可运用于类风湿关节炎风寒湿痹的治疗。《医宗必读·痹》："治行痹者，散风为主，御寒利湿仍不可废，大抵参以补血之剂，盖治风先治血，血行风自灭也……治着痹者，利湿

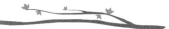

为主,祛风解寒亦不可缺,大抵参以补脾补气之剂,盖土强可以胜湿,而气足自无顽麻也。"

四、柴胡桂枝干姜汤

柴胡桂枝干姜汤见于《伤寒论》第147条:"伤寒五六日,已发汗而复下之,胸胁满微结,小便不利,渴而不呕,但头汗出,往来寒热,心烦者,此为未解也,柴胡桂枝干姜汤主之。"刘渡舟将其病机总结为"胆热脾寒",在其《伤寒论十四讲》中提出:"用本方和解少阳兼治脾寒,与大柴胡汤和解少阳兼治胃实相互发明,可见少阳为病影响脾胃时,需分寒热虚实不同而治之。"桂枝开太阳,柴胡、黄芩枢少阳,天花粉阖阳明;干姜开太阴,牡蛎阖厥阴,附子枢少阴。部分干燥综合征患者常出现口干口苦欲饮水、眼干、大便溏薄、素体畏寒、心烦、舌质偏红、舌苔少的症状,四诊合参,此属胆热脾寒证,临床上选用柴胡桂枝干姜汤往往效果明显。

五、柴胡加龙骨牡蛎汤

柴胡加龙骨牡蛎汤出自《伤寒论》第107条:"伤寒八九日,下之,胸满烦惊,小便不利,谵语,一身尽重,不可转侧者,柴胡加龙骨牡蛎汤主之。"临床以胸胁苦满、心烦心悸、惊惧不安、谵语、二便不利、一身尽痛、不可转侧为其辨证要点。纤维肌痛综合征的临床特点为周身疼痛、抑郁焦虑、失眠等,其主要表现为焦虑和烦恼、心烦意乱、坐卧不安、紧张、全身肌肉疼痛等,抓住"一身尽重,不可转侧,以及相应的精神症状"的特点,可选柴胡加龙骨牡蛎汤加减化裁。

第四节　附子汤类方

附子汤治疗骨节疼痛见于《伤寒论》第305条:"少阴病,身体痛,手足寒,骨节痛,脉沉者,附子汤主之。"附子汤由附子、茯苓、人参、白术、芍药组成,治疗少阴病疼痛,多以身痛、骨痛、手足寒而脉沉为主要表现,因此以附子汤温阳养营、祛寒除湿。

一、四逆汤

《伤寒论》第92条:"病发热头痛,脉反沉,若不差,身体疼痛,当救其里,四逆汤方。"第91条:"伤寒,医下之,续得下利,清谷不止,身疼痛者,急当救里……救里,宜四逆汤……"第372条:"下利,腹胀满,身体疼痛者,先温其里,乃攻其表。温里,宜四逆汤……"四逆汤由附子、干姜、甘草组成。附子具有破阴散寒、蠲痹止痛、回阳救逆的功效,《名医别录》载其主治"脚疼冷弱,腰脊风寒……坚筋骨"的作用,《神农本草经》载干姜有"主

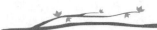

治寒冷腹痛……逐风寒湿痹"的功效。

二、甘草附子汤

《伤寒论》第175条："风湿相搏,骨节疼烦,掣痛不得屈伸,近之则痛剧,汗出短气,小便不利,恶风不欲去衣,或身微肿者,甘草附子汤主之。"甘草附子汤由甘草、附子、桂枝、白术组成。甘草附子汤能够迅速改善寒湿痹阻型急性痛风性关节炎中医证候,降低强直性脊柱炎患者脊柱疼痛评分、晨僵时间等。

三、真武汤

《伤寒论》第316条："少阴病,二三日不已,至四五日,腹痛,小便不利,四肢沉重疼痛,自下利者,此为有水气。其人或咳,或小便利,或下利,或呕者,真武汤主之。"真武汤由茯苓、芍药、生姜、白术、附子组成。此方治疗的四肢沉重疼痛,多由于少阴、太阴合病,表阴证传里后里虚寒,出现虚寒和津液不化的水饮症状,水盛则津亏、血虚,水饮不化津液,津液的温煦、血的濡养功能不足,加上水饮停滞,因此会出现四肢沉重疼痛。张烘钰临床从气、水、血辨证治疗系统性红斑狼疮,水分病主症为水肿或体腔积液,次症为关节肿痛,临床以真武汤加味以温阳利水,缓急止痛。

参考文献

[1]孟宇航.桂枝汤类方治疗风湿痹病医案4则[J].新中医,2018,50(1):177-179.

[2]桑永浩,宋立群.桂枝汤类方在风湿痹病中的应用[J].河南中医,2024,44(4):490-492.

[3]李莎,林昌松.林昌松运用桂枝茯苓丸治疗风湿病经验撷要[J].江西中医药,2012,43(4):18-20.

[4]邱新萍.《伤寒论》治疗风湿疼痛经方与临床应用[J].世界中医药,2023,18(9):1265-1270.

[5]张安东.麻黄加术汤加味应用于风湿病的临床研究进展[J].光明中医,2019,34(23):3694-3696.

[6]王浩,朱丽.麻黄汤及其类方的临床应用研究[J].亚太传统医药,2011,7(4):40-44.

[7]王笑青,时红磊.柴胡类方在风湿免疫疾病中的应用[J].中医药导报,2021,27(8):204-207.

[8]邱新萍.《伤寒论》治疗风湿疼痛经方与临床应用[J].世界中医药,2023,18(9):1265-1270.

第四章
不同类型风湿病的经方治疗

第一节　系统性红斑狼疮

系统性红斑狼疮(SLE)是一种慢性弥漫性结缔组织疾病,其病因尚未完全明确,但通常认为与遗传、环境因素及雌激素水平有关。近代中医学家根据本病的临床表现将其多归为"红蝴蝶疮""阴阳毒""蝶疮流注""温毒发斑"等。如《金匮要略》中"阴阳毒"较完整地描述了SLE的面部红斑、咽痛、身痛等症状。《肘后备急方》提及的"温毒发斑"与SLE急性发作期高热、红斑皮疹等相似。《诸病源候论》中的"赤丹""茱萸丹",如红斑等。本病好发于青年女性,多因先天禀赋不足、肝肾亏损而成。因肝肾精血不足,易致阴虚火旺,虚火上炎,兼因腠理不密,外邪入侵,两热相搏,热毒入里,瘀阻脉络,内伤及脏腑,外阻于肌肤而发病。劳倦内伤、七情郁结、妊娠分娩、冲任受损、日光久晒、内服药物等都可成为发病的诱因。

一、轻型

(一)风湿热痹证

1. 上中下通用痛风方治验

刘某,女,37岁,2007年3月26日初诊。

病史:患者2003年被诊断为"系统性红斑狼疮",用激素治疗,现服泼尼松每日15 mg。双手手指关节变形,右手指、左手无名指及小指麻木疼痛,肩项背痛,膝关节痛,胸腹灼热而胀,胃脘痞满,口中异味,时心悸,小便黄浊,舌紫暗胖,苔黄腻根厚,脉弦滑数。实验室检查:红细胞沉降率(ESR)35 mm/h,抗核抗体(ANA)+,血红蛋白89 g/L。B超显示双肾呈慢性炎性改变。西医诊断:系统性红斑狼疮;中医诊断:红蝴蝶疮(湿热郁蒸、气滞血瘀);治以清热燥湿、活血解毒,予上中下通用痛风方加减。

方药:黄柏10 g、苍术10 g、天南星10 g、桂枝15 g、桃仁15 g、红花10 g、威灵仙20 g、防己15 g、川芎15 g、秦艽20 g、大腹皮15 g、龙胆草15 g、白花蛇舌草30 g、甘草10 g。14剂,水煎服,每日1剂,分3次服。

二诊:服上方14剂后,手指关节麻木、疼痛明显减轻,胸腹灼热而胀、胃脘痞满不显,肩项背痛、膝关节痛好转,口中异味渐退,舌暗红,苔薄黄,脉滑。红细胞沉降率22 mm/h,血红蛋白110 g/L,抗核抗体(+)。减泼尼松5 mg,继上方加减,再进30余剂后,又减泼尼松5 mg。复诊时手指关节痛基本不显,余症消失,仍留关节变形,能从事家务劳动,停用泼尼松。以知柏地黄汤合四妙散加减,服药半年余。病情稳定,至今5年未复发。

[按语] 上中下通用痛风方出自《丹溪心法·痛风》。方中黄柏清热,苍术燥湿,龙胆草泻火,防己行水,四者所以治湿与热也;天南星燥痰散风,桃仁、红花活血祛瘀,川芎为血中气药,四者所以治痰与血也;羌活祛百节之风,白芷祛头面之风,桂枝、威灵仙祛臂胫之风,四者所以治风也;加神曲者,所以消中焦沉积之气。疏风以宣于上,泻热利湿以泄于下,活血燥痰消滞以调其中州,所以能兼治而通用也。本案患者风湿热邪内舍,与体内热毒相搏,燔灼气血,瘀阻脉络与肌腠,经气不畅,痹阻骨节。湿热之邪困阻脾胃,导致胃脘痞满、口中异味、小便黄浊;风湿热邪与体内瘀血相结,导致周身关节疼痛、变形;热毒熏蒸于胸腹,引起胸腹灼热而胀;热邪扰心,导致心悸。故治疗以清热燥湿、活血解毒为主,方选上中下通用痛风方化裁。

来源:李冬梅,王乐,张玉辉.曹洪欣运用上中下通用痛风方治疗疑难病经验[J].中国中医基础医学杂志,2014,20(5):631-632.

2.四妙勇安汤治验

患者,男,37岁,1996年9月8日初诊。

病史:患者恶寒发热5月余,伴手指与踝关节疼痛、神疲畏光。经某医院检查,类风湿因子(RF)、抗核抗体、抗Sm抗体,抗dsDNA抗体均为阳性,红细胞沉降率114 mm/h,诊断为系统性红斑狼疮,予激素(泼尼松)等药物治疗,病情未能控制。刻诊:不规则发热,体温37.8~38.5 ℃,面部水肿,鼻旁对称性红斑,腰背有环形皮疹,大便干燥。舌红苔薄黄,脉细数。西医诊断:系统性红斑狼疮;中医诊断:红蝴蝶疮(热毒内炽、营血耗伤);治以清热解毒、凉血散瘀,予四妙勇安汤加减。

方药:玄参30 g、金银花30 g、当归10 g、大生地黄30 g、赤芍15 g、牡丹皮10 g、水牛角30 g、半枝莲30 g、蚤休15 g、青蒿珠15 g、生甘草6 g。15剂,水煎服。

二诊:服上剂后,体温下降呈低热,精神好转,大便较前通畅,后以上方为主略作调整,迭进80余剂。面部红斑完全消退,体温降至正常,皮疹及关节痛均见好转,红细胞沉降率32 mm/h。泼尼松逐渐递减,改用滋肾养阴清热法继续治疗。

[按语] 四妙勇安汤出自《验方新编》,本方金银花为君药,主清热解毒;玄参为臣药,主清热凉血、泻火滋阴;当归为佐药,主活血养血、化瘀止痛;甘草为使药,主清热解毒又调和诸药;四药相伍,玄参可助金银花行解毒之效,当归又可合玄参增养血之功,四药

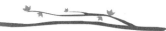

共奏清热解毒、活血止痛之用。本案患者发热伴皮肤红斑,此乃风热毒邪内蕴,外发肌肤之象。风热之邪,侵袭肺卫,肺开窍于鼻,故见鼻旁红斑;风热毒邪循经游走,聚于腰背,而见皮疹、瘙痒。舌红苔薄黄,脉细数,大便干,均为热邪内盛、阴液受损之征。总以热毒炽盛、耗营动血为主,故治以清热凉血、解毒透斑为先,加用水牛角、半枝莲、生地黄等清热解毒之味。

来源:蒋熙.四妙勇安汤加味治疗风湿类疾病举隅[J].江苏中医,1999(2):19-20.

3.三仁汤治验

患者,男,29岁,2015年7月12日初诊。

病史:面部蝴蝶斑伴反复发热3个月。患者3个月前开始出现颧部蝴蝶斑伴反复发热,开始未予重视。1个月前在外院查抗dsDNA抗体(++),补体C3 0.39 g/L,白细胞 2.8×10^9/L,尿蛋白(++),诊断为系统性红斑狼疮、狼疮性肾炎。给予泼尼松60 mg/次,每日1次;硫酸羟氯喹0.2 g/次,每日2次;环磷酰胺片0.1 g/次,隔日1次。经治疗病情一度好转,体温正常。近2周病情反复,再次出现下午发热伴明显乏力,来本院寻求中医治疗。刻下症:每日下午发热,体温38 ℃左右,乏力,纳呆,腹胀,大便黏滞不畅。舌胖苔白厚腻,脉濡。西医诊断:系统性红斑狼疮;狼疮性肾炎。中医诊断:红蝴蝶疮(湿热内蕴)。治以清热化湿,予三仁汤加减。

方药:杏仁10 g、滑石10 g、白通草6 g、白豆蔻6 g、竹叶6 g、厚朴10 g、薏苡仁20 g、清半夏9 g。5剂,水煎服。

二诊:症状明显改善,体温正常,乏力明显改善,食欲好转,大便较前通畅,舌苔白腻改善,脉略濡。患者症状明显缓解,但仍有湿热之象,故上方继服7剂。病情逐渐稳定,后续以三仁汤、犀角地黄汤为基本方加减治疗。复查抗dsDNA抗体(+)、补体C3 0.8 g/L、白细胞 7.5×10^9/L、尿蛋白(-),逐渐撤减泼尼松,病情得到控制。

[按语] 三仁汤出自清代名医吴鞠通的《温病条辨》。本方用杏仁宣通肺气,开水之上源;白蔻仁气味芳香,醒脾化湿、理气和中;薏苡仁甘淡微寒,淡渗利湿。此三者即为三仁汤之三仁。滑石、竹叶、通草淡渗利湿、清热通淋,使湿热从小便而去;厚朴及半夏苦温行气燥湿,同时防止寒性药物郁遏阳气。全方宣上、畅中、渗下,三焦气机得畅,湿热乃去。本案患者为青年男性,面部蝴蝶斑伴反复发热,依据其临床表现及舌苔脉象,辨为红蝴蝶疮。湿热之邪阻滞气机,导致气血不畅,故见红斑;湿热内蕴,正邪相争,故见反复发热;湿热困脾,运化失司,则见纳呆、腹胀、大便黏滞不畅等症状。中医辨为湿热内蕴之证,考虑是湿热郁闭气机,血热不得透达,故予三仁汤化湿清热、宣畅三焦气机,而病情迅速缓解。后续以三仁汤结合犀角地黄汤加减,病情逐渐稳定。

来源:孙海花,刘青云,李斌,等.房定亚教授运用三仁汤经验[J].环球中医药,2020,13(6):1075-1077.

(二)阴虚内热证

1.升麻鳖甲汤治验

患者,女,33岁,2016年10月初诊。

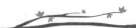

病史：肾穿刺活检病理诊断为狼疮性肾炎Ⅳ型，既往接受激素加环磷酰胺治疗，致骨质疏松、双侧股骨头坏死，满月脸明显，其间病情反复发作。1周前因感冒而面部红斑加重，色暗红，周边布满鳞屑，疼痛，感冒自愈后红斑未退，并伴有颜面潮红、水肿，持续低热，咽喉痛，烦躁口干，关节疼痛，倦怠乏力，纳眠欠佳，二便正常，舌红苔黄，脉弦，就诊时仍在维持使用激素。西医诊断：系统性红斑狼疮。中医诊断：红蝴蝶疮（阴虚内热、火毒炽盛）。

方药：升麻10 g、当归10 g、鳖甲（先煎）20 g、甘草6 g、茯苓15 g、薏苡仁15 g、水半夏9 g、紫草10 g、牡丹皮10 g、赤芍12 g、白花蛇舌草10 g、炒白术15 g、佩兰6 g、木香5 g、蝉蜕10 g、薄荷10 g、积雪草15 g、青蒿15 g。水煎服，每日1剂。

二诊：2周后复诊，热退身凉，诸症皆减。原方加党参10 g、麦冬15 g、丹参20 g，续服14剂后斑块消退，遂自行停用激素，未发生反跳及其他不适。继续给予本方加减治疗，门诊随访至今未复发。

[按语]　升麻鳖甲汤首载于《金匮要略·百合狐惑阴阳毒病脉证并治》："阳毒之为病，面赤斑斑如锦文，咽喉痛，唾脓血。五日可治，七日不可治，升麻鳖甲汤主之。阴毒之为病，面目青，身痛如被杖，咽喉痛。五日可治，七日不可治，升麻鳖甲汤去雄黄、蜀椒主之。"全方以升麻为君药，透邪解毒；鳖甲为臣药，既可养阴清热，又可引诸药入阴分以解毒；佐以当归养血活血，雄黄、蜀椒消散瘀血、因势利导；甘草补脾益气，调和诸药，为佐使药。本案患者病程日久，加之其曾接受激素和免疫抑制剂药物治疗，阳热之品久服更易伤阴耗气，故表现以阴虚内热为本，火毒炽盛为标，其发热、发斑、烦躁、关节疼痛等症状皆为热毒血瘀之象。升麻鳖甲汤荡涤血分蕴蓄之热毒，顿挫病势，与大量清热解毒、凉血散瘀药物配伍旨在增强治疗作用。配伍炒白术、木香、佩兰健脾和胃，茯苓、积雪草、薏苡仁加强健脾利湿解毒之功。此外，薄荷、蝉蜕疏风清热利咽。方中鳖甲滋阴退热、入络搜邪，青蒿芳香化湿、引邪外出，二药相配有先入后出之妙。其中牡丹皮凉血透热，可助青蒿透泄阴分之伏热，诸药协调对本病起到缓解和控制作用。

来源：谢帆，董飞侠.董飞侠运用经方升麻鳖甲汤治疗狼疮性肾炎经验[J].中国中医基础医学杂志，2019，25（10）：1453-1455.

2. 知柏地黄丸治验

患者，女，61岁，2019年9月28日初诊。

病史：低热7年，反复睡眠不安3年余，加重1个月。患者于7年前出现持续性低热，伴掌指关节、肘关节、膝关节肿胀疼痛，呈游走性，于当地医院诊断为类风湿关节炎，服用醋酸泼尼松后病情有所缓解（具体不详）。3个月后，上述症状复发，于杭州某三甲医院诊断为系统性红斑狼疮，经雷公藤多苷及醋酸泼尼松治疗后病情趋向稳定。3年前出现反复睡眠不安，近1个月症状加重遂至门诊就诊。刻下症：患者面部红斑隐隐，自诉寐差明显，入睡困难，多梦早醒，需睡前服用艾司唑仑片2 mg助眠。平素潮热盗汗，急躁易怒，体倦乏力，口干，左膝关节不适，小便可，大便偏干，舌质红，有齿印，苔薄腻，脉细数。实验室检查示：补体C3、C4偏低，抗核抗体滴度1：320，抗dsDNA抗体

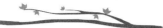

64.2 IU/mL,抗 Sm 抗体、抗 RNP 抗体阳性。西医诊断:①系统性红斑狼疮;②睡眠障碍。中医诊断:阴阳毒(阴虚火旺)。治以滋养肝肾、宁心安神,予知柏地黄丸加减。

方药:知母 9 g、黄柏 6 g、生地黄 12 g、山药 15 g、茯苓 15 g、牡丹皮 12 g、泽泻 12 g、甘草 9 g、青蒿 30 g、银柴胡 9 g、半枝莲 15 g、太子参 30 g、制黄精 15 g、酸枣仁 12 g、淮小麦 30 g、木瓜 9 g、川牛膝 9 g。14 剂,每日 1 剂,水煎,分 2 次温服。

二诊:患者诉寐况好转,面部红斑、潮热盗汗、乏力改善,但出现肩颈酸痛不适,大便偏溏,舌质红、有齿印、苔薄,脉沉,拟以清热益阴化湿为治。上方去知母、木瓜,加桑枝 15 g,黄柏 6 g 改为 9 g。14 剂,煎服法同前。如此巩固治疗 3 月余,患者随诊时诉已停用艾司唑仑,每晚安睡 6 h 左右,病情稳定。

[按语] 知柏地黄丸出自明代吴崑《医方考》,主治阴虚火盛、下焦湿热等证,具有养阴清热、疏通尿道之功效。方中知母、黄柏滋阴降火,生地黄清热凉血、养阴生津,共为君药。山萸肉补养肝肾、山药补肾固精为臣药。泽泻利湿泄浊;牡丹皮清泄相火,并制山萸肉之温涩;茯苓健脾渗湿,配山药补脾而助健运,共为佐使药。全方补泻兼施,泄浊有利于生精,降火有利于养阴,诸药滋补肾之阴精而降相火。本案患者面部红斑隐隐,有寐差、潮热盗汗、急躁易怒、口干、膝关节不适,舌质红、脉细数,阴虚火旺之象显著,故用知柏地黄丸为主方进行加减,以求清热的同时滋养肝肾之阴。青蒿、银柴胡清透虚热,半枝莲清热解毒,太子参益气,制黄精滋肾益阴,酸枣仁、淮小麦养心安神,木瓜、川牛膝共奏通经活络之功。复诊时内热仍有,但大便偏溏,故去苦寒之知母和温热之木瓜,增加黄柏用量以清热燥湿。患者出现肩颈酸痛,故入桑枝以祛风湿、利关节。方与病机相合,灵活加减,疗效显著。

来源:叶项盛,沈炎彬,赵婷,等.范永升治疗系统性红斑狼疮伴失眠经验撷英[J].中华中医药杂志,2023,38(3):1109-1111.

3.二至丸合柴胡疏肝散治验

戴某,女,36 岁,2012 年 10 月 8 日初诊。

病史:颧部红斑 2 年,口腔溃疡、关节痛 1 年,闭经 5 个月。患者于 2 年前无明显原因开始出现两颧部红斑,近 1 年前逐渐出现全身多关节肿痛、口腔溃疡,诊断为系统性红斑狼疮,服用泼尼松片、羟氯喹,患者颧部红斑及各关节肿痛减轻,但自觉情绪低落。5 个月前患者出现闭经,经多方检查不能明确原因。就诊症见:双颧部红斑,双膝、双足关节疼痛,心烦,头晕失眠,手足心热,口干、口渴,胁肋胀满不适,腹胀,纳差,二便尚调;舌暗红,苔薄白,脉弦细。西医诊断:系统性红斑狼疮。中医诊断:红蝴蝶疮(阴虚内热、肝郁血瘀)。治以补肾养阴、疏肝活血,予二至丸合柴胡疏肝散加减。

方药:女贞子 20 g、旱莲草 15 g、柴胡 15 g、枳壳 12 g、白芍 12 g、香附 12 g、赤芍 12 g、牡丹皮 12 g、当归 15 g、地骨皮 15 g、郁金 12 g、甘草 6 g。水煎服,日 1 剂,服 6 剂。

二诊:诸症改善,口干、口渴减轻,面部红斑好转,双膝、双足关节稍疼痛,睡眠改善,但纳食欠佳,仍有腹胀,舌暗红,苔白厚腻,脉弦细。上方加厚朴 10 g 以行气消胀。水煎服,日 1 剂,服 6 剂。

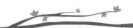

三诊:患者月经已来,但量少。双膝、双踝关节疼痛明显减轻,但睡眠不佳,偶有心烦,大便偏干。舌暗红,苔薄黄,脉弦细。上方去枳壳、地骨皮,加炒酸枣仁20 g、柏子仁12 g以养心安神,润肠通便。水煎服,日1剂,服6剂。后复诊,患者病情平稳,为巩固疗效,嘱其原方再服6剂。随访至今月经正常。

[按语] 二至丸出自明·吴旻辑的《扶寿精方》,原方名为女贞丹,其药物组成为墨旱莲、女贞子。女贞子采于冬至前后,墨旱莲采于夏至前后,二者得四季之阴阳,对于补益肝肾有妙用。《饲鹤亭集方》曰:“二至丸,益肝阴,补肾精,暖腰膝,壮筋骨,调阴阳,乌须发。莫谓价廉,其功实大。”可见,二至丸滋养肝肾之功显著。柴胡疏肝散出自明·张介宾《景岳全书》,主治肝气郁滞证,具有疏肝解郁、行气止痛之效。方中以柴胡为君,功善疏肝解郁。川芎活血行气止痛,香附理气疏肝止痛,二药共为臣药,助柴胡疏解肝气之郁结。陈皮、枳壳理气行滞,芍药、甘草养血柔肝,缓急止痛,均为佐药。诸药相合,以疏肝理气为主,疏肝兼养肝,理气兼调血和胃,共奏疏肝行气、活血止痛之功。本案患者素体阴虚,气血运行不畅,血脉痹阻不通而发病,可见颧部红斑、口腔溃疡、关节疼痛。因患病而致情志不遂,肝气郁滞,胁肋胀满。木不疏土,则腹胀、纳差。肝火扰心,则心烦失眠。阴虚则阴液亏虚,清窍失养,头晕、口干、口渴。舌暗红、苔薄白,脉弦细为阴虚气滞血瘀之症。患者闭经与本身疾病及服用激素有关。患者“年未至七七而经水先断”非血枯使然,而为心肝脾之气郁结所致。故治法必须散心肝脾之郁,而大补其肾水。方中二至丸补益肝肾,滋补阴血;柴胡疏肝散疏肝解郁,活血行气。组方严密,用药精良,此方妙在补以通之,散以开之,使患者诸症皆愈。

来源:汪德芬.名中医吉海旺中医风湿病诊治辑要[M].西安:西安交通大学出版社,2013.

4.半夏泻心汤治验

冯某,女,46岁,2014年4月10日初诊。

病史:系统性红斑狼疮、狼疮性肾炎1年余,西药治疗乏效。现面部虚浮而有烘热感,两颧部红斑,胃脘胀满,畏凉食,纳后更甚,体倦乏力,双下肢无力,按之凹陷,纳眠差,小便泡沫多,大便基本正常。舌淡红,苔白稍黄而厚,脉滑稍数。24 h尿蛋白定量5 100 mg。西医诊断:①系统性红斑狼疮;②狼疮性肾炎。中医诊断:红蝴蝶疮(中虚湿热阻滞、中焦斡旋失职)。治以寒温并用、和胃消痞,予半夏泻心汤加减。

方药:清半夏9 g、黄连9 g、黄芩9 g、党参10 g、干姜8 g、炙甘草6 g、半边莲15 g、鬼箭羽15 g、泽泻10 g、雷公藤9 g(久煎)、山慈菇9 g、砂仁10 g(后下)。水煎服,15剂,每日1剂。

二诊:诉胃脘胀满减轻大半,纳食较前佳,下肢肿胀减轻,面部烘热也有缓解。效不更法,原方去砂仁、泽泻,加益母草30 g、怀牛膝30 g,15剂。

三诊:诉症状逐渐减轻,胃部和下肢肿胀症状消失,面部红斑已不明显,化验24 h尿蛋白定量950 mg,嘱其减少激素用量。后坚持以半夏泻心汤加减治疗4月余,症状基本消失,24 h尿蛋白定量为213 mg。随访未复发。

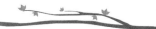

[按语]　半夏泻心汤始载于《伤寒论》,主治小柴胡汤证因误下伤中而形成的痞证。此方辛开苦降、平调寒热、补泻兼施,体现了仲景以脾胃为本的思想。用辛热之半夏、干姜,相伍以苦寒之芩、连,辛散升清,通泄降浊,既能开结消痞、温中散寒,又能清热燥湿、泻火解毒;辛热耗伤阴液,苦寒则易败胃,辛热药物与苦寒药物同用,制约偏胜,平调寒热。又用人参、大枣、甘草甘温益气,补脾升清,补脾与泄热同用,做到补泻兼施;与降逆之半夏相伍,以复脾胃升降之常。此七味药,组方精炼,达到气味和、药性和、功效和,最终气机通畅,寒热平衡,诸证乃愈。此案乃中虚水湿下注,湿热毒气上泛所致,故半边莲、山慈菇清热解阴阳毒;患者中焦阳虚,脾胃运化无力,湿阻气滞而见胃脘胀满、畏凉食,加砂仁化湿开胃,温中健脾理气,合前药共复脾胃升降之职;鬼箭羽除腹满,又能消皮肤风毒肿。诸药配伍,健脾祛湿,清热解毒,标本同治。

来源:辛竞妍,吴李征,王振亮.半夏泻心汤治验 4 则[J].国医论坛,2019,34(6):60-62.

(三)气血亏虚证

1. 补中益气汤治验

黄某,女,36 岁,2007 年 5 月初诊。

病史:多个指关节疼痛伴明显脱发 1 个月。就诊时症见多个指关节疼痛、脱发、头昏、疲倦乏力。面色苍白,纳眠可,舌淡苔白,双寸脉弱,关尺细弱。经检查确诊为系统性红斑狼疮,查抗核抗体滴度为 1：1 000。西医诊断:系统性红斑狼疮。中医诊断:红蝴蝶疮(寒湿内停、气血两虚)。治以调理脾胃、补益气血,予补中益气汤加减。

方药:升麻 10 g、黄芪 30 g、当归 10 g、桂枝 10 g、桃仁 10 g、茯苓 10 g、白术 15 g、党参 30 g、柴胡 10 g、川芎 10 g、女贞子 20 g、桑椹 20 g、大枣 30 g、甘草 10 g。每日 1 剂,分 3 次服用。

二诊:1 周后复诊,患者诉精神好转,头昏症状缓解,脱发及关节疼痛无明显缓解,但关节遇冷疼痛加重。察舌脉同前,寒湿较重,上方去柴胡,加熟附片 30 g 温阳除湿,桂枝增至 20 g 助阳化气,温通经脉。

三诊:2 周后复诊,诉关节疼痛症状消失,脱发有所改善。察舌象同前,双寸脉起,去党参,熟附片加量至 60 g,加牡丹皮 12 g、薏苡仁 30 g,2 周后复诊诉脱发症状明显缓解。

2 个月后复查:抗核抗体滴度(1：320)下降。患者继续坚持服药 1 个月,脱发症状消失,关节疼痛未复发。

[按语]　补中益气汤出自李东垣《脾胃论》,其中黄芪补中益气为君药,党参、白术、甘草健脾益气为臣药,升麻、柴胡升举清阳,共为使药,该方具有"补中益气,升阳举陷"之功效。加茯苓增培土之力;桑椹、女贞子补益肝肾,养血乌须;当归补血活血,其味甘而重,故专能补血,其气轻而辛,故又能行血;川芎行气活血,归肝经,其辛温升散,能"上行头目",当归与川芎共奏补血行血活血作用,且补而不滞。疏肝解郁,助血行畅通,且与川芎共奏提升之效,携气血上达头目。大枣同甘草为佐药调理脾胃,益气生血。本案患者舌淡苔白,为气血两虚或阳虚;寸脉主心肺,双寸脉弱则表明心肺气虚;关主肝脾、尺主

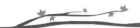

肾,关尺细弱表明肝脾肾三脏气血不足。综合舌脉,一派肝肾不足、气血两虚之象。肝肾不足导致发失所养,引发脱发;气血两虚则关节失养,出现疼痛;同时,气血不足以滋养头目,出现头昏;不足以充养四肢,出现疲倦乏力;面色失于荣养,则面苍白。《脾胃论·脾胃盛衰论》曰:"百病皆由脾胃衰而生也,内伤脾胃,百病由生。"脾胃为气血生化之源,若脾胃运化不利,升降失和,气血生化乏源,则毛发失养而枯落。今选用补中益气汤意在调理脾胃,补益气血。

来源:赵辉,余超,廖志敏.曾升平教授运用补中益气汤加减治疗系统性红斑狼疮脱发的经验[J].云南中医中药杂志,2009,30(3):2-3.

2.秦艽丸合当归补血汤治验

患者,女,26岁,2013年5月12日初诊。

病史:自述3个月前产后新装修店面,开业不久即出现反复发热、面部红斑等症状。1个月前经检查确诊为系统性红斑狼疮,入院予以激素治疗。现刚出院,目前口服激素,闭经2个多月,自觉疲倦无力,易出汗,畏寒,眼睑肿胀,小便有泡沫,口干,头晕,耳鸣,手抖,舌麻,小腿出现紫癜。检查尿蛋白(+)、尿隐血(++),红细胞沉降率42 mm/h,血压不稳。西医诊断:系统性红斑狼疮。中医诊断:红蝴蝶疮(气血两虚、血热蕴毒)。治以益气养血、凉血解毒,方用秦艽丸加减。

方药:秦艽10 g、防风10 g、黄连5 g、炒栀子10 g、黄芪30 g、白术10 g、当归10 g、川芎10 g、生地黄10 g、麦冬10 g、枸杞子10 g、丹参10 g、牡丹皮10 g、赤芍10 g、凌霄花10 g。

在上方基础上以益气养血、清热凉血、活血解毒为法,先后加减用药3个月。诸症好转,月经正常来潮,尿潜血(-)。用药8个月后,激素平稳减量,红细胞沉降率降至26 mm/h,抗dsDNA抗体转阴,抗核抗体滴度降低,尿蛋白(-),无其他明显不适,属临床显效。

[按语] 秦艽丸出自《太平圣惠方》,方中秦艽祛风胜湿通络,为君药;黄柏、黄连燥湿清热;白鲜皮、地肤子、僵蚕、苦参祛风止痒;白术、茯苓健脾利水;漏芦清热解毒、活血散瘀,甘草调和诸药;又防风、黄芪、白术取自玉屏风散,具有补脾实卫扶正之功,诸药合用,共奏清热祛湿、祛风止痒之功。当归补血汤出自《内外伤辨惑论》,方以黄芪滋补提升脾肺之气,利于以资化源,增益气旺血生;结合当归,后者养血和营,味厚,为阴养血。黄芪为益血之源,当归养善心肝之血,二者配合利于益气生血。本案患者产后发病,盖因"产后多虚多瘀",治应益气养血兼凉血解毒,以秦艽丸、当归补血汤合方加减,同时酌加清热凉血解毒之品,以达益气养血、清热凉血、解毒活血之作用,兼顾标本而促进机体正气恢复,防止病情反复。

来源:郑毅,张琼,王婷,等.基于"肠-皮"轴研究秦艽丸对银屑病患者肠道微生态及相关炎症因子影响[J].辽宁中医药大学学报,2023,25(10):53-58.

3.柴胡桂枝干姜汤合当归芍药散治验

宋某,女,40岁,1971年7月25日初诊。

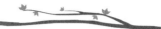

病史：面部出现红斑半年。半年前因牙痛到医院拔牙，牙科医生看到鼻上眉间有红斑，经多次检查，找到狼疮细胞，建议中医治疗。现症：鼻上及眉间生两块红紫斑，上覆痂如白霜，偶有少量溢液，痒不明显，但见阳光后痒加重，自感全身酸软无力，食欲不正常，有时恶心、呕吐，头痛、头晕、口干，时感身热而体温不高，二便调，舌苔白少津，脉细沉。西医诊断：系统性红斑狼疮。中医诊断：红蝴蝶疮（厥阴太阴合病血虚水盛）。治以养血利水、清上温下，予柴胡桂枝干姜汤合当归芍药散。

方药：柴胡 36 g、黄芩 27 g、天花粉 36 g、生牡蛎 45 g、桂枝 27 g、干姜 18 g、当归 27 g、川芎 27 g、泽泻 45 g、茯苓 27 g、苍术 27 g、白芍 27 g、炙甘草 18 g。

二诊：自服用上方后，眉间处狼疮红斑逐渐缩小，一般情况均见改善，故一直服上方。半年后复诊，患者全身症状好转明显，红斑仅在鼻尖上能看到一小块，其他情况良好。

[按语]　柴胡桂枝干姜汤出自东汉医家张仲景《伤寒论》第 147 条。原文曰："伤寒五六日，已发汗而复下之，胸胁满微结，小便不利，渴而不呕，但头汗出，往来寒热，心烦者，此为未解也，柴胡桂枝干姜汤主之。"原方组方精巧，方中柴胡、黄芩解传入少阳之邪气，调畅气机、清少阳腑热；牡蛎软坚散结；天花粉微苦寒以生津除烦渴；配以辛温之桂枝、辛热之干姜温阳散寒，畅三焦以行津液；干姜辛热生阳，合甘草以温脾阳，运津液，而甘草又起调和诸药之作用。全方配方精妙，共奏疏肝理气、健脾温阳之效。当归芍药散出自仲景《金匮要略·妇人妊娠病脉证并治》："妇人怀妊，腹中疠痛，当归芍药散主之""妇人腹中诸疾痛，当归芍药散主之"。方中以当归、芍药为君，养血活血敛阴；川芎、泽泻为臣，川芎活血行滞，泽泻淡渗利湿消肿；白术补脾，恢复脾胃运化功能，茯苓渗湿，泻其水邪，共为佐药。本方川芎、当归、白芍活血而不峻猛，补血而不滞血；白术、茯苓、泽泻健脾而不碍湿，利水而不伤脾，以通为主，以补为辅，全方合奏活血利水补虚之功。本案患者面部红斑，初起可能与外感邪毒侵袭，或内在脏腑功能失调，导致气血运行不畅，瘀血内停，热毒蕴结于肌肤而成。加之患者现症中表现出的全身酸软无力、食欲异常、恶心呕吐等症状，提示病邪已深入脏腑，影响气血生化与运行，特别是与肝脾肾三脏功能失调密切相关。厥阴病主肝，太阴病主脾，二者合病，则见血虚水盛之证。故选柴胡桂枝干姜汤合当归芍药散以养血活血、利水渗湿，促进气血生化与水液代谢恢复正常；同时清解面部及体内热毒，并温运脾阳，使水湿得化，清浊分明。

来源：冯世纶.胡希恕医学全集 中医临床家胡希恕［M］.北京：中国中医药出版社,2019.

二、重型

（一）热毒炽盛证

1. 犀角地黄汤治验

王某，女，21 岁，2010 年 1 月 7 日初诊。

病史：关节疼痛伴面部红斑 1 年。患者 1 年前无明显诱因出现双手关节肿痛、活动受限，面部红斑，全血细胞减少，住院予环磷酰胺、泼尼松、羟氯喹等药物治疗，出院诊断

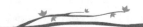

为"系统性红斑狼疮、狼疮性肾炎"。7个月后因抽搐、意识障碍考虑"狼疮性脑炎"而再次住院治疗。目前患者每日服用泼尼松10 mg,羟氯喹0.2 g,来氟米特20 mg。颜面稍浮,晨起手指微胀,时有关节酸痛,不发热,无口腔溃疡,纳食尚可,二便调,夜寐安,月经如期而潮,量稍多。舌边尖稍红、苔薄,脉细滑稍数。血常规:白细胞$4.5×10^9$/L,血小板$123×10^9$/L。尿常规:尿蛋白(+++),隐血(+)。西医诊断:①系统性红斑狼疮;②狼疮性肾炎。中医诊断:红蝴蝶疮(血分蕴毒、肾气耗伤)。治以凉血散瘀、解毒益肾,予犀角地黄汤加减。

方药:玄参10 g,生地黄10 g,牡丹皮、丹参各10 g,水牛角15 g,猪苓、茯苓各12 g,泽兰10 g,山药12 g,黑豆10 g,女贞子10 g,墨旱莲10 g,秦艽10 g,三七3 g,白茅根12 g。7剂,水煎服。

二诊:关节痛缓,面浮、指胀渐消,尿量正常,复查肾功能正常,口唇微干,舌苔薄腻,脉小弦。治用益肾解毒活血法。玄参10 g,生地黄、熟地黄各10 g,牡丹皮10 g,赤芍10 g,水牛角20 g,黑豆15 g,泽兰、泽泻各10 g,土茯苓12 g,猪苓12 g,鬼箭羽10 g,鸡血藤10 g,三七3 g,女贞子12 g,杜仲12 g,甘草3 g。7剂,水煎服。

三诊:面浮、指胀均缓,尿量如常,复查尿常规正常,有时脘腹痞胀,食欲如常,大便偏软,日解2次,关节肌肉不痛,舌苔薄黄、边质偏红,脉小弦。治用解毒活血护肾。太子参12 g,玄参10 g,生地黄10 g,赤芍10 g,牡丹皮10 g,猪苓、茯苓各12 g,甘草3 g,泽兰、泽泻各10 g,女贞子12 g,杜仲12 g,鬼箭羽10 g,陈皮10 g。7剂,水煎服。

四诊:目前病情稳定,尿常规正常,舌质偏红、苔薄,治以解毒活血益肾。黄芪12 g,生地黄、熟地黄各10 g,山药12 g,山茱萸10 g,牡丹皮10 g,泽泻10 g,猪苓、茯苓各12 g,鬼箭羽10 g,丹参10 g,三七3 g,黑豆15 g,白花蛇舌草15 g,菟丝子12 g。此方服用14剂,病情稳定,随访至今无复发。

[按语] 犀角地黄汤最早出自唐孙思邈《千金方·卷十二》,方以犀牛角、牡丹皮、生地黄、白芍四味中药组成。犀角为大寒之品,具有清心解毒止血之功,又兼具较强的升散之性,其寒凉之性削弱热邪的同时升散之性又可将邪气透散外出,透热转气,使血液散行。芍药酸苦性寒,生地甘苦性凉,酸甘化阴以弥补津液,滋养阴血,安定五脏六腑;另外,芍药、生地二药寒凉特性更是辅佐犀角清热邪之势,以促正气恢复。最后丹皮性味辛寒、气香走泄,助犀角其升散,共同驱邪于体外,气推血行,维护血脉有序。四药合用,使之凉血散瘀、透热散邪、滋阴清热。本案患者舌脉提示体内有热毒蕴结于血分。热毒内盛,导致血行不畅,瘀阻于经络,表现为颜面、手指浮胀及关节酸痛。系统性红斑狼疮病程较长,易耗伤正气,尤其是肾气。肾气不足,水液代谢失常,进一步加重颜面水肿。同时,肾气耗伤也影响月经,而见月经量多。总以毒热为患,瘀滞脉络,故遵"伏其所主而先其所因"之旨,清营凉血、解毒剔邪,予犀角地黄汤加减。

来源:吴同启.刘永年治疗系统性红斑狼疮经验[J].中医杂志,2012,53(1):20-22.

2.清瘟败毒饮合化斑汤治验

患者,女,25岁,2006年5月20日初诊。

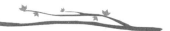

病史:双手雷诺现象 2 年。现症见:持续高热,体温 39.0 ℃,面部红斑,关节肌肉疼痛,口腔黏膜溃疡,张口困难,咽痛口干,夜寐不安,大便干结,小便短赤,舌红苔黄,脉滑数。辅助检查:抗核抗体滴度 1∶1 000,抗 dsDNA 抗体、抗 Sm 抗体、抗 RNP 抗体、抗 Jo-1 抗体、抗 SSA 抗体均为阳性。西医诊断:系统性红斑狼疮。中医诊断:蝴蝶丹(热毒炽盛、燔灼营血)。治以清热凉血、解毒化斑,予清瘟败毒饮合化斑汤加减。

方药:生石膏 30 g、生地黄 30 g、黄连 10 g、黄芩 10 g、知母 10 g、玄参 15 g、赤芍 10 g、连翘 15 g、绿豆衣 30 g、牡丹皮 10 g、金银花炭 15 g、水牛角 30 g。7 剂。西药:口服泼尼松 20 mg,每日 3 次。

二诊:患者体温降至 37.8 ℃,面部红斑略隐退,口腔溃疡好转,咽痛、口干症状减轻,夜寐转安,关节肌肉酸痛,大便通畅,舌红苔薄黄,脉细数。方药:生地黄 30 g、知母 15 g、生石膏 15 g、黄柏 10 g、茯苓 10 g、泽泻 15 g、女贞子 15 g、墨旱莲 15 g、牡丹皮 10 g、虎杖 15 g、炙龟甲 10 g、青蒿 30 g、地骨皮 15 g。15 剂。

三诊:患者服药后体温退至正常,面部红斑隐退,但留有大片色素沉着;神疲乏力,汗出气短,手足心热,腰膝酸痛,耳鸣脱发,口燥咽干,月经量少,舌淡苔少,脉细。方药:太子参 15 g、生地黄 30 g、麦冬 10 g、黄精 30 g、黄芪 15 g、茯苓 10 g、女贞子 15 g、白芍 15 g、枸杞子 15 g、山茱萸 10 g、山药 10 g、牡丹皮 10 g、泽泻 10 g、赤芍 10 g、制首乌 15 g、当归 15 g、益母草 15 g、地骨皮 15 g。15 剂。泼尼松按常规减量。守方调理 3 个月,症状基本消失。患者坚持服中药 2 年,病情稳定。

[按语]　清瘟败毒饮出自《疫疹一得》,由清代医家余霖所创,方由白虎汤、犀角地黄汤和黄连解毒汤三方加减而成。方中石膏配伍知母、甘草,取白虎汤清热保津之意;黄连、黄芩、栀子共用,仿黄连解毒汤通泄三焦火热;水牛角、生地、牡丹皮、赤芍相配,即犀角地黄汤,可清热散瘀;加玄参辅助清热凉血,连翘、竹叶以助清热,桔梗载药上行,咳甚配伍竹茹、枇杷叶,伴咳黄黏痰加浙贝母、鱼腥草,气喘加杏仁、桑白皮,共奏清热解毒、凉血泻火、化痰平喘之功。化斑汤出自《温病条辨》“太阴温病,不可发汗……发斑者,化斑汤主之”,由白虎汤加玄参、甘草化裁而来,取白虎汤清气分热盛之意。生石膏辛甘大寒,入肺、胃、三焦经,寒能清热,辛能发汗,甘能调和,专治热病发斑;知母苦寒质润,清热同时又能养阴,助石膏清泻火热而救已伤之津液,对热扰心神引起的烦躁不安亦有佳效。叶天士《温热论》曾言:“入营犹可透热转气……入血就恐耗血动血,直须凉血散血。”现犀牛角多用水牛角代替,而运用玄参、水牛角清热解毒凉血之功,又防热病伤阴劫液。《景岳全书》中记载玄参不仅入肾经能治无根浮越之火,更能入肺经,散周身热痛,清咽喉痹毒;水牛角味咸性寒,清热凉血效果尤甚;甘草、白粳米善和脾胃,调和金石重坠之性,防药性大寒伤中。诸药配伍,共奏清利热毒、凉血消斑之功。本案患者热毒内蕴、炽盛于里,而见高热不下;热毒燔灼营血,导致营血沸腾,发为红斑;痹阻经络,故见关节肌肉疼痛。热盛伤津,肠道失润,膀胱气化不利。津液不足,则大便干结难下;热邪内扰,心神不宁,故夜寐不安;热邪灼伤膀胱津液,则小便短赤。故治疗以清热凉血、解毒化斑为主,同时兼顾扶正祛邪,以恢复正气,祛除病邪。

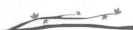

来源:刘志勤,苏艾华.姜泉治疗系统性红斑狼疮经验[J].中医杂志,2009,50(8):691-692.

(二)饮邪凌心证

1.木防己汤治验

赵某,女,63岁,2010年6月23日初诊。

病史:患者系统性红斑狼疮病史2年,3个月前出现全身水肿,诊断为狼疮性肾炎、肾病综合征,在杭州某医院予激素加他克莫司治疗2个月,病情未见好转,水肿加重,尿量增多,时有胸闷气急,口唇发绀,咳嗽咳痰。肺部CT提示大量胸腔积液伴中等量心包积液。症见焦虑不安,面浮肢肿,面部黑褐色斑疹,四肢末梢皮肤紫暗,活动后胸闷气急,腹胀如鼓,小便不利,舌质淡,苔白厚腻,脉细滑。西医诊断:①系统性红斑狼疮;②狼疮性肾炎。中医诊断:支饮(心脉瘀阻、饮邪凌心)。治以益气温阳、活血利水,方用木防己汤加减。

方药:木防己15 g、桂枝12 g、太子参20 g、葶苈子20 g、茯苓20 g、白术15 g、甘草6 g、车前子15 g、制附子9 g、黄芪30 g、桃仁9 g、丹参30 g、泽泻10 g。14剂,水煎服,每日1剂。

二诊:胸闷气急、口唇发绀好转,小便得利,仍感腹胀。上方加薏苡仁15 g、苏梗10 g,改黄芪为20 g。续服14剂。

三诊:水肿已减,咳嗽明显减轻,舌质淡,苔白薄腻,脉细。上方去桂枝、葶苈子,改制附子为6 g。

四诊:无咳嗽,夜能平卧,水肿明显减轻,病情基本稳定出院,嘱续服益气温阳、活血利水中药巩固治疗。

[按语] 木防己汤首载于《金匮要略·痰饮咳嗽病脉证并治》,方中木防己苦寒,具有行水化湿、解毒消肿、祛风止痛的作用;石膏辛寒,可清热泻火、除烦止渴;桂枝可温经通脉、发汗解肌;人参甘温,主补气。石膏与木防己相伍,共制桂枝、人参之辛温;木防己与桂枝相伍,辛开苦降,共奏通阳利水之效;方中桂枝与人参相伍,可温阳补虚,化阴邪,暖脾胃,温运水饮。本案患者久病机体阳气虚衰,脏腑温养失常,气血水液输布失司,而致心脉瘀阻、饮邪凌心,方选木防己汤化裁以益气温阳、活血利水。

来源:雷雅丽,朱月玲.重型系统性红斑狼疮中医辨治探析[J].浙江中医药大学学报,2020,44(1):86-88.

2.苓桂术甘汤合瓜蒌薤白半夏汤治验

张某,女,35岁,2019年2月2日初诊。

病史:患者于2017年确诊为系统性红斑狼疮,疾病控制较好,面部红斑消退。既往检查提示骨质疏松、胃食管反流。口服激素及羟氯喹治疗。刻下症:主诉胸痛,左髋不适,脊背畏寒,乏力体倦,偶有失眠焦虑,舌质红,有齿印,苔薄腻,脉细。西医诊断:系统性红斑狼疮。中医诊断:阴阳毒(阳虚夹痰兼肝胃不和)。治以益气通阳、化痰利湿,予苓桂术甘汤合瓜蒌薤白半夏汤加减。

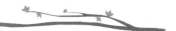

方药:茯苓9 g、桂枝6 g、炒白术15 g、炙甘草6 g、瓜蒌皮9 g、姜半夏9 g、薤白9 g、柴胡9 g、炒白芍15 g、炒海螵蛸18 g、沉香曲9 g、杜仲15 g、桔梗5 g、淮小麦30 g、丹参20 g、佛手9 g。共21剂,每日1剂,水煎,分2次温服。

二诊:患者诉诸症缓解,胸痛消失,仍有髋部疼痛,时有头晕心悸,仍感畏寒。方证相对,原方加干姜。继予14剂,服法同前。

三诊:患者诉症状好转,仍有头晕心悸,时有足背麻木感。予原方加降香、砂仁合为丹参饮,以养心通络,是以僵蚕祛风。继予21剂,服法同前。后随诊,患者诉诸症均明显缓解,病情稳定,后定期随诊。

[按语] 苓桂术甘汤、瓜蒌薤白半夏汤均出自《金匮要略》,临床上多用于治疗因痰饮所致的各脏腑病症。"病痰饮者,当以温药和之",苓桂术甘汤方由茯苓、桂枝、白术、甘草组成,方中茯苓利水渗湿、补中健脾;白术益气健脾、燥湿和中。二药与甘草合用,崇土之力倍增。桂枝辛甘而温,与甘草相伍,辛甘化阳,助苓、术镇守中焦,温补中阳。瓜蒌薤白半夏汤是治疗痰盛瘀阻的有效复方,方中瓜蒌开胸散结,薤白通阳行气、止痛开痹,载诸药以周达气血,半夏逐痰降逆,方药多靶向配伍,起到通阳散结、行气祛痰的疗效,疏导"互阻"之态。本案患者自觉脊背畏寒、乏力体倦,属阳气虚衰之象;食管反流、焦虑,属肝胃不和之征;胸痛、失眠则为痰饮上犯清窍所致,故辨为阳虚夹痰兼肝胃不和之证,治以益气通阳、化痰利湿。选苓桂术甘汤益气温阳化饮,合用瓜蒌薤白半夏汤以增强通阳散结、祛痰利窍之功。加用柴胡、白芍、沉香曲、佛手等理气疏肝之品,海螵蛸制酸止痛,桔梗宣肺利咽,丹参、淮小麦养心安神,杜仲补肝肾、强筋骨,全方标本兼顾,故能取得良好疗效。

来源:虞泰来,范永升,谢冠群.基于"水饮"理论探讨范永升教授运用苓桂术甘汤治疗风湿免疫病经验[J].浙江中医药大学学报,2021,45(5):489-492,496.

(三)痰热郁肺证

1.沙参麦冬汤、清金化痰汤、犀角地黄汤治验

患者,男,36岁,2012年10月24日初诊。

病史:皮肤红斑8年余,咳嗽、咳痰、咯血5个月,腰痛3个月,加重1周。患者有皮肤红斑8年余,已经确诊为"系统性红斑狼疮"并一直服用"泼尼松"治疗。5个月前开始咳嗽、咳痰,随后伴有咯血,色鲜红,一天3~10次,多数是痰中带血。在当地医院住院治疗,症状反复且出现胸闷、腰痛。现症:面红,咳嗽,咳痰量多,痰色黄黏稠时带血丝,偶痰中带血块,每日3~5次,气喘,动则有甚,黄稠涕,喉中痰鸣,咽痒,咽痛灼热,胸闷,腰痛,乏力,口干,口苦,寐差,纳差,大便稀溏,小便黄。舌质暗红,舌苔黄腻,脉弦。西医诊断:系统性红斑狼疮。中医诊断:红蝴蝶疮(热毒炽盛、痰热壅肺、肾虚)。治以滋阴清热、化痰止咳、凉血止血,予沙参麦冬汤、清金化痰汤、犀角地黄汤加减。

方药:南沙参20 g、麦冬10 g、玉竹10 g、石斛10 g、天花粉20 g、桑白皮30 g、黄芩15 g、射干15 g、蝉蜕5 g、紫菀15 g、款冬花15 g、百部15 g、杏仁15 g、瓜蒌皮15 g、浙贝母15 g、山栀子15 g、地榆15 g、侧柏叶15 g、仙鹤草15 g、藕节炭10 g、丹参15 g、当归10 g、

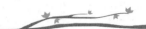

桃仁 10 g、赤芍 15 g、水牛角末 30 g。5 剂,每天 1 剂,水煎服,每天 3 次。

二诊:咽灼热减轻,口干口苦好转,仍有咳嗽、咳痰,咯血次数及量均减少但仍发作,大便溏。守前方去当归、桃仁、丹参,改水牛角末为 60 g,改赤芍为白芍,加黄芪 30 g、石膏 30 g、知母 10 g、牡丹皮 15 g、续断 15 g。5 剂,每天 1 剂,水煎服。

三诊:咳嗽、咳痰较前减少,咯血仍发作,较前偶有加重。滋阴已有时,守前一方去南沙参、麦冬、玉竹、石斛、白芍、牡丹皮滋阴之品,咯血不止加白茅根凉血止血,加炒皂角刺 20 g 化痰散结,加茯苓 15 g、茵陈 10 g、连翘 15 g 清热利湿,加桔梗 10 g、葶苈子 15 g、浮海石 15 g 化痰止咳。5 剂,每天 1 剂,水煎服。

四诊:咳嗽、咳痰、咯血进一步减少,咽痛,时流清涕。守前方去白茅根、藕节炭、茯苓、浙贝母、知母,加金银花 10 g、荆芥 10 g、薄荷 10 g、牛蒡子 15 g、苍耳子 5 g、土茯苓 15 g。5 剂,每天 1 剂,水煎服。

五诊:咳嗽、咳痰、咯血同前,腹胀,无流涕、咽痛,大便较前稀。表证已解,守前一方去金银花、连翘、荆芥、薄荷、牛蒡子、苍耳子、土茯苓、茵陈、瓜蒌皮,加炒白术 15 g、党参 15 g、炙麻黄 10 g、前胡 10 g、炒苍术 10 g、炒厚朴 10 g、陈皮 5 g、补骨脂 15 g、赤石脂 10 g 健脾补肾燥湿,宣肺止咳。5 剂,每天 1 剂,水煎服。

六诊:大便正常,咳嗽减少,咯血进一步减少,口苦无好转,无腹胀。守前一方去赤石脂、炒苍术、炒厚朴、陈皮、党参,加胆南星 10 g 化痰散结。5 剂,每天 1 剂,水煎服。

七诊:偶有咳嗽,偶有咯血,偶有痰中带血,一周 1~2 次,气喘、乏力明显好转。为了服药方便,要求给予免煎剂中药口服。口苦减轻,守前一方去胆南星;咳嗽减轻,去炙麻黄;腰痛不减,加熟地黄 30 g 滋阴补肾。5 剂,每天 1 剂。

八诊:偶咳嗽,少咳白色泡沫样痰,无咯血。守前一方去石膏、仙鹤草,加防风 10 g 调和营卫固表,仍用免煎剂口服。5 剂,每天 1 剂。

九诊:无咳嗽,无咯血,偶咳黄痰,腰痛。守前方去栀子、葶苈子、浮海石,加败酱草 15 g、鱼腥草 15 g、金荞麦 15 g、牛膝 15 g 清热化痰散结利湿。5 剂,每天 1 剂。

十诊:无咳嗽,无咳痰,无咯血,腰痛,舌质暗红,舌苔黄腻,脉弦。守前一方去败酱草、鱼腥草、金荞麦、桔梗,加牡蛎 30 g、夏枯草 10 g 化痰散结。5 剂,每天 1 剂,水煎服。

十一诊:无咳嗽,无咳痰,无咯血,大便稀好转,舌质暗红,舌苔黄腻,脉弦。患者已无咳嗽、咯血,守前一方去水牛角、地榆、侧柏叶寒凉止血之品,继以紫菀、款冬花、黄芩、射干、皂角刺、桑白皮、杏仁、蝉蜕等清肺化痰,牡蛎 30 g、夏枯草 10 g 化痰散结,玉屏风散益气固卫,加薏苡仁 15 g、杜仲 15 g、骨碎补 15 g、山药 15 g 等补肾健脾强筋骨。5 剂,每天 1 剂。2012 年 10 月以来未服其他中药及其他抗真菌药。

[按语] 沙参麦冬汤源于《温病条辨》。药方中,君药北沙参养阴清肺、益气生津,麦冬润肺止咳、养胃生津;臣药玉竹滋阴润肺,养胃生津,桑叶宣发外感之热,滋肝养肺,天花粉生津解渴,清肺润燥;佐使药在之扁豆健脾化湿,培土生金;调和诸药用甘草,全方配伍,共同发挥滋阴润肺、生津润燥之功效。清金化痰汤源自《医学统旨》,是明代医家叶文龄所创,方中桑白皮主要发挥平喘泻肺的功效,知母、黄芩、栀子均具有清热

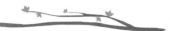

泻火的功效,瓜蒌、浙贝母、橘红、法半夏、前胡、桔梗、天竺黄、甘草均能发挥化痰、祛痰的功效,茯苓、麦冬发挥宁心的功效,桑白皮具有泻肺平喘之功效,上述药物同时使用,可以发挥良好的清热肃肺、化痰止咳的治疗效果。犀角地黄汤最早出自孙思邈《千金方·卷十二》,方以犀牛角、牡丹皮、生地黄、白芍四味中药组成,其中犀角为大寒之品,具有清心解毒止血之功,又兼具较强的升散之性,其寒凉之性削弱热邪的同时升散之性又可将邪气透散外出,透热转气,使血液散行。芍药酸苦性寒,生地黄甘苦性凉,酸甘化阴以弥补津液、滋养阴血,安定五脏六腑;另外芍药、生地黄二药寒凉特性更是辅佐犀角清热邪之势,以促正气恢复。最后牡丹皮性味辛寒、气香走泄,助犀角其升散,共同驱邪于体外,气推血行,维护血脉有序。四药合用,使之凉血散瘀、透热散邪、滋阴清热。患者面红、咽痛灼热、口干口苦、小便黄、大便稀溏、舌质暗红、舌苔黄腻、脉弦,均为热毒炽盛之象。热毒内蕴,灼伤血络,故见痰中带血及咯血。咳嗽、咳黄黏痰、喉中痰鸣,均为痰热壅肺之证。痰热互结,阻塞气道,导致气喘及动则加剧。肾主骨生髓,肾虚则腰膝酸软;肾阳不足,不能温煦脾土,致脾阳亦虚,故见大便稀溏、纳差。故治疗时应标本兼治,通过清肺化痰以缓解呼吸道症状,凉血止血以控制出血,健脾补肾以增强体质,促进病情恢复。

来源:韦衮政,潘承政.皮肤红斑、咳嗽、咳痰、咯血、腰痛病案1例[J].环球中医药,2013,6(12):920-923.

2.麻杏石甘汤治验

陶某,女,35岁,2012年5月21日初诊。

病史:患者系统性红斑狼疮病史4年。近1年来,反复胸闷气急,诊断为狼疮性间质性肺炎,长期用泼尼松等治疗,反复出现肺部感染。4 d前上呼吸道感染后出现发热,体温38.5 ℃,咳嗽加重,伴胸闷胸痛,肺部CT提示间质性肺炎伴感染。经西医抗炎治疗,仍有低热,咳痰黄稠,动则气急,口干心烦,舌红苔薄黄,脉细滑数。西医诊断:①系统性红斑狼疮;②间质性肺炎伴感染。中医诊断:肺痹(肺虚饮停、痰热阻肺)。治以清热化痰、宣肺平喘,方用麻杏石甘汤加减。

方药:炙麻黄5 g、杏仁6 g、生石膏30 g、生甘草6 g、野荞麦根30 g、瓜蒌皮15 g、鱼腥草20 g、桔梗6 g、炙百部20 g、姜半夏9 g、麦冬20 g、五味子9 g、降香5 g、芦根30 g、丹参30 g、汉防己10 g、积雪草15 g。7剂,水煎服,每日1剂。

二诊:咳嗽,咳痰较黏,口干明显,胸闷气急仍有,舌质淡红苔薄白,脉细滑。仍以清热化痰、宣肺平喘为主,上方加南沙参12 g、白英9 g,续服14剂。

三诊:发热消失,胸闷气急症状改善,舌质淡红,苔薄白,脉细滑。上方去生石膏、野荞麦根、鱼腥草,加茯苓15 g、黄芪30 g,服21剂。

四诊:诸症好转,补益肺肾以巩固疗效。随访6月余,病情稳定。

[按语]　麻杏石甘汤首载于《伤寒论》,功效辛凉疏表、清肺平喘,适用于外感风邪、邪热壅肺证。麻黄开宣肺气以平喘、开腠解表以散邪,石膏清泄肺热以生津、辛散解肌以透邪,二药一辛温一辛寒,一以宣肺为主、一以清肺为主,且都能透邪于外,合用相反之中寓有相辅之意。四药合用,解表与清肺并用,以清为主,宣肺与降气结合,以宣为主。

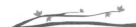

本案患者以痰热阻肺为主，虽因虚致实，但痰热阻肺的标症突出。急则治其标，以清热化痰、宣肺平喘为先，方取麻杏石甘汤加减，加野荞麦根、瓜蒌皮、鱼腥草、芦根清肺化痰，桔梗、炙百部、姜半夏宣肺利气，麦冬、五味子养肺敛气，汉防己利水益气，降香降肺气，丹参活血祛瘀。诸药合用，共奏清热化痰、宣肺平喘之效。痰热阻肺的标症好转后，再施以黄芪、茯苓等补益肺气治其本。

来源：雷雅丽，朱月玲．重型系统性红斑狼疮中医辨治探析[J]．浙江中医药大学学报，2020，44（1）：86-88．

（四）肝郁血瘀证

1. 血府逐瘀汤治验

田某，女，25岁。

病史：患者3年前出现低热，面部及手背部皮肤红斑，肌肉关节疼痛，双下肢水肿，口腔溃疡。化验抗核抗体、抗dsDNA抗体、抗SSA抗体、抗SSB抗体均为阳性，红细胞沉降率56 mm/h，尿蛋白（+++），谷丙转氨酶89 IU/L，谷草转氨酶78 IU/L。诊断：系统性红斑狼疮。应用泼尼松、环磷酰胺、雷公藤多苷治疗，病症缓解。1周前受凉后发热，体温38.7 ℃，咳嗽咳痰，胸闷痛，手背皮肤红斑，肌肉关节疼痛，双下肢水肿，舌质暗红，边有瘀点，苔白厚腻，脉弦细涩。西医诊断：系统性红斑狼疮。中医诊断：红蝴蝶疮（热毒血瘀）。治以清热解毒活血，予血府逐瘀汤化裁。

方药：桃仁12 g，红花、当归、生地黄各9 g，川芎5 g，赤芍6 g，川牛膝9 g，桔梗10 g，柴胡8 g，白花蛇舌草、鱼腥草各15 g，白茅根20 g，生甘草8 g。14剂，日1剂，水煎服。

二诊：服药14剂，发热退，体温正常，水肿减轻，咳嗽咳痰症消。上方去白花蛇舌草、鱼腥草，再服14剂。

三诊：续服14剂后，水肿消，关节肌肉疼痛消，红斑减少。加黄芪30 g、杜仲10 g、枸杞子15 g，共为细面，每次3 g，每日3次，冲服。随症加减，长期服用，监测各项指标。

［按语］　血府逐瘀汤出自清代王清任《医林改错》，方中桃仁、红花、赤芍、川芎活血化瘀，配当归、生地黄养血活血，使瘀血祛而不伤新血；柴胡疏肝行气，气为血之帅，气行则血行；川牛膝破瘀通经，引瘀血下行；桔梗载药上行使药力发挥于上部；甘草缓急调和诸药。本案系青年女性，素体虚弱，真阴不足，因受凉诱发，外感风寒之邪与体内素有的热毒交织，寒热错杂，湿瘀互结，故以血府逐瘀汤打底，加清热解毒之品；又因脾肾阳虚，水液代谢失常，痰浊阻滞胸阳或水湿泛滥于下肢，而见咳痰、水肿，故加鱼腥草、白茅根等以增化痰利湿之力。

来源：赵东鹰．血府逐瘀汤的临床应用举隅[J]．辽宁中医药大学学报，2006，（6）：53．

2. 大黄䗪虫丸治验

患者，女，22岁，2018年9月25日初诊。

病史：患者4年前无明显诱因出现面部皮疹，突出皮面，伴有破溃、瘙痒，皮疹时消时现，皮疹出现时见发热恶寒，消退时则出现水肿、腹满。关节疼痛，体重逐渐下降。3年前

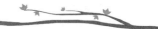

出现双手雷诺现象并见反复口腔、鼻腔溃疡,乏力,伴双膝、双手关节疼痛,脱发明显。4个月前消瘦加重,出现停经、双下肢水肿。1个月前双下肢水肿加重,伴有夜间不能平卧、呼吸困难、心悸、气短。刻下症:面部皮疹,突出皮面,同时伴有破溃,反复口腔、鼻腔黏膜溃疡,全身乏力,双膝、双手关节疼痛,双手雷诺现象,双下肢水肿,腰腹部疼痛,脱发明显,低热,胸闷,心悸,神疲语微,舌紫暗,少苔,脉细数沉涩。西医诊断:系统性红斑狼疮。中医诊断:阴阳毒(血分病)。治以缓中补急、破血化瘀、健脾益气,方以大黄䗪虫丸加减。

方药:大黄5 g、土鳖虫10 g、赤芍10 g、泽泻10 g、葛根15 g、茯苓10 g、茜草10 g、虎杖15 g、猪苓10 g、炒车前子10 g、麻黄5 g、白术10 g、党参10 g、黄芪10 g。共处方3剂,每日1剂,早晚2次温服。同时口服泼尼松30 mg,每日1次;羟氯喹0.2 g,每日2次;环磷酰胺100 mg,隔日1次;西地那非25 mg,每日1次。中药服后,无呕吐、恶心等不适,守方继服4剂。

二诊:指末转温,体重增加,仍有面部皮疹,疼痛、乏力减轻,舌淡苔白脉变沉滑,仍有下肢水肿。处方以真武汤加减:前方去大黄、土鳖虫,加附子9 g、鹿角粉2 g、生姜3片。共处方7剂。

三诊:水肿减轻,仍见面部及手指皮疹,面积减小,数量减少。处方以升麻鳖甲汤加减以托毒升阳透表:二诊方减猪苓、车前子、附子、生姜,加升麻10 g、鳖甲10 g。共处方7剂。

四诊:皮疹减少,生命体征平稳,复查指标好转,带药出院。中药处方如下:生地黄10 g、当归10 g、黄芪10 g、青蒿10 g、紫草10 g、鳖甲10 g、牡丹皮10 g、赤芍10 g、薏苡仁10 g、白花蛇舌草10 g、陈皮10 g、生甘草6 g,每日1剂。后规律随诊,病情稳定,未见加重。

[按语]　大黄䗪虫丸源自《金匮要略》,是张仲景创立的用于治疗虚劳兼有瘀血的主方,方中大黄消癥化瘀,桃仁活血化瘀,破血消癥,水蛭、土鳖虫等活血通络,诸药共同起到通络破坚的作用;白芍养血柔肝,地黄清热养阴,白芍与地黄配伍能够修补因化疗导致的气血损伤;黄芩清热解毒,甘草调和诸药。全方攻补兼施,可活血化瘀,以通为补,祛瘀生新,缓中补虚,具有扶正不留瘀、祛瘀不伤正的功效。本案为青年女患者,初诊时气分病水分病未愈,而邪已入血分。邪未净,正已竭,危急严重,用补虚缓急之法,以图逆转。按狼疮血分病辨治,治以缓中补虚,采用大黄䗪虫丸加味,慢扶正,稳祛邪,留得一分正气,存得一分生机,以图逆转。

来源:张烘钰,宋志仁,侯冬杰,等.从气、水、血辨证治疗系统性红斑狼疮探讨[J].广州中医药大学学报,2020,37(11):2236-2241.

(五)脾肾阳虚证

1.实脾饮治验

梁某,女,43岁,2022年5月17日初诊。

病史:反复乏力、气促8年余。患者8年前出现乏力、气促,伴脱发,于当地医院诊断

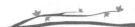

为系统性红斑狼疮,经对症治疗后好转出院。出院后未规律复诊及服药。1 年前再次出现乏力、气喘,伴双下肢凹陷性水肿,予免疫抑制等治疗后症状有所好转,但患者双下肢仍水肿并持续至今。现症:患者全身乏力,活动后气促,双下肢凹陷性水肿,恶风,纳寐可,小便量少,约 300 mL/d,有泡沫,大便调。舌淡胖、苔白,脉沉弦。西医诊断:系统性红斑狼疮。中医诊断:阴水(脾肾阳虚、水气内停)。治以温阳健脾、行气利水,方选实脾饮加减。

方药:附子 10 g、生姜 10 g、茯苓 15 g、泽泻 10 g、猪苓 10 g、白术 15 g、大腹皮 15 g、姜厚朴 10 g、木香 5 g、木瓜 10 g、槟榔 10 g、草果 5 g、桂枝 10 g、炙甘草 6 g。1 剂/d,水煎 200 mL,分早晚 2 次温服。配合西药醋酸泼尼松维持免疫抑制,呋塞米联合螺内酯利尿消肿,促红细胞生成素皮下注射促进红细胞生成。嘱患者清淡饮食,严格控制液体摄入。

服用药物 3 d 后,患者气促、乏力好转,小便增多,约 800 mL/d。查体:血压 174/101 mmHg,体重 63.3 kg,双下肢水肿较前消退。继续守方治疗。

[按语] 实脾饮出自宋代严用和的《济生方》,方中制附子温补肾阳,化气利水,干姜温运脾阳,运化水湿,二者共用,温补脾肾,阳升阴降共为君;白术、茯苓健脾助运,渗湿利水共为臣;木瓜醒脾除湿,厚朴、槟榔、木香行气化湿利水,气行则水自通,气化则湿化,气顺则胀消,草果燥湿温中,五者共为佐药;炙甘草、生姜、大枣健脾和中,甘草兼以调和诸药,三者共为使药。诸药相伍,温阳与健脾同行,脾肾同调,实脾制水,共奏温阳健脾,行气利水之效。本案患者脾肾虚损,脾失健运,肾不主水,故见水液泛溢,故配以实脾饮加泽泻、猪苓、槟榔、桂枝等温阳行气、培土治水。

来源:陶钰,吴金玉.实脾饮加减治疗狼疮性肾炎水肿验案 1 则[J].湖南中医杂志,2023,39(7):88-89.

2. 真武汤合五皮饮治验

袁某,男,16 岁,2007 年 8 月 15 日初诊。

病史:患者罹患系统性红斑狼疮、狼疮性肾炎 1 年,泡沫尿加重伴尿少、肢肿近 1 个月。刻诊:面色白,周身漫肿,双下肢肿甚,按之如泥,阴囊肿大,脘腹胀大,泡沫尿,小便量少,咽痒咳嗽,痰白不多,时有胸闷,纳少,大便溏薄,舌淡胖边有齿印、苔薄白腻,脉沉细。辅助检查如下。尿常规:尿蛋白>300 mg/dL;24 h 尿蛋白定量 6.69 g。血生化:白蛋白 19.0 g/L,肌酐 146.0 μmol/L。免疫指标:抗核抗体、抗 dsDNA 抗体、抗 Sm 抗体、抗 SSA 抗体均为阳性。西医诊断:①系统性红斑狼疮;②狼疮性肾炎。中医诊断:水肿(脾肾阳虚、浊瘀中阻、水湿泛滥)。治以温化阳气、活血利水,方选真武汤合五皮饮加减。

方药:黄芪 60 g、炒白术 15 g、白芍 15 g、桂枝 9 g、制附子 9 g、山药 30 g、生姜皮 6 g、茯苓皮 15 g、冬瓜皮 30 g、车前草 30 g、莪术 15 g、丹参 15 g、桑白皮 15 g、玉米须 60 g、甘草 9 g。水煎服,5 剂。同时配合皮硝 500 g,碾碎,外敷肚脐。西药每日予甲泼尼龙 80 mg 配合黄芪注射液 40 mL 静脉滴注,并配合降压、抗凝、利尿、降脂、防控感染等处理。

二诊:肿势未减,脘腹胀满,泛泛欲呕,小便短少,大便溏,舌淡胖边有齿印、苔白腻,脉沉细带数。化验:①肌酐 375.0 μmol/L;②肾穿病理符合Ⅳ型狼疮。急予甲泼尼龙

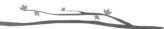

500 mg,连用 3 d,再改为每日 80 mg;环磷酰胺 0.4 g,每日 1 次,连用 2 周冲击治疗,同时补充白蛋白,加大利尿剂用量。方药调整如下:黄芪 60 g、(炒)白术 15 g、薏苡仁 30 g、黄连 6 g、(制)附子 9 g、猪苓 30 g、茯苓 30 g、车前草 30 g、(制)半夏 9 g、藤梨根 30 g、莪术 30 g、(制)大黄 15 g、金蝉花 15 g、(煅)龙骨 30 g、(煅)牡蛎 30 g、豆衣 30 g、六月雪 30 g、陈皮 6 g、紫苏叶 9 g、炙甘草 9 g。浓煎,每日 1 剂。守方加减半月余,肿势减轻,小便渐多,复查24h尿蛋白定量4.2 g,肌酐116.0 μmol/L,病情好转出院。

[按语]　真武汤源自张仲景《伤寒论》:"少阴病,二三日不已,至四五日,腹痛,小便不利,四肢沉重疼痛,自下利者,此为有水气。其人或咳,或小便利,或下利,或呕者,真武汤主之。"少阴阳虚水停,脾运失职则见腹中痛,便溏;膀胱气化不行,水气停于下焦,则小便不利。综上种种皆为阳虚所致,故应温阳利水。该方以炮附子为君,其性味辛热以温壮肾阳,使水有所主;白术为臣,甘苦微温,健脾燥湿,使水有所制;茯苓、生姜为佐药,茯苓味甘淡而性平,淡渗利水,佐白术健脾,于制水之中利水;生姜辛温而散,佐附子以助阳,于主水之中散水;芍药酸苦微寒,属阴药,既敛阴和营,固护阴液,又制姜附之辛燥,使温阳散水而不伤阴,并利小便。全方五味配药精当,各司其职。五皮饮初载于《华氏中藏经》:"治男子妇人脾胃停滞、头面四肢悉肿,心腹胀满、上气促急,胸膈烦闷、须诞上。饮食不下,行步气奔,状如水病。"方中以茯苓皮渗湿健脾,于散泻之中,犹寓调补之意,大腹皮下气行水,生姜皮辛散助阳利水消肿,陈皮行气利水,桑白皮泻肺,利水消肿皆用皮者,水溢皮肤,以皮行皮也,诸药合用,共奏行气化湿、利水消肿之效。本案患者素体脾肾阳虚,浊毒氤氲,升降开阖失司,水液代谢异常。水湿泛溢肌肤则周身漫肿,弥漫三焦则腹胀阴肿,水饮凌心射肺则咳嗽胸闷。治宜温阳利水,然治水其本在肾,其制在脾。故选真武汤合五皮饮加减,以温肾助阳、通利三焦,佐以活血健脾化湿。

来源:曲环汝,张立艳,苏励.苏励治疗重症系统性红斑狼疮验案 2 则[J].中医杂志,2011,52(10):882-883.

(六)风痰内动证

1. 定痫汤治验

刘某,女,28 岁,2012 年 3 月 14 日初诊。

病史:关节疼痛、面部红斑、间断性发热 4 年,伴癫痫反复发作 1 年余。4 年前无明显诱因出现双面颊部蝶形红斑,伴发热38.5 ℃左右,全身关节酸痛,自服感冒药身热仍不退。曾在南京、上海多所三甲医院诊治,查抗核抗体、抗 Sm 抗体、抗 dsDNA 抗体均阳性,诊断为系统性红斑狼疮。经用激素、环磷酰胺、羟氯喹及中药治疗,症状改善。但近 1 年余出现肢体麻木、短暂性意识丧失,结合脑电图异常,诊断为"系统性红斑狼疮伴中枢神经损害"。刻诊:肢体麻木,短暂性意识丧失,数秒后复常,伴有头痛,近半年逐步加重,由每月发作 1 次增加为 3～4 d 发作 1 次,乏力,纳差,苔薄微黄,舌暗紫,脉细弦。西医诊断:系统性红斑狼疮伴中枢神经损害。中医诊断:红蝴蝶疮(肝阳上亢、风痰内闭、上蒙清窍)。治以平肝熄风、涤痰开窍,予定痫汤加减。

方药:胆南星10 g、石菖蒲12 g、钩藤30 g(后下)、僵蚕12 g、丹参30 g、天麻12 g、煅

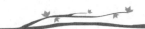

龙骨30 g(先煎)、石决明30 g、黄芩15 g、蜈蚣3 g、威灵仙15 g、橘络10 g、生甘草5 g。28剂,每日1剂,水煎服2次。

二诊:服药后病情明显改善,4周来短暂意识丧失仅1次,头痛不适也有减轻,不思饮食,上腹略胀。原方去威灵仙,加谷芽15 g、麦芽15 g、山楂12 g、砂仁4 g(后下)调理。28剂,每日1剂,水煎服2次。4月12日后抽搐未再发作,脑电图正常,治疗观察至2013年11月,患者发热未起,红斑消退,意识丧失未发。

[按语]　定痫丸首见于《医学心悟》,方中川贝母、胆南星苦凉性降,清热化痰,其中竹沥尚能镇惊利窍,贝母功擅开郁散结,胆南星兼具熄风解痉,三者共为君药。天麻善平肝息风,配燥湿化痰之半夏,则增化痰息风之效;石菖蒲芳香化浊;远志开窍安神,以上四药助君药增强祛痰通窍之力,为臣药。佐以陈皮、茯苓相合,理气和中,是取二陈汤之义;全蝎、僵蚕功专平肝息风而止痉;茯神宁心安神;丹参、麦冬偏凉清心,麦冬甘润又能养阴润燥,合川贝母可防半夏、陈皮、全蝎、僵蚕辛烈伤阴;琥珀、朱砂镇心安神;使以甘草调和诸药。加入姜汁者,意在温开以助化痰利窍,并防竹沥、胆星、贝母寒凉有碍湿痰之消散。诸药相配,寒热兼进,润燥得宜,共奏涤痰息风、开窍安神之功。本案患者素体虚弱,真阴不足,瘀热内盛,痹阻脉络,外侵肌肤,内损脏腑。脏腑俱虚,功能减退,则易生痰浊,痰匿于内,肝风内动,风阳内煽,夹痰蒙蔽清窍所致。久病络瘀,且痰瘀同源,因此佐入丹参活血化瘀通络,以防瘀血阻滞,影响津液正常输布而加重痰浊之患,且丹参用至30 g,有镇静安神之功,用于此处恰合病机。诸药合用有平肝熄风、涤痰开窍之功,适用于抽搐反复发作者。

来源:马诺莎,汪悦.金实教授中医药治疗系统性红斑狼疮伴中枢神经损害的临床经验[J].南京中医药大学学报,2019,35(1):104-105.

2.天麻钩藤饮合涤痰汤治验

徐某,女,56岁,2020年5月13日初诊。

病史:言语不清4 d,四肢抽搐半天。患者于2018年12月在外院检查提示抗SSA抗体阳性、抗SSB抗体弱阳性,自诉当时无明显不适,予白芍总苷胶囊治疗,患者自行停药。2019年12月患者因下肢皮肤瘙痒伴皮疹、双手关节疼痛、多发龋齿,在外院诊断为"系统性红斑狼疮"(具体诊疗过程不详),予泼尼松片治疗,患者未规律服药。4 d前患者自觉口唇麻木不适、言语不清,偶有头晕,无发热,无头痛,无二便失禁,无神志异常等,休息后可稍有好转。半天前患者突发四肢抽搐,呼之不应,症状持续半分钟后好转,发病时无口吐白沫,无角弓反张,无二便失禁等。头颅磁共振平扫提示:多发性硬化伴两侧半卵圆中心、左侧脑室旁白质区、两侧基底节区、胼胝体偏右侧急性发作? 入院后再发癫痫2次,嗜睡状态,清醒时躁动不安,言语含糊,记忆力减退。胃纳欠佳,留置导尿,大便偏干,已多日未解。予甲泼尼龙注射液抗炎、丙戊酸钠注射液抗癫痫、免疫球蛋白提高免疫力等治疗,并辅以抗感染、降颅压、护肝、护胃等对症治疗。查体:嗜睡状态,双侧瞳孔等大等圆,直径3 mm,对光反应灵敏,伸舌居中,言语含糊,饮水无呛咳,颈强直,四肢自主活动欠佳,肌力及肌张力检查难配合,双下肢轻度水肿,双侧巴宾斯基征(+),奥本海姆征

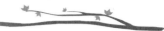

(+);舌红,苔厚腻,脉弦数。入院后完善相关检查:抗核抗体、抗 dsDNA 抗体、抗 AnuA 抗体、抗 Ro52 抗体、抗 SSA 抗体均阳性。西医诊断:系统性红斑狼疮脑病。中医诊断:痫证(风痰内扰)。治以涤痰开窍、补肾滋阴,予天麻钩藤饮合涤痰汤加减。

方药:钩藤 30 g、天麻 9 g、石决明 15 g、焦栀子 9 g、川牛膝 9 g、茯苓 30 g、人参片 6 g、陈皮 12 g、胆南星 9 g、姜半夏 12 g、石菖蒲 6 g、麸炒泽泻 10 g、麸炒白术 15 g。14 剂,日1 剂,水煎,早晚分 2 次服。

二诊:患者神志逐渐转清,记忆力减退,口干,夜寐欠佳,大便偏干,舌暗红,苔腻,脉弦细。原方基础上予加用制远志 12 g、茯神 30 g、麦冬 12 g、北沙参 12 g。14 剂,服法同前。

三诊:患者癫痫未再发作,口干潮热,腰酸乏力,夜寐欠佳,夜间盗汗,舌暗红,苔薄,脉弦细。原方去钩藤、天麻、石决明、焦栀子、胆南星、姜半夏,加用青蒿 12 g、炙鳖甲9 g(先煎)、生地黄 10 g。14 剂,服法同前。后续门诊定期随访,病情基本稳定。

[按语]　天麻钩藤饮出自《杂病证治新义》,方中以天麻和钩藤两药作为君药,具有平肝息风、清热止痉之效;石决明可平肝潜阳,牛膝引血下行,两者共为臣药,助君药平抑肝阳、活血利尿;配黄芩、栀子以清热除烦、泻火解毒;配伍益母草活血利尿、平降肝阳,再用杜仲、桑寄生补肾壮骨;夜交藤、朱茯神宁心养神;诸药合用,共奏清热息风、补肝益肾、泻火平肝之效。涤痰汤出自《奇效良方》,胆南星为君,祛风解痉、清热化痰散结。制半夏为臣,助君燥湿祛痰。佐石菖蒲健胃化湿、醒神开窍,通心气而开舌窍。配与竹茹清热化痰以增消解痰涎之功,橘红醒脾化湿,茯苓淡渗利湿,助脾运而阻痰湿再生;枳实下气消痰,痰随气降,再辅以人参健脾补气、扶正祛邪。最后以生姜制半夏之毒,甘草为使调和诸药。本案患者概因先天不足,肾精亏虚,加之平素情志抑郁,肝失调达,宿痰内伏,风痰上扰清窍而发病,故治当以涤痰开窍为主,辅以补肾滋阴。

来源:杨科朋,张丹君,陈慕芝,等.范永升教授论治狼疮脑病经验采撷[J].浙江中医药大学学报,2022,46(6):629-632,636.

第二节　类风湿关节炎

类风湿关节炎(RA)是一种常见的以对称性多关节炎为主要临床表现,以关节滑膜慢性炎症、关节进行性破坏为特征,严重者导致关节畸形和功能丧失的慢性炎症性自身免疫病。类风湿关节炎属于中医"风湿病(痹病)"范畴。类风湿关节炎全球患病率为0.5%~1.0%,我国发病率为 0.42%,总患病人群达 500 万,5~10 年致残率达 43.5%。类风湿关节炎的治疗药物除改善病情抗风湿药、生物制剂、非甾体抗炎药物、糖皮质激素类药物外,传统中医药疗法亦发挥了重要的作用。中成药作为中医药治疗类风湿关节炎的重要措施具有显著的特色和优势,在我国类风湿关节炎的治疗中具有不可替代的作

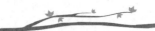

用。基于中医病证结合理论,现将类风湿关节炎常见证型总结如下。

一、常证

(一)寒湿痹阻证

1. 乌头汤合当归四逆汤治验

郭某,女,70岁。

病史:素有类风湿关节炎。经西医检查红细胞沉降率32 mm/h、类风湿因子(RF)155.7 IU/mL、C反应蛋白(CRP)16.2 mg/L。经服多种西药治疗效果不佳,经病友推荐前来诊治。刻诊:面色无华,唇无血色,手指关节肿胀、疼痛、麻木、屈伸不利,活动后缓解,遇冷加重。心慌心悸,背部僵硬、疼痛,下肢乏力,舌淡苔薄白,脉弱。西医诊断为类风湿关节炎,中医诊断为痹证。此为寒湿痹阻之证,当以温通经络、散寒除痹为治,方以乌头汤合当归四逆汤加味。

方药:桂枝10 g、白芍10 g、当归10 g、细辛10 g、通草6 g、生甘草18 g、麻黄12 g、黄芪10 g、制川乌10 g、红参6 g、五灵脂10 g、生附片1.5 g。6剂,水煎服,日1剂,早晚分服。

二诊:下肢乏力好转,心慌减轻,查C反应蛋白5.5 mg/L、红细胞沉降率26 mm/h,予上方6剂。

三诊:背部僵硬疼痛减轻,予上方6剂。

四诊:诸证进一步减轻,手指疼痛较前缓解,予上方6剂。

五诊:手指疼痛较前缓解,日常活动较前灵便,经检查类风湿因子62 IU/mL、C反应蛋白3.5 mg/L、红细胞沉降率16 mm/h,以上方打粉冲服,每日3次,每次5 g,以长期治疗,并嘱患者疼痛改善时坚持患处功能锻炼。

[按语] 乌头汤出自《金匮要略·中风历节病脉证并治》篇,由麻黄、芍药、黄芪、炙甘草、乌头5味药组成,主要针对风、寒、湿引起的关节疼痛、肿大为主症的病证。本证患者疼痛遇冷加重、舌淡苔白辨为寒;根据关节变形、疼痛、屈伸不利辨为历节;根据心慌、下肢乏力辨为气虚;根据活动后手指不适减轻、背部僵硬辨为经脉不利并有瘀血;根据心慌心悸、面色无华、唇无血色辨为血虚,因此选用乌头汤合当归四逆汤加味。方用制川乌、麻黄祛寒湿之邪,又因病在筋脉骨节,并非皮毛之邪可汗而散,故又用黄芪、芍药行表里气血,引麻黄、制川乌达而治之。乌头汤配伍诸味药物皆具有通经络的作用,其中麻黄、芍药、制川乌、甘草兼有止痛的功效,麻黄、黄芪、制川乌兼有散寒祛湿的功效,芍药、黄芪、甘草兼有补益气血的功效。可见诸药合用以通络散寒止痛、补气祛湿除痹,共奏散风寒、补气血、止痹痛之效。

来源:钱兆丰,王付.王付运用乌头汤经验探索[J].中国中医药现代远程教育,2018,16(7):86-89.

2. 麻黄加术汤治验

刘某,女,40岁,1993年11月30日初诊。

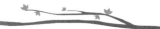

病史：周身关节游走性疼痛1年余，初起未注意，后逐渐加重，近来因天气寒冷，病情加重。红细胞沉降率38 mm/h，抗链球菌溶血素"O"（ASO）833 IU/mL，类风湿因子阳性。

刻诊：关节疼痛部位不定，恶风怕冷，手足欠温，皮肤枯槁，无汗，苔白微腻，质嫩红，脉细缓。西医诊断为类风湿关节炎，中医诊断为痹证。此为太阳寒湿痹证，当发汗祛风、散寒利湿为治，方以麻黄加术汤加味。

方药：麻黄10 g、桂枝10 g、杏仁10 g、羌活10 g、独活10 g、甘草6 g。9剂，水煎服，日1剂，早晚分服。

二诊：周身关节疼痛大减，自觉手足温暖，手足心津津汗出，复查红细胞沉降率、抗链球菌溶血素"O"已正常。为服药方便，中药改为散剂服用，麻黄、桂枝各60 g，白术100 g，当归、川芎各50 g，杏仁45 g，甘草30 g，共研细末，日服2次，每次10 g，开水冲服。2个月后，关节疼痛消失，复查类风湿因子阴性。

［按语］　麻黄加术汤出自《金匮要略·痉湿暍病脉证治》中，是主治"湿家身烦疼"的重要方剂，由麻黄、桂枝、甘草、杏仁、白术5味中药配伍而成。其中麻黄辛温散寒、利水消肿，甘草补中益气，桂枝温经通脉，白术除湿，杏仁利气祛湿。本证患者周身关节呈游走性疼痛，属风痹范畴，其病因病机为风湿之邪阻遏经络，气血运行不畅，卫阳被阻，开合失司，所以治疗既要祛除在表之风湿，又当扶正补气，如单纯攻邪或补正皆为失偏，选用麻黄加术汤既能缓攻在表之风湿，又兼补正之功，因而获效速捷。

来源：范召义，田发启，朱文元.经方治痹验案举隅［J］.安徽中医临床杂志，2002（4）：204.

3.麻杏薏甘汤治验

黄某，男，44岁，1995年5月16日初诊。

病史：双上肢关节酸痛沉重1年余，疼痛部位不移，以双手指小关节为甚。红细胞沉降率40 mm/h，抗链球菌溶血素"O"833 IU/mL，类风湿因子阳性。曾用吡罗昔康、青霉素等治疗，效果不显。近日因天气阴雨潮湿，双肩关节酸痛加重，手指关节肿胀，周身困倦，恶风寒而无汗，纳谷无味，苔白腻，质淡红，脉细濡。西医诊断为类风湿关节炎，中医诊断为痹证。此湿痹为患，又兼表邪，当以祛风散寒、健脾除湿为治，方以麻杏薏甘汤加味。

方药：麻黄6 g、甘草6 g、杏仁6 g、桂枝10 g、半夏10 g、防风10 g、羌活15 g、苍术15 g、白术15 g、薏苡仁30 g。5剂，水煎服，日1剂，早晚分服。

二诊：酸痛减轻，微汗出，恶风除，苔腻化。上方续进10剂，诸症基本消失，复查红细胞沉降率、抗链球菌溶血素"O"皆已正常。随访3年未复发。

［按语］　麻黄杏仁薏苡甘草汤，出自汉·《金匮要略》。麻杏薏甘汤由麻黄汤去桂枝加薏苡仁而成，由辛温发散变为辛凉解表之法，方中麻黄发散寒邪、甘草可退热祛风，麻黄、甘草配伍主以祛风寒；方中麻黄减半，去掉桂枝，佐以甘草，微微解表，表湿邪去，同时方中杏仁、薏苡仁利气化湿，里湿可除；其中薏苡仁、甘草清热化湿，可减风邪导致的化热之象。故本方适应于太阳阳明合病的湿热痹证。本案患者湿痹为病，关节疼痛

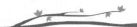

部位不移,肢体酸楚,甚至麻木,治疗当以利湿为主,兼以祛湿散寒、健脾益气之法。此例系湿邪侵犯经络所致,故选用麻杏苡甘汤加味,除湿祛风而取效。

来源:范召义,田发启,朱文元.经方治痹验案举隅[J].安徽中医临床杂志,2002(4):204.

4.桂枝加附子汤治验

患者,女,36 岁,2022 年 2 月 18 日初诊。

病史:以反复双手指间关节、掌指关节、腕关节疼痛 1 年余,再发加重 1 周为主诉。患者 1 年前因接触凉水后感双手指关节发凉,隐隐作痛,保暖后可缓解,故未行治疗。其间双手指关节间断性疼痛,并累及双腕关节,自行在家予"膏药"外贴,疼痛可缓解。后双手、双腕关节疼痛加重,伴有明显晨僵,时感双手活动不利,遂至云南省某三甲医院就诊。查类风湿因子、抗环瓜氨酸肽(CCP)抗体升高,诊断为类风湿关节炎。遂予甲氨蝶呤片每次 10 mg,每周 1 次,口服;叶酸片每次 10 mg,每周 1 次,口服。服药期间,关节疼痛时发时止,后加用来氟米特片每次 10 mg,每日 1 次,口服。其间病情平稳,偶有关节疼痛。1 周前因天气变化病情加重,来诊时诉双手指关节疼痛加重,伴明显晨僵。平素畏寒恶风,四肢不温,胃脘部时有疼痛,恶心欲呕,近 1 周饮食睡眠欠佳,二便尚可,舌质淡,苔白,脉沉细。既往无特殊。西医诊断为类风湿关节炎,中医诊断为尪痹。此为寒湿痹阻之证,当以温阳通络、散寒除湿为治,方以桂枝加附子汤加减。

方药:白附片 60 g(先煎 3 h)、桂枝 15 g、白术 15 g、川芎 15 g、防风 15 g、羌活 15 g、白芍 15 g、知母 15 g、淫羊藿 15 g、炙麻黄 10 g、白豆蔻 10 g、秦艽 10 g、威灵仙 10 g、黄芪 30 g、薏苡仁 30 g、茯苓 30 g。5 剂,水煎服,日 1 剂,早晚分服。

二诊:患者畏寒减轻,其间胃脘未出现疼痛,但仍感双手、双腕关节疼痛、晨僵,纳眠欠佳,二便调。舌淡,苔白,脉沉细。继续予上方加土鳖虫 5 g。5 剂,煎服方法同前。

三诊:患者双手、双腕疼痛较前减轻,畏寒恶风减轻,仍有晨僵,纳眠改善,二便调。舌淡红,苔白,脉沉细。继续予上方 5 剂,煎服方法同前。

四诊:患者双手疼痛明显缓解,仍感晨僵,畏寒减轻,纳眠可,二便调。舌淡红,苔薄白,脉细。白附片改为 30 g,继续予上方 5 剂。后随诊,已无关节疼痛,晨僵明显缓解,病情平稳。

[按语] 桂枝加附子汤出自医圣张仲景的《伤寒论》。原方由桂枝三两(去皮)、芍药三两、炙甘草三两、生姜三两、大枣十二枚、附子一枚(炮,去皮,破八片)组成。方用桂枝、附子祛除寒湿、温经通络,佐以生姜、大枣调和营卫,药简力宏,具有温阳解表、调和营卫、补阳敛汗之功。本案患者素来畏风寒,双手、双腕关节表现以寒象为主,加之晨僵明显,此为风寒湿邪阻滞筋脉,气机不畅,不通则痛;寒邪阻滞四肢经脉,致使阳气被遏,无以温煦肢节,故四肢不温;结合舌脉症及体征,辨证为寒湿痹阻证。肾阳为一身阳气之根本,肾阳亏则一身阳气亏,故方以桂枝加附子汤为基础加减,取外散风寒、内温肾阳、通经活络,以达表里兼顾之意。重用附片为君其意有三:一为温脾阳,患者胃脘不适纳食欠佳,配伍茯苓、白豆蔻、薏苡仁可温脾阳、化寒湿、助脾运;二为助肾阳,配伍淫羊藿补肾助

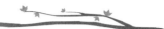

阳以散体内寒邪;三为散寒止痛,配伍羌活、川芎、土鳖虫、秦艽、威灵仙等通络之品,主散上肢寒邪,通上肢经络,止痛效果甚佳;配伍桂枝、白芍调和营卫;炙麻黄发汗解表散寒;再以黄芪、白术、防风固表补气,外散风寒之时不忘固表以防风寒之邪反复;知母敛阴存阴;淫羊藿、薏苡仁合用既可通经络,又可护脾胃。全方散寒温阳、通络止痛、表里兼顾,使得内外风寒湿邪尽除,同时固表助阳,以防邪气反复。二诊加土鳖虫、秦艽以增强通经活络之效,又恐伤其脾胃,故在一诊后脾胃健运的基础上加用。三诊、四诊除主症外,余症皆减,另减小附子剂量,恐阳甚伤及阴津。

来源:凌丽,殷建美,张昊哲,等.彭江云教授运用桂枝加附子汤治疗风湿病临床经验[J].风湿病与关节炎,2023,12(3):40-43.

5.甘草附子汤治验

患者,女,51岁,2019年2月19日初诊。

病史:间断周身关节疼痛2年。患者2年前因受凉及劳累出现周身关节疼痛、汗出恶风、言语不利,于当地某诊所诊断为类风湿关节炎,但未进行正规治疗。现症:周身关节疼痛,屈伸不利,汗出较多,恶风寒,面色少华,言语不利,纳眠可,二便调,舌质淡红,苔薄白,脉沉紧。西医诊断为类风湿关节炎,中医诊断为历节病。此为风寒湿阻之证,当以温阳散寒、祛风除湿为治,方以甘草附子汤加减。

方药:制附子12 g、桂枝20 g、白术20 g、防己20 g、黄芪60 g、炙甘草15 g、生姜10 g、大枣5枚。2剂,每日1剂,水煎,分早晚温服。

二诊:汗出,恶风大减,但疼痛不减。上方加淡附片至20 g,炙甘草至20 g,再服7剂,疼痛、大汗、恶寒大减。效不更方,继服10剂,诸症均消失。

[按语] 甘草附子汤出自《伤寒论》,主治"风湿相搏,骨节疼烦,掣痛不得屈伸,近之则痛剧,汗出短气,小便不利,恶风不欲去衣,或身微肿者"。甘草附子汤由桂枝附子汤去生姜、大枣加白术组成,具有益气健脾、温经助阳、祛风除湿的功效。方中炙甘草益气补中,缓急止痛;炮附子辛热,温表里之阳,散寒除湿,止痹痛;桂枝辛甘温,走表入里,温经通阳化气,祛风散寒;白术甘苦温,健脾益气,除表里之湿。四味药配伍,扶正祛邪,表里俱治。本案患者痹证日久,迁延不愈,导致表里阳虚,不能更好地温煦和濡养筋脉,出现畏寒肢冷、关节屈伸不利等症状。本案为风、寒、湿相搏之太阳证,因风、寒、湿三邪流注关节导致表里阳气皆虚,故方选甘草附子汤加减以散寒除湿、祛风活络。方中桂枝与制附子合用,既可祛风散寒、除湿止痛,又能温阳通络、固表止汗;白术与制附子合用,有健脾燥湿、温阳化气之功;桂枝与甘草合用,振心阳、利小便;桂枝与白术相配,振表阳、祛风湿,共奏温阳补中、散风除湿之效;防己利水祛风;黄芪、大枣益气固表补中;生姜温中散寒。

来源:罗珊珊,李萌.李发枝教授治疗类风湿关节炎经验[J].中医研究,2020,33(7):41-44.

6.九味羌活汤治验

患者,女,54岁,2004年6月24日初诊。

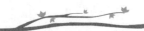

病史:患者20年前全身长时间被雨水浸渍,当晚寒战、高热、昏迷不省人事,经住院救治1个月渐获康复,但自此双手指红肿、灼热、疼痛、麻木,自服"解热镇痛药"如阿司匹林、对乙酰氨基酚(扑热息痛)等,当时渐得缓解,但不定时反复发作,且每遇冷水症状遂即加重。16年前转北京工作,在多家医院检查确诊为"类风湿关节炎""肺间质病变"。既往曾予甲氨蝶呤片15 mg,顿服,1次/周;美洛昔康片7.5 mg,口服,2次/d。终因"胃肠道反应"而被迫停用。现症:患者对称性腕、指关节红肿灼痛,指尖麻木晨僵,双手指关节变粗、畸形,双手不能握拢,形体消瘦,面色无华,跛行,呼吸气急,腰背偻曲不能伸直,形寒畏风怕水,头痛项强,肢体酸楚疼痛,口苦口渴,舌苔白,脉浮紧。西医诊断为类风湿关节炎,中医诊断为痹证。此为风寒湿阻之证,当祛风散寒、止痛消痹,兼补气益肾养肝为治,方以九味羌活汤加减。

方药:羌活6 g、防风6 g、细辛3 g、白芷6 g、川芎6 g、苍术10 g、黄芩6 g、生地黄10 g、当归6 g、白芍6 g、生黄芪30 g、鹿角片5 g(另煎)、仙灵脾10 g、甘草6 g。每日1剂,水煎,分早晚温服。

二诊:服上药3剂,病无进退,守上原方再服5剂。

三诊:身微热,汗将出,痛稍减,肿稍退,气渐缓,僵快和。效不更方,虑其寒湿之邪久留关节筋骨,加熟附子6 g、露蜂房6 g以祛寒、搜风通络。5剂,每日1剂,水煎,分早晚温服。

四诊:身热,汗出,痛止,肿退,气缓,僵和。后续上方7剂出院,甲氨蝶呤改为注射剂,1次/周,10 mg肌内注射。随访至今,未再影响正常工作。

[按语] 九味羌活汤出自张元素《此事难知》,本方是主治外感风寒湿邪而兼有里热证的常用方,亦是体现"分经论治"思想的代表方。方中以羌、防、芎、芷、辛、苍之气薄者,散其寒邪。胜热,故用地之甘寒养阴,芩之苦寒清热。以升散诸药而臣以寒凉,则升者不峻;以寒凉之药而君以升散,则寒者不滞。本案患者遇雨水长时间浸渍,风、寒、湿三气杂至,闭阻经络,气血运行不畅,引起肢体、肌肉、关节的疼痛、肿胀、重着、麻木、活动不利等初起症状,因病邪留恋,久病不愈,积年累月,病邪由表及里,由经入脏,形成困难不愈的"五脏痹"。故用九味羌活汤外散风寒湿邪,兼清里热。用羌、防、芎、芷、辛、苍以散寒祛风除湿,分经论治。羌活入足太阳,为拨乱反正之主药。苍术入足太阳,碎恶而去湿。白芷入足阳明,治头痛在额。川芎入足厥阴,治头痛在脑。细辛入足少阴,治本经头痛,皆能祛风散寒,行气活血。生地黄、黄芩清热。腰背偻曲不能伸直,为肝肾亏虚之象,另予鹿角片、仙灵脾补益肝肾。诸药合用,共奏祛风散寒、止痛消痹、补气益肾养肝之功。

来源:殷建群.九味羌活汤临证举隅[J].中国社区医师,2009,25(14):38-39.

7.大秦艽汤治验

张某,女,45岁,2003年7月20日初诊。

病史:患者肩部关节、双手指关节疼痛,晨起僵硬1月余,伴纳差、神疲、倦怠,失眠烦热,二便正常。类风湿因子阳性,红细胞沉降率60 mm/h。在外院诊断为类风湿关节

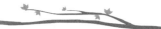

炎,曾服抗风湿药及激素类药,因有胃溃疡病史,不能耐受西药治疗而转中医诊治。查体:一般情况可,心肺正常,腹平软,双肾区无叩痛。形体消瘦,手指关节无红肿畸形,但有晨僵现象。舌质红,苔薄白,脉弦细。西医诊断为类风湿关节炎,中医诊断为痹证。此为寒凝血虚、风湿痹阻之证,当以益气补血、宣痹通络为治,方以大秦艽汤加减。

方药:秦艽30 g、羌活20 g、独活20 g、防风20 g、川芎20 g、牛膝20 g、细辛8 g、干蜜蜂30 g、威灵仙30 g、桑枝30 g、鸡血藤膏20 g、海风藤20 g、潞党参20 g。7 剂,每日1 剂,水煎,分早晚温服。

二诊:肩关节、手指关节疼痛明显减轻,失眠、纳差、体倦乏力等症状均有改善,续服上药1 个月后,症状完全缓解。红细胞沉降率10 mm/h。嘱服归脾汤加减继续调理1 个月,随访未发。

[按语] 大秦艽汤出自《素问·病机气宜保命集》,由秦艽、甘草、川芎、当归、白芍、细辛、羌活、防风、黄芩、石膏、白芷、白术、生地黄、熟地黄、茯苓及独活16 味药组成。其具有温经散寒、活血通络化瘀之功。方中秦艽、羌活、独活、防风等辛散之品,疏散风邪,又用熟地黄、当归、白芍等滋阴养血,并含“治风先治血、血行风自灭”之意,配以白术、茯苓生化气血之源,生地黄、石膏清解郁热,共奏补养气血、疏风清热之效。本案患者因正气不足,营血亏虚,风邪乘虚而入,经脉失养而见关节疼痛、晨僵,属风、寒、湿邪尚未深侵,经络蓄热还未炽盛,其气血亏虚较明显。故治疗当扶正蠲痹,兼化痰消瘀。大秦艽汤以祛风散邪、活血通络为功用,在此基础上加黄芪、潞党参加强补气,加牛膝活血祛瘀,引药下行。证治相符,诸症自平。

来源:张彬.大秦艽汤临床运用举隅[J].云南中医中药杂志,2006(2):27-28.

8.蠲痹汤治验

患者,女,59 岁,2017 年5 月23 日初诊。

病史:3 个月来双肩关节疼痛,晨起僵硬感明显,双膝关节疼痛、皮温不高、肿胀不明显,身无明显恶寒怕热,二便调,纳眠可,舌稍红,苔黄白相间,脉弦稍细。类风湿因子阳性,C 反应蛋白升高,抗环瓜氨酸肽抗体升高,红细胞沉降率升高,抗核抗体(+)。西医诊断为类风湿关节炎,中医诊断为痹证。此为风寒湿痹之证,当以祛风除湿、通络止痛为治,方以蠲痹汤加减。

方药:羌活12 g、独活12 g、白芍20 g、炙甘草6 g、当归10 g、黄芪30 g、防风10 g、片姜黄10 g、鸡血藤15 g、葛根20 g、川芎12 g、青风藤20 g、忍冬藤20 g。14 剂,每日1 剂,水煎服。

二诊:双肩关节疼痛明显减轻,仍有双膝关节疼痛,无活动受限,无明显红肿。守方加炒杜仲12 g、补骨脂10 g,继服14 剂后,患者关节疼痛症状明显缓解。

[按语] 蠲痹汤最早由《杨氏家藏方》所载,用药为当归、黄芪、白芍、羌活、姜黄、防风、甘草,功用为祛风利湿、补益气血。本案患者属类风湿关节炎慢性期无明显寒热者。乃风寒湿邪袭表,阻滞经络,不通则痛,故见关节疼痛。然患者并无恶风或恶寒,或有发热等,结合其舌稍红、苔黄白相间、脉弦细,以蠲痹汤加减。方中羌活、独活为君药,祛风

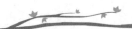

除湿、通络止痛;当归、黄芪补益气血,扶正祛邪;防风"主风行周身,骨节疼痛",更能"制黄芪,黄芪得防风其功愈大",与黄芪相配,取玉屏风散之义,益气固表;川芎活血通络;片姜黄"理血中之气,横行手臂",葛根舒筋解肌,片姜黄、葛根作为引经药,直达病所;白芍、炙甘草可缓急止痛;青风藤、忍冬藤、鸡血藤作为藤类药物,通络之功更强。复诊时,患者仍诉膝关节疼痛,乃绝经期后雌激素缺乏使骨量减少所致,故守方加炒杜仲、补骨脂,取青娥丸方义,"壮筋骨,活血脉"。

来源:王丽丹,张广德.魏子孝辨病分期治疗类风湿关节炎经验[J].中国中医药信息杂志,2019,26(4):118-120.

9.三痹汤治验

张某,女,51岁,2017年12月3日初诊。

病史:患者因"肢体关节疼痛2年余,加重1个月"来诊。初起患者以手指、腕部疼痛不适为主,继而肘部、膝部及踝部等关节逐渐受累疼痛,肿胀明显,局部有灼热之感,阴雨天加重,活动受限。近1个月来感手指及踝关节肿胀疼痛加剧,活动不利,步履艰难,平素纳寐一般,二便调。舌苔薄白,脉沉细。红细胞沉降率65 mm/h,类风湿因子阳性,C反应蛋白阳性。西医诊断为类风湿关节炎,中医诊断为痹证。此为肾阳不足、风寒湿痹、痰瘀凝滞之证,当以温肾助阳、祛痰化瘀、通络止痛为治,方以三痹汤加减。

方药:党参10 g、淡附片10 g、茯苓12 g、川芎10 g、白芍10 g、生地黄10 g、细辛3 g、秦艽10 g、防风10 g、川独活10 g、桂枝10 g、益母草10 g、生薏苡仁12 g、制南星10 g、桃仁10 g、红花10 g、生甘草6 g。10剂,水煎服,每日1剂。

二诊:患者自觉关节疼痛较前稍有缓解,灼热感减轻。上方重用细辛6 g,加用全蝎3 g。14剂,水煎服,每日1剂。

三诊:患者诉肢体肿胀、疼痛明显缓解,灼热感不显。上方继进10剂。

[按语] 三痹汤出自《妇人大全良方》一书,组成为黄芪、人参、杜仲、川续断、茯苓、全当归、川芎、白芍、生地黄、川牛膝、桂心、细辛、秦艽、川独活、防风、甘草。全方既可以补气血肝肾之不足,又可以除风寒湿之痹痛,虚实同治,标本兼收。患者因外邪侵袭,阻滞经络,致使肾阳不足、正气虚弱,此为风寒湿邪阻滞经络,气血不通而致关节疼痛;日久湿从热化,痰瘀痹阻,继而出现肢体关节僵硬、活动不利及关节灼热之象。治当温肾散寒,祛痰散瘀,通痹止痛。取川芎、细辛、秦艽、防风、独活以祛风散寒止痛;益母草、红花、桃仁以活血化瘀;白芍、生地黄、党参以养血生津;茯苓、生薏苡仁、制南星、生甘草以利湿祛痰;淡附片、桂枝以助阳化气,散寒止痛。诸药合而用之,共达效力。二诊患者疼痛虽稍有缓解,但未达预期,故重用细辛止痛,又加用全蝎以增强搜风通络止痹痛之功。后患者疼痛减轻,灼热感不显,继服上方以巩固药效,病情向愈。

来源:陈世洲,毛国庆.三痹汤加减治疗痹证验案3则[J].江苏中医药,2018,50(9):49-50.

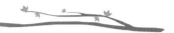

（二）湿热痹阻证

1. 白虎加桂枝汤治验

患者，男，57岁，2021年9月10日初诊。

病史：四肢多关节疼痛半月。患者半月前无明显诱因出现四肢多关节疼痛，2021年9月3日外院查抗核抗体滴度1∶320，类风湿因子68 U/mL，红细胞沉降率120 mm/h，C反应蛋白32.1 mg/L，抗环瓜氨酸肽抗体>200 RU/mL，诊断为类风湿关节炎，予塞来昔布口服，效果一般。现为求进一步治疗遂来我处。刻下症：患者双腕关节红肿疼痛，局部发烫，右肘皮下结节，双肩、双髋、双膝关节隐痛，汗多，纳食、睡眠可，大便不成形，小便有泡沫，舌暗红，苔黄腻，中有裂纹，脉细弦。西医诊断为类风湿关节炎，中医诊断为痹证。此为湿热痹阻之证，当以清热通络、除湿止痛为治，方以白虎加桂枝汤加减。

方药：桂枝10 g、生石膏30 g、防风6 g、白芷6 g、青风藤15 g、秦艽15 g、土茯苓30 g、麸炒苍术10 g、麸炒白术10 g、薏苡仁30 g、川牛膝15 g、金银花10 g、黄芩15 g、虎杖15 g、赤芍15 g、白茅根15 g。28剂，水煎服，日1剂，早晚分服。

二诊：患者四肢关节肿痛，行走不利，汗多，大便溏，每日4～5次，小便有泡沫，纳寐一般，舌淡红，苔黄腻，中有裂纹，脉滑。2021年10月5日复查类风湿因子49.9 IU/mL，红细胞沉降率94 mm/h，C反应蛋白26.5 mg/L。予初诊方加全蝎3 g、醋莪术10 g、雷公藤10 g。28剂，煎服法同前。

三诊：患者双肩关节夜间疼痛，双手小关节、双腕、双膝关节肿痛较前缓解，大便日行2～3次，小便有泡沫，纳可，寐差，舌红，苔白腻，脉弦。予二诊方加片姜黄15 g、干姜6 g。28剂，煎服法同前。

四诊：药后症减，关节疼痛明显改善，大便仍溏，舌淡红，苔薄腻，脉弦细。予三诊方加威灵仙10 g、煨肉豆蔻3 g。28剂，煎服法同前。

五诊：患者诉关节无明显不适，类风湿因子23.7 IU/mL，红细胞沉降率56 mm/h，C反应蛋白7.8 mg/L。再服上方2个月，巩固疗效。嘱其积极配合治疗，门诊随诊。

［按语］ 白虎加桂枝汤出自张仲景《金匮要略》是治疗热痹的代表方剂，由石膏、知母、桂枝、粳米和炙甘草5味中药组成，具有清热泻火、通络止痛之功效。本案患者临床表现为关节红、肿、热、痛，不恶寒，舌暗红，苔黄腻，辨证属湿热痹阻证，契合白虎加桂枝汤方证。方中防风、白芷二味风药胜湿；麸炒苍术、川牛膝、薏苡仁清下焦湿热。麸炒苍术、麸炒白术配伍益气健脾燥湿，绝生湿之源；金银花、黄芩配伍清热解毒、抗炎消肿；虎杖、赤芍配伍横扫经络瘀血，以求"治风先治血、血行风自灭"；土茯苓祛风湿、利关节，为治痹常用药，用量宜大；秦艽长于清利湿热，走二阴而出；青风藤善走经通络，引诸药直达病所。诸药共用，重在祛风清热除湿，兼以逐瘀通痹止痛，则风、湿、热、瘀四邪得消，痹痛得缓。二诊患者关节肿痛缓解不显，予原方加雷公藤增强通络止痛之功，全蝎增强搜风剔络之效，莪术增强破瘀通经之用。药理研究发现，雷公藤及其有效成分具有抗炎、抑制骨破坏的作用，可减少或替代糖皮质激素和非甾体抗炎药。全蝎为血肉有情之品，味辛善走窜，且走而不守，内外风兼治。现代药理研究表明，全蝎可抑制炎症因子分泌。三诊

患者以上肢疼痛为主症,遂以片姜黄外散寒湿,温通肢痹。四诊患者疼痛改善,加威灵仙以宣通十二经络。

来源:严云,汪悦.汪悦辨治类风湿关节炎经验[J].中国中医药图书情报杂志,2024,48(2):173-176.

2.四妙丸治验

患者,女,78岁,2016年12月2日就诊。

病史:双手掌关节反复肿痛15年,加重1个月。患者15年前因劳累出现双手掌关节肿痛,未予重视。5年前掌指关节出现变形,前往某医院就诊,诊断为类风湿关节炎,给予糖皮质激素治疗,患者服药改善后逐渐停用激素,双手掌关节依旧肿痛,遂前往浙江某医院寻求中医治疗。一直坚持服用中药,疼痛减轻。1个月前患者因感寒后疼痛加重,并出现下肢疼痛,遂来复诊。刻下症:双手掌诸关节肿痛变形、活动障碍,左腕肿Ⅰ级,屈伸30°,右腕肿Ⅰ级,屈伸70°,左膝关节肿胀Ⅱ级,伴局部皮温升高、皮色发红,左膝及左下肢疼痛剧烈,行走困难。纳可,眠差,二便正常。患者形瘦,舌淡红,苔薄微黄,脉弦数。西医诊断为类风湿关节炎,中医诊断为痹证。此为湿热痹阻之证,当以清热祛湿、通络止痛为治,方以四妙丸加减。

方药:苍术12 g、生白术18 g、生薏苡仁10 g、川牛膝30 g、威灵仙18 g、钻地风15 g、羌活15 g、桑枝20 g、青风藤15 g、生黄芪30 g、山药12 g、赤小豆15 g、制半夏9 g、肿节风15 g、木瓜18 g、细辛3 g、茯苓15 g、鸡内金12 g。14剂,水煎服,日1剂,早晚分服。

二诊:患者左膝关节疼痛缓解、红肿消退,左下肢功能恢复,双手掌关节疼痛减轻,关节仍变形肿大,遂改用补肾祛寒治尪汤加减,继服14剂。

三诊:患者左膝关节已恢复正常,双手掌指关节疼痛较前改善,故仍治以补肾祛寒治尪汤。随诊半年,患者病情稳定,未复发。

[按语] 四妙丸出自清代张秉成《成方便读》,由盐黄柏、苍术、薏苡仁、牛膝组成。方中黄柏苦寒,清热燥湿,除下焦湿热,为君药。苍术辛、苦温,辛能发散祛风,苦温能燥湿,健脾而绝生痰之源,助黄柏增强燥湿之力;薏苡仁甘淡、性凉,健脾利湿除痹,导湿热从小便去,助黄柏清热利湿,助苍术健脾燥湿,共为臣药。牛膝味苦、性酸平,补益肝肾利关节,活血通经,引火下行,故为使药。四药合用具有清热利湿的作用,用于湿热下注所致的痹病,症见足膝红肿、筋骨疼痛,为治疗湿热痹证的经典方。本案患者尪痹日久,肾虚血瘀,复感寒邪,客于筋骨关节,邪郁日久化热,与湿邪互结,停留下焦,故膝关节红肿热痛、活动不利。因其热象不盛,故用四妙丸去黄柏加白术,以减清热之力而助祛湿之功,加威灵仙、钻地风行气止痛,羌活、桑枝、青风藤祛风除湿,并引药上行至掌指关节,赤小豆、肿节风、木瓜化湿消肿,黄芪、山药补气,防止行气药太过峻猛而伤正,半夏、茯苓、鸡内金健脾祛湿,细辛止痛。

来源:傅梦薇,韩宜臻,江梦瑶,等.娄高峰教授治痹经验举隅[J].风湿病与关节炎,2022,11(10):34-37.

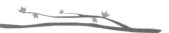

3. 四妙勇安汤合玉女煎治验

王某,女,63 岁,2014 年 3 月 25 日初诊。

病史:患者患有类风湿关节炎 10 年余,近 1 个月晨起双手手指僵硬、麻木、屈伸不利、活动受限,持续 30 min 以上,活动后稍缓解,自觉汗出多,眼干,咽痛,腰腹胀,下肢水肿。舌红苔少,脉细弦。西医诊断为类风湿关节炎,中医诊断为痹证。此为肝肾阴虚、湿热阻络之证,当以滋补肝肾、清热活血、祛风止痉为治,方以四妙勇安汤合玉女煎加减。

方药:生黄芪 30 g、当归 20 g、金银花 30 g、玄参 20 g、生地黄 20 g、麦冬 15 g、知母 20 g、重楼 30 g、牛膝 15 g、蝉蜕 10 g、僵蚕 10 g、十大功劳叶 15 g、络石藤 15 g、甘草 15 g。7 剂,水煎服,日 1 剂,早晚分服。

二诊:患者晨僵稍有缓解,但仍感手指麻木、活动不利,眼干,咽痛,自汗。舌红苔少,脉细弦。在前方基础上去牛膝,加乌梢蛇 10 g、覆盆子 30 g;增当归至 30 g、玄参至 30 g、甘草至 30 g。14 剂,每天 1 剂,水煎服。

三诊:患者晨起手指僵硬、麻木明显缓解,晨僵时间缩短为 15 min,汗出减轻,眼干、咽痛症状改善,少寐易醒,下肢水肿。舌红苔少,脉细弦。在前方基础上去十大功劳叶、络石藤,加酸枣仁 30 g、夜交藤 30 g、汉防己 15 g。14 剂,每天 1 剂,水煎服。

四诊:患者晨僵已明显减轻,时间缩短为 2~3 min,稍活动后即可缓解,夜寐改善,下肢水肿已消,他症蠲除,效不更方,守三诊方续服 7 剂。药尽后患者晨僵症状基本已消,偶有晨起手指僵硬、麻木,稍加活动后即可缓解,生活质量得以提升。

[按语]　四妙勇安汤最早见于华佗《神医秘传》:"此疾发于手指或足趾之端,先疼而后痛,甲现黑色,久则溃败,节节脱落……内服药用金银花三两,玄参三两,当归二两,甘草一两,水煎服。"此方由金银花、玄参、当归、甘草 4 味药组成,具有清热解毒、活血通络之功效。方中金银花甘寒气清,尤善清热解毒,为君药;玄参苦甘咸寒而润,长于清热凉血、泻火解毒,兼能滋阴生津、软坚散结,为臣药;当归养血活血,可行气血之凝滞,化瘀止痛,为佐药;生甘草功擅清热解毒,又兼调和诸药,为使药。本证患者病机为风湿之邪入里化热,燥热耗伤阴津,久病络脉瘀阻,故用四妙勇安汤合玉女煎加减。四妙勇安汤清解热毒、活血通络;玉女煎养阴清热,培补中焦之阴津,以达到濡养肢体的功效。方中生地黄、知母滋阴清热;麦冬养胃阴、润胃燥;牛膝引燥热之邪下行。加功劳叶、覆盆子、乌梢蛇、僵蚕、蝉蜕、络石藤以滋补肝肾、祛风止痉;为助解毒之力,加重楼。

来源:武桐乐. 黄文政经方验案 3 则[J]. 湖南中医杂志,2018,34(1):99–101.

4. 乌梅丸治验

某女,52 岁。2019 年 8 月 14 日初诊。

病史:患者自诉患类风湿关节炎 4 年余,时常间断性发作,发则周身关节游走性疼痛伴肿胀,偶有晨僵,双下肢膝关节、踝趾关节疼痛尤为严重。遇寒遇冷症状加重,每逢秋冬、冬春变季加剧。1 周前上述症状发作,症状病情同前,但局部有灼热感,初得凉稍缓解,后以温则缓,关节屈伸不利,口干而苦,饮食尚可;小便黄,大便可;自诉月经未来已 3 年;查患者舌质红,脉弦而细数。实验室检查抗链球菌溶血素"O"903 IU/mL,红细胞沉

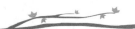

降率 37 mm/h。前期未进行治疗。西医诊断为类风湿关节炎,中医诊断为痹证。此为湿热痹阻之证,当以泄化郁热、养血佐以温经通络为治,方以乌梅丸加减。

方药:乌梅 15 g、细辛 12 g、干姜 6 g、当归 6 g、附片 6 g(先煎)、蜀椒 6 g、桂枝 9 g、党参 10 g、黄柏 6 g、牛膝 9 g、薏苡仁 15 g、雷公藤 6 g、甘草 3 g。7 剂,水煎服,每日 1 剂,早晚餐后 30 min 分服。

二诊:患者自述服药后自觉较舒,关节发热、疼痛不舒较前减轻,双下肢症状犹在,口干发苦的症状稍有好转;舌红苔白,脉弦而细数。治则如上,嘱患者原方桂枝加至 12 g,去蜀椒加忍冬藤 6 g,续服 7 剂。

三诊:患者全身关节风热疼痛好转,双下肢症状好转,口干口苦症状消失。舌质红改善,苔白,脉弦细。实验室检查:红细胞沉降率 19 mm/h,抗链球菌溶血素"O"<500 IU/mL。间断服用原方 14 剂,前后调理 4 个月,随访至今,无再复发。

[按语] 乌梅丸一方,出自《伤寒论·辨厥阴病脉证并治》篇,为治疗蛔厥证的代表方剂,为辛酸苦合用、寒热并调、气血兼顾、扶正祛邪之剂,具有缓肝调中、清上温下之功。乌梅丸属厥阴方,由乌梅、细辛、桂枝、人参、附子、干姜、黄连、当归、蜀椒、黄柏 10 味中药组成,其中乌梅味酸涩、性平,为君药;细辛、蜀椒味辛性温,苦寒之黄连、黄柏可清热燥湿止泻,为臣药;辛热之附子、桂枝、干姜增强温肾暖脾之效,甘温之当归、人参可益气补血,为佐药;米饭、蜂蜜补益中焦兼制约寒凉伤胃,为使药。本案患者为中老年女性,居于甘肃张掖,地处寒凉,又因患者长期田间劳作加之忙于家中琐事,用冷水清洗衣物等,长期以此,患者劳累至肝肾亏虚,机体免疫力低下,易受外邪侵袭。外界湿气入于机体内,湿性重着而黏滞,易停滞损伤阳位、积于四肢关节,湿性停滞日久,久而化热,湿气未清,热气未散,湿热交织,造成经脉气血不通不荣,不通则痛,不荣则痛,从而发病。《素问》有云"宗筋主束骨而利关节……阳明虚,则宗筋纵",治疗此类筋病时经常从肝而治,以补肝和血、通络止痛为法,肝属厥阴经主之,故用厥阴经主方乌梅丸加减治疗,酸、苦、辛并行,肝血散布施养,同时燥湿清热,使宗筋滑利,柔韧坚强之性得以维持,诸关节病自愈。

来源:祁亚锋,张志明,李高勤,等.张志明以乌梅丸加减治疗湿热痹阻型类风湿关节炎[J].实用中医内科杂志,2021,35(11):139-142.

5. 蒿芩清胆汤治验

顾某,女,41 岁,2019 年 2 月 21 日初诊。

病史:四肢关节肿痛反复发作 2 年,加重 1 个月。患者 2 年前因情绪波动复感风寒,出现发热恶寒、肢节疼痛、鼻塞流涕,自行口服伤风胶囊。1 周后发热等症状逐渐消失,继现双指、趾、腕、踝肿胀疼痛伴晨僵,就诊于某三甲医院,查类风湿因子 132 IU/mL、C 反应蛋白 53 mg/mL、红细胞沉降率 41 mm/h,诊断为"类风湿关节炎",予甲氨蝶呤片 10 mg、叶酸片 5 mg,每周 1 次,口服,配合抗炎镇痛药物,半年后症状逐渐缓解。半年前因惧怕药物副作用自行停药。1 个月前感寒后出现双手指、腕、膝关节肿痛,晨僵 2 h,来诊。刻下症:肢节肿痛,晨起僵硬,屈伸不利,头重如裹,忧思多虑,胃脘痞闷,口干眼

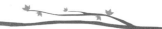

干,寐差多梦,纳呆便溏,小便黄赤。辅助检查:红细胞沉降率 47 mm/h,C 反应蛋白 36 mg/L,类风湿因子 301 IU/mL,抗环瓜氨酸肽抗体 1 231 RU/mL。西医诊断为类风湿关节炎,中医诊断为尪痹。此为湿热痹阻之证,当以清热除湿、益气健脾、通络止痛为治,方以蒿芩清胆汤合当归拈痛汤加减。

方药:茵陈 15 g、黄芩 15 g、苍术 15 g、茯苓 15 g、枳壳 10 g、陈皮 10 g、当归 10 g、防己 10 g、知母 15 g、连翘 10 g、泽泻 10 g、蚕沙 20 g、忍冬藤 20 g、黄芪 30 g、甘草 10 g。14 剂,水煎服,日 1 剂。

二诊:患者肢节肿痛、晨起僵硬,头重如裹,口干眼干,寐差多梦,纳呆便溏均有减轻。忧思多虑,胃脘痞闷,小便黄赤无改善。舌红,苔薄黄,脉沉细。复查血尿常规、肝肾功能、红细胞沉降率及 CRP 均无明显异常。上方去当归 10 g,加柴胡 10 g、藿香 10 g、姜半夏 10 g。14 剂,水煎服,日 1 剂。

三诊:患者肢节肿痛、晨起僵硬,头重如裹,口干眼干,寐差多梦,纳呆便溏消失,无忧思多虑,无胃脘痞闷,小便略黄。舌淡红,苔薄白,脉沉细。上方去苍术、防己、藿香。14 剂,水煎服,日 1 剂。之后复诊,守方不变,病情稳定。建议患者服用免疫抑制剂未被接受。

[按语]　蒿芩清胆汤源于清·俞根初的《通俗伤寒论》,病机为湿热内郁少阳,三焦不畅。全方通过宣上畅中渗下调理全身气机,以达到"清、透、调、利、和"药效作用。其中青蒿、黄芩、滑石、青黛具有"清"的特性,均可清里泄热;青蒿具有"透"的特性,芳香透散而宣上;陈皮、半夏、枳壳具有"调"的特性,可燥湿健脾、行气和胃以畅中;碧玉散、茯苓具有"利"的特性,可清利湿热而渗下;青蒿、黄芩和解少阳;茯苓、甘草扶正祛邪;黄芩、半夏辛开苦降、寒温并用,具有"和"的特性。本案病机为患者情绪波动,而致气机不调,脾失运化,湿邪内蕴,复感风寒,风湿相搏,郁而化热,湿热之邪稽留于关节,导致肢节肿痛。湿性重着,阻滞气机,故纳呆、胃脘痞闷;湿邪下注,滞于大肠,则便溏。舌质红为热,苔薄黄而腻,脉沉细数实,为湿热内蕴之象。故治以清热除湿、通络止痛为主,方中重用黄芪、防己,形"防己黄芪汤"之势,益气祛风,健脾利水;茵陈善能清热利湿。三药相合,共为君药,有益气健脾、清热除湿之功。茯苓健脾利水渗湿,苍术健脾燥湿,黄芩清热燥湿,泽泻利水渗湿,枳壳下气消痞,陈皮理气化痰,分别从除湿、清热、理气等方面助君药之力,而为臣药。湿邪偏胜,祛湿之药性多苦燥,易伤气血阴津,当归益气养血,知母清热养阴,以防苦燥伤阴,使祛邪不伤正;忍冬藤善清经络风湿热邪,连翘善清热利尿;蚕沙祛风除湿、化湿和胃,又能舒筋定痛,实乃点睛之笔。以上诸药共为佐药。使以甘草调和诸药兼补脾益气顾护正气。全方共奏清热除湿以消肿,益气健脾以化湿,以达通络止痛之效。二诊便溏、痞闷未解,证属湿热为重,减当归滋腻之性,加柴胡配合黄芩和解少阳枢机以清热除湿,藿香芳香化湿,姜半夏燥湿化痰、降逆消痞。三诊便溏及胃脘痞闷消失,结合舌脉,湿邪已祛大半,遂减苍术、防己、藿香祛湿之品。

来源:王丽敏,于静,岳月,等.高明利教授从脾胃论治类风湿关节炎经验[J].辽宁中医药大学学报,2020,22(2):9-12.

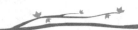

6. 木防己汤合穿青海甲汤治验

患者,男,55岁,2009年8月21日初诊。

病史:类风湿关节炎2年,肘关节已不能伸直,疼痛明显,双腕、膝、踝关节肿痛灼热,晨僵显著,未服激素。类风湿因子234 IU/mL,红细胞沉降率34 mm/h,C反应蛋白2.44 mg/L。X射线片示:关节间隙变窄,骨质疏松,周围软组织肿胀。患者步履艰难,口干口苦,大便干结,小便黄。舌红,苔白黄干裂,脉滑数。西医诊断为类风湿关节炎,中医诊断为顽痹。此为湿热内蕴、气血痹阻之证,当以清热利湿、宣通经络为治,方以木防己汤合穿青海甲汤加减。

方药:生石膏30 g、木防己15 g、桂枝15 g、青风藤20 g、海风藤20 g、穿山龙20 g、山甲珠15 g、羌活10 g、桑枝25 g、地龙20 g、忍冬藤30 g、木瓜15 g、秦艽15 g、生甘草10 g、当归20 g、川芎15 g、制草乌5 g、制川乌5 g、乳香5 g、没药5 g。7剂,水煎服,日1剂。

二诊:患者肘关节疼痛明显减轻,各关节肿胀、灼热亦有好转,肢体活动改善。仍有晨僵,持续约1 h,且服药后大便稀,每日3~4次。舌暗红,苔干裂,脉滑。原方既效,守方去生石膏,加生黄芪20 g,再服14剂。

三诊:诸证继续改善,关节疼痛轻微,肘、腕、膝、踝关节活动幅度加大,唯有肘关节灼热存在,腹泻消失,舌暗红,苔白腻,脉滑。三诊方加生石膏15 g、苍术15 g、黄柏10 g。21剂。患者坚持服药3月余后,诸证基本消失,化验各项指标趋于正常,随后予中成药巩固调理。

[按语] 木防己汤首载于《金匮要略·痰饮咳嗽病脉证并治》中,该方为寒热并用、补泄兼施之剂,诸药合用可通阳利水,清热补虚,消散饮邪积聚。此方中,木防己苦寒,具有行水化湿、解毒消肿、祛风止痛的作用;石膏辛寒,可清热泻火、除烦止渴;桂枝可温经通脉、发汗解肌;人参甘温,主补气。石膏与木防己相伍,共制桂枝、人参之辛温;木防己与桂枝相伍,辛开苦降,共奏通阳利水之效;方中桂枝与人参相伍,可温阳补虚,化阴邪,暖脾胃,温运水饮。现代人多嗜食膏粱厚味,又喜服性热温补之品,而使素体阳盛热多,卒然感受风寒湿三气,则从阳化而为湿热;或素体阳气有余,感受外邪后易从热化或因风寒湿三邪日久不去,留于关节经络之间,郁而化热;或外感热邪,与素体之内湿相并,皆可导致湿热合邪为患。湿热相因,客于关节经络之间,湿聚热蒸,蕴郁不散,久而久之,经脉气血运行受阻,郁滞而成痹。本案患者属湿热交阻,流注经络,攻注骨节,着于筋脉,则见双腕、膝、踝等关节肿痛灼热;湿热内盛,气血津液瘀阻于四肢关节而不流通,筋骨失于濡养,而见晨僵显著;肝火偏盛,热炽伤津,则口干口苦。故以加减木防己汤、穿青海甲汤等加味,清利湿热,祛风通络,宣通痹阻。配以制川乌、制草乌,温经散寒定痛;乳香、没药相伍,活血消肿止痛效佳,盖气滞血凝于经络,非大剂辛温活血不见其功,寒热并用,相得益彰,故而患者服药7剂后,关节灼热、疼痛即见好转。但患者腹泻明显,盖药过寒凉所致,故二诊时去生石膏,加黄芪20 g。三诊时腹泻消失,各关节肿胀、疼痛继续改善,以本方为基础,患者服药3月余,各项检查指标趋于正常,症状稳定,终以收功。

来源:闫军堂,刘晓倩,王雪茜,等.王庆国教授治疗类风湿关节炎经验[J].中华中医

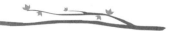

药杂志,2012,27(9):2341-2344.

（三）痰瘀痹阻证

1.上中下通用痛风方治验

病史:四肢多关节肿痛 2 年余。双手近端指间关节、掌指关节、双腕、双肘、双肩、双膝关节肿痛,双手关节肿大畸形,腰膝酸软,怕冷,口干口苦,无汗,无胃部不适,食欲一般,睡眠因疼痛欠佳,二便正常。舌淡,苔黄腻,脉濡。辅助检查:类风湿因子、抗环瓜氨酸肽抗体(+),红细胞沉降率 60 mm/h,C 反应蛋白 52 mg/L。西医诊断为类风湿关节炎,中医诊断为痹证。此为痰湿瘀阻、寒热错杂之证,当以清热祛湿、活血祛瘀、化痰通络为治,方以上中下通用痛风方加减。

方药:苍术 10 g、黄柏 15 g、龙胆草 6 g、防己 10 g、羌活 15 g、白芷 10 g、威灵仙 15 g、桂枝 6 g、天南星 6 g、川芎 15 g、桃仁 15 g、红花 10 g、神曲 15 g、知母 10 g、薏苡仁 30 g。7 剂,水煎服,日 1 剂,早晚分服。

二诊:关节肿痛稍减轻,口干口苦减轻,舌淡,苔稍黄腻,脉濡。上方去龙胆草,7 剂。

三诊:服药后,关节肿痛进一步减轻,无口干口苦,舌淡,苔白腻,脉濡。调整处方为独活寄生汤加减。方药:独活 15 g、秦艽 15 g、防风 15 g、桑寄生 15 g、杜仲 15 g、怀牛膝 15 g、桂枝 10 g、黄芪 45 g、白术 15 g、茯苓 15 g、天南星 6 g、川芎 15 g、桃仁 15 g、红花 10 g、当归 10 g、知母 6 g、全蝎 3 g、神曲 15 g。10 剂,水煎服,日 1 剂,早晚分服。服药后,复诊症状进一步改善。

［按语］ 上中下通用痛风方出自《丹溪心法·痛风》,由元代朱丹溪创制,具有通络止痛、活血化瘀、清热化痰和宣畅气机等功效。由黄柏、天南星、苍术、防己、威灵仙、羌活、红花、桃仁、川芎、桂枝、白芷、神曲和龙胆草 13 味中药组成。患者病程虽然 2 年余,但仍有关节肿痛、肿大畸形情况,红细胞沉降率、C 反应蛋白仍高,病情处于活动期,关节肿胀、苔腻、脉濡均提示湿邪,双手关节畸形多提示痰瘀互结,苔黄口干、口苦提示有热,怕冷提示夹寒,腰膝酸软提示兼脾肾亏虚,由于邪尚重,故先以上中下通用痛风方加减。方中苍术、黄柏、龙胆草、防己共治湿与热;羌活、白芷、威灵仙祛风湿止痛;桂枝散寒、温通经络止痛;天南星燥痰散风;川芎、桃仁、红花活血祛瘀止痛;神曲健脾胃消滞于中,又避免黄柏、龙胆草苦寒伤脾胃。桂枝、羌活、白芷、威灵仙偏于祛上之风湿寒邪,黄柏、防己、龙胆草偏于清下之湿热。全方上祛风寒、下清湿热,同时化痰活血止痛,祛周身之邪,可治周身骨节疼痛。患者年纪大,故将过于苦寒之龙胆草减量,加知母协助清热生津,待复诊口干口苦、苔黄减轻后,提示热邪有消,故去龙胆草,所谓中病则止,避免过于苦寒伤脾胃。再复诊时,关节肿胀改善,无口干口苦,苔变为白腻提示热邪已去,其他邪气也有减轻,故调整处方予独活寄生汤加减,补肾健脾,祛湿散寒,活血化瘀化痰,扶正祛邪。

来源:李吉,杨进,白小军,等.李彦民治疗类风湿关节炎经验[J].陕西中医,2023,44(6):769-772.

2.当归芍药散治验

患者,女,37 岁,2019 年 3 月 6 日初诊。

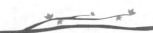

病史：间断周身关节疼痛2年，上肢痛甚1个月。间断周身关节疼痛，上肢痛甚，伴痛处怕冷、低热、汗出、晨僵、关节屈伸不利，纳眠可，二便调，舌质紫暗，舌上有瘀斑，苔白腻，脉沉细。实验室检查：类风湿因子436.24 IU/mL，C反应蛋白12.8 mg/L。西医诊断为类风湿关节炎，中医诊断为历节病。此为痰瘀痹阻之证，当以活血祛瘀、化痰通络为治，方以当归芍药散合柴胡桂枝干姜汤加减。

方药：当归12 g、白芍20 g、川芎10 g、炒苍术15 g、茯苓12 g、泽泻20 g、黄柏12 g、柴胡20 g、黄芩10 g、桂枝30 g、生牡蛎30 g、干姜12 g、天花粉12 g、防己20 g、生薏苡仁30 g、甘草12 g、片姜黄10 g、海桐皮20 g、生姜10 g、大枣5枚（为引）。15剂。每日1剂，水煎，分早晚温服。

二诊：症状稍有减轻。上方加青风藤30 g，继服2个月。

三诊：诸症均明显减轻，实验室检查提示类风湿因子40 IU/mL。其后继续随症调方，随访时症状控制尚可。

[按语] 当归芍药散首载于张仲景《金匮要略》，由当归、芍药、茯苓、泽泻、白术、川芎6味药材组成，有活血利水、调和肝脾之功效，既泻中寓补、补泻兼施，又津血并调、治血，可达肝脾同治、调和身体之目的。《医学传心录》曰："风、寒、湿气侵入肌肤，流注经络，则津液为之不清，或变痰饮，或成瘀血，闭塞隧道，故作痛走注，或麻木不仁。"本案病机为痰浊、瘀血胶着于肌肉，阻闭于经络，缠绵不愈，故出现肢体瘀斑、关节周围结节、关节屈伸不利等症；风、寒、热之外邪与痰浊、瘀血相合，壅阻经络，内化骨髓，故见关节红肿、僵硬、变形。治疗以活血祛瘀、化痰通络为主。当归芍药散方中当归、白芍、川芎活血通络，祛瘀止痛；泽泻、茯苓健脾，祛湿化痰。因患者舌质紫暗、舌上有瘀斑，乃明显瘀血之象，又关节疼痛、屈伸不利，故加片姜黄、海桐皮祛风湿、通经络、止痹痛；有痰瘀化热之象，故加黄柏以清热燥湿。合用柴胡桂枝干姜汤，主治汗出之伤寒少阳证。

来源：罗珊珊，李萌.李发枝教授治疗类风湿关节炎经验[J].中医研究，2020，33（7）：41-44.

3. 小柴胡汤合桂枝茯苓丸治验

叶某，女，43岁。

病史：确诊为类风湿关节炎，序贯治疗，目前予以中西药联合抗风湿治疗。刻下症：患者左膝关节疼痛明显，行走则甚，甚则不可走平路，自觉胁下痞闷，胃脘部胀满不适，饭后易打嗝；偶有口干，欲饮温水，无明显口苦，纳少，寐尚可，舌质暗，苔薄白，脉细，左关弦细。西医诊断为类风湿关节炎，中医诊断为顽痹。此为痰瘀痹阻之证，当以行气化滞散瘀为治，方以小柴胡汤合桂枝茯苓丸加减。

方药：柴胡12 g、黄芩10 g、半夏10 g、党参10 g、桂枝16 g、茯苓20 g、桃仁10 g、白芍15 g、牡丹皮10 g、炙甘草10 g、薏苡仁50 g、忍冬藤20 g、玄参15 g、附子10 g（先煎）、夏天无2 g（冲服）、酒大黄3 g、牛蒡子15 g。7剂，每日1剂，水煎，分早晚温服。

[按语] 桂枝茯苓丸出自张仲景《金匮要略》，该方由桂枝、茯苓、牡丹皮（去心）、芍药、桃仁（去皮尖）各等分组成，具有活血、化瘀、消癥之功。方中茯苓渗利下行而益心脾

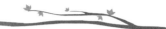

之气,既有助于行瘀血,亦有利于安胎元,桂枝温通血脉,共为主药。宿有癥块,郁久多能化热,故又配赤芍合桃仁、伍牡丹皮以化瘀血,均能清瘀热,共为辅药。丸以白蜜,亦取其有缓和诸祛瘀药力,起到缓消的功能,为使药。本案患者基于地域气候条件的特殊性,以及患者的饮食习惯,外有潮湿气候,内食以甘凉厚味之品,导致脾阳不足以运化输布水湿津液,聚而为痰,阻碍气机,气血运行失畅而成瘀,痰瘀互结于筋骨经脉而成顽痹。痰瘀始终贯穿于顽痹的整个发病过程,因此用桂枝茯苓丸活血利水。加用小柴胡汤调节气机,使气血得通,病证得除。

来源:郭婷婷,邱明山.小柴胡汤合桂枝茯苓丸治疗痹病验案举隅[J].亚太传统医药,2019,15(12):114-115.

(四)气血不足证

1.黄芪桂枝五物汤合验方四藤一仙汤治验

患者,女,51岁,2004年7月27日初诊。

病史:双手腕、双膝关节肿痛2年余。患者双手腕、双膝关节肿痛,左膝关节曾有积液。2004年4月外院予泼尼松、双氯芬酸钾治疗后出现黑便,胃镜示"多发性胃溃疡"。经西药抑酸治疗后黑便消失,但仍有关节肿胀疼痛。1周前来院风湿科检查提示,手掌、左肘屈伸受限,膝肿胀。类风湿因子400.8 IU/mL,红细胞沉降率75 mm/h。依据双手X射线表现诊断为类风湿关节炎,口服泼尼松5 mg/d。刻下症:双手腕关节肿痛,活动受限。双膝胀痛,足踝肿胀,按之凹陷,下肢发凉。面色苍白,胃脘不适,神疲乏力。关节局部触之无明显寒热。舌淡胖,边有齿印,苔薄白,脉沉细。西医诊断为类风湿关节炎,中医诊断为痹证。此为气血两虚、肝肾不足、寒湿入络之证,当以益气养血、补益肝肾、散寒除湿为治,方以黄芪桂枝五物汤合验方四藤一仙汤加减。

方药:生黄芪30 g、当归10 g、桂枝15 g、白芍15 g、鸡血藤30 g、海风藤15 g、络石藤15 g、钩藤10 g、威灵仙15 g、羌活10 g、独活10 g、防风10 g、防己10 g、生薏苡仁30 g、白芥子3 g、肿节风30 g、生姜3片、大枣5枚。14剂,水煎服,日1剂,早晚分服。

二诊:药后胃痛告愈,关节肿胀疼痛减轻。随后守方加白僵蚕10 g、露蜂房5 g,继服14剂,关节肿痛基本消失,仍乏力,右内踝肿胀。此气血不足,寒湿欲除,而湿邪仍留驻之象。继守前法,加强祛湿消肿之力。守方去羌活、独活、防风、肿节风,加桑枝30 g、片姜黄10 g。继服20剂,水煎服,日1剂,早晚分服。

三诊:药后体力明显增强,足踝肿胀已消,下肢怕冷。舌淡红,苔薄白,脉沉细。方用独活寄生汤加防己10 g、白术10 g、络石藤15 g、青风藤15 g、白僵蚕10 g、露蜂房5 g、土鳖虫5 g、炙甘草5 g。继服20剂,水煎服,日1剂,早晚分服。

四诊:药后关节肿痛消除,停服泼尼松。复查类风湿因子463.4 IU/mL、红细胞沉降率38 mm/h。守方加乌梢蛇10 g、鬼箭羽15 g、狗脊10 g、牛膝15 g,配制为蜜丸,每丸重约9 g,每次1丸,每日3次,巩固疗效。随诊至2004年12月28日,仅感手腕及右肘关节略有酸痛。复查类风湿因子183.3 IU/mL,红细胞沉降率28 mm/h,病情稳定。

[按语] 黄芪桂枝五物汤始载于《金匮要略·血痹虚劳脉证并治》:"血痹,阴阳俱

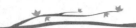

微,寸口关上微,尺中小紧,外证身体不仁,如风痹状,黄芪桂枝五物汤主之。"黄芪桂枝五物汤由桂枝汤去甘草、倍生姜加黄芪而成,具有益气补血、固表温阳、调治血痹的作用。方中黄芪甘温益气,补在表之卫气,为君药;桂枝辛温,散风寒而温经通痹,与黄芪相伍,益气温阳,和血通经。桂枝得黄芪,益气而振奋卫阳;黄芪得桂枝,固表而不留邪。芍药养血和营,濡养肌肤以通血痹,与桂枝合用,调营卫而和表里,共为臣药;生姜疏散风邪,助桂枝之力,大枣益气养血,以资黄芪、芍药之功,与生姜为伍,又能和营卫、调诸药,为佐使药;共奏益气温经、和血通痹之功。本案患者其一表现为多关节肿痛,或伴积液,活动受限,局部无明显寒热,下肢发凉,此乃寒湿痹阻之象;其二为胃溃疡失血后,出现神疲乏力,面色苍白,胃脘不适,舌淡胖有齿印,脉沉细等气血不足之证。病机属本虚标实,治疗宜扶正祛邪兼顾,方选黄芪桂枝五物汤益气养血、宣痹通阳治其本,合经验方"四藤一仙汤"祛风除湿、散寒通络治其标。

来源:宣磊,王景,董振华.董振华教授运用经方治疗风湿免疫系统疾病的经验[J].中华中医药杂志,2015,30(10):3558-3561.

2.补中益气汤治验

病史:患者确诊为类风湿关节炎15年。近3周关节疼痛加重,双手关节肿胀,晨僵2 h,活动受限,伴发热,体温37.5~38.0 ℃,乏力汗出,怕冷,纳少,心悸气短,二便调。舌质淡红,苔薄黄,脉沉细。西医诊断为类风湿关节炎,中医诊断为痹证。此为中气不足、经络闭阻之证,当以补中益气、通络止痛为治,方以补中益气汤加减。

方药:生黄芪20 g、白术10 g、甘草100 g、陈皮10 g、白芥子10 g、穿山甲10 g、丹参10 g、土茯苓20 g、白花蛇舌草30 g、姜黄10 g、柴胡10 g、白芍20 g。水煎服,日1剂,早晚分服。

[按语] 补中益气汤是出自《内外伤辨惑论》的中医方剂,是健脾益气的代表方剂。李东垣在《脾胃论》中提出"气虚发热"的论点,治疗"惟当以辛甘温之剂,补其中而升其阳,甘寒以泻其火则愈矣",创建"补中益气汤",具有调理脾胃、益气补中、升阳举陷之功效,以人参、黄芪、甘草甘温补气,白术健脾,陈皮理气,当归补血,升麻、柴胡升举清阳。本案患者乏力、汗出、怕冷、心悸气短、舌质淡红、苔薄黄、脉沉细,皆为中气不足表现,故用补中益气汤补益中气;配伍姜黄、丹参等药物通络止痛。

来源:谢幼红,周乃玉.古方治疗类风湿关节炎发热验案[J].四川中医,2009,27(1):67-68.

3.玉屏风散治验

患者,女,36岁,2016年6月24日初诊。

病史:患者于6年前无明显诱因出现间断周身关节疼痛不适,未予重视。1年前,症状明显加重,就诊于某中医院门诊,实验室检查:类风湿因子46.8 IU/mL,抗环瓜氨酸肽抗体131.9 RU/mL,红细胞沉降率95 mm/h,C反应蛋白17.37 mg/L。诊断为类风湿关节炎,药物(具体不详)治疗后症状缓解,停药。近期,症状出现反复,并出现膝关节疼痛憋胀感,来院就诊。刻下症:双膝关节疼痛憋胀,并伴周身关节不适,纳可,寐差,二便

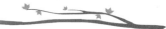

调,舌淡苔薄白,脉沉弦。西医诊断为类风湿关节炎,中医诊断为痹病。此为气血两虚,肝肾不足之证,当以补气养血、补益肝肾为治,方以玉屏风散加减。

方药:黄芪 30 g、白术 10 g、防风 12 g、秦艽 12 g、桂枝 6 g、白芍 10 g、丝瓜络 10 g、土茯苓 30 g、薏苡仁 30 g、酒乌蛇 10 g、熟地黄 15 g、山药 30 g、酒萸肉 15 g、炙淫羊藿 12 g、盐杜仲 12 g、桑枝 20 g。7 剂,水煎服,日 1 剂,早晚分服。

二诊:服药 7 d 后,患者双膝关节疼痛、憋胀感有所缓解,但晨起仍有关节屈伸不利,纳寐可,二便调,舌暗苔薄白,脉沉弦。上方加醋三棱 10 g、醋莪术 12 g、穿山龙 20 g。7 剂,煎服方法同前。

三诊:服药 7 d 后,患者双膝关节疼痛、憋胀感明显好转,出现干咳、口干症状,纳寐可,二便调,舌红苔薄白,脉沉。上方加石斛 12 g、冬凌草 30 g。14 剂,煎服方法同前。

[按语]　玉屏风散是中医"扶正固表"的传统名方,其组成是黄芪、白术、防风三药。玉屏风散是以黄芪补气,实卫固表,为主药;白术健脾补气而壮肌腠,以助黄芪益气固肌表之力,为辅药;防风本为风药,善走全身皮表,黄芪得防风而固表而不留邪,防风得黄芪可祛邪而不伤正,有补中寓疏、散中有补之意。三药相合,有黄芪固表而外有所卫;白术固里而内有所据;防风遍行周身既驱已有之风邪,又防再来之风邪,表里皆固,使人体如得屏风之围护。本案患者久病,气血耗伤,脏器受损,故以补养气血、补益肝肾为主。黄芪、白术补养气血;防风、秦艽祛风除湿;桂枝、白芍调和营卫;丝瓜络、土茯苓、薏苡仁祛湿,通利关节;熟地黄、山药、酒萸肉、炙淫羊藿及盐杜仲补养肝肾;桑枝祛风通络利关节;酒乌蛇祛除风湿顽痹;醋三棱、醋莪术及穿山龙活血行气止痛,缓解关节屈伸不利;冬凌草、石斛清热解毒,养阴生津。玉屏风散为补益剂,具有益气固表止汗之功效,临床上常用于治疗表虚不固而外感风邪者,以及反复感冒者。类风湿关节炎患者病久损气耗血,故除关节疼痛外常伴有乏力汗出等明显虚症,故使用玉屏风散以固本。

来源:刘旭,葛香苕.葛香苕应用玉屏风散治疗痹病的经验总结[J].中医临床研究,2018,10(7):92-93.

二、变证

(一)寒热错杂证

桂枝芍药知母汤合小柴胡汤治验。

患者,女,30 岁,2016 年 12 月 3 日初诊。

病史:多关节肿痛半年。患者近半年出现手、足、踝、膝多关节肿痛,外院确诊为类风湿关节炎,间断服用来氟米特治疗。刻下症:手、足趾、掌趾、膝、足跟痛,双手晨僵 3 h,恶心,喉中有痰,纳可,二便调。月经后期 7~15 d,血块多,伴有腹痛。目前服用来氟米特 20 mg,每日 2 次。查体:右掌指关节中度肿胀,舌质暗,苔黄腻,脉弦滑。实验室检查(2016 年 11 月 23 日):C 反应蛋白 6 mg/L,类风湿因子 186 IU/mL,IgG 21.5 g/L,抗环瓜氨酸肽抗体 374.41 RU/mL,抗核抗体滴度 1:100。西医诊断为类风湿关节炎,中医诊断为痹证。此为寒热错杂之证,当以祛风除湿、散寒止痛、温经通络为治,方以桂枝芍药知

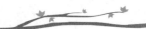

母汤合小柴胡汤加味。

方药:柴胡12 g、黄芩15 g、法半夏9 g、太子参10 g、桂枝9 g、炙麻黄8 g、知母10 g、白芍30 g、炒杏仁9 g、薏苡仁30 g、炒苍术15 g、防风10 g、青风藤30 g、金银花15 g、全蝎6 g、独活10 g、怀牛膝15 g、炙甘草10 g、生姜2片、大枣2枚。14剂,水煎服,日1剂,早晚分服。

二诊(2016年12月27日):关节痛基本消失,行走时觉膝关节发酸,足趾轻度不适,双手晨僵10 min,月经12月10日来潮,量可,无腹痛。右掌指关节轻度肿胀。舌质暗,苔白腻,脉右沉细无力,左滑。效不更方,上方去金银花,加莪术15 g。21剂,煎服法同前。治疗后关节痛消失,行走无不适感,双手晨僵3~5 min,随诊。

[按语] 桂枝芍药知母汤是《金匮要略》中的名方,由桂枝、炮附子、芍药、防风、甘草、知母、麻黄、白术、生姜组成,是治疗风湿病寒热错杂证的代表方剂。附子,开痹之大剂,《神农本草经》中记载因其性大热,故能通行十二经络,行药势;麻黄、生姜、防风性均温,此三味药物与桂枝合用以驱散风寒湿邪,防风助桂枝祛风邪、止痹痛,附子佐麻黄开腠理,助桂枝除拘挛。辅以寒凉之品(知母、芍药、甘草),但其远远少于温热药,故此方的功能主治还是以祛风除湿、散寒止痛、温经通络为主。本案为活动期类风湿关节炎病例,属寒热错杂之证,治以桂枝芍药知母汤。辨证中抓住了"恶心、喉中有痰、脉弦滑"等小柴胡汤证,以桂枝芍药知母汤合小柴胡汤不仅改善了关节症状而且起到了调经的作用。故本医案用桂枝芍药知母汤合小柴胡汤,加怀牛膝、薏苡仁、炒苍术清下焦湿热;防风、青风藤、独活祛风除湿;全蝎搜风通络,增强止痛功效。

来源:沙正华,张亚男,翟乐乐,等.运用少阳和法辨治风湿病验案举隅[J].中华中医药杂志,2022,37(6):3220-3223.

(二)脾虚风湿证

防己黄芪汤合桂枝汤治验。

张某,女,51岁,2001年3月5日初诊。

病史:四肢关节肿痛3年多,加重1个月。3年前无明显诱因出现四肢小关节肿痛、晨僵,以后逐渐加重,出现双腕、肩、踝、髋关节亦痛,活动障碍。经中西药治疗,曾用泼尼松等,疼痛稍有减轻。1个月前不明原因病情加重,全身多处关节肿痛无力,晨僵明显,此起彼伏。恶风,头晕,汗多,食欲减退,体倦,大便溏,体温37℃,舌淡红苔白滑,脉沉细微滑。经检查双指关节肿胀,局部皮肤发暗,有压痛,腕、膝关节肿胀压痛,活动受限,触不热,自觉亦不甚热,面色㿠白,下肢轻度水肿。西医诊断为类风湿关节炎,中医诊断为痹证。此为脾虚风湿之证,当以益气固表、健脾除湿兼祛风为治,方以防己黄芪汤合桂枝汤加味。

方药:黄芪15 g、白术12 g、汉防己6 g、茯苓10 g、薏苡仁10 g、神曲12 g、桂枝10 g、白芍10 g、防风10 g、砂仁10 g、川木瓜10 g、川草薢10 g、鸡血藤15 g。4剂,水煎服,日1剂,早晚分服。

二诊:关节肿痛减轻明显,饮食增加,恶风、汗出等症减轻,体力增加。效不更方,守

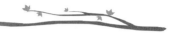

上方服7剂。

三诊:诸症明显改善。口干不欲饮,睡眠欠佳,舌质转红,苔薄白,腰酸痛,眼花,耳鸣。此为肝肾不足,心肾不交之象,改以四君子汤合杞菊地黄汤加减。

[按语]　防己黄芪汤出自《金匮要略·痉湿暍病脉证治》,主治由正气卫表不固、外受风邪、水湿郁于肌表所致风水、风湿。治宜益气固表、祛风行水。方中防己祛风湿利水而消肿止痛,黄芪补气固表,两者为君药;辅以白术健脾燥湿,一助黄芪益气固表,二助防己祛除水湿,是为臣药;佐以甘草健脾和中,调和药性。生姜、大枣调和营卫。诸药合用,体现益气固表与祛风利水两法并施,邪正兼顾的配伍特点;诸药相伍,祛风与除湿健脾并用,扶正与祛邪兼顾,使风湿俱去,诸症自除。本案患者有脾虚水湿盛于内外表现,如纳差、便溏、腹胀、体倦乏力、关节四肢肿,有明显晨僵、关节压痛,而无明显热感;表虚则见汗多、恶风、短气。此外,"风善行而数变"故见关节疼痛而重,又有游走性疼痛。故用防己黄芪汤益气固表,祛风除湿。

来源:余翔,廖世煌.廖世煌用经方治疗类风湿关节炎医案3则[J].江苏中医药,2013,45(3):51-52.

(三)肝肾阴虚证

犀角地黄汤合酸枣仁汤治验。

李某,男,48岁,2004年5月17日初诊。

病史:四肢多关节肿痛6年多,加重伴发热3个月。6年前因四肢多个关节对称性肿痛而诊为类风湿关节炎,一直用解热镇痛药及泼尼松治疗。1年前出现胃脘痛,大便黑色,诊为慢性浅表性胃炎、十二指肠炎、上消化道出血,被迫逐渐停用激素,改用雷尼替丁、布洛芬及中药治疗。3个月前开始出现发热,体温在37.8 ℃~38.9 ℃之间,头痛头晕,失眠多梦,胃脘微痛而胀,大便硬,1 d 1行,口干,食少,体倦乏力。经中西药治疗无明显效果。入院2周,红细胞沉降率108 mm/h,类风湿因子93 IU/mL。其余各项免疫指标均高。经中西药治疗效果欠佳。刻诊:患者四肢关节红、肿、热、痛,关节皮肤变暗,压痛明显,有晨僵,胃脘区有压痛,心烦失眠,口干,胃纳不佳,大便转软但不爽,舌红少苔,脉弦细数。西医诊断为类风湿关节炎,中医诊断为痹证。此为肝肾胃阴虚,脾湿兼瘀之证,当以养阴清热、健脾除湿,兼活血通络为治,方以犀角地黄汤合酸枣仁汤加味。

方药:水牛角10 g、生地黄12 g、牡丹皮9 g、赤芍10 g、酸枣仁9 g、知母10 g、黄柏10 g、白芍12 g、救必应10 g、薏苡仁15 g、神曲10 g、阿胶15 g、牛膝12 g、丹参10 g。4剂,水煎服,日1剂,早晚分服。

二诊:失眠、头晕、关节痛、胃脘痛等好转,发热减轻,体温在37.4~38.0 ℃之间。原方4剂继服。

三诊:大便较溏,饮食仍欠佳。去阿胶,加麦芽、扁豆。

此后以上方随症加减。1个月后关节肿痛、失眠、食少、乏力均明显好转,发热已退,能下地行走散步。再观10 d,病情好转出院。

[按语]　犀角地黄汤(《备急千金要方》)组方包括犀角、生地黄、牡丹皮和赤芍

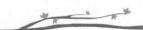

等,可凉血化斑、解毒清热。方中犀角(现以水牛角代)咸寒,直入血分,清心、凉血、解毒,使热清血宁,为君药。生地黄清热凉血,养阴生津,既助君药清解血分热毒,又可复已伤之阴血,为臣药。赤芍、牡丹皮清热凉血,活血散瘀,既能增强凉血之力,又可防止留瘀之弊,共为佐药。本方四药相合,清热、养阴、凉血、散瘀并用,使热清血宁而无耗血动血之虑,凉血止血而无留瘀之弊。此案为久病伤阴,阴虚夹湿之证。其一,辨证要点在于心烦失眠、发热、舌红少苔,以及关节红、肿、热、痛,为阴虚之征。其二,胃脘不适,食后胃胀、纳呆、嗳气是脾虚气滞、运行失职的表现。其三,关节压痛、皮肤呈暗色,是有瘀血的证据。因此,用犀角地黄汤合酸枣仁汤以养阴清热,健脾除湿,兼活血通络。

来源:余翔,廖世煌.廖世煌用经方治疗类风湿关节炎医案3则[J].江苏中医药,2013,45(3):51-52.

(四)湿热壅滞证

大承气汤合四神煎治验。

患者,女,63岁,2009年4月初诊。

病史:周身多关节肿痛7个月,加重2个月。患者7个月前受凉后出现双膝关节肿胀疼痛,影响行走,自服"滑膜炎冲剂"等药物后病情有所好转,未予重视,后病情逐渐累及全身多个关节。2009年1月在某医院诊断为"类风湿关节炎",因患者拒服西药,故未进行治疗。2个月前行子宫及附件切除术后关节不适症状加重。刻下症:周身多关节肿痛,行走、蹲起、上下楼困难,汗多、乏力,手足冰凉,善太息,心烦,口干不欲饮,眼干,纳差,眠差,小便调,大便干结难解,数日不行。查体:双肩抬举受限;左手中指、无名指和右手中指近端指间关节肿胀,压痛明显,皮温高;双手骨间肌萎缩,握力减弱;双膝关节肿胀,压痛明显,局部皮温高,屈伸受限,双膝骨摩擦音(+);双下肢肌肉萎缩,肌力Ⅳ级。实验室检查:红细胞沉降率31 mm/h,C反应蛋白39.31 mg/L,类风湿因子158.9 IU/mL。舌暗红,苔黄厚腻,脉沉弦。西医诊断为类风湿关节炎,中医诊断为痹证。此为湿热毒邪壅滞,兼气阴两虚之证;当以清热逐瘀、通腑泄浊,兼益气养阴为治;方以大承气汤合四神煎加味。

方药:生大黄8 g、枳实10 g、芒硝4 g、紫苏叶10 g、生黄芪30 g、石斛30 g、远志9 g、川牛膝15 g、金银花30 g。4剂,水煎服,日1剂,早晚分服。

二诊:周身多关节肿痛较前减轻,四肢转暖,汗出减少,乏力症状好转,口干及纳眠好转,大便已通,仍偏干。实验室检查:红细胞沉降率30 mm/h,C反应蛋白8.23 mg/L,类风湿因子139.20 IU/mL。药后症减,说明药已中病,去芒硝,加芍药甘草汤养阴和中以善后,兼解关节挛痛。

方药:生大黄8 g、枳实10 g、紫苏叶10 g、生黄芪30 g、石斛30 g、远志9 g、川牛膝15 g、金银花30 g、白芍20 g、生甘草10 g。4剂,水煎服,日1剂,早晚分服。

[按语] 大承气汤源于张仲景《伤寒杂病论》,为急下存阴的第一方。全方具有泄下、峻下热结之功效,主治阳明腑实证、热结旁流证、里实热证。本案患者年老体衰,感受风湿邪气,因正气不支,无力祛邪,邪气久羁,酿生热毒,湿热毒邪痹阻经脉肢节,遂致关

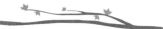

节肿胀、疼痛。毒邪腐蚀,败坏形体,故出现肌肉萎缩、关节畸形。湿热与毒邪胶结难解,壅滞于肠腑,故大便秘结,数日不行。湿热毒邪炽盛,故汗多,阳气受遏,不达四肢,故四末冰冷。气机壅滞不行,故心烦、善太息。正气耗损,故乏力,热毒伤津劫液,故口干。六腑以通为用,腑气不通,则气血不畅,大便一通体内湿热毒邪俱能外泄,祛邪贵在使邪有出路,开门放贼,诚为上乘之法。故以大承气汤加减,因患者气阴已伤,且胀满痞塞之感不甚,故去厚朴,防其伤阴破气,而换用芳香化浊的紫苏叶。方中大黄一方面清解无形之热毒,另一方面消导有形之积滞。芒硝能增加肠腔容积,与大黄、枳实相配,增加推进能力。紫苏叶味辛气烈,可开胸膈、醒脾胃、宣化水湿,开壅行滞。其与益气养阴之四神煎及芍药甘草汤相配,祛邪而不伤正。二诊时加用芍药甘草汤,此方收缓相济,功擅缓急止痛,是缓解筋脉拘挛的专方。

来源:余翔,廖世煌.廖世煌用经方治疗类风湿关节炎医案3则[J].江苏中医药,2013,45(3):51-52.

(五)阳明热结证

小承气汤治验。

患者,男,43岁。

病史:关节肿痛6个月,晨僵2 h。近5 d双手近端指间关节、肩、膝、踝、足趾关节肿胀、疼痛、晨僵,活动受限。发热,口苦纳呆,两胁及胃脘胀满,大便数日一行。舌红,苔黄而干,脉细滑。西医诊断为类风湿关节炎,中医诊断为痹证。此为阳明热结轻证,当以泻热通便、除满消痞为治,方以小承气汤加减。

方药:生黄芪15 g、桑枝30 g、穿山甲10 g、白芥子6 g、酒大黄10 g(后下)、厚朴10 g、枳壳10 g、甘草10 g、茯苓皮15 g、乌药10 g、丹参10 g。

[按语]　承气汤出自《伤寒论》,有泄下热结、承顺胃气下行的作用。其中大承气汤攻下之力峻猛,主治痞、满、燥、实之阳明热结重证;小承气汤攻下之力较轻,主治痞、满、实之阳明热结轻证;调胃承气汤泻下之力较上两方缓和,主治阳明燥热内结而无痞满之证。本案患者发热,两胁及胃脘胀满,大便数日一行,均属阳明热结轻证之象,用小承气汤泻热通便,除满消痞。方中以大黄泄下热结,以厚朴、枳壳行气散结,消除痞满;关节肿胀、疼痛、晨僵,再配以穿山甲、白芥子、丹参活血化痰通络,黄芪益气通络。

来源:谢幼红,周乃玉.古方治疗类风湿关节炎发热验案[J].四川中医,2009,27(1):67-68.

(六)气虚血瘀证

补阳还五汤治验。

金某,女,55岁,1994年8月25日初诊。

病史:患者四肢关节疼痛,经医院确诊为类风湿关节炎,10年来屡经中西医治疗,病情时轻时重。近数月来病情加重,需服泼尼松5 mg/次,日夜4次才能过日,否则疼痛不能忍受。后经人介绍前来诊治。刻诊:四肢关节疼痛,活动受限,双手指关节呈现梭样改变,两踝关节肿胀,晨起僵硬,活动后略好,形体瘦弱,面色不华,舌质淡,苔薄白,脉细。

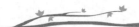

化验:红细胞沉降率103 mm/h,类风湿因子(+)。X射线示骨质疏松,为类风湿性改变。西医诊断为类风湿关节炎,中医诊断为痹证。此为正虚邪恋、气血瘀阻之证,当以益气活血、化瘀通络为治,方以补阳还五汤加味。

方药:黄芪100 g,当归、川芎、赤芍、桃仁、红花、地龙、制川乌、白芥子各10 g,全蝎5 g,蜈蚣5条,豨莶草100 g。方中豨莶草先煎代水,再入诸药煎服。20剂,水煎服,日1剂,早晚分服。

二诊:关节疼痛减轻,可减泼尼松为早晚各服1片。继服30剂,症情大减,关节肿胀消退,活动好转,已撤除泼尼松。守方再服50剂,关节胀痛完全消失,复查红细胞沉降率已正常,类风湿因子阴性。原方减少剂量一半,继服30剂。停药观察,随访3年,未见再发。

[按语] 补阳还五汤是王清任治疗中风后半身不遂的著名方剂,由黄芪、当归、赤芍、地龙、川芎、桃仁、红花组成,具有补气、活血、通络等作用。方中重用黄芪以大补患者元气;当归尾以活血化瘀,赤芍能活血祛瘀,清热凉血;川芎性味辛温,能活血行气,祛风止痛;桃仁性味甘平,能破血祛瘀,润燥滑肠;红花性味辛温,能活血通经,祛瘀止痛;地龙即蚯蚓,性味咸寒,能清热止痉,通络除痹。诸药互相配合,可使气旺血行,瘀去络通,诸症自可渐愈。本证患者为风寒湿邪痹阻日久,机体正气不足,风寒湿流注关节肌肉,痹阻经络筋骨,使气血阻滞,停血为瘀,湿凝成痰而为痹。本案患者形体瘦弱,面色不华,舌质淡,苔薄白,脉细均为正虚之象,因此用补阳还五汤加味,以大剂黄芪合当归,补益气血;配川芎、赤芍、桃仁、红花活血化瘀;白芥子祛痰,川乌、豨莶草祛风寒湿;地龙、全蝎、蜈蚣入络搜邪。对类风湿日久不愈,不宜过用散风祛寒除湿之品者,扶正祛邪可提高疗效。

来源:叶淑兰,叶学进.叶益丰疑难病证诊治经验[J].河南中医,2001(5):11.

(七)营血不足证

瓜蒌桂枝汤治验。

患者某,女,27岁,2018年1月29日初诊。

病史:反复多关节肿痛11个月。患者11个月前因劳累及饮食海鲜、红酒后,反复间断出现多关节肿痛,肿痛时作时止,逐渐加重,晨僵约1 h,活动后尚可减轻,于当地医院就诊检查,诊断为类风湿关节炎(检查结果未见),予来氟米特片口服抗风湿、抗炎,治疗20 d后,复查血常规示白细胞及血小板明显减少,故停药暂缓治疗。现患者关节肿痛严重,为求中医中药治疗,于门诊就诊。刻下症:全身多关节肿痛时作时止,部分伴压痛,发作时疼痛剧烈,持续数十分钟,影响睡眠,晨僵约1 h,各关节活动不利,局部关节无灼热,无全身怕冷,疼痛与天气关系不明显,咽痛,时咳嗽,盗汗,夜间燥热,纳少,汗可,时口干,喜饮,纳可,月经规律,痛经剧烈,二便调。舌瘦红,苔薄白,脉沉弦。类风湿关节炎患者病情评价6.68分。辅助检查:2018年1月25日(当地医院)抗核抗体阳性(滴度为1:320,颗粒型),C反应蛋白3.36 mg/L,类风湿因子99.4 IU/mL,抗环瓜氨酸肽抗体>300 RU/mL,ESR 99 mm/h。西医诊断为类风湿关节炎,中医诊断为痹病。此为营血不足、邪热痹阻之证,当以益阴调营、透邪通痹为治,方以瓜蒌桂枝汤加味。

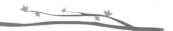

　　方药:桂枝9 g、炒白芍30 g、天花粉30 g、醋鳖甲10 g(先煎)、炙甘草6 g、知母10 g、山药30 g、大枣15 g。28 剂,水煎,日 1 剂,早晚分服。

　　二诊:患者诉服用上方后各关节疼痛明显减轻,关节肿胀明显缓解,晨僵时间较前缩短约半小时,纳眠可,二便调,上方服用期间患者自行更改为硫酸羟氯喹片,日 1 次,0.2 g/次。舌暗红胖,苔薄黄腻,脉弦细。上方去山药,桂枝减至 6 g,加片姜黄10 g。28 剂,煎服法同前。西药治疗同前。

　　三诊:患者诉服用二诊方后关节疼痛时作,以指关节、肩关节明显,晨僵约 10 min,关节无怕凉,体力可,纳可,二便调。舌暗红胖,苔薄,脉弦细。患者病情评分4.11分。辅助检查:2018 年 3 月 29 日(当地医院)红细胞沉降率 25 mm/h,C 反应蛋白<1.53 mg/L,类风湿因子42.7 IU/mL。处方:守二诊方,加盐杜仲 10 g、白术 10 g。28 剂,煎服法同前。西药治疗同前。上方随症加减治疗 2 个月后,关节疼痛不明显,患者病情评分2.58分,临床缓解。硫酸羟氯喹片口服,日 1 次,0.2 g/次,维持治疗。

　　[按语]　瓜蒌桂枝汤出自《金匮要略·痉湿暍病脉证治》第 11 条:"太阳病,其证备,身体强,几几然,脉反沉迟,此为痉,瓜蒌桂枝汤治之。"瓜蒌桂枝汤治在营卫之气,苦寒濡润的瓜蒌根益液清热、生津濡筋,以保津液充足,再以桂枝汤助通行营卫、调和阴阳,经气周流如常,通行经脉关节,则气血调畅,营卫安和则邪风自无所留,痹亦可去。方中瓜蒌根性苦寒而质润,具凉润之性,其功效主治皆不离除热润燥,可益液却热、润燥行津、滋液舒筋。桂枝具有驱邪助阳通痹之功;芍药可以破血结、通养营血;桂枝、甘草辛甘化阳,辛以疏散外邪、调和卫阳、复其司开阖;芍药、甘草酸甘化阴,益阴敛血以内安营血;生姜佐桂枝以解肌,大枣佐芍药和里。本案患者既往作息不规律、工作劳累,故耗伤营卫气血,营卫不和、腠理不固,外邪乘虚侵袭,内扰营卫,营血周流不畅,气血痹阻于筋脉关节,表现为关节肿痛、活动不利、时作时止,营卫不和、腠理开泄故可汗出,阴液不足而津液不能上承而口干喜饮,气血周行不畅故可痛经。舌瘦红、苔薄白、脉沉弦为营阴不足、筋脉失养之象。四诊合参,病属痹病,证属营阴不足、筋脉痹阻,病位在营卫,病性为虚实夹杂,虚为营血不足,实为表气郁滞。本案以营血不足、筋脉失养为主要矛盾,治疗以益阴和营、透邪通痹法,方选瓜蒌桂枝汤加减,益阴调营,通痹止痛,切中病机,临床症状缓解显著。

　　来源:黄毅君,石霞,王程娜,等.瓜蒌桂枝汤治疗类风湿关节炎经验[J].中华中医药杂志,2022,37(3):1510-1513.

　　(八)脾肾亏虚证

　　归脾汤治验。

　　罗某,女,68 岁,2020 年 6 月 29 日初诊。

　　病史:患者于 3 年前反复出现全身肌肉关节酸痛不舒,遂至外院就诊,诊断为"类风湿关节炎",予抗炎镇痛药物口服治疗,上症仍频繁发作,未见明显好转。刻下症:患者反复全身大小关节酸痛,疲倦乏力,腰膝酸软,偶有便溏,舌淡,苔薄白,脉沉细弱。化验示血常规、肝肾功能正常,红细胞沉降率 67 mm/h,C 反应蛋白 30.6 mg/L,类风湿因子

169.5 IU/mL。双手 X 射线下表现契合类风湿关节炎改变。西医诊断为类风湿关节炎，中医诊断为尪痹。此为脾肾亏虚之证，当以健脾滋肾、通络止痛为治，方以归脾汤加减。

方药：黄芪 15 g、白术 10 g、茯苓 10 g、山药 15 g、麦芽 20 g、谷芽 20 g、菟丝子 10 g、覆盆子 10 g、金樱子 10 g、熟地黄 10 g、独活 9 g、秦艽 10 g、桂枝 10 g、炙甘草 6 g。14 剂，水煎服。

二诊：诉肢体疼痛症状稍有改善，但腰酸之症尚存。查血常规及肝肾功能正常，C 反应蛋白 45.17 mg/L，类风湿因子 109.3 IU/mL。在原方基础上予以桑寄生 10 g、骨碎补 10 g。28 剂，水煎服。

三诊：诉全身酸痛症状明显改善，夜寐差，二便正常。化验示血常规、肝肾功能正常，红细胞沉降率 18 mm/h，C 反应蛋白 15.50 mg/L，类风湿因子 32.4 IU/mL。原方基础上加茯神 10 g、夜交藤 10 g。28 剂，水煎服，日 1 剂。

[按语]　归脾汤出自宋代严用和《济生方·卷之四》。归脾汤由白术、茯苓、黄芪、龙眼肉、人参、酸枣仁、当归、远志、木香、甘草、生姜、大枣组成。具有益气补血、健脾养心之功效，其主治范围甚为广泛，为调补气血之要方。本案患者系脾胃亏虚，气血不生，肾阳虚衰，外邪侵犯人体，痹阻筋骨肌肉。患者前期未予以正规治疗，病程日久致全身多关节酸痛。四诊合参辨证为脾肾亏虚证，治宜补脾益肾、益气活血、通络止痛。方中黄芪益气固表，茯苓健脾渗湿，白术健脾燥湿，山药健脾养胃，可用于脾虚湿困之气虚乏力、便溏之症。用麦芽及谷芽配伍消食健脾。菟丝子、覆盆子、金樱子、熟地黄加强补肾益精之功，可用于肾虚腰痛之症。独活性善下行，主入肾经，善治腰膝筋骨痹痛。秦艽性平，味苦、辛，性平而润，苦泄却不伤阴，与桂枝合用祛风散寒、通络止痛。二诊患者腰痛症状犹存，故添加桑寄生、骨碎补加强补肾强骨之力。三诊患者诉睡眠较差，加入茯神、夜交藤改善睡眠状况。炙甘草补脾益气，调和诸药。诸药合用，通络止痛之余统筹健脾补肾之功。

来源：陶艳红，曹云祥，黄传兵，等.黄传兵健脾滋肾通络法治疗类风湿关节炎经验[J].中医药临床杂志，2021，33(12):2321-2324.

（九）瘀毒蕴结证

丹参四藤饮治验。

陈某，男，52 岁，2017 年 9 月 10 日初诊。

病史：多发关节疼痛、变形 10 余年，加重 1 年。患者自诉 10 余年前无明显诱因出现腕、掌指关节疼痛，就诊于某医院，被诊断为"类风湿关节炎"，此后不规律痛时服用"吲哚美辛""布洛芬"等药物，病程迁延反复，逐渐并发其他多处关节疼痛、变形。近 1 年来多处关节疼痛加剧，活动受限，口服西药作用不明显。刻下症：多处关节对称性红肿，刺痛剧烈，夜晚尤甚，变形，屈伸不利，活动受限，以腕、掌指、足趾关节为重，伴晨起关节僵硬大于 1 h，多发皮下结节，无明显季节变化。纳食一般，神疲乏力，夜寐欠佳，二便尚调，近 1 年来体重下降约 6 kg，无口干口苦，无潮热盗汗，偶有干咳，唇暗，面稍黑，舌质红，边有

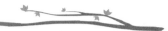

齿印,舌苔薄白,脉弦滑。辅助检查:抗环瓜氨酸肽抗体 313.9 RU/mL,红细胞沉降率 42 mm/h,C 反应蛋白 19.7 mg/L,类风湿因子阳性。西医诊断为类风湿关节炎,中医诊断为痹证。此为瘀毒蕴结之证,当以活血祛风、化瘀通络为治,方以丹参四藤饮加减。

方药:鸡血藤 15 g、海风藤 15 g、络石藤 15 g、忍冬藤 15 g、僵蚕 8 g、蜈蚣 1 条、威灵仙 25 g、生黄芪 30 g、丹参 15 g、生芍药 20 g、甘草 5 g。12 剂,水煎服,日 1 剂。

二诊:诉疼痛程度较前明显减轻,屈伸不利有所缓解,嘱依上方治疗 2 周。

[按语]　丹参四藤饮出自《时方歌括》,由赤丹参、鸡血藤、银花藤、络石藤、海风藤等组成,具有活血化瘀、凉血通络、清热和络功效。本案病机为本虚标实,以肝肾亏虚为本,血瘀、痰浊痹阻经脉为标。痹病日久则气血运行不畅,血滞为瘀,津停为痰,痰瘀阻于关节、肌肉、经络,故见关节处刺痛剧烈,夜晚尤甚,变形,屈伸不利;舌红,舌苔薄白,唇暗,面稍黑,均为瘀血内阻之象,故治疗上以活血祛风、化瘀通络为主,用丹参四藤饮加减以畅通血流,祛瘀生新。方中赤丹参活血化瘀;银花藤清热解毒而凉血;络石藤、鸡血藤、海风藤祛风通络以清热,加减配合养阴、清热、凉血、益气之品,全方共奏活血化瘀、凉血通络、清热和络之功。

来源:陈姝婷,吴丽凡,王洋.李灿东辨治类风湿关节炎经验总结[J].亚太传统医药,2019,15(6):121-122.

（十）痰热瘀阻证

温胆汤治验。

郭某某,女,62 岁,2017 年 6 月 29 日初诊。

病史:患者因四肢关节对称性反复肿痛 8 年,再发加重 3 周就诊。诉双腕、肩、膝关节对称性肿胀、疼痛,活动困难,伴头晕眼花,头汗多,眠差,纳可,二便调。舌红胖,苔黄腻,脉弦。西医诊断为类风湿关节炎,中医诊断为痹证。此为痰热瘀阻之证,当以清热化痰、祛瘀通络为治,方以温胆汤加减。

方药:陈皮 10 g、法半夏 10 g、炒枳实 15 g、竹茹 15 g、茯苓 15 g、川芎 10 g、当归 15 g、炙香附 10 g、炙远志 10 g、郁金 10 g、牡丹皮 10 g、炒栀子 10 g、甘草 5 g、桃仁 10 g、红花 10 g、独活 15 g、黄芪 15 g、地龙 10 g、桑枝 20 g。5 剂,每日 1 剂,水煎服。

二诊:服药后关节肿胀、疼痛缓解,汗出改善,仍诉头晕眼花、眠差、口干,余未诉特殊不适。舌红稍胖,苔腻,脉弦。治疗有效,继予前方口服。

[按语]　温胆汤最早记载于南北朝名医姚僧坦所撰的《集验方》,由半夏、竹茹、枳实各二两,陈皮三两,生姜四两,炙甘草一两组成。此方为祛痰剂,具有理气化痰、和胃利胆之功效。方中半夏辛温,燥湿化痰,和胃止呕,为君药。臣以竹茹,取其甘而微寒,清热化痰,除烦止呕。半夏与竹茹相伍,一温一凉,化痰清热和胃,止呕除烦,使痰热清而无扰心之患,胃气和则呕吐呃逆止;陈皮辛苦微温,理气行滞,燥湿化痰,助半夏化痰理气,使气顺则痰消;枳实辛苦微寒,降气导滞,消痰除痞,助竹茹清热化痰。陈皮与枳实相合,亦为一温一凉,而理气化痰之力增。佐以茯苓,健脾渗湿,以杜生痰之源;煎加生姜、大枣和中培土,使水湿无以留聚,且生姜兼制半夏毒性。甘草益气和中,调和诸药。本案患者长

期口服免疫抑制剂,损伤脾胃,痰热内生,上扰心神,故眠差;熏蒸头面,故头汗出;久病生瘀,合痰热阻滞关节经络,不通则痛,故见关节肿胀、疼痛;患者年过六旬,肝肾气虚,清窍失养,故头晕眼花。结合舌脉象,四诊合参,当属痰热瘀阻证,病性本虚标实,治疗当祛邪为主。故以温胆汤清热化痰,通络止痛。方中加炙香附、炙远志、郁金安神,桃仁、红花活血化瘀,独活、地龙、桑枝祛风除湿通络。二诊时患者病情改善,但余邪未尽,故继用前方。

来源:何娟,刘万方,简建安,等.导师应用温胆汤加味治疗痹证的验案举隅[J].云南中医中药杂志,2018,39(10):29-31.

(十一)气阴两伤证

白虎加人参汤治验。

患者,男,51岁,2015年7月20日初诊。

病史:患者双手指关节肿胀、疼痛,手指麻木,十指屈伸不利,上肢无力,双手握拳有肿胀感,握物上举困难症状时轻时重,反复发作,近1个月来尤甚。初发时并未引起患者重视,现症状逐渐加重,难以忍受才予以认真查治,西医诊断为类风湿关节炎。多次在当地医院就诊,先后应用多种药物,包括甲氨蝶呤片、泼尼松、双氯芬酸二乙胺等结合中药治疗,其效不显,就诊时兼有身热口渴、易出汗的症状,且服前医中药无效(具体用药不详),患者尝试口述前医处方,大多为三七、地龙、桂枝等通经活血之药。初次就诊时正值夏季,症状趋重,手指等小关节不能屈伸、疼痛,双侧手指间关节特别是近端指间关节屈曲畸形,关节肿胀,略有压痛。检查显示:类风湿因子阳性,抗环瓜氨酸肽抗体阳性。否认"肝炎""结核"病史。患者有高血压病史,且平素应酬饮酒较多,诊其脉双手脉浮洪数有力,但按至中位便散而无力,沉位稍用力脉即无,双手尺脉拘急而涩,舌质红,黄苔少津。西医诊断为类风湿关节炎,中医诊断为筋痹病。此为热盛气阴两伤之证,当以清热生津、缓急止痛为治,方以白虎加人参汤。

方药:石膏15 g(纱布包煎)、知母12 g、生晒参10 g、炙甘草6 g、粳米一小把(自备)。6剂,每日1剂,水煎服。并嘱咐其用药期间忌饮酒、忌食油腻食物。

二诊:症状明显减轻,服药2剂后便自觉手指可轻松伸握,6剂服完疼痛减半,出汗口渴等症状也不甚突出,诊其脉仍稍洪数,沉取有力,仍处原方继服4剂。

三诊:手指仅轻度僵硬,两寸上逆之象已不明显。方改为麦冬20 g、沙参20 g、党参15 g、石斛10 g、玉竹10 g、甘草3 g、粳米一小把,以甘药泻心脉缓筋急,养阴生津。诸症均大消,症状缓解明显,关节拘痛症状大为好转,至今未复发。

[按语] 白虎加人参汤源自《伤寒论·辨太阳病脉证并治》,其主治热盛伤阴证,原文记载:"证象阳旦,按法治之而增剧,厥逆,咽中干,两胫拘急而谵语……答曰:寸口脉浮而大,浮为大,大为虚,风则生微热,虚则两胫挛。"方中石膏味辛性寒,功善清解,可除阳明气分之热,《本草经疏》称之为"解实热,祛暑气,散邪热,止渴除烦之要药";知母苦寒质润,主消渴热中,既可清阳明热盛,又能养阴润燥以救亡失之津液;炙甘草、粳米皆甘平,相兼使用可健脾益胃,调中化源,且防大寒伤中之弊;妙加人参养阴生津,补中益气以

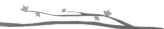

利阴津滋生有源。诸药相合,热清津复,则诸症自愈。本案患者脉象见按至中位便散而无力,沉位稍用力脉即无,两手尺脉拘急而涩,舌质红,黄苔少津,均符合白虎加人参汤之证,为热盛气阴两伤之证。阳热亢盛,消灼津液,筋脉失于濡养,不荣则痛,可见关节拘挛疼痛,故予白虎加人参汤,既可清阳明热盛,又能养阴润燥以救亡失之津液;炙甘草、粳米皆甘平,相兼使用可健脾益胃,调中化源,且防大寒伤中之弊;妙加人参养阴生津,补中益气以利阴津滋生有源。诸药相合,热清津复,则诸症自愈。

来源:董广通,祁鑫,李铮,等.白虎加人参汤辨证治疗手指拘挛验案分析[J].中医药导报,2017,23(6):104-106.

(十二)肝郁化热证

丹栀逍遥散治验。

病史:患者四肢关节疼痛 1 年 6 个月。因生气后出现四肢关节疼痛、肿胀,反复发作,以双手小关节为著,曾服布洛芬等抗风湿药物,效果不理想,可暂时止痛,停药后又复发。精神抑郁或受潮湿时加重,平素善太息,两胁胀满,心烦易怒,口苦咽干。检查:双腕关节轻度肿胀,双手掌指关节及近端指间关节有不同程度的肿胀,受累关节局部灼热,活动稍受限。化验:抗链球菌溶血素"O"250 IU/mL,红细胞沉降率 50 mm/h,类风湿因子阳性。舌质红、苔黄腻,脉弦滑。西医诊断为类风湿关节炎,中医诊断为痹证。此为肝郁化热之证,当以疏肝清热、祛风除湿、健脾和营、活血通络为治,方以丹栀逍遥散加减。

方药:牡丹皮 12 g、栀子 12 g、柴胡 12 g、当归 15 g、白术 10 g、赤芍 12 g、白芍 12 g、茯苓 15 g、甘草 10 g、土茯苓 20 g、制香附 15 g、羌活 10 g、海风藤 20 g、青风藤 20 g、乌梢蛇 6 g。10 剂,每日 1 剂,水煎服。

二诊:关节肿痛明显减轻,继服 20 剂,关节肿痛消失,活动正常。化验:抗链球菌溶血素"O"250 IU/mL,红细胞沉降率 20 mm/h,类风湿因子转阴。随访 6 个月未见复发。

[按语] 丹栀逍遥散出自《内科摘要》,由当归、芍药、茯苓、白术(炒)、柴胡各一钱,牡丹皮、栀子(炒)、甘草(炙)各五分组成。其功专疏肝清热,调畅气血,养血健脾,主治肝郁化火所致的一系列症状,临床应用广泛。类风湿关节炎,属于中医"痹证"。痹证命名繁多,本例因生气后引起,也可称为"气痹"。汉代华佗所著《中藏经》云:"气痹者,愁忧思喜怒过多,则气结于上,久而不消……壅而不散则痛,流而不聚则麻……宜节忧思以养气,慎喜怒以全真,此最为良法也。"本案乃由于情志失调,而致肝失疏泄,气机郁滞,血运不畅,气血阻于脉络,则见四肢关节疼痛、肿胀;久郁化热,则反复发作,受累关节局部灼热;精神抑郁时加重,善太息,两胁胀满,心烦易怒,口苦咽干,脉弦滑等皆肝郁化热之证,用丹栀逍遥散为主方,加行气活血通络之品,恰切病情,因而获效。

来源:陆萍,王淑珍,刘书珍.刘书珍运用丹栀逍遥散治疗疑难病症验案举隅[J].中医药学报,2012,40(6):85-86.

(十三)太少两感证

柴胡桂枝汤治验。

沈某,女,56 岁,2010 年 3 月 2 日初诊。

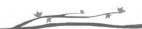

病史:患类风湿关节炎10余年,1 d前出现发热、恶风、无汗,体温38.3℃,全身对称性关节疼痛,伴咽痛、口干口苦、恶心纳差。舌质偏红、苔白,脉弦稍数。血常规示:白细胞7.8×10^9/L,N 72%,L 28%。西医诊断为类风湿关节炎,中医诊断为痹证。此为太少两感之证,当以解肌散邪、清热调气为治,方以柴胡桂枝汤加减。

方药:柴胡15 g、桂枝8 g、炒黄芩10 g、炒白芍10 g、太子参10 g、生姜10 g(后下)、红枣10 g、制半夏6 g、生甘草6 g、桔梗6 g、忍冬藤30 g、芦根15 g。3剂,每日1剂,水煎服。

二诊:发热、恶风、咽痛、恶心均消失,关节疼痛明显减轻。舌质偏红、苔稍黄,脉细弦。仍以上方出入:柴胡10 g、炒白芍10 g、太子参10 g、红枣10 g、炒黄芩6 g、桂枝6 g、制半夏6 g、生姜6 g(后下)、生甘草6 g、芦根30 g、炒谷芽12 g、炒麦芽12 g。又进3剂后,除稍感乏力外,诸症基本消失,胃纳增,后以八珍汤加味调理善后。

[按语] 柴胡桂枝汤出自仲景《伤寒论》:"伤寒六七日,发热,微恶寒,支节烦疼,微呕,心下支结,外证未去者,柴胡桂枝汤主之。"其为太阳、少阳合病之方,由小柴胡汤和桂枝汤各半量组成。组成包括桂枝、白芍、柴胡、黄芩、人参、半夏、生姜、红枣、甘草9味中药。柴胡桂枝汤主治邪入少阳而太阳证未罢之"太少合病"。本案患者发热恶寒、关节酸痛,是风邪袭表;恶心口苦、口干、脉弦,属"太少两感证"无疑,故用柴胡桂枝汤治之取效。加桔梗利咽,芦根清热生津,忍冬藤通络止痛。

来源:王国菊,沈一山.柴胡桂枝汤应用验案三则[J].浙江中医杂志,2010,45(9):679.

(十四)脾肾阳虚证

附子阳和汤治验。

宋某,女,43岁,2004年3月9日就诊。

病史:类风湿关节炎3年,双手近端指间、腕、膝、踝关节疼痛、肿胀,晨僵2 h,腕关节活动受限,怕风怕冷,四肢不温,乏力倦怠,汗出,纳可,大便溏,舌质胖嫩、边有齿痕、苔薄白,脉沉细。红细胞沉降率66 mm/h,类风湿因子阳性,C反应蛋白47.8 mg/L。手关节X射线片:骨质疏松,指间关节及腕关节间隙变窄,关节面模糊。西医诊断为类风湿关节炎,中医诊断为痹证。此为脾肾阳虚、寒湿闭阻之证,当以温补脾肾、逐寒除湿、通络止痛为治,方以附子阳和汤加减。

方药:淡附子20 g(先煎30 min)、麻黄10 g、生黄芪20 g、熟地黄20 g、生鹿角10 g、炒穿山甲10 g、炒白芥子10 g、炒白芍20 g、姜黄10 g、桂枝10 g、刘寄奴15 g、巴戟天20 g、骨碎补10 g、全蝎6 g。14剂,每日1剂,水煎服。

二诊:药后关节疼痛、肿胀明显减轻,此后以上方为基础,随症化裁,共治疗3个月。患者在阴雨天或劳累后方感关节酸痛,肿胀、晨僵已消失,四肢不温、乏力、汗出均缓解。复查红细胞沉降率30 mm/h,类风湿因子阳性,C反应蛋白1.4 mg/L。随访6个月,病情平稳,未见复发。

[按语] 附子阳和汤是由阳和汤加减而成。方中重用熟地,滋补阴血,填精益髓;配以血肉有情之鹿角胶,补肾助阳,益精养血,两者合用,温阳养血,以治其本,共为君药。

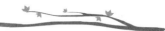

少佐于麻黄,宣通经络,与诸温和药配合,可以开腠里,散寒结,引阳气由里达表,通行周身。甘草生用为使,解毒而调诸药。综观全方,补血与温阳并用,化痰与通络相伍,益精气,扶阳气,化寒凝,通经络,温阳补血与治本,化痰通络以治标。用于阴疽,犹如离照当空,阴霾自散,故以"阳和"名之。本案患者关节疼痛、肿胀,怕风怕冷,四肢不温均为阳虚表现。脾肾阳虚证常见于类风湿关节炎的慢性活动期,治以温补脾肾法,用附子阳和汤加减。此外,久痛必瘀,久病入络,气血运行不畅,血脉凝滞而呈血瘀之证。痰瘀既成,则闭阻经络,胶着于骨骱,导致关节肿大、变形、疼痛加剧,用白芥子祛痰化瘀通络;全蝎透骨搜风剔邪,活血通络止痛;巴戟天、骨碎补补益肝肾。

来源:谢幼红,王北.周乃玉治疗类风湿关节炎经验[J].中医杂志,2006(2):98-99.

(十五)风寒外感证

荆防败毒散治验。

裴某,女,53岁,1993年1月29日初诊。

病史:患者全身关节灼热肿痛7月余。经激素、抗生素及中药清热养阴,舒筋通络治疗,病情多次反复,呈进行性加重。实验室检查:类风湿因子阳性,红细胞沉降率101 mm/h。手指关节X射线片:关节周围组织肿胀,骨质疏松,软骨轻度破坏。就诊时,患者全身关节灼热肿痛、不可屈伸,口渴而欲热饮,盖衣被仍觉全身皮冷,舌质淡苔白。西医诊断为类风湿关节炎,中医诊断为痹证。此为风寒外感之证,当以解表散寒、除湿止痛为治,方以荆防败毒散加减。

方药:荆芥15 g、防风15 g、川芎15 g、羌活15 g、独活15 g、甘草10 g、茯苓10 g、前胡10 g、枳壳10 g、桔梗10 g、柴胡10 g。12剂,每日1剂,水煎服。

二诊:关节肿胀已消失,疼痛大为减轻,活动自如。上方加生地黄15 g、麦冬10 g,以防荆防败毒散辛温伤阴之弊。服15剂后,实验室检查:类风湿因子阴性,红细胞沉降率15 mm/h。患者已愈。

[按语]　荆防败毒散记载于明代张时彻的《摄生众妙方》中,具有疏风解表、败毒消肿、祛痰止咳之功效。由荆芥、防风、羌活、独活、柴胡、川芎、桔梗、前胡、枳壳、茯苓、甘草11味中药组成。方中荆芥、防风发汗解表散风邪,为君药;羌活、独活通治一身上下之寒湿疼痛,为臣药;柴胡和川芎解表邪、祛风止痛,桔梗开提肺气、利咽祛痰,前胡降气化痰、散风清热,枳壳理气宽中,茯苓利湿,合为佐药;甘草调和诸药,补脾益气,为使药。本案患者全身关节灼热肿痛而用清热通络之药无效,用荆防败毒散不但表证解除,而且关节灼热肿痛亦愈。此关节灼热肿痛为寒湿之邪不得外泄,湿留关节郁而化热,气血壅滞所致,用荆防败毒散因势利导使寒湿之邪由表而解,故关节胀痛痊愈。

来源:沈开龙.荆防败毒散治此愈彼验案浅析[J].中医药研究,1993(6):39.

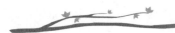

第三节　干燥综合征

干燥综合征(Sjögren syndrome,SS)是一种系统性自身免疫病,以淋巴细胞增殖、外分泌腺进行性破坏和自身抗体的存在为特征。SS常见的临床表现为干燥、疲劳及肌肉骨骼疼痛等,亦可出现全身症状。SS可分为原发性和继发性,不合并其他结缔组织病的SS称为原发性干燥综合征(primary Sjögren syndrome,PSS)。继发性干燥综合征往往是在其他结缔组织疾病诊断明确基础上继发的口眼干燥等症状,常见的结缔组织病如类风湿关节炎、系统性红斑狼疮、皮肌炎等。流行病学调查显示SS为全球性疾病,我国患病率为0.33%~0.77%,好发于中老年人,且以女性多见。SS属中医学"燥痹"范畴,燥痹为感受燥热之邪,或湿寒内伏,蕴久化燥,耗伤阴液,痹阻气血,致使脏腑官窍、皮肤筋骨皆失濡养所致的痹病。

一、常证

(一)阴虚津亏证

1. 参芪地黄汤治验

李某,男,50岁,2014年11月4日初诊。

病史:1年前无明显诱因出现口干、吞咽困难、膝关节疼痛无力,在当地医院诊断为原发性干燥综合征。现口唇干裂,时有出血,唾液分泌减少,目干涩,间断服维生素A、鱼肝油,疗效差。舌体胖有齿痕、苔白厚,脉弦。西医诊断:干燥综合征。中医诊断:燥痹(阴虚津亏证)。治以养阴清热、滋阴润燥,方选参芪地黄汤加减。

方药:生地10 g、沙参12 g、麦冬15 g、石膏20 g、焦栀子10 g、乌梅10 g、苍术10 g、黄芪30 g、知母10 g、防风10 g、白芍12 g、太子参15 g、茯苓15 g、陈皮10 g、山茱萸10 g、蒲公英12 g、蝉蜕10 g。

二诊:2014年11月25日,口唇干燥无明显改善,舌红少苔,脉弦细。上方去蝉蜕、蒲公英、石膏、焦栀子,加白术10 g、天冬10 g、山药15 g、黄精15 g。5剂,日1剂,分早晚服。

三诊:2014年12月4日,口唇干裂明显减轻,有少量唾液分泌,双目干涩改善,膝关节疼痛减轻,舌苔少,脉细弦。上方继服5剂。

四诊:2014年12月16日,口唇微干,无口唇出血,口不干,泪液、唾液分泌增多,膝关节疼痛改善,精神佳,舌苔薄白,脉细。三诊方去乌梅、天冬、白术、苍术,加当归10 g、阿胶10 g、旱莲草10 g、女贞子15 g。

[按语]　参芪地黄汤,出自《杂病犀烛》,具有益气养阴,滋肾健脾之功效,主治脾肾不足,气阴两虚。症见头晕目眩,腰膝酸软,低热倦怠,手足心热,短气易汗,舌偏红少苔,脉沉细或细数无力。方中的山药、茯苓有益气健脾的功效,而熟地、丹皮、山茱萸等具

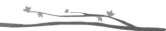

有滋阴益肾的作用,用药平和,动静结合,为气阴双补的代表方剂。本案患者初诊时为口干、吞咽困难、膝关节疼痛无力等症状。中医辨证认为其存在阴虚津亏、脾虚湿盛的病机。因此,初诊时采用参芪地黄汤为基础方剂,并根据患者具体情况进行加减化裁。初诊以滋阴润燥、健脾化湿为主要治疗原则,加入石膏、焦栀子、知母等清热泻火药物,以缓解患者内热症状。同时,黄芪、太子参等补气药物的应用也体现了方剂健脾养阴的功效。随着治疗的深入,根据患者症状变化逐步调整方剂。如二诊时去除了部分清热泻火药物,增加了白术、天冬等健脾滋阴之品。三诊时继续巩固疗效。四诊时则进一步调整方剂以补血养阴为主。

来源:张睿,马居里.马居里护肾润燥法治疗干燥综合征经验[J].实用中医药杂志,2015,31(12):1174.

2.四君子汤加味治验

吴某,女,46岁,2010年3月18日初诊。

病史:2004年因"口干、目干"诊断为干燥综合征。刻下症:口干,饮水较多,夜晚口渴,目干涩,咽痛,腮腺肿胀,咽暗红充血,滤泡增生,周身酸痛,怕风恶寒,汗出不多,不发热,大便反溏,舌质隐紫暗红、苔薄黄腻,脉细。西医诊断:干燥综合征。中医诊断:燥痹(阴虚津亏证)。治以益气养阴、祛风除湿,方选四君子汤加味。

方药:太子参12 g、炒白术10 g、茯苓10 g、炙甘草3 g、赤芍10 g、白芍10 g、肿节风20 g、穿山龙15 g、石楠藤15 g、鬼箭羽15 g、青风藤15 g、僵蚕10 g、麦冬10 g、北沙参10 g、生黄芪15 g。14剂。每日1剂,水煎,早晚温服。

二诊:2010年4月1日,患者诉自觉咽喉有火辣感,痰中带有血色,咽喉暗红充血,后壁淋巴滤泡增生,口干、目干,周身仍然疼痛,大便转实,但仍日行3～4次。舌质紫、苔黄腻中部抽芯,脉细滑数。予初诊方去生黄芪,加玄参10 g、生地10 g、鹿衔草15 g、冬凌草15 g,14剂。

三诊:2010年4月15日,患者诉咽喉火辣疼痛,口干稍减,身痛略轻,大便仍日行3～4次,质稀。舌质暗紫、苔薄腻中部抽芯,脉细。观其药后诸症减轻,予二诊方去生地黄,加老鹳草15 g,7剂。

四诊:2010年4月22日,患者诉口干减轻,咽喉稍痛,火辣感不显,咽稍充血,大便能成形,日3次,身痛减轻。舌质暗红、苔薄腻中部抽芯,脉细滑。予三诊方加生黄芪15 g、生地黄12 g,14剂。

[按语]　四君子汤出自《太平惠民和剂局方》,具有补气、益气、健脾之功效。主治脾胃气虚证,面色萎黄,语声低微,气短乏力,食少便溏,舌淡苔白,脉虚数。临床常用于治疗慢性胃炎、消化性溃疡等属脾胃气虚者。方中人参为君,甘温益气,健脾养胃;臣以苦温之白术,健脾燥湿,加强益气助运之力;佐以甘淡茯苓,健脾渗湿,苓术相配,则健脾祛湿之功益著;使以炙甘草,益气和中,调和诸药。四药配伍,共奏益气健脾之功。人体津液在输布过程中需依赖各脏腑阳气的蒸腾温化,可以化生为气,称"津能生气",且气的运行必须依附于津液才能正常升降出入,所谓"津能载气",故SS患者阴虚津亏日久,易

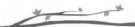

见气津(阴)两虚之证。气是津液在人体内正常输布运行的动力,津液的正常输布离不开气的推动作用,气虚则无力行津,津液无法输布至全身,四肢九窍津液更为匮乏,亦可加重干燥症状。本案患者口干、目干、咽痛、苔中抽芯、脉细,阴虚固然有之,但若纯属阴虚津亏,则水涸舟停,大肠津亏,大便当干结难解,而患者大便反溏,故除阴虚之外必有脾运不健、脾气不足、津液不布,加之周身疼痛、怕风恶寒,此为风湿痹阻所致,故病机当属气阴两虚、津液不布、风湿痹阻。治以益气养阴为主,辅以祛风除湿通络。然患者本已脾气不足,若重用滋阴,则易碍胃,加重溏泄之症,故当先补气健脾,以四君子汤(人参、炒白术、茯苓、甘草)为底方益气健脾。太子参益气养阴,减轻火热之性,加生黄芪增强补气之力;麦冬、北沙参、白芍等养阴而不滋腻;肿节风、穿山龙、石楠藤、青风藤、鬼箭羽、赤芍、僵蚕等祛风除湿、凉血活血、通络止痛。二诊时患者出现咽喉火辣感,考虑生黄芪温热之性虽弱于炙黄芪,但仍属温药,宜去之以免助火,并予冬凌草清热解毒以利咽喉;大便转实,脾虚稍复,投以滋阴润燥之生地黄、玄参,试其可否耐受;周身仍痛,故加鹿衔草祛风湿、强筋骨。三诊时患者大便质稀,可知滋阴之力太过,脾胃尚难运化,故去二诊方之生地黄;身痛略减,故加老鹳草增强祛风湿之力。四诊时患者大便已实,可知脾气渐实,且咽喉灼痛已减,继予生黄芪补气健脾,并复投生地黄、玄参以滋阴治本。如此反复调试,把握用药之轻重,方获良效。

来源:周志华,周学平.周仲瑛治疗干燥综合征验案举隅[J].江苏中医药,2021,53(10):48-50.

(二)气阴两虚证

四妙勇安汤治验。

陈某,女,73 岁,2019 年 5 月 18 日初诊。

病史:患者 2006 年 6 月劳累受风后出现四肢多关节疼痛,累及双腕、左髋关节、左膝关节及左足背,伴晨僵大于 2 h。查 ESR 升高,RF、ANA(+)。当地医院诊断为 RA,给予口服泼尼松、非甾体抗炎药及中药口服治疗,症状可控制,但常劳累后加重。2007 年 9 月开始出现口干并逐渐加重至食物难以下咽,眼干伴异物感,遂就诊于北京某三甲医院,经相关检查后诊断为"RA、继发性 SS",治疗给予醋酸泼尼松、白芍总苷、甲氨蝶呤、生物制剂等口服,上述症状有所缓解,但仍反复发作。1 个月前,患者自觉关节肿痛及口干加重,遂就诊于我科门诊,刻下症见口干、眼干,进食干燥食物需送水,时欲饮水,口黏说话言语受限,周身多关节疼痛,累及双手远端指间关节、掌指关节,以及双腕、双肩、双膝及双足趾关节,腰酸痛,双手天鹅颈样变形,双肘关节屈曲,蹲起受限,周身散在皮疹,活动后气短、神疲乏力,双下肢轻度水肿,纳眠差,小便频,大便不成形,2~3 d 一行,舌暗少苔,舌中裂纹,边红有齿痕,脉弦细。西医诊断为干燥综合征,中医诊断为燥痹(气阴两虚证)。治以达郁散热、益气养阴,方选四妙勇安汤加减。

方药:金银花 20 g、当归 12 g、玄参 10 g、生甘草 8 g、北沙参 30 g、麦冬 25 g、五味子 10 g、石斛 25 g、知母 10 g、生地黄 25 g、干姜 10 g、法半夏 6 g、芦根 30 g、仙灵脾 15 g、茯苓 25 g、党参 20 g。

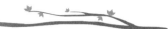

二诊:2019年6月2日,自诉眼干减轻,仍有口干,时欲饮水症状较前好转,口黏说话言语受限缓解,腰酸痛、关节肿痛减轻,仍有疲劳乏力、活动后气短,双下肢轻度水肿,纳少,眠可,小便频,大便不成形,每日一行,舌暗少苔,舌中裂纹,边红有齿痕,脉弦细。处方:上方加生黄芪30 g、黄芩10 g,继服14剂。

三诊:2019年6月16日,眼干及口干、时欲饮水症状明显减轻,疲劳乏力缓解,双下肢已无水肿,偶有关节肿痛,受凉后明显,纳眠可,二便正常,舌暗苔薄白,舌中裂纹边有齿痕,脉弦。处方:守方继服28剂。

四诊:2019年7月15日,诸症好转,偶有关节隐痛,未诉其他不适,纳眠可,二便正常,舌暗苔薄白,舌中裂纹,脉弦。处方:上方去仙灵脾、茯苓、黄芩,加丝瓜络20 g,继服28剂。

[按语] 四妙勇安汤出自《验方新编》,具有清热解毒、活血止痛之功效,主治热毒炽盛之脱疽。患肢暗红、微肿、灼热、溃烂腐臭,疼痛剧烈,或见发热口渴,舌红脉数。方中重用金银花清热解毒为君;元参滋阴清热,泻火解毒为臣;当归活血和营为佐;生甘草解毒,调和诸药为使。四药合用,共奏清热解毒、活血止痛之效。本证患者痹证日久,正气亏损,邪气壅盛玄府,气血津液输布失调,故见严重口干、眼干;病久入络,邪热郁,怫进一步灼烧脉络,阴液干涸,局部关节经脉失于濡养,故见关节挛缩变形、疼痛伴活动不利;阴液不足,无所载气,故见疲劳乏力,肺胃肾喜润恶燥,内燥丛生,肺胃肾首当其病。李东垣在其著作《脾胃论》中说道:"胃既病,则脾无所享受,故亦从而病。"肺脾肾三脏不利,水液代谢失职,故双下肢水肿;下元收摄不足,劳则气短,故以宣通郁热、养阴生津为法,且治疗时着重于培补肺脾两脏,即"隔脏治之之法"。考虑到本案患者为典型的类风湿关节炎继发,故方选四妙勇安汤加减。现代药理学也表明,四妙勇安汤具有抗炎、抗氧化应激、改善血液流变学等作用,对风湿类疾病有较好疗效。二诊时加黄芪、黄芩进一步扶助正气,驱散邪气。三诊得效,守方继服。四诊以丝瓜络为引药入络,充养络脉。本案患者年龄较大、病程较长,发作时症状较重,脾胃必虚弱之极,故初诊未用苦寒,以防进一步伤及脾胃,并在方中佐以党参、茯苓、仙灵脾,取益火以暖土之意,佐干姜之辛以防滋腻之弊。阳气易补,阴精难复,故三诊、四诊复其阴精。

来源:吕行,周彩云,王鑫,等.周彩云从"热气怫郁"理论辨治干燥综合征[J].中国中医基础医学杂志,2020,26(11):1731-1734.

(三)阴虚内热证

知柏地黄汤治验。

患者,女,27岁,2020年12月18日初诊。

病史:2020年11月15日于湖北省荆州市某医院确诊为干燥综合征,现口、眼、大便干,大便燥结难解,1~2日1行;夜尿频,小便不畅,反复尿道感染。2020年12月17日尿检示:红细胞(++),白细胞(++),红细胞计数109个/μL,白细胞219个/μL。舌红,苔薄白,脉弦。西医诊断为干燥综合征,中医诊断为燥痹(阴虚内热证)。治以滋阴泻火、清热利尿,方选知柏地黄汤加减。

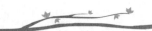

方药:生地30 g、山萸肉15 g、山药15 g、牡丹皮10 g、茯苓15 g、黄柏10 g、知母10 g、生地榆30 g、鹿衔草30 g、忍冬藤30 g、白茅根30 g、白芍30 g、石斛15 g、玉竹10 g、生甘草6 g、玄参30 g、土茯苓30 g、炒枣仁10 g、柏子仁10 g。14剂,水煎服,每日1剂,早晚饭后半小时温服。

二诊:2021年1月1日。仍诉口干,眼干好转;大便干结好转,每日1~2次,成形软便;小便频,欠通畅,夜尿减少,无灼热疼痛。2020年12月30日尿检示:隐血++,白细胞酯酶+,白细胞63.8/μL。舌红,苔薄白,脉滑。继上方,生地减至15 g,加瞿麦30 g,萹蓄30 g、石韦30 g、栀子10 g。14剂,服法同前。

三诊:2021年1月15日。小便通畅,偶有夜尿,大便每日1~3次,成形软便;口、眼干明显减轻,口干夜间稍甚。2021年1月14日尿检示:红细胞21个/μL,白细胞38个/μL,白细胞酯酶微量。舌红,苔薄白,脉弦。继2021年1月1日方,白芍减至15 g,山茱萸、山药加至30 g,加生黄芪30 g、麦冬15 g、五味子10 g、黄芩10 g、生白术15 g。14剂,服法同前。嘱患者少食辛辣、肥甘,规律作息。随诊患者诸症缓解。

[按语] 知柏地黄汤出自《医宗金鉴》,具有养阴清热、疏通尿道之功效。主治面色潮红,两颊发赤,精神空虚,食欲不佳,呼吸气促,语音细弱,夜间发热,盗汗失眠,耳鸣腰痛,头晕眼花,大便秘结;自从产后不久,忽然小便闭塞不通,小腹中胀满疼痛;唇色焦红,舌绛无苔,脉沉细数。方中六味地黄丸滋肾、肝、脾之阴,以滋肾阴为主,是谓"三补";泽泻利湿浊,牡丹皮泄相火,茯苓渗脾湿,是谓"三泻";知母、黄柏降相火,泻肾火。诸药合用,共奏滋阴降火之功效。患者为青年女性,不同于老年女性天癸竭绝之龄,其主症为口、眼、便干,夜尿频,小便不畅,其病机为阴虚毒热、脾肾两亏。多因禀赋不足、生活习惯失宜导致脾肾亏虚,津液化源不足、输布障碍,则燥热自生,久郁成毒,虚实兼夹;且患者初诊诉频发泌尿感染,尿检隐血阳性,炎症指标升高,舌红、脉弦,故阴虚毒热较甚,以知柏地黄汤化裁清热解毒、滋阴增液。生地为君,清热凉血滋阴;黄柏、知母、牡丹皮清热泻火、生津润燥,山茱萸、山药、茯苓敛阴益气、脾肾同补,以白芍、石斛、玉竹补阴敛阴、清热生津,三组药共为臣;白茅根、地榆、鹿衔草清热通淋、利尿止血,土茯苓、忍冬藤、玄参清热泻火解毒,酸枣仁、柏子仁滋阴养心安神,此三组药为佐;甘草调和诸药,清热解毒,为使。服药半月后,口、眼、便干好转,小便仍欠畅,知其热毒渐消、阴津渐充,故二诊时生地减半,加瞿麦、萹蓄、石韦清热利尿通淋,使热得下以泄,合栀子清利三焦热毒。三诊患者小便通畅,干燥症状缓解,以其燥热毒邪渐除,标实已去,则缓治其本,白芍减半防其通泄滑肠,倍用山茱萸、山药以增补益脾肾之功,生用黄芪、白术益气健脾,麦冬、五味子敛阴生津,黄芩清泄里热。临证补敛相合,开源与节流同用,效力益佳;祛除邪气后,脾肾同补,使药力得化、津液得生、泉源不竭。

来源:王博文,裴紫娟,陶春晖,等.邱明义三法辨治干燥综合征经验[J].中国医药导报,2023,20(1):123-126.

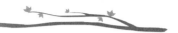

（四）燥瘀互结证

1.膈下逐瘀汤治验

患者,男,58 岁,2019 年 2 月 21 日初诊。

病史:患者平素体弱但无不适,然至季节交替前后数日诸症现,发作时不可纳食,强食及运动则剧烈呕吐,胸闷气短,口干不欲饮,盗汗,视物不清,四肢乏力,下肢起白屑,睡眠轻浅易醒,便秘,六七日不行。患者于每次季节交替时静卧于床,季节交替后则诸症皆愈。刻下:纳眠可,二便调,舌紫,舌下静脉迂曲重度,苔黄腻,脉沉细。西医诊断为干燥综合征,中医诊断为燥痹(燥瘀互结证)。治以活血祛瘀,方选膈下逐瘀汤加减。

方药:当归 15 g、川芎 15 g、五灵脂 12 g、桃仁 12 g、牡丹皮 12 g、赤芍 12 g、乌药 12 g、延胡索 12 g、炙甘草 6 g、香附 12 g、红花 12 g、枳壳 12 g、陈皮 12 g、法半夏 15 g、茯苓 30 g、蒲黄 15 g、三七粉(包煎)、生姜 3 片,大枣 3 枚。7 剂,每日 1 剂,水煎,早晚饭后 1 h 服。

二诊:2019 年 3 月 1 日。患者无明显不适。因 3 月 6 日为"惊蛰"节气,患者心忧而旧病复发,就诊时情绪较为紧张,舌红略紫,舌下静脉迂曲重度,苔厚腻,脉弦。对其进行心理疏导,守方加柴胡 12 g,继服 10 剂。

三诊:2019 年 3 月 11 日。患者精神大好,无明显不适,偶有口干,舌红,舌下静脉迂曲中度,苔腻,脉弦。守方继服 7 剂。

四诊:2019 年 5 月 23 日,患者无明显不适,舌淡红,舌下静脉迂曲轻度,苔薄白,脉弦。守方去苍术,改法半夏为姜半夏 12 g。继服 15 剂善后。

[按语]　膈下逐瘀汤出自《医林改错》卷上,具有活血逐瘀、破癥消结之功效。主治积聚痞块,痛不移处,卧则腹坠,及肾泻、久泻由瘀血所致者。方中当归、川芎、赤芍养血活血,与逐瘀药同用,可使瘀血祛而不伤阴血;丹皮清热凉血,活血化瘀;桃仁、红花、灵脂破血逐瘀,以消积块;配香附、乌药、枳壳、元胡行气止痛;尤其川芎不仅养血活血,更能行血中之气,增强逐瘀之力;甘草调和诸药。全方以逐瘀活血和行气药物居多,使气帅血行,更好发挥其活血逐瘀、破癥消结之力。本案患者平素体弱,五脏虚损,阴阳失衡,体有宿疾伏邪,不能适应季节自然变化,致疾病发作。《医林改错》云:"无论何病,交节病作,乃是瘀血。何以知其是瘀血? 每见因血结吐血者,交节亦发,故知之。"指出"交节病"是指在节气交替时易发作或加剧的疾病,并立活血化瘀法治疗,认为打通人体气血经脉通道,使患者顺应自然界阴阳消长规律,以达到治疗目的。处以膈下逐瘀汤治疗。方中当归、川芎、赤芍养血活血,与逐瘀药同用,可使瘀血祛而不伤阴血;牡丹皮清热凉血、活血化瘀;桃仁、红花、五灵脂破血逐瘀,以消积块;加三七粉、蒲黄以助诸药行血之力;配香附、乌药、枳壳、延胡索行气止痛;尤其川芎不仅养血活血,更能行血中之气,增强逐瘀之力。因患者年老体虚,脾失健运,湿无以化,湿聚成痰,故用法半夏燥湿化痰、和胃降逆,陈皮燥湿化痰,二药合用治痰理气;茯苓健脾渗湿,健脾以杜生痰之源,渗湿以助化痰之力。全方以逐瘀活血为主,辅以行气健脾之药,使气帅血行,以增活血逐瘀、破癥消结之力。二诊药效明显,但患者情绪紧张,故加柴胡疏肝理气。其后患者已无明显不适,故守方继服以固疗效。

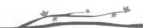

来源:巩子汉,段永强,付晓艳,等.王道坤治疗杂症验案举隅[J].中国中医药息杂志,2020,27(12):108-110.

2.清营汤治验

蔡某,女,48岁。

病史:口眼干燥伴关节疼痛3年,曾在外院长期用中药治疗,有时加用雷公藤、泼尼松等,仍未能控制病情发展。求诊时精神萎靡,腰酸乏力,午后低热,五心烦热,口舌干燥,灼热疼痛,两目干涩畏光,声嘶气短,吞咽不利,大便干,关节疼痛,指趾关节轻度变形,舌红绛无苔,脉细数。西医诊断:干燥综合征。中医诊断:燥痹(燥瘀互结证)。治以滋阴养血、清燥除痹,方选清营汤加减。

方药:生地60 g、玄参15 g、知母15 g、赤芍15 g、牡丹皮12 g、生黄芪30 g、苍耳子30 g、辛夷15 g、杜仲12 g、杜衡12 g、桑寄生15 g、威灵仙15 g、炙甘草9 g、大枣15 g。

二诊:患者诸症有所减轻,唯大便略薄,舌脉未变。前方再进,生地增至90 g、生黄芪增至45 g,并加蔻仁5 g,服药30余剂,所苦渐平,舌质转略红,且有薄白苔。

[按语] 清营汤出自《温病条辨·上焦》,具有清营解毒、透热养阴的功效。主治热入营分证。症见身热夜甚,神烦少寐,时有谵语,目常喜开或喜闭,口渴或不渴,斑疹隐隐,脉细数,舌绛而干。方中苦咸寒之水牛角清解营分之热毒,为君药。热伤营阴,又以生地凉血滋阴,麦冬清热养阴生津,玄参滋阴降火解毒,三药共用,既可甘寒养阴保津,又可助君药清营凉血解毒,共为臣药。君臣相配,咸寒与甘寒并用,清营热而滋营阴,祛邪扶正兼顾。温邪初入营分,故用金银花、连翘、竹叶清热解毒,轻清透泄,使营分热邪有外达之机,促其透出气分而解,此即"入营犹可透热转气"之具体应用;黄连苦寒,清心解毒;丹参清热凉血,并能活血散瘀,可防热与血结。上述五味均为佐药。本方的配伍特点是以清营解毒为主,配以养阴生津和"透热转气",使入营之邪透出气分而解,诸症自愈。干燥综合征属自身免疫性疾病,临床呈阴虚燥热的病理过程。本案合并类风湿关节炎,归属中医"燥痹"范畴,乃因阴亏血虚,邪客络瘀为患,终致五脏真阴匮乏,病痼难愈。重用生地,取其"补五脏"(《别录》)、"逐血痹"(《本经》)之功,药理研究也证实生地具有类激素样抗炎、调节免疫反应的作用;配伍大量黄芪,为阴中求阳之意,既制生地等过寒之性,又翼其助气鼓动,促进血液循环,通络达邪;苍耳子、辛夷疏风祛邪;杜仲、桑寄生入肾壮骨;伍杜衡、威灵仙祛风通络,活血定痛。全方理法明晰,用药独特,药性药理汇通,效宏力专,终使3年痼疾得以收功。

来源:肖燕倩,陈旻,夏冰.夏翔教授诊治疑难病验案三则[J].湖南中医杂志,1999(3):67.

(五)燥湿互结证

猪苓汤加味治验。

患者,女,49岁,2009年3月2日就诊。

病史:患干燥综合征继发肝硬化2年,先后用熊去氧胆酸、复方鳖甲软肝片及保肝药治疗。化验肝功能:血清白蛋白33 g/L,谷氨酰转移酶231 U/L,总胆红素27.1 μmol/L。

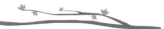

B超:肝硬化,脾大,少量腹水。西医建议切除脾脏治疗,因顾虑手术风险求诊于中医。刻下症:口眼干燥,消瘦乏力,腹胀纳差,时恶心,手足心热,溲黄,失眠,大便2~3日一行。舌红无苔而干,脉沉细。西医诊断为干燥综合征,肝硬化;中医诊断为燥痹(燥湿互结证)。治以滋阴润燥、利湿化水,方选猪苓汤加减。

方药:猪茯苓15 g、莪术15 g、麦冬15 g、茵陈15 g、泽泻20 g、阿胶10 g(烊化)、女贞子10 g、丹参10 g、红花10 g、茜草10 g、白蒺藜10 g、合欢皮10 g、干姜10 g、滑石30 g(包煎)、生黄芪30 g。水煎服。服药7剂,口干、腹胀均减轻,原方加减调理2个月,乏力明显缓解,纳食增进,腹水消失,病情稳定。

[按语]　猪苓汤的来源可以追溯到中医经典著作张仲景的《伤寒论》及《金匮要略》。本方治疗以滋阴润燥、活血化瘀、健脾利水为法,兼顾养血安神。方中重用生黄芪补气健脾,以资化源,推动气血运行;麦冬、女贞子养阴生津,润燥止渴,针对干燥综合征之本;茵陈、滑石清热利湿退黄,改善黄疸及尿黄症状;猪茯苓、泽泻淡渗利湿,兼以健脾,促进腹水消退;莪术、丹参、红花、茜草活血化瘀,通络散结,改善肝脏微循环,阻止病情进一步恶化;阿胶补血养阴,滋养肝血;白蒺藜、合欢皮疏肝解郁,安神助眠,调和情志;少量干姜温中散寒,反佐以防诸药寒凉太过,损伤脾胃阳气。全方配伍精当,标本兼治,既针对干燥综合征之本,又兼顾肝硬化腹水之标。

来源:邓颖萍,董振华.董振华治疗干燥综合征阴虚夹湿证的经验[J].北京中医药,2010,29(5):339-341.

二、变证

(一)燥毒伤阴,肝郁脾虚,玄府郁闭证

逍遥散加减治验。

胡某,女,46岁,2021年2月1日初诊。

病史:口眼干燥2年余。2年前无明显诱因出现口干、眼干,未予以重视。半年后症状加重,于山东某医院查抗核抗体(+)、抗SSA抗体(+)、抗SSB抗体(+)、免疫球蛋白升高,诊断为干燥综合征,予羟氯喹片、醋酸泼尼松片、白芍总苷治疗,症状改善不明显。2020年12月30日查红细胞沉降率41 mm/h。患者既往有慢性胃炎病史、甲状腺功能亢进症(简称甲亢)病史。刻诊:口干舌燥,眼干泪少,鼻腔干燥少涕,进食馒头等干性食物需用水送服,焦虑易怒,晨起口苦,食欲减退,乏力,易汗出,偶有潮热盗汗,纳差,睡眠可,小便调,大便1日2次、不成形,舌红少苔、有裂纹,脉弦细数。西医诊断为干燥综合征,中医诊断为燥痹(燥毒伤阴)。此为肝郁脾虚,玄府郁闭证。治以清解燥毒、疏肝健脾、调畅玄府,方选逍遥散加减。

方药:忍冬藤20 g、金银花20 g、柴胡15 g、炒白芍15 g、人参15 g、炒白术15 g、茯苓15 g、锻龙骨20 g、煅牡蛎20 g、首乌藤15 g、墨旱莲15 g、女贞子15 g、当归12 g、川芎12 g、枳壳9 g、炙升麻9 g、香附6 g、炙甘草6 g。14剂,每日1剂,水煎,早晚温服。

二诊:2021年2月19日复诊,患者口干、眼干减轻,心情舒畅,晨起口苦缓解,乏力改

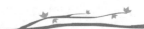

善,汗出正常,食欲提升,时觉后颈部发紧不适,偶有头晕,纳可,二便调,舌暗红、苔薄微黄、舌边有齿痕,脉弦细。于初诊方基础上易金银花为红藤 20 g,加生麦芽 12 g、葛根 20 g,21 剂。

三诊:1 个月后随访,患者症状消失,自觉无明显不适,病情好转。

[按语] 逍遥散出自《太平惠民和剂局方》,具有疏肝解郁、养血健脾之功效。主治肝郁血虚脾弱证。两胁作痛,头痛目眩,口燥咽干,神疲食少,或月经不调,乳房胀痛,脉弦而虚者。本案患者初起症见口干、眼干,邪轻症浅,为燥毒侵犯清窍,津液输布障碍不能濡养口目,因未予重视,致燥邪深入。患者既往有慢性胃炎病史,消化系统功能较弱,燥毒侵犯,则出现食欲减退、乏力、消瘦等症,且脾胃为气血生化之源,燥毒阻碍津液的生成、布散,故干燥症状逐渐加重。患者既往有甲亢病史,甲状腺疾病多责之于情志不畅,加之患者平素易焦虑、晨起可见口苦,可知其素有肝气郁结。患者为中年女性,年逾四十,阴气自半,肾精亏损,故见潮热盗汗、舌红脉细数等阴虚表现。临证时既要考虑解毒开玄恢复津液流通、理气开玄恢复津液代谢,又要兼顾固护脾胃以安中脏、补益肾精以固先天,方选逍遥散加减合清热解毒、补脾益肾之品。方中以甘寒之忍冬藤、金银花为君药,直取病因,清解燥毒以开玄府,畅津液流通之道;柴胡、炙升麻疏肝理气,且味辛散,升举阳气,鼓动气机以开玄府,恢复津液代谢之动力;人参、炒白术、茯苓健脾补气,使运化有权,津液之源得充;炒白芍、当归、川芎养血活血通络,使脉道通畅,肝血得养;芳香之香附、枳壳疏肝理气,一则助柴麻调畅气机,二则恢复肝脏疏泄,调理情志;女贞子、墨旱莲滋阴养血,补益肾精;煅龙骨、煅牡蛎、首乌藤滋阴潜阳,清热敛汗,同时助女贞子等滋养阴精;炙甘草调和诸药。诸药合用,燥毒得清,玄府通畅,阴津充沛,四肢百骸诸窍得以荣养。二诊时,患者口眼干燥症状减轻,情志改善,由颈部不适可知燥毒停留于筋脉,故易金银花为红藤、加葛根增清热凉血、舒筋活络之力,使药力直达患处,加甘平之生麦芽健脾疏肝理气,以固疗效。

来源:王皓,刘英,姜萍.基于"燥毒-玄府"理论辨治干燥综合征撷粹[J].江苏中医,2023,55(1):52-54.

(二)湿热蕴脾证

甘草泻心汤加减治验。

梁某,女,67 岁,2017 年 7 月 9 日初诊。

病史:患者双眼干涩,口咽干燥,夜间尤甚,饮水不能缓解,口苦舌咽痛,关节时痛,大小便正常,精神可,舌红少津,脉沉弦。干燥综合征病史 3 年,反复中西药治疗效果不佳,慕名来诊,舌淡红、苔黄,脉沉弦。西医诊断为干燥综合征,中医诊断为燥痹(湿热蕴脾证)。治以清热解毒、健脾利湿,方选甘草泻心汤加减。

方药:生甘草 30 g、半夏 20 g、黄连 10 g、黄芩 10 g、党参 15 g、山药 20 g、干姜 20 g、白术 20 g、茯苓 20 g、薏苡仁 20 g、麦冬 15 g、玄参 20 g。7 剂,每天 1 剂,水煎服 300 mL,分 2 次服。

二诊:服上药 7 剂后,患者口咽干燥明显减轻,上方加生地 25 g,继服 7 剂。

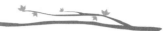

三诊:症状明显减轻,眼干、咽干口燥减轻五成有余,患者要求将原方做九剂缓服善后,半年后随访症状仅余轻微,续方巩固。

[按语]　甘草泻心汤出自《伤寒论》,具有益气和胃、消痞止呕之功效。主治伤寒痞证,胃气虚弱,腹中雷鸣,下利,水谷不化,心下痞硬而满,干呕心烦不得安。临床常用于治疗急慢性胃肠炎症、白塞病等。本方即半夏泻心汤加重甘草用量而成。甘草为君药,以补中缓急,使胃虚得补,急利得缓,余药仍和胃消痞。干燥综合征与中医燥证、燥痹相似,目前中医临床治疗有一定特色,民族医药治疗效果也报道很多。中医针对不同个体采取辨证施治的治疗方法,具有整体观念,治疗手段较为灵活,效果肯定且副作用少,能有效缓解患者临床症状、减少复发及提高生活质量。其主要病机为阴亏津少,气阴两虚,体内水液代谢输布失常,不能濡养荣润四肢百骸,从而导致干燥症状的发生。益气养阴润燥是基本治法,包括益气健脾、宣肺布津、滋肝润燥、补肾生津等。本案患者双眼干燥、口干、咽干、无唾液等为久积生热、湿热蕴结、酿生热毒、熏蒸上焦、津液亏耗所致,施以甘草泻心汤加减生津润燥之品治疗,后加益气生津之品,巩固治疗,疗效肯定。

来源:王海强,蔡宏波,郑丽红.谢晶日教授应用甘草泻心汤验案五则[J].中国医药导报,2019,16(22):139-141,154.

(三)气阴亏虚,痰瘀阻络证

百合地黄汤合归芪六君子汤加减治验。

患者,女,52岁,2016年9月21日初诊。

病史:患者近1年来口干伴疲乏无力反复发作,曾于某医院查抗SSA抗体(+)、抗SSB抗体(+),因拒绝服用激素类及免疫抑制剂等药物,求中医治疗遂来就诊。刻下症:口干,疲乏无力,偶有干咳,咽干,畏寒怕热,时有腰酸,活动时加重,偶有心慌气短,纳可,二便调,夜寐欠安。既往史:高血压、冠状动脉粥样硬化性心脏病病史5年余,曾于2014年行冠状动脉支架植入术。查体:皮肤干燥,舌淡暗,苔薄黄腻,舌下脉络迂曲,脉沉细无力。西医诊断为干燥综合征,中医诊断为燥痹(气阴亏虚,痰瘀阻络证)。治以益气养阴、化痰通络,方选百合地黄汤合归芪六君子汤加减。

方药:百合20 g、生地黄30 g、知母12 g、麦冬20 g、当归12 g、太子参20 g、麸炒白术15 g、茯苓15 g、陈皮10 g、法半夏10 g、乌梅10 g、白芍15 g、丹参20 g、三七粉3 g(冲服)、炙甘草5 g。7剂,水煎服,日1剂,分早晚温服。

二诊:2016年9月28日,患者服药后口干、疲乏无力等症状明显好转,夜寐转安,仍有咽干,偶有干咳、心慌,纳食、二便可,舌脉基本同前。予前方去知母、麦冬、法半夏、乌梅、白芍、三七,加炒栀子15 g、淡豆豉20 g、枇杷叶15 g、枳壳6 g、牛蒡子12 g、浙贝母12 g,将茯苓15 g改为茯神15 g。7剂,水煎服,日1剂,分早晚温服。

三诊:患者服药后咳嗽、咽干消失,余症较前皆减轻,继予前方加减以巩固疗效。

[按语]　百合地黄汤出自《金匮要略》,具有养肺阴、清热、益心营、凉血之功效。主治百合病之心肺阴虚内热证。症见神志恍惚,意欲饮食复不能食,时而欲食,时而恶食;沉默寡言,欲卧不能卧,欲行不能行,如有神灵;如寒无寒,如热无热,口苦,小便赤,舌红

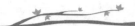

少苔,脉微细。方中百合色白入肺,养肺阴而清气热;生地黄色黑入肾,益心营而清血热;泉水清热利小便。诸药合用,心肺同治,阴复热退,百脉因之调和,病可自愈。患者以口干、疲乏无力为主要表现,符合中医"燥痹"的临床特点。患者年过半百,真阴自亏,津血同源,阴血不足,无以濡养肌肤孔窍,则见口干、咽干、皮肤干燥;无以充盈血脉则心神受扰,夜寐欠安;真阴不足,症见腰酸,活动时加重;阴虚则阳无所附,故兼见畏寒、怕热;津血载气,阴津不足则气亦亏虚,故见疲劳无力、心慌气短;气行津血,气虚则无力推动津液、血液运行而成痰湿、瘀血,舌淡暗、苔薄黄腻、舌下脉络迂曲、脉沉细无力为气阴亏虚、痰瘀阻络之象。治疗以百合地黄汤合归芪六君子汤加减,又加麦冬、知母、白芍而以益气养阴、化痰通络。陈皮、法半夏与乌梅相伍,散收并用,化痰湿而不过于耗散。以丹参、三七粉,通心脉而畅血络。复诊时主症较前好转,尚有咽干、干咳、心慌,苔仍薄黄腻,虑为痰热扰于胸膈,故稍减滋阴生津及温燥之品,而加入清热化痰、降气止咳之品,效果良好。

来源:陈一凡,李雁.杜怀棠运用百合及相关组方治疗疑难病经验[J].现代中医临床,2023,30(2):56-59.

(四)脾虚湿盛证

参苓白术散加减治验。

患者,女,32岁,2020年11月10日初诊。

病史:患者1个月前体检时发现抗SSA抗体(+)、抗SSB抗体(+),遂于当地医院行唇腺活检检查,确诊为"原发性干燥综合征"。刻诊:望之有神,精神良好,形体适中,诉时有口干,但不欲多饮,偶欲少饮温水,无眼干、皮肤干燥,时有疲倦乏力,不欲食,夜寐一般,小便频数清长,大便1日一行,质可。舌淡红,苔薄,脉沉迟尚有力。西医诊断:干燥综合征。中医诊断:燥痹(脾虚湿盛证)。治以益气健脾渗湿,方选参苓白术散加减。

方药:党参15 g、茯苓30 g、白术20 g、白扁豆15 g、陈皮10 g、山药10 g、砂仁15 g、薏苡仁15 g、桂枝15 g、甘草6 g。10剂,日1剂,水煎服,早晚温服。

二诊:诉疲倦乏力改善,食欲恢复,无明显口干,夜寐佳。嘱原方继服10剂,定期复查及关注身体不适症状,不适随诊。

[按语] 本患者病程较短,根据口干不甚、疲倦乏力、小便清长等可辨为燥痹初期之脾虚湿盛证。治疗则以益气健脾渗湿之参苓白术散加减。方中以党参、山药补益亏虚之脾气,茯苓、白术健运困阻之脾湿,四药合而为君;陈皮、砂仁既醒脾健脾,又可行气使中焦运化而诸身气机通畅,辅而为臣;佐以白扁豆、薏苡仁甘淡渗湿使水湿下行引为小便而出;而桂枝、甘草可温中焦脾阳,既使脾得温运又可助脾津上承而改善干燥之症,是为使药。此方一用,患者脾充津足湿去,此后如尚有乏力等症,继服原方可健脾生津渗湿,症状可解。

来源:熊小花,王莘智.王莘智从脾虚湿热论治干燥综合征经验[J].中医药导报,2022,28(10):123-125.

(五)阴液亏虚证

一贯煎合益胃汤加减治验。

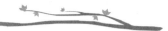

易某,女,73 岁,2012 年 6 月 2 日初诊。

病史:诉口干 1 年,尤以夜间较重,进食时需饮水方可吞咽,饮水不解渴,轻微眼干,便秘。失眠,需要口服艾司唑仑片方可入睡,曾于外院就诊,予以唇腺活检术,病检报告示符合干燥综合征。今欲中药治疗,特来诊。检查:患者精神欠佳,少气懒言,双目干,张口可,口腔黏膜干燥,无光泽,色稍白。双侧唾液腺促排无明显分泌物,舌背可见多条浅裂纹。舌质淡,少苔,脉沉细弱。西医诊断:干燥综合征。中医诊断:燥痹(阴液津亏证)。治以滋阴润燥、生津止渴,方选一贯煎合益胃汤加减。

方药:生地黄 10 g、天花粉 10 g、白芍 15 g、麦冬 20 g、五味子 10 g、熟地黄 20 g、黄芪20 g、黄精 10 g、石斛 10 g、柏子仁 10 g、玉竹 10 g、百合 10 g、黄连 3 g、甘草 5 g。水煎服,日 1 剂,10 剂。

二诊:2012 年 6 月 13 日,服药后口干、眼干、失眠等症状好转。原方去黄连,日1 剂,10 剂,续服之。

三诊:2012 年 6 月 25 日,服药后口干、眼干等症状基本消失。守原方 20 剂,续服之。观察 1 年,病情稳定。

[按语] 《素问·宣明五气》云:"五脏化液,心为汗,肺为涕,肝为泪,脾为涎,肾为唾,是谓五液。"阴液耗竭,虚火燥盛,日久伤及脏腑,官窍失之濡润而致此病。一贯煎为治疗阴虚证之常用方,故以其加减。因其属甘凉滋阴之药物,久服易滞碍脾胃,故合益胃汤护脾胃。方中生地黄、麦冬清热凉血,养阴生津;玉竹、石斛性味甘寒,益阴养血,益胃生津,补益肝肾;黄芪补肾益气生津,增津润燥;熟地黄补血滋阴;天花粉、百合、黄精养阴润燥;白芍味苦微寒,养血敛阴;黄连苦寒,尤善清心火;五味子、柏子仁味甘质润,补阴养心;甘草调和诸药。全方诸药,共奏养阴生津之效。

来源:阳亚男,陈世娟,李元聪.李元聪教授治疗舍格伦综合征临证经验[J].光明中医,2022,37(20):3685-3687.

(六)肝郁化火证

逍遥散加减治验。

赵某,女,52 岁,2016 年 4 月 21 日初诊。

病史:患者自 1 年前其丈夫发生车祸后,出现口干口苦,常情绪低落,胸胁胀痛,夜间常觉口干加重,导致失眠,且有外阴干痒的症状。近半年月经紊乱,常常便秘,自用"下火药"又产生腹泻症状。于外院就诊,诊断为干燥综合征。今来诊求中医治疗。检查:患者面黄,口舌干燥,双侧唾液腺促排减弱,口底黏液池消失。舌质淡,少津,苔薄白,脉弦紧。西医诊断:干燥综合征。中医诊断:燥痹(肝郁化火证)。治以疏肝解郁、理气止渴,方选逍遥散加减。

方药:当归 10 g、白芍 10 g、茯苓 10 g、白术 10 g、柴胡 10 g、牡丹皮 10 g、甘草 5 g、薄荷 5 g、黄芩 10 g、石斛 10 g、芦根 10 g、麦冬 10 g、郁金 10 g、黄柏 10 g、柏子仁 10 g、珍珠母10 g。10 剂,日 1 剂,水煎服。

二诊:2016 年 5 月 6 日,服药后口干、外阴干痒症状好转,大便通畅,但仍失眠多

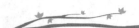

梦,去黄芩、黄柏,加黄连5 g,牡丹皮易为丹参10 g。10剂,日1剂,续服之。

三诊:2016年5月16日,服药后口干明显减轻,诸症好转。守原方20剂,续服之。观察1年,病情稳定。

[按语]《血证论·脏腑病机论》载:"肝属木,木气冲和条达,不致遏郁,则血脉得畅。"《医碥》谓:"因郁而不舒,则皆肝木之病矣。"肝主情志,肝气条达,则气血调畅,心情舒爽;肝气郁结,则气滞血阻,情志不舒。《肝胆源流论》又言:"所以善治郁者必善调肝,肝气一和则气枢得畅,诸郁未有不解之理。"故以疏肝论治。方中以柴胡疏肝解郁,调畅气机,并引药入肝经;当归、白芍补血养血、柔肝缓痛,二者与柴胡同用,补肝血肝阴、调血和肝;木郁土虚,肝病易传之脾,伤气血生化之源,故以白术、茯苓补脾益气;牡丹皮味苦淡平,清肝胆之火;珍珠母滋肝阴、清肝火;薄荷、郁金疏肝行气,解郁止痛;黄芩、黄柏清热泻火解郁热,配以石斛、芦根、麦冬味甘性寒,养阴生津润燥;柏子仁味甘质润,补心养血、润肠通便;甘草益气补中。诸药合用,防郁而化热之弊,共奏疏肝解郁、理气止渴之效。

来源:阳亚男,陈世娟,李元聪.李元聪教授治疗舍格伦综合征临证经验[J].光明中医,2022,37(20):3685-3687.

(七)气滞血瘀证

桃红四物汤加减治验。

雷某,女,49岁,2010年9月17日初诊。

病史:诉口干不适近8个月,同时双手指尖有麻木感,觉近2年脸色暗沉,月经量少,色黑,常便秘。于外院就诊,诊断为干燥综合征。今来诊欲以中药治疗。检查:患者面色黧黑,口腔黏膜干燥,口咽部亦干燥,口底黏液池消失。舌质暗紫,舌尖边有瘀点,舌腹静脉曲张。脉细涩。西医诊断:干燥综合征,中医诊断:燥痹(气滞血瘀证)。治以养血活血、祛瘀润燥,方选桃红四物汤加减。

方药:桃仁10 g、红花10 g、当归10 g、生地黄20 g、白芍10 g、川芎10 g、百合15 g、沙参10 g、麦冬10 g、僵蚕10 g、地龙10 g、防风10 g、甘草5 g。水煎服,日1剂,10剂。

二诊:2010年9月29日,服药后口干等症状明显改善,月经量变多、色红,指尖麻木感好转。原方去僵蚕、川芎,加天花粉10 g、石斛10 g。10剂,续服之。

三诊:2010年10月9日,服药后口干等症状消失。守原方20剂,续服之。观察1年,病情稳定。

[按语]《临证指南医案·燥》指出:"燥为干涩不通之疾。"气血运行无力,瘀血内生,经络阻塞,复而血行受阻,久之津液不能敷布于官窍,致干燥之症;血运不畅,新血不生,加重燥症。《蒲辅周医疗经验》记载:"四物汤为一切血病通用之方。"桃红四物汤是在四物汤的基础上加桃仁、红花,意在活血化瘀,适用于血瘀之证。方中以强劲的破血之品桃仁、红花为主,力主活血化瘀;血热者,改熟地黄为生地黄,行清热凉血、养阴生津之效;当归滋阴补肝、养血调经,与生地黄相伍,强补血之力,兼行营血之滞;百合养阴润燥;沙参、麦冬益胃生津;白芍味苦甘酸,养血和营,以增补血之力;川芎活血散瘀、调畅气

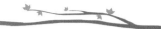

血,与当归相协则活血之力益彰;僵蚕、防风、地龙活血祛风、舒筋通络;甘草调和诸药。诸药合用,使补血而不滞血,共奏养血活血、祛瘀润燥之功。

来源:阳亚男,陈世娟,李元聪.李元聪教授治疗舍格伦综合征临证经验[J].光明中医,2022,37(20):3685-3687.

(八)肺胃阴伤证

增液汤加减治验。

王某,女,46岁,2010年3月26日初诊。

病史:口唇干裂,需频频饮水,两目干涩,皮肤干燥,胃脘隐痛不舒,心烦,小便短少,大便秘结,舌暗红少苔,脉沉细。曾经现代医学检查确诊为干燥综合征。西医诊断:干燥综合征。中医诊断:燥痹(肺胃阴伤证)。治以润肺益胃、养阴生津润燥,方选增液汤加减。

方药:玄参25 g、葛根25 g、肉苁蓉20 g、玉竹10 g、生地黄15 g、麦门冬15 g、沙参15 g、天花粉15 g、知母15 g、石斛15 g。7剂,水煎服。

二诊:患者口干较前略有好转,仍觉目干。舌红,脉细。原方加枸杞子20 g、五味子10 g,7剂。

三诊:患者仅晨起略感口干,两目干涩缓解,大便通,但觉眠差。舌淡,苔薄,脉沉细。上方加炒酸枣仁20 g、远志10 g。随症加减治疗2个月后,患者口干明显缓解,无须频频饮水,眼干及皮肤干燥均明显缓解,遂改为丸剂以调理预后。

[按语]　肺为五脏之华盖,燥热之邪最容易伤肺,以致肺胃阴伤。故本病治疗原则以滋阴润燥为大法,增液润燥、养阴生津。处方以增液汤加减化裁。方中玄参滋阴润燥,壮水制火;生地黄、麦门冬、沙参益肺养阴,壮水生金,与玄参配伍加强滋阴润燥之力;葛根、天花粉、玉竹清热润燥、生津止渴;肉苁蓉滑肠润燥,因肺和大肠相表里,润肠则有利于润肺;石斛、知母具有养阴清热、益胃生津之功。

来源:孙丽英,秦鹏飞,梁雪,等.段富津教授运用养阴润燥法治疗干燥综合征验案举隅[J].中医药信息,2014,31(2):49-50.

(九)肝肾阴虚,虚火上炎证

六味地黄丸合增液汤加减治验。

患者,女,36岁,2015年4月8日初诊。

病史:患者1个月前因口眼干燥就诊某医院,经ANA谱、颌下腺病理活检、唾液流率等检查确诊为原发性SS。但未系统服用药物治疗。1周前口眼干燥症状加重,为求进一步治疗遂来我院就诊。刻下见:口唇开裂,口渴喜饮,双眼干涩,大哭无泪,牙齿脱落,皮肤干燥皲裂,心烦失眠,手足心热,脱发,大便干燥。近期体重未明显减轻,舌嫩红,苔少,脉弦细。西医诊断:干燥综合征。中医诊断:燥痹(肝肾阴虚,虚火上炎证)。治以养阴清热、活血润燥,方选六味地黄丸合增液汤加减。

方药:石斛15 g、山萸肉20 g、熟地黄30 g、墨旱莲10 g、炙鳖甲30 g、玄参30 g、土贝母10 g、土茯苓30 g、生地黄30 g、知母15 g、麦冬10 g、砂仁10 g、佛手10 g、天花粉15 g、

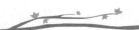

丹参 10 g、莪术 10 g。14 剂,水煎服,日 1 剂,早晚分服。

二诊:2015 年 4 月 28 日,自诉口眼干燥症状减轻,但服药后胃部不适,余症状同前,舌嫩红,苔薄白,脉弦细。患者症减说明辨证施治方向正确,遂于前方基础上继续加强滋阴力度以救津液不足之本,并去除辛通活血之品以和胃,石斛改成 30 g,加北沙参 10 g、白及 10 g,减丹参、莪术、土茯苓。14 剂,水煎服,日 1 剂,早晚分服。

三诊:2015 年 5 月 26 日,患者自诉口渴喜饮次数减少,能进食干食,无胃部不适感,口腔、阴部溃疡,二便调,舌嫩红,苔白腻,脉细。滋阴易助湿,郁而化热,湿热夹杂成毒,上炎则为口腔溃疡,下注则发阴部溃疡,适当减量滋阴之品,急则治标,当清热解毒燥湿。方药:石斛 20 g、山萸肉 30 g、乌梅 10 g、麦冬 15 g、玄参 30 g、白鲜皮 15 g、黄柏 10 g、夏枯草 10 g、土茯苓 15 g、生甘草 10 g、荆芥 10 g、紫苏梗 10 g、乌梢蛇 10 g。14 剂,水煎服,日 1 剂,早晚分服。

四诊:2015 年 6 月 10 日,口腔、阴部溃疡明显好转,继续守上方治疗,但唯恐燥湿之药长期使用伤阴更甚,缓则治本,故酌情加入生地黄 30 g、沙参 15 g、葛根 30 g 以守阴,减夏枯草。14 剂,水煎服,日 1 剂,早晚分服。

五诊:2015 年 7 月 1 日,患者溃疡已完全愈合。然清热燥湿之品中病即可,故溃疡愈合后减去黄柏、白鲜皮等燥湿伤阴之品。继续养阴清热、活血润燥以巩固治疗。随访至今,患者口干、眼干症状明显改善,脱发、牙齿脱落症状也随之好转,二便调,溃疡未复发,继续随访续方。

[按语] 本案患者燥痹以阴虚为本,当补肝肾之阴,方以六味地黄丸合增液汤加减。方中大队滋补肝肾之品,如山萸肉、熟地黄等,加清热养阴之品,如生地黄、玄参、鳖甲等,共治阴亏之本。其中生地黄配玄参,前者补肾阴生津,后者养阴降火,两者相配补而不腻,尤其适用于 SS 阴血偏亢及激素撤退后引起的阴虚火旺,如心烦失眠、手足心热等。湿热内蕴生毒上发口腔溃疡、下发阴部溃疡,药以夏枯草、黄柏、白鲜皮清热解毒燥湿以治标。然燥痹日久,阻滞经络气血,药以丹参、乌梢蛇、莪术等活血通络。另外,药物过于苦寒、辛燥易伤及脾胃,故治疗时应顾护胃气。现代药理研究表明,白及多糖具有抗实验性胃溃疡的作用。SS 病情复杂,临证时首应辨明标本虚实,统筹整体,紧扣病情实际与津液盈亏,斟酌加减中药,并可结合现代药理研究,选取对 SS 有针对性作用药物以提高疗效。

来源:夏淑洁,王义军. 胡荫奇治疗干燥综合征经验浅析[J]. 中华中医药杂志,2017,32(7):3015-3017.

(十)气阴两虚,湿热蕴结,瘀血阻络证

当归补血汤合一贯煎加减治验。

患者,女,57 岁,2009 年 7 月 29 日初诊。

病史:2008 年 7 月行脑膜瘤手术,半年后化验肝功能示丙氨酸转氨酶(ALT)101 ~ 166 U/L,保肝治疗后恢复正常。2009 年 2 月出现乏力、纳差、厌油,再次化验 ALT 321 U/L、天冬氨酸转氨酶(AST)490 U/L、γ-谷氨酰转移酶(GGT)117 U/L、碱性磷酸酶(ALP)

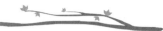

154 U/L、总胆红素(TBil) 27.71 μmol/L。住院行肝穿刺病理检查：重度小叶型肝炎。予口服泼尼松龙 5 mg/d；熊去氧胆酸 250 mg,3 次/d；复方甘草酸苷 2 片,3 次/d 治疗。同年 7 月诊断为干燥综合征肝损害。刻下：口眼干燥,乏力纳差,胃脘灼热,皮肤触碰后瘀斑,手足发麻,烘热汗出,手足心热,小腹拘急不舒。舌红干燥少苔,脉细滑。肝功能：ALT 142 U/L,AST 129 U/L,TBil 47.7 μmol/L。腹部 B 超提示肝硬化,脾厚 4.8 cm,肋下 1.0 cm,腹水,盆腔积液,胆囊结石,胆囊炎。西医予泼尼松龙 50 mg/d,法莫替丁片 20 mg,3 次/d。西医诊断：干燥综合征。中医诊断：燥痹(气阴两虚,湿热蕴结,瘀血阻络证)。治以益气养阴、清热利湿、活血通络,方选当归补血汤合一贯煎加减。

方药：生黄芪 30 g、当归 10 g、北沙参 15 g、麦冬 10 g、生地 15 g、石斛 20 g、赤芍 15 g、郁金 10 g、红花 10 g、茜草 10 g、茵陈 30 g、金钱草 30 g、茯苓 15 g、陈皮 10 g、炙甘草 5 g。

二诊：服药 2 月余,乏力减轻,纳食增加,不再厌油。泼尼松龙减为 22.5 mg/d。肝功能：ALT 15 U/L,AST 62 U/L,TBil 15.3 μmol/L。守方去金钱草、茵陈,加红景天 15 g。

三诊：2010 年 1 月 28 日。精神体力均好,口干减轻,偶有乏力。复查肝功能：ALT 15 U/L,AST 62 U/L,TBil 15.3 μmol/L。

四诊：2010 年 8 月后激素逐渐减量为 5 mg/d 维持,复查血常规、肝功能均正常,腹胀乏力明显减轻。治以健脾益气、疏肝活血、养血滋阴为主：生黄芪 30 g、当归 10 g、女贞子 10 g、枸杞子 10 g、赤芍 15 g、茵陈 15 g、马鞭草 15 g、丹参 30 g、王不留行 10 g、陈皮 10 g、北沙参 15 g、红花 10 g、阿胶 10 g(烊化)、莪术 10 g、炙甘草 6 g。

五诊：2011 年 4 月 30 日,复查肝功能正常,无不适。守方配制丸药,服用至今,病情稳定。

[按语]　一贯煎出自《柳州医话》,具有调和肝脾、疏肝解郁之效。干燥综合征除了原发病导致的肝损害之外,常合并自身免疫性肝炎(AIH) 和(或)原发性胆汁性肝硬化(PBC),临床有肝区不适、乏力、纳差、黄疸、大便不畅等表现。如发展为肝硬化可出现肝脾大、水肿、腹水。中医多从胁痛、腹胀、黄疸、癥瘕、臌胀论治。干燥综合征以阴虚津亏为本,如合并 AIH 后多兼有肝郁脾虚、湿热血瘀的证候。治疗以养阴生津、清利湿热、理气活血为主。合并 PBC 者病机关键以脾胃病变为中心,除气阴两虚证之外,常伴脾虚肝郁见证,晚期又可出现湿热瘀血搏结的表现,临床常分为肝郁脾虚、脾胃气虚、湿热瘀血和肝肾阴虚进行辨治。治以益气养阴、疏肝解郁、健脾益肾、利水祛湿、活血化瘀为主,常用方有逍遥散、补中益气汤、七味白术散、一贯煎、滋水清肝饮等。在应用甘寒生津或苦寒清热的药物时甚为慎重,以免滋腻碍胃,遏伤脾阳,阻滞气机,加重病情。

来源：宣磊,王景,董振华.董振华治疗干燥综合征多系统受累的经验[J].中国临床医杂志,2015,43(8):20-23.

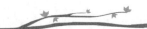

(十一)肾气不固,气阴两虚证

五子衍宗丸加味治验。

患者,女,29岁,2011年4月27日初诊。

病史:患者2009年12月突发无力,近似软瘫,当地化验血钾2.5 mmol/L,补钾治疗后恢复。继之口干思饮,尿频量多,间断发生乏力。2010年4月于当地医院确诊为干燥综合征并发肾小管酸中毒,补钾治疗至今。因对服用激素治疗有顾虑,求治于中医。现口干多饮,乏力腰酸,尿频量多,每日尿量3 000 mL左右。舌红无苔干燥,脉沉细。西医诊断:干燥综合征。中医诊断:燥痹(肾气不固,气阴两虚证)。治以补肾固精、益气养阴,方选五子衍宗丸加减。

方药:菟丝子15 g、枸杞子10 g、五味子10 g、覆盆子10 g、车前子10 g(包煎)、生黄芪30 g、石斛20 g、忍冬藤30 g、牛膝15 g、天花粉30 g、红景天15 g、白芍10 g、生甘草6 g、苦参10 g、生地黄15 g。

二诊:服药2个月,尿量从3 000 mL/d减至1 600 mL/d左右。口干、乏力减轻。原方加凤尾草15 g。

三诊:再服2个月,诸证告愈,无不适感,化验肝肾功能、血钾均正常。

四诊:2012年1月5日,复查肝肾功能正常。乃将原方调整配制丸药巩固。诸药共研细末,炼蜜为丸,每丸重约9 g,每次1丸,每日3次。随访至今,未反复。

[按语] 五子衍宗丸出自《续名医类案》,具有补肾填精之功效。干燥综合征肾损害以肾小管酸中毒(RTA)最为常见,起病和发展隐匿,多为亚临床型,伴有临床症状者可呈现低血钾软瘫(肌无力)、肾性尿崩、肾性软骨病、泌尿系结石甚或肾功能不全等。病机为肾气不固,封藏失职。《素问·六节藏象论》云:"肾者主蛰,封藏之本,精之处也。"肾藏精即指肾气对肾精具有固秘闭藏作用,先天禀赋不足或燥毒伤肾,则肾气不足,固摄无权,封藏失职,故而钾盐等精微物质从尿中漏出。患者往往伴有腰膝酸软、下肢无力、足跟疼痛、尿频量多等肾虚之证。治疗用五子衍宗丸、六味地黄丸、左归丸等加减以补肾益精;并发骨软化、自发性骨折者加骨碎补、补骨脂、狗脊、续断等强筋壮骨;兼有脾胃气虚者加五味异功散补脾益气;兼阴虚者合增液汤滋阴润燥;兼湿热者加草薢分清饮清利湿热;兼瘀血者加莪术、三棱、丹参、王不留行等活血通络;兼有尿路结石者加金钱草、海金沙、滑石、石韦等利湿排石。

来源:宣磊,王景,董振华.董振华治疗干燥综合征多系统受累的经验[J].中国临床医杂志,2015,43(8):20-23.

(十二)肝肾阴虚证

1.一贯煎治验

患者,女,58岁,2020年7月20日初诊。

病史:口干、眼干4年,腰部疼痛3个月。症见口腔干燥,欲饮水,双眼干涩疼痛,腰部及双下肢疼痛,痿软乏力,行走不利,时有双肋部隐痛;脱发明显,易烦躁,纳可,睡眠差,二便正常,舌红,裂纹舌,苔微黄少津,脉虚弦。辅助检查:抗SSA抗体、抗SSB抗体阳

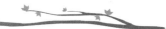

性。西医诊断：干燥综合征。中医诊断：燥痹（肝肾阴虚证）。治以滋补肝肾、养阴生津，方选一贯煎加减。

方药：生地黄 20 g、当归 10 g、北沙参 15 g、麦冬 15 g、白芍 15 g、炒杜仲 15 g、炒菟丝子 10 g、炒川牛膝 15 g、川芎 15 g、炒酸枣仁 15 g、黄芪 15 g、桂枝 10 g、甘草 10 g。

二诊：2020 年 8 月 12 日，患者诉口干、眼干症状较前减轻，腰部及双下肢疼痛减轻，近 1 周来咳嗽，咽部不适，无痰，双肋部疼痛，眩晕，耳鸣，纳可，睡眠欠佳。故在原方基础上加桔梗 10 g、炒枳壳 15 g、合欢皮 10 g、远志 10 g、女贞子 10 g、墨旱莲 15 g，白芍加至 30 g。5 剂。

三诊：2020 年 9 月 3 日，患者诉咳嗽症状缓解，双肋部疼痛及双下肢痿软乏力较前明显减轻，眩晕、耳鸣缓解，睡眠情况较前改善，烦躁症状减轻，纳食欠佳，小便调，大便偶稀溏，舌淡红少津，裂纹减少，脉虚弦。故在前方基础上去桔梗、枳壳，白芍减量至 15 g，加石斛 15 g、山药 20 g。5 剂，煎服方法同前。

［按语］ 一贯煎出自《柳州医话》，具有调和肝脾、疏肝解郁之功效。叶天士《临证指南医案》提出："盖肝主筋，肝伤则四肢不为人用，而筋骨拘挛；肾藏精，精血相生，精虚则不能灌溉诸末，血虚则不能营养筋骨……"患者辨证为肝肾阴虚证，阴血不足，津液亏虚，不养孔窍，故口干、眼干、舌红少津、裂纹舌；阴血不荣筋骨，肾虚而腰府不充，故腰部、双下肢疼痛；经脉失荣而涩，故双肋部隐痛、肢体痿软乏力、行走不利；"发为血之余"，阴血不足，故脱发明显；心阴不受肾阴所养，故患者易烦躁、睡眠差。初诊重用生地黄，加上当归、川芎补血活血；北沙参、麦冬滋阴生津；白芍敛阴柔肝；炒杜仲、炒菟丝子补肝肾、强腰膝；炒川牛膝引药下行；桂枝性温，取"少火生气"之意，与黄芪合用益气和血，与方中寒凉药物配合，则阴得阳升而泉源不竭；加之甘草调和诸药。诸药合用，共奏补益肝肾、滋阴生津之功。二诊患者咳嗽，无明显咽喉肿痛，无痰，双肋部疼痛，眩晕，耳鸣，睡眠欠佳，故加桔梗、炒枳壳宣肺利咽，远志安神益智，女贞子、墨旱莲增强补益肝肾之功。三诊患者津亏症状明显减轻，咳嗽缓解，大便偶稀溏，故去桔梗、炒枳壳，白芍减量至 15 g，加石斛、山药固滋阴生津。后随访，患者病情平稳，无明显不适症状。

来源：李青璇，聂红科，汪宗清，等.汤小虎教授从乙癸同源理论治疗干燥综合征经验[J].风湿病与关节炎，2022，11（3）：41-43，72.

2.六味地黄丸治验

陈某，女，59 岁，2016 年 9 月 27 日初诊。

病史：确诊干燥综合征 16 年，反复眼涩、口干舌燥、便结、睡眠差，2000 年 B 超示唾液腺轻度增大，2002 年完善泪液分泌试验示泪液减少，既往骨质疏松、胃食管反流病、甲状腺多发性囊肿病史，症见眼痒干涩、口鼻干燥，身上可见红疹，头晕耳鸣如蝉，纳眠一般，小便量少，大便干结，舌暗淡边有齿印，苔薄白，脉沉弦细尺弱。西医诊断：干燥综合征。中医诊断：燥痹（肝肾阴虚证）。治以滋补肝肾、养荣活血，方选六味地黄丸加减。

方药：女贞子 20 g、旱莲草 12 g、枸杞子 10 g、生白芍 15 g、五味子 6 g、牡丹皮 10 g、生地黄 12 g、山萸肉 15 g、淮山 20 g、生白术 10 g、石斛 12 g、沙参 15 g、白鲜皮 20 g、天花粉

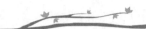

12 g、丹参 12 g、川芎 6 g、红花 3 g、桃仁 12 g、甘草 6 g、桑椹 15 g。

二诊:患者眼涩、鼻干、口干等症状改善,皮肤红疹面积减少,头晕耳鸣减轻,大便干,纳可,睡眠差,难入睡,舌淡红边有齿印,苔薄白,脉沉弦细尺弱。续守上方加炒酸枣仁 30 g、夜交藤 30 g、葛根 15 g。

三诊:患者五官干涩、耳鸣症状明显改善,皮肤瘙痒不显,舌淡红边有齿印,苔薄白,脉沉弦细。守上方减白鲜皮。

[按语] 六味地黄丸出自北宋医学家钱乙所著的《小儿药证直诀》,具有滋补肾阴之功效。在本医案中患者就诊时表现出一派阴虚内燥之象,结合舌脉,肝肾阴虚证明见,故以六味地黄丸、二至丸为主方加减。患者现已出现中度肝纤维化、舌暗、瘀血之象,病及血分,然本阴虚津亏,不能纯用活血药,故合桃红四物汤养荣活血。此外,白芍配枸杞子、白芍配五味子是赖新生治疗肝病的常用药对,前者能改善肝纤维化,后者能保肝降低转氨酶。故二、三诊患者症状明显好转,效不更方,随症加减。

来源:李明珠,王坤,罗玳红,等.赖新生通元疗法治疗原发性干燥综合征经验撷英[J].中国中医基础医学杂志,2019,25(2):262-264.

(十三)寒热错杂证

乌梅丸治验。

石某,女,43 岁,2018 年 2 月 27 日初诊。

病史:1 年前无明显诱因出现口干、眼干,无口腔溃疡。于当地医院就诊,查抗核抗体(+)、抗 SSA 抗体(+)、抗 SSB 抗体(+)、抗 nRNP/Sm 抗体(+)。唇腺活检见 1 个淋巴细胞聚集灶,肝肾功未见明显异常。诊断为干燥综合征。予口服甲泼尼龙片 4 mg 每日 1 次,硫酸羟氯喹片 0.1 g 每日 2 次。现口干苦,眼干,四肢逆冷,夜寐差,大小便正常,舌红、苔黄腻,脉弦细。西医诊断:干燥综合征。中医诊断:燥痹(寒热错杂证)。治以寒热并用,温清并举,方选乌梅丸加减。

方药:乌梅 690 g(炒)、黄连 240 g、干姜 150 g、制白附子 90 g、桂枝 90 g、细辛 90 g、黄柏 90 g、红参 90 g、花椒 60 g、当归 60 g。制成丸,每次 15 g,每天 2 次。

二诊:2018 年 3 月 22 日,口干苦、眼干症状好转,四肢逆冷症状消失,舌淡红苔薄稍黄,脉弦细。嘱继续服用丸剂。

[按语] 乌梅丸出自《伤寒论·辨厥阴病脉证并治》,具有清上温下、调和寒热之功效。肝脏阴血不足,津液亏损而致口干;肝血不足,不能濡养双目,遂眼干;肝火内扰致夜寐差。治以寒热并用,温清并举。乌梅丸加减方中重用炒乌梅伏其所主,入厥阴肝经,能滋肝、泻肝、生津,《本草崇原》谓"得东方之木味,放花于冬,成熟于夏,是禀冬令之精,而得春生之上达也"。佐黄连、黄柏苦以泻之,泻肝之用,先其所因也。制白附子、花椒、干姜温肾阳,温煦肝脉。当归、桂枝引血归经。细辛、干姜辛味主散之。红参调其中气,同时生津安神。

来源:李芳,冷文飞.冷文飞应用乌梅丸治疗干燥综合征经验[J].实用中医药杂志,2018,34(10):1267-1268.

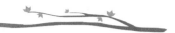

（十四）肝郁血虚证

柴胡疏肝散治验。

患者,女,51岁,2015年3月10日初诊。

病史:3年前患者逐渐出现双眼干涩,伴异物感,猖獗性龋齿,进食干物需以水送下,未系统治疗,自行使用玻璃酸钠滴眼液及饮食调理,病情未见改善,且逐渐加重。现症见双眼干涩、无泪,猖獗性龋齿,口干唇裂,双手腕、掌指、近端指间多个关节肿痛不明显,晨僵约每日1h,情绪激动,易发脾气,夜眠差,大便干结,舌干红、无苔、有裂纹,脉沉弦细。西医诊断:干燥综合征。中医诊断:燥痹(肝郁血虚证)。治以疏肝解郁、填补精血,方选柴胡疏肝散加减。

方药:柴胡15g、芍药15g、川芎12g、枳壳9g、陈皮12g、熟地黄15g、当归12g、枸杞子12g、山萸肉12g、牡丹皮9g、川楝子3g、酸枣仁9g、柏子仁9g、炙甘草6g。

[按语]　柴胡疏肝散出自《景岳全书》,具有疏肝理气、活血止痛之功效。本案患者为绝经后女性,肝肾精血已不足,病程日久,病痛折磨,情绪不畅,肝气郁结,阻滞气血运行,肝肾精血亏虚,不能荣养周身,发为本病。治宜疏肝解郁、填补精血。方用柴胡疏肝散为主方加减治疗,方中柴胡、枳壳、陈皮疏肝解郁;芍药敛肝阴,与炙甘草酸甘化阴;熟地黄、当归、枸杞子、山萸肉滋养肝肾、填补精血;佐以酸枣仁、柏子仁养心安神;气郁易致血瘀,以牡丹皮、川芎活血化瘀;少许川楝子以疏肝气、泻肝热,炙甘草兼调和诸药。上药合用,则肝气条达,精血复生,五脏自调,诸症自消。

来源:刘静,曹跃朋,刘正奇,等.钟琴教授从肺肝脾肾论治干燥综合征经验[J].风湿病与关节炎,2016,5(4):51-54.

（十五）脾肾阳虚证

小建中汤治验。

患者,女,46岁,2015年5月初诊。

病史:脘痞疼痛、口干3年。患者有慢性萎缩性胃炎病史,现症见胃脘痞满疼痛、纳差、便溏、口干、眼干,舌红、苔薄白,脉缓。西医诊断:干燥综合征、慢性萎缩性胃炎。中医诊断:燥痹(脾肾阳虚证)。治以温补脾肾,方选小建中汤加减。

方药:桂枝20g、白芍40g、甘草20g、厚朴20g、生姜30g、大枣12枚。

二诊:胃脘痞满疼痛好转,口干、眼干益甚。

[按语]　小建中汤出自《伤寒论》,具有温中补虚、和里缓急之功效。《伤寒论》曰:"少阴病,欲吐不吐,心烦,但欲寐,五六日自利而渴者,属少阴也""太阴之为病,腹满而吐,食不下,自利益甚,时腹自痛",可见患者证属太少合病。肾主水,脾主运化,脾肾阳虚,津液不得运化输布。附子汤合小建中汤,温补脾肾,使津液运化输布正常,燥象则无。且现代药理研究显示,附子、党参、白芍、茯苓等药有免疫调节功能,对自身免疫病有一定的临床疗效。

来源:贾壮壮,陈红阳.王志刚教授从温补肾阳论治干燥综合征经验[J].云南中医中药杂志,2017,38(4):9-10.

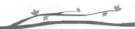

（十六）阳虚水停，瘀血阻滞证

苓桂术甘汤治验。

张某，女，63岁，2019年7月19日初诊。

病史：口干、眼干5年余。目前口干、眼干症状明显，饮水量不多，满口义齿。抗核抗体阳性（滴度1:1000），抗SSA抗体（+++），抗SSB抗体（++），抗Ro52抗体（++）。平素烦躁，饮食较少，寐差，痰多，二便尚可。西医诊断：干燥综合征。中医诊断：燥痹（阳虚水停，瘀血阻滞证）。治以通阳化饮、活血安神，方选苓桂术甘汤加减。

方药：茯苓30 g、天花粉30 g、淮小麦30 g、丹参30 g、首乌藤30 g、秫米24 g、炒白术15 g、焦六曲15 g、炙甘草9 g、姜半夏9 g、大枣9 g、桂枝6 g。

二诊：2019年8月2日，口干、眼干症状好转，痰量减少，寐差稍改善，气短，腰腿酸，舌质淡暗红、有齿印、苔腻，脉沉细。拟通阳化饮、宣肺益肾为治。处方：茯苓30 g、天花粉30 g、淮小麦30 g、丹参30 g、首乌藤30 g、杜仲30 g、秫米24 g、炒白术15 g、焦六曲15 g、滑石粉12 g（包煎）、炙甘草9 g、姜半夏9 g、大枣9 g、佩兰9 g、桔梗5 g、桂枝6 g。14剂。

三诊：2019年8月16日，患者口眼干好转，无明显咳痰，腰腿酸痛减轻，余无不适，舌质淡暗红、苔薄，脉细。治宗前法，去首乌藤、佩兰、桔梗，加炒白术至30 g。此后患者坚持服用中药半年余，随访患者口干、眼干之症明显改善，余症稳定。

[按语]　苓桂术甘汤出自《伤寒论》，具有温阳化饮、健脾利湿之功效。患者口干、眼干，渴不多饮，痰多，苔白腻，脉沉细，为脾阳虚弱，痰饮中阻，以致气化不行，津不上承，从而出现口干眼干等症，故用苓桂术甘汤温阳化饮。方中以甘淡性平之茯苓为君，《神农本草经》载其"主胸胁逆气……口焦舌干，利小便"，有健脾益气、利水渗湿之效，既可消已聚之痰饮，又可平上逆之饮邪。而以桂枝为臣，取其温阳化气，使津液上承。茯苓、桂枝相配，辛开淡渗，为温阳化气，利水渗湿之常用组合。白术为佐，健脾祛湿，以治生痰之源。另以炙甘草为佐使，合桂枝辛甘化阳，合白术崇土制水，兼可调和诸药。四药合用，温而不燥，利而不峻，配方严谨，标本兼顾，以振脾胃之阳气，以利中焦之水湿。待水饮得消，气化能行，津液得布，官窍得养，则干燥症状可自除矣。患者烦躁、寐差，有"脏躁"表现，故予甘麦大枣汤、半夏秫米汤加首乌藤养心安神，和胃化痰。考虑患者舌质偏暗，综合考虑病情迁延，久病成瘀，故用炒丹参活血化瘀。另患者纳差，选用焦六曲消食开胃，调畅气机。佐以天花粉缓解药物温燥之性，且使上承之津液得源，配方严密，调度适宜。二诊时，患者诸症好转，新增气短、腰腿酸痛，苔由薄腻变为腻苔，守原方之效，加用桔梗宣肺祛痰以开通上焦，杜仲补肾强骨以疗腰腿酸痛，佩兰、滑石以增化湿之功。三诊，患者无明显寐差、气短，诸症改善，故去首乌藤、桔梗；舌苔不腻，去佩兰；脉细，加大白术用量以补气健脾。统观整个治疗过程，抓住阳气虚弱、水湿不化导致津不上承从而出现干燥之症的根本病机，采用通阳化饮之法而收效良好。

来源：刘棒，施卫民，李正富，等.范永升"通阳化饮法"治疗干燥综合征思路探析[J].浙江中医杂志，2022，57（8）：561-562.

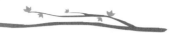

(十七)肝肾阴亏,筋脉痹阻证

1. 杞菊地黄汤治验

龚某,女,32岁,2006年3月11日初诊。

病史:2004年底开始眼睛常觉干涩,视物模糊,口渴欲饮,偶或胸闷气短,夜寐欠佳,伴关节痛。刻诊:诉眼微干,口稍渴。查无口咽溃疡,无光敏,无脘痛。舌干红,苔少欠润,脉细略弦。西医诊断:干燥综合征。中医诊断:燥痹(肝肾阴亏,筋脉痹阻证)。治以滋养肝肾阴液,佐以祛风通络,方选杞菊地黄汤加减。

方药:细生地黄12 g、怀山药12 g、泽泻12 g、云茯苓12 g、粉丹皮10 g、甘枸杞子12 g、杭菊花10 g、南沙参15 g、北沙参15 g、麦冬10 g、天花粉12 g、太子参12 g、桑枝9 g、酒地龙6 g、乌梢蛇9 g、佛手10 g、藿香(后下)10 g。

[按语]　杞菊地黄汤出自清·董西园《医级宝鉴》,具有滋肾养肝的功效。本病属燥证范畴,乃肝肾阴虚、燥邪内攻、气虚血枯,以致津液不足所致。由于肝肾阴损,筋脉失养,风邪痹阻,以致骨节疼痛,是以肝肾阴虚为本,筋脉痹阻为标,故治拟滋补肝肾之阴、养阴润燥,兼以祛风通络。方以杞菊地黄汤滋补肝肾之阴;沙参、麦冬、天花粉、太子参清润燥热,生津止渴效果显著,清而不凉,补而不腻;桑枝、酒地龙、乌梢蛇祛风通络以止痛。芳香理气药能行气、助气化而敷布津液,故佐以佛手、藿香等助津液的敷布和气化,以达到养阴润燥之目的。

来源:赖明,刘涛.沈凤阁运用养阴法验案4则[J].辽宁中医杂志,2007,360(5):660-661.

2. 六味地黄汤治验

张某,女,53岁,2013年10月31日初诊。

病史:3年出现口干、眼干症状,周身无皮疹,无口腔溃疡,未系统检查及治疗。现为进一步诊治入我科。现症:双手指疼痛,无明显肿胀及关节变形,左肘、左肩、双膝等关节疼痛,晨僵约1 h;口干,进食固体食物时必须伴水或流食送下,需随身携带水瓶频繁饮水,入夜加重,可因口干而致醒;眼干涩,有摩擦、砂砾等异物感;皮肤干燥、瘙痒,眠差,大便干,1~2日一行,舌光红无津,有裂纹,脉沉略细弦小涩。西医诊断:干燥综合征。中医诊断:燥痹(肝肾阴亏,筋脉痹阻证)。治以肝肾亏虚、筋脉痹阻,方选六味地黄汤加减。

方药:山茱萸20 g、生地黄15 g、山药15 g、茯苓15 g、牡丹皮10 g、泽泻15 g、麦冬15 g、陈皮15 g、玉竹12 g、芦根25 g、天冬12 g、夜交藤25 g、天花粉15 g、青风藤25 g、防风15 g、片姜黄12 g、威灵仙15 g、百合25 g、淫羊藿10 g、千年健15 g。

二诊:患者服药后,眼干、口干、周身关节疼痛、眠差等症均减轻,现时有项背僵痛不舒。大便略溏,小便可。舌光红少津、有裂纹,脉沉略细弦小涩。上方去千年健、百合、威灵仙,改生地18 g、泽泻12 g、青风藤30 g,加伸筋草25 g、桑枝30 g、葛根25 g。

三诊:患者服药后,口干、眼干、周身关节疼痛等症明显减轻,进食固体食物时无须伴水或流食送下,不需随身携带水瓶频繁饮水,夜间未觉明显口干。眼无摩擦、砂砾等异物感,无须使用滴眼液。纳可,眠一般,二便调。舌暗红,较前津液增多,少苔色白,脉沉略

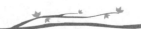

细小涩。二诊方去夜交藤,改生地20 g、山茱萸25 g、天冬15 g、芦根30 g、伸筋草30 g,加酸枣仁30 g、百合25 g。

[按语] 六味地黄汤即六味地黄丸汤剂,出自北宋医学家钱乙所著的《小儿药证直诀》,具有滋补肾阴之功效。方中以生地黄、麦冬、天冬滋补肾阴为君;臣药选用山萸肉补肝养肾而涩精,山药补益脾阴,亦能固肾;佐以泽泻利水渗湿、泄肾浊,丹皮清泄虚热、凉肝而泻阴中伏火,并制山萸肉之温涩,茯苓渗湿脾湿,既助山药补脾,又与泽泻共泻肾浊,助真阴得复其位,并配麦冬以润肺清热、金水相生,玄参以滋肾降火,天花粉清热泻火、生津止渴;以砂仁为使,防滋腻碍脾,并引药入肾。诸药合用,滋而不寒,温而不燥,滋补而不留邪,降泄而不伤正,共奏滋阴清热之效,使燥去津存,燥痹得缓。

来源:王琬茹,阎小萍.阎小萍教授诊治干燥综合征经验[J].世界中西医结合杂志,2015,10(4):473-475,592.

(十八) 寒束热郁,阴分已伤证

大青龙汤治验。

患者,男,56岁,2002年11月4日初诊。

病史:3年前因下肢重度湿疹曾输液大量激素,渐至全身干燥无汗,虽盛暑及发热时,亦无一丝汗出,燥热殊甚,心中烦乱急躁,面赤,阵发心动过速,口、咽、鼻、目皆干,咳嗽痰黏难咳,身重乏力,下肢冷,吞咽难,便可,曾多处求医未效。刻下症:恶寒无汗,发热39.3~40.5 ℃,已8天,头身痛,身沉重乏力,烦躁殊甚,面赤,清窍皆干,心率110次/min,脉紧而躁数,舌绛干无苔。西医诊断:干燥综合征。中医诊断:燥痹(寒束热郁,阴分已伤证)。治以散寒清热,兼以养阴,方选大青龙汤加减。

方药:麻黄12 g、桂枝9 g、炙甘草9 g、杏仁10 g、石膏30 g、知母6 g、生地黄18 g、生姜6片、大枣6枚。

二诊:2002年11月6日,上药连服3剂,只在胸背部见汗,余处无汗,4年多来首次见汗,欢喜异常。恶寒已解,体温降至38.3 ℃,心中躁烦明显减轻。清窍干燥如故,心率97次/min。脉弦数,舌绛红而干。因其汗出不彻,继予上方加玄参18 g。

[按语] 大青龙汤出自东汉医学家张仲景所著的《伤寒论》,具有显著的辛温解表和清热除烦之功效。本案为燥热重症,初诊时询问病史得知患者长年无汗可知其腠理闭塞,又适逢外感而出现恶寒无汗、发热身重、心中躁烦且脉紧中又有躁数之象等症状,可判断病机为表寒热郁,当散其外寒,清其里热;且症见舌干绛无苔,此由长期热郁阴分所致,当凉血养阴以滋汗源,汗源充足、津液能布则燥热减轻。故予大青龙汤加减散寒清热、滋阴润燥。方中麻黄、桂枝散其表寒,石膏、知母清其里热,杏仁调畅肺气,生地黄凉血滋阴,炙甘草、大枣、生姜助中焦之化源,全方使得气机畅达、津液能够正常输布而为汗。

来源:孙敬宣,马凯,张家惠,等.国医大师李士懋治疗干燥综合征经验[J].中华中医药杂志,2021,36(3):1420-1422.

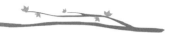

（十九）脾肾亏虚，气不化津证

升阳益胃加味汤治验。

患者，女，68 岁，2019 年 10 月 13 日初诊。

病史：患者于绝经期前后确诊原发性干燥综合征，病程约 20 年，间断服用激素类药物（具体不详）治疗，病情控制不理想。辅助检查：抗 SSA 抗体阳性；抗 SSB 抗体阳性；腮腺造影后前位观察可见腺体平坦、萎缩，部分腺体内可见充盈缺损，主导管表现为走行僵硬，管腔多种形式扩张，分支导管扩张，走行僵硬。唇腺活检示腺小叶及导管周围灶性淋巴细胞浸润（1 个灶≥50 个淋巴细胞/4 mm²），腺泡破坏、萎缩，导管扩张，纤维结缔组织增生，脂肪浸润。刻下症：口干燥，喜饮，饮后仍渴，每日大量频繁饮水，目干涩发痒，伴腰膝冷痛，四末不温，牙齿松动欲脱。夜尿频，3～4 次/晚，大便溏，1～2 次/d，舌淡，苔薄略腻，边有齿痕，脉弦滑。西医诊断：干燥综合征。中医诊断：燥痹（脾肾亏虚，气不化津证）。治当健脾补肾、生津润燥，方用升阳益胃加味汤加减。

方药：黄芪 30 g、茯苓 15 g、白芍 15 g、白术 15 g、桂枝 10 g、熟地黄 20 g、黄精 15 g、生晒参 10 g、陈皮 10 g、独活 10 g、防风 10 g、羌活 10 g、柴胡 10 g、泽泻 10 g、胡黄连 5 g、炙甘草 10 g。

二诊：口干较前略缓解，饮水频率下降，目稍干时涩，大便每日 1 次，略溏，舌脉同前。前方基础上加附子 15 g。7 剂，每日 1 剂，水煎服，服法同前。

三诊：口干明显缓解，口渴缓解，偶感目干涩，身微热，舌暗，苔薄白，脉弦略滑。二诊方加墨旱莲 10 g、女贞子 10 g，调方后继服 15 剂，每日 1 剂，服法同前。

四诊：偶感口干，手足温，腰膝较前有力，二便调，眠可，舌淡，苔薄红，脉略弦。上方继服 15 剂后，病情趋于稳定，遂将三诊方调制为水蜜丸，嘱患者连续服用半年，随访病情稳定。

[按语]　升阳益胃汤出自《内外伤辨惑论》，具有健脾益气、升阳祛湿之功效。该病案患者初诊时，口干、四末不温、腰膝发冷，且大便溏、小便频，可知该患者年老久病，肾阳衰惫，经筋血脉得不到温煦，故手足不温、腰膝发冷，连及膀胱，受累气化不利，津液无法蒸腾汽化，水液分布不均，故大小便不调。日久阴阳皆虚，燥症加重，升阳益胃加味汤在健脾益胃的基础上温肾阳、司开合，桂枝入膀胱经，鼓动气化，腠理开合正常，气津得以运行，营卫得养；黄芪、生晒参为补气生血的药对，为气血津液化生提供保障；独活、羌活、防风祛除肢体水湿，以促水液分布代谢，且具有改善肢体疼痛的作用。患者初诊服药后，口干渴较前改善，整体感觉向好，为阳中求阴，故在前方基础上加用附子。三诊时干燥诸症得到初步控制，肾阳得复，及时巩固肾阴，故加用二至丸，又可防燥养阴。四诊时病情基本得到控制，但不可放任由之，遂以汤剂改丸剂，缓缓图之。病情稳定后应重视后期调养，切忌急躁大怒，以免内火自生，消耗阴津，加重病情。若要达到愈而不发，尚需在用药观察的同时加以调养，以提高自身免疫力。

来源：李静静，张平，张茗.李敬孝教授从脾肾论治干燥综合征经验[J].天津中医药大学学报，2022，41（1）：22-26.

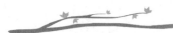

第四节　贝赫切特综合征

贝赫切特综合征又称白塞病。我国对白塞病的认识始于汉代张仲景《金匮要略》所载的"狐惑"证,该证与白塞病的临床表现颇为相似。《金匮要略·百合病狐惑阴阳毒病脉证并治》中记载:"狐惑之为病,状如伤寒,默默欲眠,目不得闭,卧起不安,蚀于喉为惑,蚀于阴为狐,不欲饮食,恶闻食臭,其面目乍赤、乍黑、乍白。"中医认为该病病机是由脏腑功能失调导致湿热内生,蕴热化毒或外感毒邪,流注于诸窍或蕴结脏腑、关节而发病,为虚实夹杂、本虚标实之症。

(一)心脾积热证

1.加味泻黄散治验

赵某,女,37岁,2021年7月31日初诊。

病史:反复口腔溃疡2年余。患者2年前因反复口腔黏膜、外阴溃疡,就诊于哈尔滨某医院,诊断为"白塞病",予醋酸泼尼松、沙利度胺口服治疗,其间症状仍反复发作。平素全身易出汗,手足心热,情绪激动或劳累后易心慌气短、胸闷乏力,为寻求中药治疗,遂来就诊。刻下症:口腔黏膜、咽喉、肛周溃疡,溃疡疼痛明显,口干口苦,双眼干涩伴刺痛、视物模糊,食欲尚可,入睡困难,睡后易醒,大便一日一行,质黏臭秽,小便正常,舌尖红,苔黄腻,脉弦数。西医诊断为白塞病,中医诊断为狐惑病。此为心脾积热之证,当以清胃泻火、解毒养阴为治,方以加味泻黄散加减。

方药:生石膏50 g、生栀子20 g、防风30 g、藿香10 g、生甘草10 g、牡丹皮15 g、地骨皮15 g、桑白皮15 g、苦参10 g、黄芩10 g、生地黄40 g、木蝴蝶20 g、地榆10 g、紫贝齿50 g。14剂,水煎服,每日1剂,早晚饭后温服。嘱其清淡饮食,忌食芹菜、菌类、羊肉等。

二诊:2021年8月14日,溃疡面积减少、疼痛减轻,口干眼干有所缓解,自述心情郁闷,仍寐差,二便正常。予上方加蜜百合10 g、合欢花10 g,续服14剂,服法同前。

三诊:2021年8月31日,患者自述近10 d未再出现溃疡,眼干、口干等症状已好转,偶有胸闷气短,睡眠仍欠佳,二便正常。予上方继服14剂。2个月内病情基本稳定,原方制成水丸,9 g/次,每日3次口服,随访无复发。

[按语]　加味泻黄散出自《医醇賸义》,多用于泻脾火,生津液,治脾有伏火,舌燥唇干,烦渴易饥,热在肌肉。本例患者病程较长,湿热毒邪蕴于肌肤,心脾积热日久,且服用激素药物易化燥伤阴,根据病情需要增大药物剂量,依法立方,疗效确切。初诊见乏力疲倦、大便臭秽等症,四诊合参,辨病属狐惑病,辨证属心脾积热之证,治以清胃泻火、解毒养阴之法,临证以加味泻黄散合三物黄芩汤,取三物黄芩汤清热燥湿、凉血解毒、滋阴养血之效;《本草纲目拾遗》中载木蝴蝶"凡痈毒不收口,以此贴之,即敛",地榆解毒疗疮,擅治皮肤溃烂,《神农本草经》言其"主妇人……带下病,止痛,除恶肉,止汗,疗金

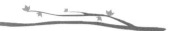

疮",二药合用加强疗疮之效;患者寐差,则加紫贝齿以安神助眠。二诊溃疡症状好转,但患者长期情绪不佳,故予上方加合欢花、蜜百合以调畅情志、解郁养心。三诊守方以巩固疗效。本病为痼疾,用丸药以缓之,且方便携带,节省药材,经济实惠。

来源:钟霞媛,朴勇洙,卢天蛟,等.国医大师卢芳运用加味泻黄散治疗心脾积热型白塞病[J].浙江中医药大学学报,2023,47(3):260-263.

2.玉女煎治验

李某,男,1994年10月5日就诊。

病史:患者4个月前在某医院诊断为复发性口腔溃疡,用西药消炎药及外用药治疗不见好转,又在我院门诊用汤药治疗1个月,症状仍不见好转,故入院治疗。查体:右眼角溃疡,口腔内外多处溃疡,面积大而深;下颌角及右上臂有环形红斑,色素沉着;心肺正常,肝脾未触及;后背部有散在小米粒大小之皮疹,右下腿根部有圆形丘疹样红斑。检查:血常规正常,红细胞沉降率24 mm/h。西医诊断为白塞病(不完全型),中医诊断为狐惑病。此为心胃火盛之证,当以清热泻火、滋阴解毒为治,方以玉女煎加味。

方药:生石膏30 g(先下)、麦冬10 g、牛膝15 g、知母10 g、生地黄10 g、蒲公英20 g、连翘12 g、紫花地丁10 g、赤芍10 g、牡丹皮10 g、鸡内金10 g、升麻3 g,每日1剂,水煎,分2次口服。上药服1剂后,疼痛明显减轻,升麻量加至15 g,再加川黄连6 g。继进3剂后,疼痛基本减轻,溃疡面明显缩小、结痂、部分愈合。患者能进少许稀粥,舌质淡、尖略红、苔薄白,脉滑,症状明显好转。再进3剂,溃疡面全部愈合。2个月后随访,未复发。

[按语]　玉女煎出自《景岳全书》,多用于胃热阴虚证,具有清胃热、滋肾阴之功效。该患者有反复发作的口腔溃疡、眼角溃疡、皮肤红斑,发热,恶寒,食少,纳呆,睡眠差等证,故诊为狐惑病,与单纯的口疮有区别。该患者形体消瘦,病情反复,必损及阴。发病季节为盛夏暑热时期,暑热之邪侵袭人体后,结气血,气血蕴毒郁蒸,火毒循经上扰,故引发本病。病机为阴虚为本,火毒为标。明·张介宾《景岳全书》曰:"若肾阴本虚,胃火复盛,上实下虚,而热渴肿痛者,玉女煎为最妙。"故用玉女煎加味,以收清热泻火、滋阴解毒、凉血之效。

来源:金明玉,曲贤玲,李向久.玉女煎加味治愈白塞氏病1例[J].吉林中医药,1995(4):25.

(二)湿热瘀阻证

1.四妙勇安汤治验

患者,男,26岁,2018年5月19日初诊。

病史:反复口腔溃疡、外阴溃疡3年,右眼视力下降5个月。患者于2015年无明显诱因开始出现口腔、外阴溃疡,溃疡疼痛明显,反复发作,久不愈合,未予重视。2017年10月开始出现右眼视物模糊、视力下降,外院予醋酸泼尼松龙滴眼液及抗炎药物后症状缓解。2个月前口腔及外阴溃疡加重,右眼视力迅速下降,再次就诊眼科诊断为"右眼葡萄膜炎",同时赴风湿免疫科就诊,检查红细胞沉降率、C反应蛋白、自身抗体谱均阴性,确诊"白塞病",给予甲泼尼龙注射液40 mg静脉滴注,1次/d,共用3 d,症状缓解。激

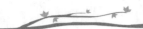

素改为甲泼尼龙40 mg 口服,1次/d,加用免疫抑制剂甲氨蝶呤10 mg,1次/周。经上述治疗患者右眼视力逐渐恢复至0.6,激素逐渐减量至甲泼尼龙16 mg,1次/d,甲氨蝶呤调整为12.5 mg,1次/周。复查 ESR 5 mm/h,CRP 0.13 mg/dL。刻下症:偶发口腔溃疡,无外阴溃疡,自觉劳累后双眼视物模糊、有异物感,右眼视力1.0,颜面及肩背部可见痤疮,手足心发热,偶有膝关节疼痛,无发热,纳可,寐欠安,二便调。舌尖偏红、苔薄黄腻,脉细滑。西医诊断为白塞病右眼葡萄膜炎,中医诊断为狐惑病。此为湿热蕴毒、瘀血阻络之证,当以清热解毒、除湿通络之治,方以四妙勇安汤加减。

方药:金银花30 g、玄参20 g、当归10 g、生甘草10 g、大青叶15 g、赤小豆30 g、蒲公英20 g、菊花20 g、知母10 g、关黄柏10 g、芦根30 g、赤芍20 g、黄芩15 g。14剂,每日1剂,水煎400 mL,早晚饭后温服。

二诊:2018年6月15日,患者无新发口腔溃疡,无外阴溃疡,劳累后仍有视物模糊,但休息后可明显缓解,右眼视力无明显变化,易流泪,皮肤痤疮减少,纳可,寐安,小便调,大便黏滞。舌红、苔薄黄腻,脉细滑。处方:上方去赤小豆,加藿香10 g、佩兰10 g、紫苏叶10 g、荷叶10 g。30剂,每日1剂,水煎400 mL,早晚饭后温服。

三诊:2018年7月14日,患者病情较稳定,无新发溃疡,视物模糊明显缓解,右眼视力未下降,无发热,纳可,寐安,二便调。舌暗红、苔薄白,脉细滑。复查:红细胞沉降率6 mm/h,超敏C反应蛋白(HS-CRP)0.16 mg/dL,血常规、肝肾功能正常。上方去藿香、佩兰、大青叶,加玉米须30 g、猪苓15 g。中药30剂,每日1剂,水煎400 mL,早晚饭后温服。患者随诊半年余,口腔溃疡偶有复发,右眼视力无明显下降,病情稳定。

[按语] 四妙勇安汤出自《验方新编》,多用于热毒炽盛所致脱疽,具有清热解毒、活血止痛之功效。患者反复口腔溃疡、外阴溃疡数年,逐渐出现右眼视力下降,检查提示炎症指标升高,自身抗体谱均阴性,西医确诊"白塞病右眼葡萄膜炎",治疗予以激素、免疫抑制剂抗炎、抑制免疫。患者素体脾虚,湿邪内生,日久化热蕴毒,湿热毒邪上攻口眼,下注二阴,灼伤络脉,可见反复口腔及外阴溃疡、眼睛视物模糊、视力减退,舌尖偏红、苔薄黄腻,脉细滑。结合患者病史特点,患者诸多临床症状符合白塞病"血管炎"病理特征,中医证属湿热毒邪内蕴、热毒伤络,治以清热解毒除湿、凉血护络,予四妙勇安汤加味。方中金银花、玄参、当归、生甘草为基础方,清热解毒、凉血护络;大青叶、蒲公英、菊花加强清热解毒;赤芍、芦根养阴清热凉血;黄芩清泻郁热;赤小豆清热利尿除湿;患者长期服用大剂量激素,出现手足心热、皮肤痤疮,加知母、关黄柏养阴清热,对抗激素不良反应。二诊时,患者热毒渐清,溃疡未见新发,但恰逢暑季,患者仍眼部不适、大便黏滞,均为湿热互结之象,湿与热互结,病情则缠绵难愈,加藿香、佩兰、紫苏叶、荷叶均气味芳香以化湿解暑。三诊,患者仍无新发溃疡,眼睛视力稳定,逐渐减少清热解毒药味,加玉米须、猪苓清热利湿,使湿热之邪有出路。

来源:王鑫,张羽,吕行,等.周彩云教授分期辨治白塞病的临证经验[J].世界中医药,2021,16(9):1477-1481.

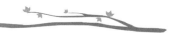

2. 半夏泻心汤治验

患者,男,51 岁,2020 年 9 月 22 日初诊。

病史:反复口腔溃疡 10 余年,加重 1 周。患者 10 余年前无明显诱因出现口腔溃疡,此起彼落,溃疡位于口腔黏膜及舌尖,溃疡愈合后留有瘢痕,破溃处疼痛剧烈,未予重视及治疗。上述症状反复发作,每年发作 10 余次之多。1 周前出现口腔溃疡、外阴溃疡,一直未愈。为求进一步诊疗,遂就诊于医院。刻下:颊黏膜、舌尖、阴囊均见溃疡及愈合陈旧性、萎缩性瘢痕,针刺试验阳性。红细胞沉降率 23 mm/h,抗心磷脂抗体弱阳性。西医诊断为白塞病,中医诊断为狐惑病。此为心火上炎、湿热瘀阻之证,当以清热泻火、活血通脉为治,方以半夏泻心汤加减。

方药:清半夏 10 g、黄连 6 g、黄芩 12 g、党参 12 g、夏枯草 30 g、川芎 10 g、地黄 10 g、当归 10 g、升麻 6 g、金银花 15 g、连翘 10 g、木蝴蝶 10 g、甘草 6 g。7 剂,水煎服400 mL,每日 1 剂,早晚分服。

二诊:2020 年 9 月 30 日,溃疡较前好转,疼痛减轻,未见新发,复查红细胞沉降率和C 反应蛋白明显下降,治疗有效。近日下肢肿胀,按之凹陷,舌质暗红、苔黄腻,脉弦细,故在前方的基础上加用泽泻 10 g、茯苓 10 g、炒白术 20 g、鬼箭羽 10 g、重楼 10 g,以淡渗利湿,使湿邪从小便而去,同时调节免疫。14 剂后,患者诸症悉平,续方继服。

[按语]　半夏泻心汤出自《伤寒论》,多用于寒热错杂之痞证,具有寒热平调、消痞散结之功效。根据症状、体征,辨病当属中医"狐惑"。中医认为心开窍于舌,心火上炎,故口舌生疮;心与小肠相表里,故小便短赤,外阴溃疡;湿热日久,酿毒成脓,故而局部破溃;舌质暗红,苔黄腻,脉细,综观症、舌、脉分析,辨证当属中医"心火上炎,湿热瘀阻"之证。本案患者以口舌生疮为主要表现,治疗重在清心泻火,活血通络。本案在半夏泻心汤的基础上加减而成,清半夏、干姜辛温除寒,和胃止呕;川黄连、黄芩苦寒泄降除热,清肠燥湿;人参、炙甘草补中益气,养胃。现代药理研究表明,半夏泻心汤的作用机制为通过直接抑制幽门螺杆菌、修护胃黏膜、调节胃肠激素、调节胃肠动力、调节胃内微生物及酶活性、抑制胃癌等多种方式,全面调节"菌—炎—癌"发生发展过程中胃黏膜"微环境"稳态。同时在本方基础上加减运用活血养血及调节免疫的药物,体现了中西医结合的用药原则。本方配伍特点乃清热与益气共进,养血与活血并举,同时符合西医解热镇痛抗炎、调节免疫的治疗原则,诸药同行,疾病乃愈。

来源:吉晓瑞,郑学军,张晓丽,等.名老中医郑学军治疗白塞氏病学术思想[J].中医临床研究,2022,14(15):25-27.

3. 藿朴夏苓汤治验

王某,女,5 岁,2010 年 5 月 31 日初诊。

病史:以"间断发热 2 年余"为代主诉入院。患儿间断性发热,最高 40 ℃,多处就诊,抗感染治疗效果差,遂至本院治疗。刻诊:低热,面部、四肢皮肤散在小疱疹,口腔双侧颊黏膜有大小不等溃疡面,咽红,心肺无异常,肝脏锁骨中线肋下 2cm,质软边锐,脾脏锁骨中线肋下 1.5 cm,质软边锐。眼科检查无异常,肠镜及病理诊断符合肠型白塞病;肝

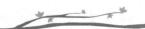

酶增高;T细胞亚群提示免疫功能紊乱,抗核抗体谱阴性。西医诊断为白塞病,中医诊断为狐惑病,此为湿热蕴结之证,当以清热利湿、解毒活血,兼以健脾为治,方以藿朴夏苓汤加减。

方药:藿香、川木瓜、厚朴、儿茶、白及、红花、白扁豆、木香各10 g,白花蛇舌草、地锦草、金银花、茯苓、滑石、炒白术、太子参各15 g,青黛、珍珠粉各3 g,黄连、清半夏、甘草各6 g,水煎服;针对患儿口腔溃疡,予黄芩10 g,黄连6 g,青黛、珍珠粉、五倍子各3 g,漱口用;同时予制大黄、黄连各6 g,地锦草10 g,败酱草、白花蛇舌草各15 g,珍珠粉3 g,中药保留灌肠。西医以糖皮质激素应用为主及对症治疗,泼尼松10 mg,每日3次,口服;甘草酸二铵注射液50 mg,静脉滴注,2个月;薄芝糖肽注射液2 mg,静脉滴注,40 d;门冬氨酸钾镁注射液,每日1支,疗程50 d,双歧杆菌四联活菌片、美沙拉嗪、护肝胶囊口服。治疗2周后患儿体温恢复正常,口腔溃疡面较前减小,面部、四肢皮肤疱疹基本消失。泼尼松开始减量,3 d减1片,直至停药,余治疗同前。共住院治疗3个月余,出院时口腔无溃疡,皮肤疱疹痊愈,肝功能正常,复查胃镜、肠镜溃疡症状全部消失。出院后继续口服中药:白及、白花蛇舌草、藿香、木瓜、黄芩、佩兰各10 g,茯苓、地锦草、当归、生龙牡、红花、大腹皮、炒白术各15 g,珍珠粉、制大黄各3 g,生薏苡仁30 g,厚朴、白蔻仁、甘草各6 g。配合西药美沙拉嗪和双歧杆菌四联活菌片,口服1个月。患儿定期门诊复查,至今未见复发。

[按语] 藿朴夏苓汤出自《医原》,多用于湿温初起,身热恶寒,肢体困倦,胸闷口腻,具有宣通气机、燥湿利水之功效。中医学中本病与"狐惑病"相似,"狐惑之为病,状如伤寒……蚀于喉为惑,蚀于阴为狐……甘草泻心汤主之"。在中医古籍有关狐惑病,口疮、痹症下疮等病证中对本病相关症状均有相应的描述。本病主要致病因素可归纳为湿、热、毒、瘀,湿毒贯穿于本病的始末,湿热蕴积,阻滞气机,热毒伤络,脉道不通致瘀,引发疾病。患儿疾病初期湿毒症状明显,故用药上首先利湿,湿不去,毒难以解,选用藿香、木瓜、厚朴、木香、白扁豆、滑石化湿和胃;白花蛇舌草,金银花、黄连、地锦草清热解毒;湿性黏滞,阻滞气机,气血运行不畅,留而为瘀,稍用红花活血化瘀,但患儿消化道溃疡面积较大,不可大剂量活血,以防止出血;脾胃居中焦,是升降的枢纽,为后天之本,脾胃运化正常,机体的各项功能才能正常运转,湿困脾胃,所以用四君子汤健运脾胃;珍珠粉、白及、青黛、儿茶敛疮生肌。外用清热解毒、敛疮生肌之黄芩、黄连、青黛、珍珠粉、五倍子等药物清洗疮面,结合直肠给药,促进肠道溃疡愈合,内外合用,以建其效。本病的急性期应对症治疗,西药以糖皮质激素治疗为主,但激素药物使用时间宜短,临床症状控制后马上减药。泼尼松具有抗炎、抗过敏作用,并能抑制结缔组织增生、降低毛细血管壁和细胞膜的通透性、减少炎性渗出等。美沙拉嗪能够抑制引起炎症的前列腺素的合成和炎症介质白三烯的形成,从而对肠黏膜的炎症起显著抑制作用,配合双歧杆菌四联活菌片,促进溃疡面愈合;甘草酸二铵、门冬氨酸钾镁注射液抗炎,配合护肝胶囊保护肝细胞,改善肝功能。

来源:柴述俊,赵坤.赵坤教授治疗儿童白塞病经验[J].中国中西医结合儿科学,

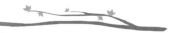

2011,3(6):504-505.

4.柴胡桂枝汤合四妙散治验

患者,女,43岁,2006年9月30日初诊。

病史:间断低热伴下肢红斑、关节疼痛、口腔溃疡10年,加重半年。患者于1996年出现低热伴多关节酸痛,右下肢散在红斑。于某医院检查结核菌素试验强阳性,抗结核治疗半年无效。1997—1998年频繁发热,右下肢红斑加重,又疑诊为"大动脉炎",口服泼尼松好转。后每因受凉即出现上述症状。2003年3月因双膝、足趾疼痛在我院风湿免疫科住院,考虑白塞病可能性大。予泼尼松、雷公藤多苷治疗后关节疼痛缓解,体温下降。出院后泼尼松渐减量,仍间断关节疼痛,下肢红斑。2006年2月因谷丙转氨酶79 U/L,停服泼尼松和雷公藤多苷,保肝治疗后肝功能正常。2006年4月初受凉后关节疼痛加重,口腔溃疡反复,就诊于中医。刻下症:周身关节窜痛,尤以肩背、两髋部明显,活动受限,夜间翻身困难,畏寒肢冷,无汗,双下肢及蹈趾麻木,不能吹空调和电扇。乏力神疲,口气臭秽,胃脘痞闷不适,大便干燥,尿黄,月经量少。舌红暗,舌尖可见小溃疡,苔腻白黄相兼,脉细滑。西医诊断为白塞病,中医诊断为狐惑病。此为太少合病、湿热痹阻之证,当以两解太少、清利湿热为治,方以柴胡桂枝汤合四妙散加减。

方药:茵陈15 g、汉防己10 g、萆薢15 g、忍冬藤30 g、石见穿15 g、穿山龙15 g。14剂,水煎服。药服7剂后,关节肌肉疼痛明显缓解,胃胀消失,二便正常,口腔溃疡愈合。

二诊:近1周因受凉双肩关节疼痛,夜间不能翻身,畏寒肢冷。守方去忍冬藤、茵陈、萆薢、穿山龙,加片姜黄、海桐皮、牡丹皮、皂角刺、羌活、独活各10 g,晚蚕沙15 g,土茯苓、金雀根各30 g,每日1剂,水煎服。服用1个月后未再发热,无口腔溃疡和下肢红斑。

三诊:每因受凉即感疼痛,后背怕风,翻身困难。证属肝肾不足,寒湿入络,肝郁气滞。方用独活寄生汤加生黄芪30 g,生薏苡仁30 g,川断、川牛膝、狗脊、千年健、茯苓各15 g,制乳香、制没药各3 g,制附子、炙甘草各6 g。每日1剂,水煎服。药后2个月关节疼痛消除,口腔黏膜偶有溃疡。化验红细胞沉降率29 mm/h,肝功能、C反应蛋白均正常。2008年3月停用西药。继以柴胡桂枝汤加减治疗半年,诸症未反复。

[按语]　柴胡桂枝汤出自《伤寒论》,主要用于外感风寒,发热自汗,微恶寒,或寒热往来,鼻鸣干呕,头痛项强,胸胁痛满,脉弦或浮大,具有和解少阳、调和营卫之功效。四妙散出自《成方便读》,主要用于治疗下焦湿热之痛风、脉痹、黄带等疾病,两者合用,有两解太少、清利湿热之功。白塞病是一种慢性血管炎性免疫病,主要表现为复发性口腔溃疡、生殖器溃疡和眼色素膜炎组成的三联征。现代医家多归于中医"狐惑病"的范畴进行辨治,认为发病与感受湿热毒邪或饮食情志所伤有关,治疗用《金匮要略》甘草泻心汤为主加减清利湿热、凉血解毒。但本案口腔溃疡的症状并不严重,而是以反复发热、下肢红斑、关节疼痛为突出表现,且每因气候变化或受凉而诱发。本病系素体虚弱,营卫不和,感受湿热毒邪,痹阻经络导致。柴胡桂枝汤本为治疗"伤寒六七日,发热,微恶寒,支节烦痛,微呕,心下支结,外证未去者"的太少并病而设,本案反复发热、关节疼痛、畏寒肢

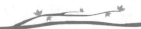

冷,当为太阳表邪未去;口腔溃疡反复、胃脘痞闷不适,乃邪入少阳之候;口气臭秽、下肢结节、大便干燥、尿黄又系湿热毒邪内蕴,上蒸下注,与用柴胡桂枝汤的方证契合,是以投之取效。

来源:宣磊,王景,董振华.董振华教授运用经方治疗风湿免疫系统疾病的经验[J].中华中医药杂志,2015,30(10):3558-3561.

(三)阳虚阴盛,虚阳上浮证

潜阳封髓丹治验。

张某,女,27岁,2018年5月3日就诊。

病史:口腔溃疡反复发作15年,加重4 d。2003年患者无明显诱因出现口腔溃疡,伴皮疹,无发热。2008年出现双眼发红伴视物模糊,于医院诊断为"白塞病",予激素和免疫抑制剂治疗后病情缓解。此后10年口腔溃疡每年发作1~2次,每次发作均服用清热祛湿的方药治疗。4 d前因劳累后出现口腔溃疡发作,色红疼痛,伴阴部溃疡,四肢散在红色小疱疹,瘙痒,遂至我科住院。查体:口唇可见2个疱疹,色黄结痂;上颌处有4枚约米粒大小溃疡面,色红疼甚,下唇系带处有1枚米粒大小溃疡,外阴部有2个溃疡;四肢散在小疱疹,瘙痒,无脱屑。辅助检查:红细胞沉降率10 mm/h,C反应蛋白7.3 mg/L,补体C4 0.407 g/L,余检查均阴性。初诊:患者面色偏黄,神疲乏力,溃疡色红痛甚,无发热恶寒,无自汗盗汗,偶有心悸,经行腹痛,遇寒加重,下肢不温,腹胀纳少,眠差,大便偏稀,小便调,舌尖红,苔薄白而润,脉沉细。西医诊断为白塞病,中医诊断为狐惑病。此为阳虚阴盛、虚阳上浮之证,当以扶阳抑阴、引火归元为治,方以潜阳封髓丹加减。

方药:黄柏30 g、砂仁15 g、甘草10 g、附子10 g、龟甲6 g、黄芪30 g、黄连6 g、肉桂5 g。7剂,水煎服,每日1剂,早晚分服。

二诊:口腔及阴部溃疡色淡红,疼痛减轻,溃疡面积未见明显缩小,关节附近的小疱疹减少,精神好转,仍乏力,下肢欠温,纳食增加,眠差,二便调,舌淡,苔薄白而润,脉沉细。上方基础上加用白芍、白及、珍珠粉敛疮生肌。

方药:黄柏30 g、砂仁15 g、甘草10 g、附子10 g、龟甲6 g、黄芪30 g、黄连6 g、肉桂5 g、白芍30 g、白及10 g、珍珠粉0.6 g。7剂,服法同前。

三诊:口腔及会阴部溃疡基本愈合,疼痛明显缓解,关节附近的小疱疹消失,乏力好转,仍有下肢不温,纳眠可,二便调,舌淡红,苔薄白,脉沉细。嘱患者继服上方10剂。随访半年,未再复发口腔及阴部溃疡。

[按语] 潜阳封髓丹由潜阳丹和封髓丹所合而成,出自清末名医郑钦安的《医理真传》,主要有引火归元、温补肾阳、清心火、补肾水之作用。《内经》曰:"善诊者,察色按脉,先别阴阳。"白塞病临证亦须先分阴阳。本案患者,根据其主症口腔及外阴部溃疡,色红痛甚,极易误认为是湿热毒火或阴虚火旺,若以清热祛湿解毒之品治疗,虽一时见效,但极易复发。细问病史,知患者曾服清热祛湿解毒之品,故知此非实火也。结合兼症(神疲乏力、下肢不温、大便稀)及舌、脉(舌苔薄白而润,脉沉细),乃一派虚寒之象,可知其溃疡色红疼痛为"阴火"的表现,阴火系指在阳虚阴盛的病理状态下,阴盛逼迫肾中真

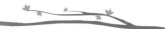

阳外越所形成的虚火,其本质是为肾中真阳不能潜藏,反变为病理之火,导致阴火病证。究其病因,大致有四:其一,本患者以口腔及生殖器溃疡为主要临床表现,医者在临证时不详辨病因病机而过度运用寒凉药,损伤其阳,阴不敛阳或阴阳之间不相顺接,虚阳浮越,导致上实下虚。其二,本病缠绵日久,久病不已穷必及肾、五脏所伤穷必及肾,疾病后期损伤脏器的阴阳气血,最终致脾、肾二脏阴阳失调,虚阳浮越。其三,随着经济发展、社会生活方式改变,人们过度贪图安逸,如使用空调等,或过食肥甘辛辣厚味、贪凉饮冷,损伤阳气,最终导致肾阳亏虚,阳虚阴盛,格阳于上,阴火上浮。其四,本患者近期压力较大,导致紧张焦虑的情绪,加重了疾病的严重程度。另外,神疲乏力、腹胀纳少、大便稀,乃脾阳虚,不能运化水谷精微所致;下肢不温,为肾阳虚失于温煦气化之象;舌尖红,为上焦有热之象;舌苔薄白而润,脉沉细亦为脾肾阳虚的表现。综合分析可知本病病机为肾阳虚衰,虚阳上浮,心肾不交,从而呈现出上热下寒之象。《内经》曰"治病必求于本",若单纯清热易致中下焦更寒,若进温补,上焦虚火不降,则上热愈炽,故治宜清上温下,引火归元,交通心肾,处以潜阳封髓丹加减治疗。

来源:万盈盈,马卫国,张春艳,等.潜阳封髓丹加减治疗白塞病验案讨论[J].现代中医药,2020,40(2):33-34.

(四)肝肾阴虚,湿热上蒸下注证

1. 知柏地黄汤治验

患者,男,39岁,2006年8月28日初诊。

病史:口腔及二阴溃疡反复发作1年余。患者口腔舌体黏膜常溃疡、肿痛、糜烂,反复发作,二阴亦有溃疡,平时服用泼尼松10 mg/d可控制。大便成形,苔黄腻质暗红,脉细。西医诊断为白塞病,中医诊断为狐惑病。此为肝肾阴虚,湿热上蒸下注之证,当以清热利湿、补益肝肾为治,方以知柏地黄汤加减。

方药:黄连5 g、黄柏10 g、知母10 g、藿香10 g、马勃5 g(包煎)、炙僵蚕10 g、苦参10 g、玄参12 g、生地黄15 g、天花粉12 g、肿节风20 g、生甘草3 g、生蒲黄10 g(包煎)、地骨皮12 g、芦根15 g。7剂,每日1剂,水煎分早晚饭后服用。

二诊:2006年9月4日,患者口腔溃疡仍肿痛,二阴亦有溃疡,口干苦,阴下潮湿。苔黄质红,脉细。守初诊方加煅人中白5 g、生石膏20 g(先煎)、金果榄6 g、雷公藤5 g(先煎)。7剂,每日1剂,水煎分早晚饭后服用。

三诊:2006年9月11日,患者口腔溃疡糜烂无改善,尿道口仍有溃烂,阴下潮湿,口干。苔中部黄腻,舌尖暗红有溃,脉细。病机为心肝火旺,络热血瘀,湿热内蕴。水牛角片20 g(先煎)、赤芍12 g、牡丹皮10 g、生地黄20 g、玄参10 g、黄柏10 g、苦参10 g、黄连5 g、龙胆草9 g、马勃6 g(包煎)、甘中黄6 g、大青叶15 g、雷公藤6 g(先煎)、肿节风20 g、炙僵蚕10 g。7剂,每日1剂,水煎分早晚饭后服用。

四诊:2006年9月18日,口腔溃疡糜烂好转,纳食较香,下部溃烂稍减,尿道口潮湿,舌尖有小溃疡。苔黄薄腻质暗,脉细。守上方加生蒲黄10 g(包煎)、土茯苓20 g。10剂,每日1剂,水煎分早晚饭后服用。患者四诊后复诊,口腔及下阴溃疡明显好转。

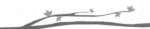

[按语]　知柏地黄汤出自《医宗金鉴》,用于阴虚火盛、下焦湿热等证,具有养阴清热、疏通尿道之功效。清代魏荔有所言:"狐惑者,阴虚血热之病也。治虫者,治其标;治虚热者,治其本也。"湿热之邪日久伤阴,湿热之邪易阻滞中焦,故首辨肝肾阴虚,湿热上蒸下注。选方以知柏地黄汤加减。方中选用黄连、黄柏、藿香、苦参清利湿热,使脾胃不为湿热所肆虐;知母、玄参、芦根、天花粉、生地黄清热泻火,养阴生津;马勃、肿节风可清热解毒;生蒲黄凉血消肿;炙僵蚕可治化痰通络。二诊时,加入中白、生石膏、金果榄、雷公藤增加清热解毒,泻火消肿之功。但二诊过后,患者症状并未改善,此时再观患者症状、舌脉,考虑患者湿毒之邪循经走窜,循肝经下注则见阴部溃疡、潮湿;循心火上炎可见舌尖、口腔溃烂,口干。明代医家赵献可有言:"湿热久停,蒸腐气血而成瘀浊。"热毒必伤阴耗气,气虚行血无力则血液瘀滞,加之湿邪阻于血络,气血运行不畅则更容易导致瘀血之证。此时已由气分热证转至血分,继而三诊转辨心肝火旺,络热血瘀,湿热内蕴。选方以犀角地黄汤清热解毒、凉血散瘀为主,加以清热燥湿、泻火解毒药物。其中水牛角片、赤芍、牡丹皮、甘中黄、大青叶有清热解毒、凉血通络的功效;龙胆草对肝经湿热下注及肝火上炎实证均有疗效。四诊时,患者症状明显改善,继用上法,加生蒲黄,《本草正义》中记载:"若舌疮口疮,皮肤湿养诸病,敷以生蒲黄细粉可煎,自有生肌之力,非仅取其清凉也。"加土茯苓可利湿祛热,搜剔湿热之蕴毒。

来源:李玲,周学平.国医大师周仲瑛治疗白塞病经验拾粹[J].中华中医药杂志,2019,34(3):1023-1025.

2.龙胆泻肝汤治验

患者,女,48岁,2010年10月6日初诊。

病史:口鼻干燥,口苦,目赤,耳痒流黄水,脐周及前后二阴红肿、丘疱疹破溃流水20余天,伴心烦,大便干。曾予西药抗菌、抗病毒及糖皮质激素应用等治疗,疗效不佳,故求中医诊治。查舌脉:脉浮弦而滑,舌体胖略红苔略腻。西医诊断为白塞病,口、眼、生殖器综合征;中医诊断为狐惑病。此为肝经湿热之证,当以清热祛湿、泻肝解毒,佐以凉血为治,方以龙胆泻肝汤加减。

方药:龙胆草9 g、木通6 g、泽泻20 g、柴胡12 g、当归12 g、车前子20 g(包煎)、黄芩9 g、黄连12 g、苍术12 g、黄柏12 g、金银花20 g、连翘15 g、蒲公英30 g、大黄6 g(后入)、赤芍20 g、牡丹皮12 g、甘草9 g。6剂,每日1剂,水煎温服。

二诊:2010年10月13日,患者诉服药后口鼻及眼部发热症消,脐周及前后二阴处红肿热痛症减。西医检查:会阴部组织病检回示鳞状上皮增生,血管扩张,炎细胞浸润。脉细数有力,舌质红、苔黄燥、有裂纹。于上方加苦参12 g。6剂,水煎温服,每日1剂。

三诊:2010年10月23日,患者诉诸症大减,查口鼻处丘疱疹已愈,脐周亦无渗液,红肿热痛症消,二阴处皮肤渐好,热痛感消,渗液减轻。刻下症:鼻干,口苦,耳稍痒时流湿液体。脉浮略滑,舌质淡红、苔薄黄。治以清泻肝胆脾胃湿毒,佐以补气扶正。于上方加西洋参6 g、太子参15 g。8剂,水煎温服,服2剂停1 d以渐治。2010年12月1日随访,患者疾病已愈,无不适。

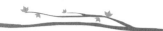

[按语]　龙胆泻肝汤出自《医方集解》,多用于肝胆实火上炎、肝经湿热下注所致病证,具有清泻肝胆实火、清利肝经湿热之功效。该病患者由于湿热毒邪内蕴脾胃、肝胆所致。湿热熏蒸于上,则口咽蚀烂;湿热浸渍于下则见前后二阴溃烂;热盛灼津则上为口干,下为便干;肝开窍于目,湿热熏蒸肝胆,则口苦、目赤;脐周湿烂红肿,乃肠胃蕴热外移之象。舌体胖略红,苔略腻,脉浮弦而滑为肠胃湿热、肝胆蕴热之象;其临床表现及病机符合中医之"狐惑病",且与现代医学之口、眼、生殖器综合征颇为相似。方用龙胆泻肝汤以清泻肝胆湿热,方中苍术、黄柏合为二妙散清下焦湿热;金银花、连翘、蒲公英、大黄清热解毒;赤芍、牡丹皮凉血。由于方证相应,故效果不菲,首剂即见效。二诊因患处发痒,故上方加苦参以祛湿止痒。清热苦寒之药久用则伤阴,病久则耗气,故三诊在上方基础上加用西洋参、太子参以清热、生津、补气以固本,并服 2 d 停 1 d,以缓收其功。

来源:贾淑丽.崔玉衡治疗狐惑病验案三例报告[J].中医临床研究,2016,8(32):116-118.

(五)热毒血瘀证

小柴胡汤治验。

患者,女,37 岁,大学教师。2018 年 4 月 5 日初诊。

病史:口腔溃疡 4 年,加重伴胸骨后烧灼样疼痛 1 周。2014 年始患者反复口腔溃疡,1 个月多于 4 次,就诊于当地医院口腔科,给予局部治疗(具体用药不详),效果不佳。数月后,患者出现口腔溃疡伴胸骨后烧灼样疼痛,就诊于山西某医院,行胃镜检查:食管多发溃疡,性质待定。诊断为"白塞病"。予以激素、免疫抑制剂治疗,症状控制可。2018 年 3 月末症状反复,继服激素、免疫抑制剂后症状未改善,遂来院就诊。症见:痛性口腔溃疡面 3 个,圆形或椭圆形,深浅不一,边界清楚,周围有红晕,大小介于米粒和绿豆之间;胸骨后烧灼样疼痛,无外阴溃疡,精神食欲差,口干舌燥,夜眠可,二便可。自发病以来,无口苦、脱发现象,无眼干、皮疹及光过敏,无结节性红斑,无反复发热,无双手遇冷时皮肤变白,无皮肤黄染。舌暗红,苔黄腻,脉细滑。辅助检查:红细胞沉降率30 mm/h,自身免疫检查、血管炎自身抗体谱均未见明显异常。胃镜检查:食管溃疡性质待定(白塞病可能),慢性浅表性胃炎。病理检查示:食管少许炎性肉芽组织,被覆鳞状上皮。符合肠白塞的病理改变。西医诊断为白塞病(肠白塞),中医诊断为狐惑病。此为热毒血瘀之证,当以清热解毒、收敛止血为治,方以小柴胡汤加减。

方药:醋柴胡 10 g、黄芩片 10 g、法半夏 10 g、甘草片 6 g、生大黄 10 g、三七粉 9 g(冲服)、白及 10 g、乌贼骨 10 g、蒲公英 20 g、紫花地丁 30 g、连翘 30 g、金银花 10 g、野菊花10 g。3 剂,免煎剂,水冲调至糊状,少量频服。

二诊:2018 年 4 月 11 日,患者口腔溃疡明显好转,因食管溃疡所致的胸骨后烧灼样疼痛症状明显减轻,精神食欲也明显好转。嘱患者原方继服。

随访:2018 年 4 月 15 日,患者因食管溃疡而致的胸骨后烧灼样疼痛感完全消失,口腔溃疡仍有 1 个创面未愈合。

[按语]　小柴胡汤出自《伤寒论》,用于伤寒少阳病证、妇人伤寒、疟疾,具有和解少

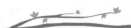

阳之功效。本案灵活运用小柴胡汤,重用柴胡、黄芩、半夏、甘草。患者发病 4 年余,病情反复,溃疡疼痛,情绪不畅,加之学业繁重,事物繁杂,日久则肝气不舒,情志失畅。柴胡疏肝解郁,黄芩清热利胆,两药合用,疏利肝胆。半夏降胃气,与柴胡合用,一升一降,调畅气机。生大黄清热解毒,祛瘀生新,凉血活血,引胃气下行,使胃气得降,瘀热得清,提高肠道平滑肌兴奋性,从而促进胃肠蠕动,抑制胆汁反流,保护胃黏膜免受损伤,生大黄亦具有保护食管黏膜免受损伤的功效。江文君报道,生大黄能明显减轻幽门结扎诱发的胃溃疡,并抑制胃液分泌,从而明显降低胃液游离酸浓度及胃蛋白酶活性。使用体外实验测定生大黄对人工胃液消化蛋白质的影响及与剂量的关系,结果表明生大黄具有抑制胃蛋白酶的作用,具体表现为用药组蛋白消化量减少,减少程度与剂量有相关性,有助于防治溃疡病及其并发出血的症状,所以生大黄对消化性溃疡合并出血有良好防治作用。现代研究发现,三七的有效成分为三七总皂苷,能够缩短出血和凝血时间,有良好的止血功效。《本草纲目》载"白及,性涩而收,故能入肺止血,生肌治疮""乌贼骨,其成而走血,可治大肠下血"。四药合用,以收敛止血生肌。本患者口疮及食管溃疡剧痛,口干舌燥,舌红苔黄腻,为实热实火,合用蒲公英、紫花地丁、连翘、野菊花以清热泻火,解毒止痛,佐以甘草调和诸药。

来源:许瑞曼,刘芳,白高榕,等.白塞病口腔伴消化道溃疡医案 1 则[J].中国民间疗法,2018,26(13):56-57.

(六)上热下寒证

附子泻心汤治验。

林某,女,35 岁,2015 年 9 月 21 日初诊。

病史:反复性口腔溃疡 5 年,每月发作 20 d 以上,痛苦不堪。2015 年 3 月经北京某医院诊为白塞病,治疗后效果不明显。刻诊:口腔多个部位(上腭、舌尖、口腔两侧等)出现白色或黄色溃疡,且溃疡面较深,疼痛不已,影响进食。伴两眼干涩,头汗较多,时感咽疼。平素饮食稍有辛辣则上症加重,稍偏寒凉则胃脘不适或隐痛不已。自觉胃脘部及下肢发凉,尤以脚凉明显,大便溏。舌质暗红、舌尖红赤、苔白微腻,脉弦滑微数。西医诊断为白塞病,中医诊断为狐惑病。此为上热下寒之证,当以疏通中焦、引火下行,方以附子泻心汤加减。

方药:大黄、黄连、黄芩(此 3 味药开水渍浸 15 min)10 g,熟附子(单味煎煮 40 min)10 g。然后将二汁混合,分 2 次服用。5 剂,每日 1 剂。

二诊:9 月 28 日,患者服药 2 剂后,口疮已不觉疼痛,5 剂之后口腔溃疡基本愈合,眼干及胃脘、下肢发凉明显减轻,大便细软且成形。继用上方 6 剂,间隔 1 d 服用。

三诊:10 月 12 日,口疮及口腔糜烂未作,仍有轻微咽干、头汗及下肢发凉。继用原方 6 剂,隔日 1 剂。

四诊:10 月 26 日,无明显自觉症状,嘱其仍用原方 6 剂,隔 2 d 1 剂。3 个月后随访,未见复发。

[按语] 附子泻心汤出自《伤寒论》,用于阳虚热结、心下痞闷、恶寒汗出、脉沉

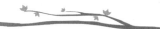

者,具有泻热消痞、扶阳固表之功效。本方证特点为寒热错杂,故在治疗上当寒热并用,若单用辛温治疗其恶寒,则使痞塞之势更甚,若单用苦寒治痞,则使阳气更伤,而加重恶寒。本方以三黄之苦寒,而用麻沸汤浸渍绞汁,取其味薄气轻,以清泻上部邪热而消痞,附子大辛大热,另煎取汁,得药力醇厚,以温经扶阳而固表。四味相合,寒热并用,共奏泻热消痞、扶阳固表之功。临床运用附子泻心汤的独到之处,在于"方证对应"与"方机对应"的有机结合。其中对于"上热"之症,除把握口疮或口舌糜烂等绝对的"上热"症状外,又要注重相对于下肢寒凉的便溏。如此,既体现经方运用"方证对应"的原则,又做到经方运用"方机对应"的灵活。

来源:柴馥馨,柴瑞霁.柴瑞霁运用附子泻心汤验案[J].山西中医,2017,33(4):46-47.

(七)络气有余,邪毒阻络证

1. 玉女煎合四妙勇安汤治验

患者,女,43 岁,2022 年 1 月 11 日初诊。

病史:口腔溃疡反复 20 年余,眼红 3 个月。患者既往反复口腔溃疡,平均每年超过 3 次,外院确诊为白塞病,长期口服中药治疗,其间口腔溃疡反复。近 3 个月,患者嗜食辛辣后出现左眼红赤胀痛。刻下症:口腔溃疡,左眼红赤胀痛,心烦易急,纳寐可,二便调。舌红、苔薄白、边有齿印,脉细。查体:下唇内侧见 2 个椭圆形白色的溃疡面,边缘色红,左眼结膜充血,无分泌物,面有痘疹。西医诊断为白塞病,中医诊断为狐惑病。此为络气有余、瘀毒阻络之证。当以清气化瘀、解毒和络为治,方以玉女煎合四妙勇安汤加减。

方药:生地黄 30 g、生石膏 15 g、知母 10 g、麦冬 15 g、川牛膝 10 g、连翘 30 g、金银花 15 g、玄参 12 g、当归 10 g、甘草 6 g、牡丹皮 10 g、夏枯草 15 g、炒蒺藜 15 g、酒萸肉 10 g、谷精草 15 g。14 剂,1 剂/d,水煎服,分早晚温服。

二诊:2022 年 2 月 18 日,患者诉春节停药至今,口腔溃疡 1 个月未发作,其间眼红胀痛好转。昨日下午自觉左眼胀痛,可见血丝,纳寐可,二便调。舌红、苔薄白、有齿印,脉细。予上方生石膏增至 30 g。14 剂,煎服法同前。

三诊:2022 年 3 月 6 日,患者诉左眼胀痛好转,无口腔溃疡,余无特殊不适。继服二诊方以巩固疗效。14 剂,煎服法同前。后电话随访,患者诉继服二诊方 30 剂,口腔溃疡、眼红未复发。

[按语]　玉女煎出自《景岳全书》,是清胃热、滋肾阴的要方,为张景岳治疗虚火上攻,灼伤血络而出现牙痛、牙龈出血、口渴烦热等症状的一首著名方剂。方中以生石膏清泻阳明有余之火,熟地黄、麦冬治疗少阴之不足。本案以方药测证,拓展玉女煎适应证,常用玉女煎治疗白塞病络气满而阴不足证。本案患者为中年女性,平素饮食不节,嗜食辛辣,内生湿热,湿热邪气侵袭络脉,络气疾行,症见痘疹、口腔溃疡。湿热久郁化毒,伏于血络,致络脉不通,甚则络体受损,故病情反复,缠绵难愈。患者今因饮食不忌,湿热更重,邪气搅动络脉瘀毒而新发目赤。治宜清气化瘀,解毒和络。宗于玉女煎之

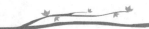

意,并加用四妙勇安汤,加强清热解毒之攻。方中重用生地黄、生石膏,配伍玄参、知母,苦寒以泻气凉血;当归、牡丹皮活血化瘀;金银花、连翘祛邪外出,解毒通络;又少佐麦冬、甘草顾护脾胃,防阴伤之变。《灵枢·经脉》言:"肝足厥阴之脉……过阴气……连目系……其支者,从目系,下颊里,环唇内。"患者以眼炎为急,络气为实邪所壅,究其根本,为肝经热盛,上犯于目络,目络"行气血"功能失司而发病。故于方中加谷精草,既疏肝明目,又引诸药入肝经;夏枯草、炒蒺藜,清泻肝经之火,肃本澄源;配伍酒萸肉酸涩补肝体;牛膝引火下行,制肝阳上亢之势。二诊时患者眼炎复作,考虑湿热为重,此时当以清气为要,故增生石膏的用量。三诊时患者诉诸症显减,然伏毒未清,当需守方。本案治络兼顾调经,治气与治血共进,诸药同行,疾病乃愈。

来源:郑焙珠,韩善夯.金实从络论治白塞病经验[J].中医药导报,2023,29(11):193-196.

2.玉女煎合黄连解毒汤治验

患者,女,44岁,2021年9月10日初诊。

病史:口腔溃疡、会阴部溃疡间断发作8年余,加重1个月。患者8年来间断出现口腔溃疡、会阴部溃疡,平均每年超过3次。近1年规律口服沙利度胺,1片/d,其间溃疡未发。1个月前,患者自行停沙利度胺,溃疡复作3次,7~10 d好转。刻下症:口腔、会阴部溃疡各发1枚,溃疡处灼热疼痛,纳寐可,小便色黄,大便溏结不调。舌红苔薄黄腻,脉细。西医诊断为白塞病,中医诊断为狐惑病。此为络气有余、火毒阻络之证,当以清气泻火、解毒畅络为治,方选玉女煎合黄连解毒汤加减。

方药:生地黄30 g、生石膏30 g、知母10 g、麦冬15 g、川牛膝10 g、黄柏10 g、黄连6 g、熟大黄6 g、牡丹皮10 g、焦栀子6 g、山豆根6 g、豆蔻仁5 g、酒萸肉10 g、甘草5 g。28剂,1剂/d,水煎服,分早晚温服。

二诊:2021年11月5日,诉口腔、会阴部均无溃疡,近2 d胃脘隐痛,纳寐可,二便调。舌红苔薄稍腻,脉细。予上方加陈皮8 g,14剂,煎服法同前。后电话随访,患者诉间断服药,其间口腔、会阴部溃疡发作1次,3 d好转,现溃疡未复发,胃无不适。

[按语] 玉女煎出自《景岳全书》,多用于胃热阴虚证,具有清胃热、滋肾阴之功效。黄连解毒汤出自《肘后备急方》,多用于三焦火毒热盛证,具有泻火解毒之功效。两方合用,具有清气泻火、解毒畅络之功。本案患者为中年女性,病程日久,病根顽固,瘀毒深伏于内。此次病情以溃疡新起,频繁发作为特点,症见口腔、会阴部溃疡,溃疡处灼热疼痛,小便色黄,舌红苔薄黄腻,一派湿热内盛、气盛络满之象。"气有余便是火",实火生于亢害。一方面充斥上下,病变累及口腔、会阴;另一方面搅动瘀毒,使毒从火化,助长火势,溃疡不止。以络气有余为引,火毒阻络为变,故治疗宜清气泻火,解毒畅络。初诊时重用生石膏、生地黄,苦寒之品,清气畅络;黄柏、黄连、熟大黄、焦栀子,取黄连解毒汤之意,清泻火毒;配伍山豆根,增加解毒之功;配伍牛膝下行直折火势;牡丹皮活血化瘀,使火无所附庸;知母、酒萸肉、麦冬,酸甘柔润,以保阴液;豆蔻仁,辛温归脾,防苦寒之弊;佐以甘草,调和诸药。二诊时患者诉溃疡好转,胃痛隐隐,药达病所,故效不更方,乘胜追

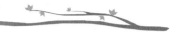

击,虑其脾胃不耐药力,故加用陈皮健脾理气。

来源:郑焙珠,韩善夯.金实从络论治白塞病经验[J].中医药导报,2023,29(11):193-196.

(八)肝肾亏虚证

1.苁蓉牛膝汤合小承气汤治验

刘某,男,9岁,2017年10月31日初诊。

病史:反复口、眼、生殖器溃疡1年余,加重1周。患儿1年前无明显诱因出现口、眼、生殖器溃疡,1年来反复发作,并伴剧烈疼痛,于当地三甲医院诊断为白塞病,予沙利度胺治疗效果不佳。近1周因溃疡症状明显加重,遂来诊。刻诊:口、眼、生殖器溃疡伴剧烈疼痛,生殖器处症状明显,口干口渴,心烦,小便色黄,大便干燥,2~3日一行,舌红、苔少伴细小裂纹,脉细数。西医诊断为白塞病,中医诊断为狐惑病。此为肝虚燥热、肝肾阴虚之证,当以补肝益肾、滋阴润燥为治,方以苁蓉牛膝汤合小承气汤加减。

方药:肉苁蓉10 g、怀牛膝10 g、乌梅10 g、木瓜15 g、熟地黄15 g、白芍10 g、炙甘草7 g、当归7 g、鹿角片8 g(先煎)、车前子10 g(包煎)、丹参10 g、生酸枣仁10 g、炒酸枣仁10 g、制大黄6 g、厚朴6 g、枳实6 g。5剂,每日1剂,水煎200 mL,分2次温服。

二诊:2017年11月6日,患儿口、眼、生殖器溃疡愈合,疼痛消失,大小便均正常,遂停药。3年后随访,家长诉患儿溃疡药后无复发。

[按语] 苁蓉牛膝汤出自《三因极一病证方论》,用以肝虚为燥热所伤,肝胁并小腹痛,肠鸣,溏泄,或发热,遍体疮疡,咳嗽,肢满,鼻衄所致病证。白塞病是一种病因不明的慢性血管炎症系统疾病,伴有眼炎、外阴溃疡等临床表现。足厥阴肝经络阴器,若肝肾亏虚,经络失和,燥热之邪破络入经犯肝,下注阴部,则发为生殖器溃疡;秋日燥邪偏胜,大便干燥、口干口渴亦为肝木不及、燥热所伤;舌脉皆为肝肾阴虚之证。四诊合参,辨为肝虚燥热、肝肾阴虚证,治以补肝益肾、滋阴润燥,方选苁蓉牛膝汤合小承气汤化裁以补肝益肾、滋阴润燥。方中肉苁蓉与熟地黄相合补肾中阴阳,滋先天之精,又能补母生子,补益肝阴;口干渴,加木瓜、乌梅生津止渴;当归、白芍、怀牛膝入厥阴肝经以补肝柔肝;少佐鹿角片以阳中求阴,补肾益精;车前子色黑,功达水源,与鹿角片合用,共奏补肾水之功;虑久病致瘀,酌加丹参活血化瘀;心烦、小便色黄均为少阳经胆热的表现,酸枣仁味酸平,生用善清少阳经胆热,熟用善补肝阴,生熟合用不仅可养阴柔肝,又能宁心安神以疗虚烦;合小承气汤以调理胃气,通利大便。药证合拍,效如桴鼓。

来源:纪金梦,王静.苁蓉牛膝汤化裁治疗儿科杂病验案3则[J].江苏中医药,2023,55(7):59-61.

2.当归六黄汤合六味地黄丸治验

余某,男,35岁,2020年3月25日初诊。

病史:口腔、外生殖器反复溃疡伴疼痛3年。3年前口腔及外生殖器出现溃疡伴疼痛不适,至当地医院就诊,经治疗后溃疡基本愈合,但不久后病情反复,遂至广州市某医院就诊,行相关检查,诊断为眼-口-生殖器综合征,予糖皮质激素、羟氯喹等药物治疗,虽有

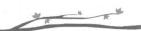

效,但停药后容易复发。患者平素喜饮酒、熬夜,常有头晕目眩,胸胁时有隐隐作痛。刻诊:口干,喜冷饮,腰膝酸软,寐欠佳,多梦,大便干,舌红、少苔,脉细数。皮肤科查体:口腔、外生殖器各见1处溃疡,周围绕以红晕,边界清楚。西医诊断为眼-口-生殖器综合征,中医诊断为狐惑病。此为肝肾阴亏、虚火内扰之证,当以滋养肝肾、清降虚火为治,方以当归六黄汤合六味地黄丸加减。

方药:当归10 g、泽泻10 g、黄柏10 g、黄芩10 g、黄连5 g、黄芪15 g、牡丹皮15 g、山萸肉15 g、茯苓15 g、山药20 g、生地黄30 g、熟地黄30 g。5剂,每天1剂,水煎服。嘱患者忌食酒和辛辣、刺激食物,注意休息。

二诊:2020年3月30日,患者自述疼痛明显减轻,原有溃疡范围较前缩小,头晕目眩、胸胁隐痛次数减少,口干、腰膝酸软、大便干等症状较前好转,仍有寐欠佳的情况。舌、脉象同前。遂予前方加酸枣仁20 g。7剂,煎服法同前。

三诊:2020年4月6日,原有溃疡愈合,疼痛消失。患者自述睡眠质量明显好转,诸症继续好转,舌红、苔薄,脉弦细。予二诊方续服,7剂。随访半年,患者自述三诊后自行按前方续服半个月,未复发。

[按语] 当归六黄汤出自《兰室秘藏》,多用于阴虚火旺所致的盗汗,具有滋阴泻火,固表止汗之功效。六味地黄汤即六味地黄丸,出自《小儿药证直诀》,主治肾阴精不足证,有填精滋阴补肾之效。两方合用有滋养肝肾、清降虚火之功效。眼-口-生殖器综合征是一种血管性皮肤病,容易反复发作,属于中医学"狐惑病"范畴。本案患者平素喜饮酒、熬夜,酒乃辛热之品,易致胃肠热盛,熬夜则容易导致虚火内生,日久易耗伤津液,加之病久耗伤营血,阴血亏虚,故见口干,喜冷饮,大便干,舌红、少苔,脉细数等阴虚内热之象。而头晕目眩、胸胁隐痛、腰膝酸软、失眠多梦等症状则表明病位在肝肾,属肝肾阴虚之象。故本案患者的总病机为肝肾阴亏、虚火内扰,遂用当归六黄汤合六味地黄丸加减治之。方中当归、生地黄、熟地黄养血滋阴增液,黄芩、黄连、黄柏清热泻火坚阴,此六药合用,直面阴虚内热的病因病机。熟地黄、山萸肉、山药合用,肝肾脾并补,乃六味地黄丸中的"三补",且方中重用熟地黄,以补肾阴为主。泽泻泻湿热,防熟地黄之滋腻;茯苓淡渗利湿,助山药之运脾;牡丹皮清虚热,制山萸肉之温燥,此三者合用,乃六味地黄丸中的"三泻"。久病伤气,以黄芪补气扶正。诸药合用,共奏滋养肝肾、清降虚火之功效。二诊时诸症改善,仍寐差,故于前方基础上加酸枣仁宁心安神以助眠。

来源:彭武斌,蔡宇浩.当归六黄汤加减治疗皮肤科疾病医案3则[J].新中医,2022,54(12):70-72.

3.杞菊地黄汤治验

患者,男,53岁,2004年8月6日就诊。

病史:发作性口腔、外阴溃疡5年。患者有白塞病病史,口腔黏膜溃疡、外阴溃疡反复发作,双目干涩、口干不欲饮、乏力、腰膝酸软、五心烦热、盗汗,舌质红、苔薄黄,脉细弦。西医诊断为白塞病,中医诊断为狐惑病。此为肝肾阴虚、湿热内蕴之证,当以滋肾益肝、清热解毒为治,方以杞菊地黄汤加减。

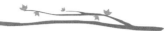

方药:生地黄 20 g、山药 15 g、山茱萸 10、牡丹皮 10 g、枸杞子 10 g、菊花 10 g、苦参 15 g、蒲公英 15 g、土茯苓 20 g、黄连 10 g、炒黄柏 10 g、甘草 6 g。14 剂,每日 1 剂,水煎服,分 2 次口服。

二诊:2004 年 8 月 20 日,患者口腔黏膜、外阴溃疡减轻,症见口干、畏寒肢冷、脉细、苔薄黄,守上方去黄连、蒲公英、炒黄柏,加蛇床子 15 g、白花蛇舌草 15 g、桂枝 10 g,用法同前,连续服药 3 月余,病告痊愈。

[按语] 杞菊地黄汤出自《医宗金鉴》,多用于肝肾阴虚之病证,具有滋补肝肾、清肝明目之功效。白塞病与《金匮要略》所描述的狐惑病的临床表现有相似之处。《金匮要略》认为本病由湿毒所致,且取上下交病、独治其中之法,用甘草泻心汤以苦、辛、甘合治之。通过对患者的症状、舌脉等进行辨证分析发现,本病既有湿热毒邪,又因病久、反复发作出现肝肾阴虚,故治疗以清热化湿、解毒、益肾、养阴之法治之。方中生地黄、山药、山茱萸、枸杞子滋养肝肾,菊花养肝明目;山药健脾养胃,胃强则湿除;蒲公英、土茯苓、黄连、炒黄柏、苦参清热解毒,毒排则正安;牡丹皮清热活血;甘草解毒,调和诸药。诸药合用,共奏滋阴清热、解毒之功效,使得祛邪而不伤正。治疗中发现患者有阳虚表现时,及时调整配方,减去一些清热解毒的药物,适度增加温阳药物,灵活运用,不拘一格,才能稳中求效,体现中医辨证论治的特色。

来源:申树林. 韩世荣名中医治疗白塞病的经验[J]. 广西中医药,2016,39(3):52-53.

4.一贯煎治验

患者,女,53 岁,2012 年 12 月 8 日初诊。

病史:口腔及外阴部溃疡伴灼痛,反复发作 3 年。伴有头晕目眩,手足心热,急躁易怒,口干口苦,两胁胀痛。查体:口唇内及舌尖、大阴唇散在大小不等溃疡面,双目球结膜轻度充血,舌红少苔,脉弦细数。西医诊断为白塞病,中医诊断为狐惑病。此为肝肾阴虚,虚火内生之证,当以滋补肝肾、清热泻火为治,方以一贯煎加减。

方药:川楝子 10 g,麦冬 15 g,生地黄 20 g,石斛 10 g,山茱萸 10 g,沙参 20 g,盐知母、盐黄柏各 10 g,玄参 20 g,天花粉 15 g,生甘草 6 g。14 剂,水煎服,日 1 剂。

二诊:2012 年 12 月 22 日,口唇、舌尖、大阴唇溃疡面明显缩小,球结膜充血减轻,患者精神好转,鲜有头晕,仍时有手足心热,胸胁胀痛,舌红苔薄,脉弦数。方药:川楝子 10 g,麦冬 15 g,生地黄 20 g,石斛 10 g,山茱萸 10 g,沙参 20 g,黄柏 10 g,盐知母、盐黄柏各 10 g,天花粉 15 g,牡丹皮 10 g,地骨皮 10 g,白及 10 g,生黄芪 15 g。14 剂,水煎服日 1 剂。

三诊:2013 年 1 月 8 日,口唇、舌尖溃疡面消失,大阴唇溃疡面干燥吸收,患者精神好转,继服前方 1 个月,治疗至今未复发。

[按语] 白塞病中医称为"狐惑病",本病多因肝脾肾不足或湿热蕴毒,或虚火内扰,循经走窜而发病。《灵枢·经脉》曰:"肝足厥阴之脉……循股阴入毛中,过阴器……循喉咙之后,连目系……其支其……环唇内。"若肝阴不足,相火妄动,循肝经而发,灼伤

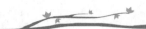

肌肤,故发此病,而肝与肾存在精血互化、乙癸同源的关系,更年期女性肾精不足无以化生肝血,肝失柔养,疏泄失常,失于条达,则情志抑郁,烦躁易怒,肝肾之阴皆虚,情志不畅,化火生风,则反复恶性循环,加重本病。故治疗本病,重视滋补肝肾,清热泻火,临床应用一贯煎往往效验。本患者一诊以一贯煎补肝肾、理肝气、清肝火,加用石斛、山茱萸、玄参滋补肝肾,兼用牡丹皮、知母、黄柏、天花粉凉血解毒、清热泻火;二诊加用牡丹皮、地骨皮清阴分热,并用黄芪、白及生肌敛疮,全方标本兼顾,相得益彰,效如桴鼓。

来源:张凯辉,王利兰,田野.王利兰主任运用一贯煎治疗更年期女性常见皮肤病的临床经验介绍[J].世界中医药,2015,10(7):1043-1046.

(九)血脉瘀阻证

血府逐瘀汤治验。

患者,女,78岁。

病史:以口干伴眼干、少泪半年余就诊。诉半年前无明显原因出现口干、咽燥,以咽炎治疗无效。继之又现眼睛干涩、少泪,多次检查血糖、抗核抗体谱,排除糖尿病、干燥综合征等,经中西医多方诊治,收效甚微。查其既往用药,无外生津止渴,益气养阴之品。询其病史,诉口干咽燥,尤以半夜醒后为著,纳食尚可,夜眠欠安,观其双目、口唇发暗,舌质暗淡,隐现瘀点,按其脉沉细涩。西医诊断为白塞病,中医诊断为狐惑病。此为血脉瘀阻之证,当以通络行血祛瘀为治,方以血府逐瘀汤加减。

方药:桃仁15g、红花10g、当归10、川芎10g、生地10g、赤芍10g、柴胡5g、枳壳10g、桔梗5g、牛膝10g、丹参10g、麦冬10g、甘草5g。7剂,水煎服,日1剂。

二诊:诉眼干减轻,打哈欠时有眼泪,口干稍缓,自觉口唇色泽见红。继以原方加白薇15g、石斛10g、夜交藤15g。7剂,水煎服,日1剂。

三诊:患者精神颇好,诉口干、眼干诸症大为缓解,夜眠安稳,但舌质稍偏暗。仍以原方加减出入,调理月余,诸症解除。随访3个月未复发。

[按语] 血府逐瘀汤出自《医林改错》,主治瘀血内阻胸部,气机郁滞所致诸病证,具有活血化瘀、破血行滞之功效。本病口干、眼干是临床常见症状,中医辨治多为阴津不足,失于濡润。但本案患者前医所治,不免落于窠臼。患者年老体弱,久患痼疾,久病入络,血脉瘀阻;另察患者,四诊所见,皆为气血不畅,脉络瘀阻之象,瘀久生热,暗灼津液,津液受伤,失于濡润,故见口干、眼干,热扰心神,则夜眠难安,双目、口唇发暗,舌、脉皆为血脉瘀阻之象,故施以血府逐瘀汤通络行血祛瘀,加石斛、麦冬、白薇、夜交藤等养阴清热,养心安神,药证合拍,诸症痊愈。

来源:王海申.血府逐瘀汤治疗疑难杂病举隅[J].中医药通报,2014,13(6):58-59.

(十)肝郁化火,犯脾扰心证

丹栀逍遥散治验。

张某某,女,32岁,2011年8月12日初诊。

病史:反复发作口腔溃疡3年余,每至月经期间发作,偶有外阴溃疡,伴头晕、心烦,眠差,二便调。舌红,苔薄黄,脉细数。化验室检查无异常。针刺反应阳性。西医诊

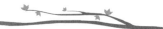

断为白塞病,中医诊断为狐惑病。此为肝郁化火、犯脾扰心之证,当以疏肝解郁、健脾化湿、泻火除烦为治,方以丹栀逍遥散加味。

方药:柴胡10 g、白术10 g、茯苓15 g、当归15 g、杭芍药15 g、牡丹皮10 g、炒栀子10 g、薄荷6 g、香附10 g、防风12 g、丹参15 g、生地黄12 g、炙甘草10 g。

二诊:本月行经期间无溃疡发作,心烦减,仍时有头晕。睡眠较前改善,二便调。舌淡红,苔薄白,脉细数。效不更方,守方继服2个月,头晕愈,心烦除,口腔溃疡未复发。

[按语] 丹栀逍遥散出自《内科摘要》,主治肝郁化火之证,具有疏肝解郁、健脾和营,兼清郁热之功效。张秉成《成方便读》:"夫肝属木,乃生气所寓,为藏血之地,其性刚介,而喜条达,必须水以涵之,土以培之,然后得遂其生长之意。若七情内伤,或六淫外束,犯之则木郁而病变多矣。"该例患者为青年女性,平素情志郁结,肝郁气滞,郁而化火,加之肝郁犯脾,脾虚湿盛,以致肝热脾湿相互为患,循经上蒸,则见口舌生疮;火热上攻,热扰心神,则见心烦、头晕、眠差;"女子以血为用,以肝为先天",行经期间津血暗耗,血不养肝,肝之疏泄功能失职,故见经期诸症加重。丹栀逍遥散,方中"以当归、白芍之养血,以涵其肝;茯苓、白术、甘草之补土,以培其本;柴胡、薄荷、煨生姜俱系辛散气升之物,以顺肝之性,而使之不郁。如是则六淫七情之邪皆治,而前证岂有不愈者哉。前方加丹皮、黑山栀名加味逍遥散。治怒气伤肝、血少化火之证。故以牡丹皮之能入肝胆血分者,以清泄其火邪。黑山栀亦入营分,能引上焦心肺之热,屈曲下行,合于前方中自能解郁散火,火退则诸病皆愈耳"。本病在丹栀逍遥散基础上,加入防风疏肝理脾,李东垣言其"乃风药中润剂也,若补脾胃,非此引用不能行";香附开郁散气,"辛味甚烈,香气颇浓,皆以气用事,故专治气结为病"(《本草正义》);生地黄养肝血以复肝之疏泄之功;丹参破宿血、养新血,又能宁心安神。全方融疏肝解郁、健脾化湿、泻火除烦、养血安神法于一炉,而谨守"肝郁致病"之基本病机,亦获良效。

来源:刘宏潇,冯兴华.冯兴华教授治疗白塞病验案3则[J].中医药学报,2013,41(2):61-62.

(十一) 寒热错杂证

甘草泻心汤合防己黄芪汤、赤小豆当归散治验。

孙某,女,35 岁,2014 年11 月8 日初诊。

病史:复发性口腔溃疡,反复发作7 年。于2011 年7 月就诊,诊断为白塞病,给予泼尼松、沙利度胺等药治疗,症状消失。3 个月前因"发热,头痛、全身痛,口腔、外阴溃疡"住某私立医院按白塞病用西药治疗2 个月,因肝功能异常而出院。刻诊:口腔、外阴溃疡,双髋、膝、肩关节疼痛,遇冷加重,目赤,四肢散在瘀斑,舌质淡暗,苔白滑,脉弦。西医诊断为白塞病,中医诊断为狐惑病。此为寒热错杂之证,当以清热除湿为治,方以甘草泻心汤合防己黄芪汤、赤小豆当归散加减。

方药:清半夏20 g、黄芩10 g、黄连3 g、干姜12 g、党参15 g、黄芪60 g、防己15 g、制川乌15 g、当归12 g、甘草20 g、赤小豆30 g。12 剂,每日1 剂,水煎2 次(每次煎1 h 以上),口服。

二诊:2014 年 11 月 26 日,诸症均减,但便溏每日 2 次,上方加吴茱萸 10 g,12 剂,煎服方法同上。

三诊:2014 年 12 月 9 日,口腔、外阴溃疡未发作。关节疼痛减轻,瘀斑消退,目赤减,舌质淡红,苔薄白,脉弦。仍用上方,制川乌加至 20 g,15 剂,煎服方法同上。此后,随症加减用药至 2015 年 7 月 29 日,除偶有口腔溃疡外,余症消失。

[按语] 甘草泻心汤出自《伤寒论》,多用于伤寒痞证,胃气虚弱,腹中雷鸣,下利,水谷不化,心下痞硬而满,干呕心烦不得安及狐惑病,具有益气和胃、消痞止呕之功。防己黄芪汤出自《金匮要略》,多用于表虚不固之风水或风湿证,具有益气祛风、健脾利水之功。赤小豆当归散出自《金匮要略》,多用于伤寒狐惑;下血,先血后便;肠痈便脓,具有排脓血、除湿热之功。三者合用,具有清热除湿之功。狐惑病湿热为患,伤及脾胃则心下痞满,食欲减退,流传经络则关节疼痛,损及口腔、二阴,则口腔及二阴溃疡。甘草泻心汤方中生甘草为主,配黄芩、黄连苦寒清热解毒;干姜、半夏辛燥化湿;人参、大枣和胃扶正。全方寒温并用,补泻并施,辛开苦降,共奏清热燥湿、和中解毒之功。药理研究发现,甘草有抗溃疡、抑制胃酸分泌、缓解胃肠平滑肌痉挛及镇痛作用,同时有抗炎、抗过敏,类似肾上腺皮质激素样作用。若用甘草调和诸药用量 5 g 即可,若益气补中、泻火解毒则应重用至 10～30 g。而生甘草,性微寒,偏于清热解毒,蜜炙后性微温,偏于补益心脾之气。防己黄芪汤中防己能逐周身之湿,黄芪、白术、甘草与姜枣相伍调和营卫,益气固表。本方有益气扶正、固表除湿之功。而赤小豆当归散中赤小豆渗湿清热、解毒排脓,当归祛瘀生新,共奏清热利湿、行瘀排脓、退肿生肌、缓急止痛之效。针对白塞病湿热、热毒、血瘀之病机则狐惑病自愈。本病应重视清热利湿、杀虫解毒、行瘀排脓。

来源:师卿杰.李发枝治疗白塞病经验[J].中医学报,2018,33(12):2329-2332.

第五节　强直性脊柱炎

强直性脊柱炎属中医学"大偻""腰痛"等范畴,古人称之为"龟背风""竹节风"。《素问·生气通天论》记载:"气者,精则养神,柔则养筋,开阖不得,寒气从之,乃生大偻。"其病因病机为阳气功能失常,外邪侵袭,痰瘀气滞,阻滞筋脉而致脊背不能俯仰,或是先天禀赋不足致肾督亏虚,病邪乘虚侵袭,肾督阳虚,肾精亏损,则筋挛骨弱,瘀血痰浊逐渐壅滞督脉。由此可见,强直性脊柱炎病机以肾虚为本,又感风、寒、湿、热、痰、瘀、毒七邪血络瘀滞,风湿入骨,损伤腰尻而发病。

一、常证

(一)肾虚督寒证

阳和汤治验。

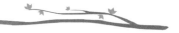

戴某,男,48岁,工人,已婚,2015年11月初诊。

病史:患者10余年前劳累后出现背部疼痛,夜间痛甚,翻身困难,起床活动后缓解,症状持续半年后好转。1年前背部疼痛伴腰部酸胀,至医院查骶髂关节CT提示骶髂关节炎(双侧Ⅱ级),人类白细胞抗原B27(HLA-B27)阳性,诊断为"强直性脊柱炎",予抗炎、消肿等治疗好转后自行停药。后疼痛反复,予抗炎镇痛药效不显。刻下症:背部疼痛,夜间尤甚,腰骶部酸胀,颈部偶有疼痛,余关节无明显不适;怕冷,汗出可,夜尿频,大便尚调,纳寐可,舌淡暗,苔薄白,脉弦数。辅助检查:ESR 45 mm/h。西医诊断为强直性脊柱炎,中医诊断为大偻。此为肾督阳虚、肾精亏损之证,治以补肾强督、通补络脉,方以阳和汤加减。

方药:鹿角霜10 g、熟地黄10 g、桂枝10 g、炒白芍10 g、防风10 g、麻黄6 g、白芥子10 g、独活15 g、川牛膝10 g、淫羊藿10 g、川续断10 g、露蜂房10 g、炙甘草3 g。

二诊:2015年12月,背痛不显,怕冷如故,夜尿次减,舌淡暗,苔白腻,脉弦。原方加附子10 g(先煎)、肉桂6 g(后下)。28剂,水煎服。

三诊:2016年1月,病情尚可,后背疼痛未作,活动自如,足踝偶有肿痛,鼻干,苔薄腻,脉细弦。药用:熟地黄300 g、鹿角片200 g、鹿角胶250 g、麻黄150 g、白芥子200 g、独活200 g、桑寄生300 g、桂枝200 g、茯苓250 g、秦艽200 g、防风200 g、防己200 g、川芎200 g、当归250 g、山萸肉300 g、菟丝子250 g、鸡血藤200 g、红花150 g、续断200 g、黄芪300 g、太子参300 g、阿胶250 g、陈皮250 g、枸杞子200 g、炙甘草150 g、冰糖300 g、蜂蜜300 g收膏。病情向愈,后以膏方调理而安。此后每于冬季服用膏方一料防其复作,随访至今,病情稳定。

[按语]　腰为肾府,腰以下为尻,尻亦属肾,肾主骨生髓,骨的生长发育有赖于骨髓的滋养,骨髓由肾精化生,故肾精充足,则筋骨劲强;肾精不足,骨髓空虚,加之外感寒湿之邪,则腰膝酸软无力,督脉虚寒,推动无力,则正经不得以气血护卫,包举形骸,而致痛生。络脉具有渗血气、化精血、流经气、通营卫、濡筋骨、利关节等功能,络脉中气血阴阳充实方能发挥其职责;外邪侵袭,督脉空虚,络脉中气血阴阳不足而失其濡润之功,即络虚不荣,故可见肢体不仁或疼痛。治以补肾强督、祛邪通络治法,遵循初期治标,汤者荡也;缓则治本,膏方调理。一诊时患者背部疼痛,夜间尤甚,腰骶部酸胀,怕冷显,夜尿频,结合舌脉,证属肾虚督寒,脉络虚滞,治以补肾强督,通补络脉。患者病情处于活动期,拟新加阳和汤为基础,进行加减,药水煎服,以鹿角霜、熟地为君,补肾强督,以桂枝、麻黄为臣,温阳散寒,独活、淫羊藿、防风散寒祛风,白芥子、川牛膝、蜂房活血祛痰通络,川断、川牛膝强筋壮脊,炒芍药、炙甘草为使配合应用,酸甘化阴,养血柔筋。二诊时患者背痛不显,怕冷明显,故去桂枝,加附子、肉桂加强温肾强督之效。三诊时患者病情稳定,邪气未祛,正气未复,遂用膏方缓缓图之,用鹿角片、鹿角胶、阿胶血肉有情之品补肾强督,熟地滋补阴血,填精益髓,配以桑寄生、山萸肉、菟丝子、茯苓、川续断、生黄芪、太子参、枸杞子补肾健脾,麻黄、独活、桂枝、秦艽、防风、防己祛风散寒通络,川芎、当归、鸡血藤、红花、白芥子活血化瘀通络,陈皮理气通络,使全方补而不滞,炙甘草调和诸药。膏

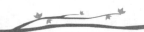

方立论从气血阴阳出发,补肾强督通络兼有顾护脾胃之功效,对于强直性脊柱炎病情稳定期尤宜。

来源:俞佳,汪悦,甘可,等.汪悦治疗强直性脊柱炎经验[J].辽宁中医杂志,2020,47(11):58-60.

(二)寒湿痹阻证

桂枝附子汤治验。

王某,男,职员,2019年2月15日初诊。

病史:腰骶部反复疼痛15年,加重1个月。于当地医院行骶髂CT检查,结果提示双侧骶髂关节炎。服"柳氮磺吡啶肠溶片"及其他药物(具体不详)治疗后症状缓解。后间断于门诊治疗,1个月前因受凉后腰骶部疼痛加重,为寻求中医治疗,来院门诊就诊。现症:腰骶部疼痛,夜间疼痛加重,翻身困难,晨起腰背僵硬明显,活动后症状稍解,伴颈肩部、双手指尖间关节疼痛,疼痛遇寒加重,得温痛减;恶寒,无汗,余未见明显不适;纳眠可,二便调;舌淡红,苔薄白,脉沉细。西医诊断为强直性脊柱炎,中医诊断为大偻(寒湿痹阻证)。治以散寒除湿、通络止痛,拟以附子桂枝汤加减。

方药:白附片60 g(先煎3 h)、桂枝15 g、杭白芍15 g、炙麻黄15 g、细辛6 g、川芎15 g、淫羊藿15 g、炒薏苡仁30 g、杜仲15 g、补骨脂15 g、骨碎补15 g、防风10 g、生姜10 g、大枣10 g、甘草10 g。5剂,水煎服,饭后温服。

二诊:2019年2月22日,患者诉恶寒较前明显缓解,腰背部及双肩关节疼痛较前缓解,舌淡红,苔薄白,脉沉细。方药:白附片30 g(先煎3 h)、桂枝15 g、杭白芍15 g、炙麻黄10 g、细辛6 g、川芎15 g、淫羊藿15 g、炒薏苡仁30 g、杜仲15 g、补骨脂15 g、骨碎补15 g、羌活10 g、生姜10 g、大枣10 g、甘草10 g。5剂,水煎服,饭后温服。

三诊:2019年3月3日,腰骶部疼痛明显缓解,夜间疼痛明显缓解,翻身困难较前显著改善;恶寒症状不明显,无汗,纳眠可,二便调;舌淡红,苔薄白,脉浮。中医诊断为大偻(寒湿痹阻证),治以祛风散寒、除湿通络止痛,拟以玉屏风桂枝汤加减。药用:黄芪30 g、白术15 g、防风15 g、桂枝15 g、炙麻黄15 g、白芍10 g、细辛6 g、川芎15 g、杜仲15 g、烫狗脊15 g、补骨脂15 g、茯苓30 g、白豆蔻10 g、生姜10 g、大枣10 g、甘草10 g。5剂,水煎服,饭后温服。

[按语] 桂枝附子汤出自《伤寒论》,具有调和营卫,扶阳固表之功效。主治太阳病,发汗,遂漏不止,其人恶风,小便难,四肢微急,难以屈伸者。按初诊,根据患者症状及相关检查,西医诊断强直性脊柱炎是明确的,根据中医"整体观念、辨证论治"基本理论,中医辨证为大偻(寒湿痹阻证),拟以附子桂枝汤加减治以散寒除湿,通络止痛,方中用大剂量白附片以温阳散寒,麻黄、桂枝、细辛、川芎以散表寒,淫羊藿、炒薏苡仁、杜仲、补骨脂、骨碎补、防风以祛风散寒,除湿通络止痛。二诊,患者诉症状较前明显缓解,遵"效不更方"之原则,减附子之用剂量,以防温阳太过而伤阴。三诊,患者诉腰骶部疼痛明显缓解,夜间疼痛明显缓解,翻身困难较前显著改善,恶寒症状不明显,无汗。在前面治疗之基础上,患者症状明显改善,故改用玉屏风桂枝汤加减治疗,用意在于扶正固本。本

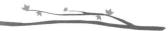

方以玉屏风散和桂枝汤为底方，其用意在于益气固表，调和营卫；茯苓、白豆蔻以顾护脾胃，遵《灵枢·本神》篇"气虚则四肢不用"及吴生元教授之"顾护脾胃应贯穿治疗之始末"之理。本病多虚实夹杂，在疾病急性发作时若外感邪实，则当用泻法；而中晚期，因久病伤及人体的气血阴阳，故应以补虚、益肾强督为主，且在强直性脊柱炎的整个治疗过程中均应补泻同用，避免邪去正伤，闭门留寇。对于强直性脊柱炎的治疗应善用附子，常用剂量为30～90 g，在《本草正义》中对附子的相关论述为"附子，本是辛温大热之品，其性善走，故为通十二经纯阳之要药，外可达皮毛而除表寒，内可达下元而温痼冷，彻内彻外，凡三焦经络，诸脏诸腑，固有真寒，无不可治"。在临床使用中附子不仅可以散外来之寒，亦可助人之阳，进而达"邪去正自安"之目的。

来源：肖勇洪，秦天楠，刘念，等. 彭江云教授辨治强直性脊柱炎经验探析［J］. 风湿病与关节炎，2017，6（7）：49-50，54.

（三）湿热痹阻证

四妙散治验。

曹某，男，48 岁，2018 年 2 月 4 日初诊。

病史：患者20 余年前无明显诱因出现腰骶部疼痛，无臀部及下肢疼痛症状，无腰部活动不利，腰骶部疼痛经休息后可缓解，故患者未予重视。之后腰骶部疼痛常常反复发作。半月前，患者觉腰骶部疼痛加重伴胸背部、颈部疼痛活动不利、转侧困难，先至当地医院就诊。腰椎正侧位片及骨盆片示胸腰椎呈竹节样改变，胸椎右侧弯畸形，骶髂关节间隙钙化、狭窄，考虑骶髂关节炎可能。查 HLA-B27（+），类风湿因子21.90 IU/mL，红细胞沉降率44 mm/h，C 反应蛋白75 mg/L，诊断为强直性脊柱炎，予以戴芬口服后症状缓解不明显，今特来就诊。现症：腰骶部持续性疼痛，夜间加重，胸背部、颈部疼痛、活动不利、转侧困难；口干苦，近来纳可，夜寐差，二便正常；舌淡紫，苔黄腻，脉弦数。西医诊断：强直性脊柱炎（活动期）。中医诊断：大偻（湿热痹阻证）。中医治以清热利湿、活血通脉，予以四妙散加减。

方药：生黄芪15 g、三棱10 g、白芷10 g、全蝎3 g、蜈蚣5 g、珍珠母30 g、牛膝15 g、苍术10 g、薏苡仁15 g、黄柏10 g、白芍15 g、甘草5 g、独活10 g、秦艽10 g、徐长卿15 g、熟地黄25 g、酸枣仁15 g。共服7 剂，每日2 次，分次温服。

二诊：2018 年4 月9 日，服药后腰骶部疼痛明显好转，口干苦好转，口淡黏腻，睡眠好转。现仍觉躯体活动不利，转侧困难。纳食欠佳，二便正常。舌淡紫，苔薄白微腻，脉滑。中医治以益肾通络、健脾化湿，予以补肾强骨汤加减。处方：黄芪30 g、丹参15 g、杜仲12 g、全蝎3 g、蜈蚣5 g、淫羊藿10 g、熟地黄30 g、枣皮10 g、白芷10 g、炮穿山甲2 g、牛膝15 g、党参15 g、仙茅10 g、白芍25 g、炒枣仁15 g、甘草5 g、炒白术15 g、薏苡仁25 g。此后患者坚持服用中药，以补肾强督、活血通络为辨治思路，患者症状缓解，病情得以控制。

［按语］　四妙散见于清代医家张秉承所著的《成方便读》一书，具有清热利湿、强筋壮骨之效。该患者首诊以腰骶部疼痛伴活动不利为主，疼痛夜甚，口干苦，舌淡紫，苔黄腻，脉弦数，结合西医化验结果提示强直性脊柱炎（活动期）。中医诊断明确，辨证为湿热

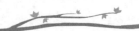

痹阻证,以清热利湿、活血通络为治则,予以四妙散加减清热燥湿、活血通络。方中黄柏取其苦以燥湿,寒以清热,其性沉降,长于清下焦湿热;苍术辛散苦燥,长于健脾燥湿;牛膝成引血下行,使邪有出路。二诊患者热症状消除,湿邪黏腻难以速除,中医治以益肾通络,健脾化湿,予以补肾强骨汤加减,方中重用熟地黄、黄芪,具有养阴填精益髓,健脾益气升阳的作用,同时还有"阴中求阳"的妙用。淫羊藿、仙茅即为二仙汤的方义,可以补肾阳,强筋骨。丹参活血化瘀,炮穿山甲破血逐瘀。白芍入肝经,酸枣仁入肝、心经,前者养血柔肝,补肝血之不足,体现肾、肝、脾同治的思想。党参、白术取四君子汤方义,以增强黄芪健脾之功。全方组方得当,体现了强直性脊柱炎活动期以清热利湿、活血通络为主,缓解期以补肾强督为主的"急则治其标,缓则治其本"的辨治思路。

来源:薛凡,邓豪,邓咪朗,等.仇湘中教授治疗强直性脊柱炎经验介绍[J].中国医药导报,2019,16(18):133-135,140.

(四)肝肾亏虚证

芍药甘草汤治验。

患者,男,23岁,2020年9月14日初诊。

病史:患者1年来时感腰部酸胀、腰骶部疼痛,晨起加重,后下肢出现间歇性酸软无力感,曾口服塞来昔布胶囊及行腰部推拿治疗,症状改善不明显。现症见:腰部酸胀,腰骶部疼痛,晨起腰部僵硬,阴雨天气加重,活动后可减轻,平素易汗出,疲乏,频繁抽筋,口干,肠胃不佳,大便干,小便正常,夜寐可,舌淡红,苔白腻,脉细弱。体格检查:双侧下肢对称未见畸形,脊柱生理弯曲存在,活动度可,腰部脊柱旁脊肌压痛(++),双侧骶髂关节处压痛(+)、叩击痛(+),双下肢"4"字试验左侧(-)、右侧(+),屈膝屈髋试验(+),右髋、右膝关节轻度肿胀,余未见明显异常。辅助检查:骶髂关节CT示右侧骶髂关节面不平,呈轻微虫蚀样改变。CRP 19.8 mg/L,ESR 24 mm/h,HLA-B27阳性。西医诊断为强直性脊柱炎,中医诊断为痹证(肝肾亏虚证)。治以养肝柔筋、活血通络、散寒祛湿,方以芍药甘草汤为基础加减。

方药:黄芪30 g、白芍15 g、炙甘草12 g、熟地黄12 g、当归12 g、独活10 g、醋延胡索10 g、桑寄生15 g、川牛膝15 g、乌梢蛇15 g、鸡血藤15 g、黑顺片12 g(先煎)、细辛3 g、茯苓10 g、生白术10 g、炒薏苡仁10 g。7剂,每日1剂,水煎300 mL,早晚温服。并嘱患者休息时平卧硬板床,注意保暖,饮食调护,加强体育锻炼,增强体质。

二诊:2020年9月21日,患者双侧腰骶部疼痛缓解,食欲渐佳,但仍有明显晨僵症状,时感右下肢困重无力。此乃痹证日久化瘀,筋脉久失气血濡养,继续加大补益气血、活血散瘀之品。上方去细辛、炒薏苡仁,加山萸肉12 g、黄芪42 g、熟地黄20 g,每日1剂,连服14剂。

三诊:2020年10月5日,患者疼痛明显缓解,晨僵及下肢困重无力感减轻,复查血常规、肝肾功能未见明显异常,CRP、ESR较前均降低。效不更方,加陈皮9 g,顾护脾胃,制水丸长期服用以延缓疾病进展。

[按语] 芍药甘草汤出自《伤寒论》太阳病篇的第29、30条,主治误汗后伤及阴血而

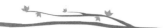

出现的足挛急不伸之证,药物组成为白芍药、炙甘草各四两。阴阳气血亏虚是患者本次发病的内因,筋失濡养、瘀血痹阻是发病的基础,外感寒湿为诱因,治疗以养肝柔筋、活血通络为本,佐以益气固表、散寒祛湿。处方以芍药甘草汤为基础,取其酸甘化阴、柔肝益脾之效,治疗阴血亏虚、筋脉失养所致的腰肌挛急诸症。方中黄芪益气养血;熟地黄、山萸肉滋补肝肾之阴,黑顺片温补肾阳,取阴阳并补之意;独活、当归、醋延胡索、桑寄生、川牛膝祛风湿、止痹痛、补气血;藤类药鸡血藤、青风藤,虫类药乌梢蛇,增强全方活血通络、祛瘀止痛之效;最后加入陈皮、茯苓、白术健脾护胃。全方合用,既祛风寒湿之外邪,又达到补肝养血、濡养筋脉的作用,故气滞血瘀自除而痹痛止。

来源:薛凡,邓豪,邓咪朗,等.仇湘中教授治疗强直性脊柱炎经验介绍[J].中国医药导报,2019,16(18):133-135,140.

(五)瘀血阻络证

当归芍药散治验。

患者,男,37 岁,2019 年 8 月 23 日初诊。

病史:患者于 10 年前无明显诱因出现颈项及腰骶部疼痛不适,伴有晨僵,时有胸前区憋闷不适,遇劳遇寒则症状加剧。3 个月前患者疼痛症状加重,曾在某综合医院就诊,实验室检查:HLA-B27 阳性,类风湿因子阴性,红细胞沉降率 36 mm/h,抗链球菌溶血素"O"(-),C 反应蛋白 6.8 mg/L。双侧骶髂关节磁共振检查(MRI)示:符合骶髂关节炎 2 级改变。诊断:强直性关节炎(活动期)。给予甲氨蝶呤、柳氮磺吡啶等免疫抑制剂药物治疗 3 月余,药效不显,遂来就诊。刻诊:颈项及腰骶部僵硬疼痛,夜间及劳累后症状更为明显,晨僵持续 30~40 min,时有胸前区憋闷不舒(经心电图及心脏彩超检查排除了冠心病所致心绞痛),伴有口苦,小便黄,大便尚可,舌质暗淡,舌苔薄黄,脉弦滑。中医诊断:痹病,辨证属瘀血阻络。治以活血通络、逐瘀止痛。方用当归芍药散加味。

方药:当归 9 g、川芎 9 g、白芍 15 g、赤芍 15 g、生白术 12 g、泽泻 25 g、茯苓 12 g、炙甘草 30 g、徐长卿 15 g、刘寄奴 15 g、独一味 10 g。30 剂,日 1 剂,水煎 400 mL,分 2 次温服。

二诊:2019 年 9 月 22 日,患者颈项及腰骶部僵硬疼痛减轻,胸前区亦豁然开朗,但近来双侧髋关节及膝关节时有疼痛不适,纳食尚可,舌质暗淡,舌苔薄黄,脉弦滑。上方加怀牛膝 15 g,30 剂。

三诊:2019 年 10 月 24 日,患者诉服上方后颈项、腰骶部及髋关节疼痛明显减轻,双侧膝关节在步行上下楼梯时感疼痛不适,小便黄,大便调,舌质暗淡,苔薄黄,脉细涩。嘱患者以 9 月 22 日方加水蛭粉 3 g(另包)冲服,20 剂。日服 2 次。上方间断服用近半年,患者颈项、腰骶部及双髋关节疼痛基本消失,但时有腰部僵硬、双膝关节疼痛,纳可,二便调,舌质淡,苔薄黄,脉沉细。

四诊:患者日前于当地某三甲医院复查,实验室检查:HLA-B27 阴性,红细胞沉降率 12 mm/h,C 反应蛋白 3.6 mg/L,均降至正常范围。为进一步巩固治疗,三诊方加盐杜仲 10 g、细辛 3 g。继服中药 1 个月后,诸症消失。复查 HLA-B27 阴性。复查双侧骶髂关节 MRI,同前片对比提示关节虫蚀样改变较前明显改善。效不更方,遂以前方制成丸剂内

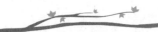

服,每次6g,日3次,餐后0.5h服用,调理善后。患者能从事正常体力劳动。

[按语] 当归芍药散出自《金匮要略》卷下,此为理血剂,具有养血调肝、健脾利湿之功效。强直性脊柱炎是以骶髂关节和脊柱附着点炎症为主要症状的自身免疫病。本病主要因脊柱及骶髂关节受到侵犯,造成患者骨关节及其附件组织功能障碍。患者常以腰背部强直僵硬疼痛、髋膝关节活动障碍为主要症状,可导致脊柱关节病变,出现脊柱僵硬强直、严重功能障碍等,并可累及患者四肢关节,甚至导致多系统疾病。现代医学认为强直性脊柱炎的病因至今尚未明了,治疗上亦无特效方法,临床多采用非甾体抗炎药和甲氨蝶呤、柳氮磺吡啶等免疫抑制剂药物对症治疗,但疗效并不理想,只能暂时缓解患者疼痛症状,不能从根本上控制病情发展,且长期应用非甾体抗炎药和免疫抑制剂药物不良反应较重。中医虽无强直性脊柱炎之名,但根据其临床症状可归属于顽痹、骨痹、痹等范畴。《素问·脉要精微论》曰:"腰者,肾之府,转摇不能,肾将惫矣。"《素问·痹论》曰:"痹在于骨则重,在于脉则不仁。"可见强直性脊柱炎病机多为肾虚与瘀血互结,瘀血阻滞,筋骨失于濡养所致,病性为本虚标实,故治疗上主要以益肝肾、补气血、通经络、止痹痛为根本大法。本案患者疼痛为瘀血郁滞,不通则痛,故以当归、芍药散逐止痛,更加徐长卿、刘寄奴、独一味祛风除湿、通经止痛、强筋壮骨,并重用炙甘草至30g,与方中赤芍、白芍配伍组成芍药甘草汤,取芍药甘草汤缓急止痛之意。二诊时针对患者双髋及膝关节疼痛,加怀牛膝补益肝肾、强筋健骨。三诊加水蛭粉(另包)吞服以破瘀通经。历经三诊而效彰,四诊更加盐杜仲、细辛补肾通痹,其后遂改用丸剂缓图巩固疗效。

来源:刘玉芳,阳国彬.《金匮要略》当归芍药散辨治疑难病验案举隅[J].山东中医杂志,2023,42(8):874-878.

(六)寒热错杂证

桂枝芍药知母汤治验。

患者,男,36岁,2010年3月21日初诊。

病史:患者既往诊断为AS,长期不规律服用非甾体抗炎药止痛。近日因劳作后受寒感冒而腰骶部疼痛再发,夜间尤甚,翻身困难,伴左膝关节肿痛,局部皮温高,下蹲活动明显受限。舌淡苔薄白,脉缓。西医诊断:强直性脊柱炎。中医诊断:大偻(寒热错杂证)。治以温经散寒、清热除湿,方予桂枝芍药知母汤加减。

方药:白附片60g(先煎3h)、桂枝20g、白芍15g、知母15g、苍术15g、白术15g、防风15g、细辛5g、炙麻黄15g、独活15g、狗脊15g、杜仲15g、续断10g、威灵仙15g、淫羊藿15g、薏苡仁15g、大枣5枚、甘草10g、生姜15g。5剂,水煎服,每日1剂。

二诊:2010年4月10日,患者腰骶部疼痛减轻,左膝关节肿痛较前减轻,但仍疼痛,活动略受限,夜间翻身仍困难,饮食睡眠可。症状缓解,效不更方,继予5剂,煎服方法同上。

三诊:2010年4月28日,患者病情好转,左膝肿痛渐消,腰骶部疼痛减轻,夜间感腰部翻身较前灵活,神疲乏力,纳少,舌质红,苔薄白,脉细。辨证为气血亏虚,改用补中桂枝汤加减以调补气血,补肾通络。药用:黄芪30g、党参15g、白术15g、升麻10g、当归

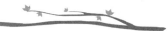

10 g、陈皮 10 g、桂枝 10 g、白芍 10 g、川芎 10 g、淫羊藿 15 g、杜仲 15 g、狗脊 15 g、巴戟天 15 g、薏苡仁 15 g、白豆蔻 10 g、炙甘草 10 g。5 剂，煎服方法同上。

[按语]　桂枝芍药知母汤出自《金匮要略》，该方含麻黄附子汤、芍药甘草附子汤、甘草附子汤、桂枝加附子汤（去枣），具有祛风除湿、通阳散寒，佐以清热的功效，主治诸肢节疼痛、身体羸弱、脚肿如脱、头眩短气、温温欲吐者。患者以腰骶部疼痛为主，西医诊断已然明确，中医诊断为大偻。大偻首见于《黄帝内经》中"阳气者，精则养神，柔则养筋，开阖不得，寒气从之，乃生大偻"。正气不足，寒气侵袭是造成大偻的关键病因病机。本案为大偻多年，肾督阳虚，而复感于寒，寒邪郁而化热，阻滞经络致使腰骶部疼痛，病机呈寒热夹杂之象，故予温经散寒、清热除湿、通络行痹之桂芍知母汤加减，方中附子、桂枝、细辛、炙麻黄温经散寒止痛，其中大剂量附子具有较好的止痛效果，目前治疗强直性脊柱炎能取得较好的临床疗效，威灵仙、苍术、白术、防风祛风除湿，白芍、知母清热养阴，薏苡仁清热除湿、蠲痹止痛，独活、狗脊引药于督脉，杜仲、续断、淫羊藿补肾除湿，大枣、生姜、甘草调和脾胃。全方共奏温经散寒、清热除湿、通络行痹之功。三诊时症状改善，呈现气血亏虚之态，故以补中桂枝汤加减调补气血，补肾通络以善其后。脾胃功能正常与否，关系到药物的吸收，直接影响治疗效果；且脾胃为后天之本，脾胃既衰则气血生化乏源，诸脏功能衰退。强直性脊柱炎患者长期服药，多致脾胃受损，故临证重视顾护脾胃。临证但见患者以脾胃功能失调为主，则当以调治脾胃为先；对于长期服药的患者，常加入陈皮、白豆蔻、砂仁等健脾和胃药；应用扶正补虚必佐宣通之品。补中桂枝汤乃吴生元教授将《脾胃论》补中益气汤合《伤寒论》桂枝汤加减化裁而来，两方合用具有温阳补肾、健脾养血之功，现在异病同治学术思想指导下广泛应用于气血亏虚证之骨关节炎、骨质疏松、强直性脊柱炎、类风湿关节炎等疾病，取效颇佳。

来源：肖勇洪，彭江云，吴洋.吴生元教授辨治强直性脊柱炎经验[J].风湿病与关节炎，2023，12(7)：28-31.

二、变证

（一）阳虚湿阻证

苓桂术甘汤治验。

朱某，男，30 岁，2018 年 4 月 28 日初诊。

病史：患者 2016 年 4 月出现下腰疼痛，每日晨僵约半小时。查 HLA-B27 阳性，Schober 试验阳性，指地距 15 cm，枕墙距 3 cm，"4"字试验阴性，腰椎 MRI 提示骶髂关节炎症。服用塞来昔布片后疼痛改善不明显，遂来门诊就诊。刻下症：主诉腰背痛，耳鸣明显，伴早醒、头晕、体倦、便溏，舌质淡暗红、有齿印，苔薄腻，脉细。西医诊断：强直性脊柱炎。中医诊断：大偻，阳虚湿阻证。治以温肾助阳、芳化利湿。方予苓桂术甘汤加减。

方药：茯苓 30 g、桂枝 9 g、炒白术 30 g、炙甘草 15 g、制附子 9 g(先煎)、炒白芍 30 g、川芎 15 g、杜仲 30 g、菟丝子 18 g、黄芪 45 g、干姜 6 g、柴胡 9 g、仙灵脾 12 g、升麻 5 g、滑石 20 g(包煎)、佩兰 9 g、郁金 9 g。共 14 剂，每日 1 剂，水煎，分 2 次温服。

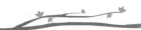

二诊:2018年5月19日,患者诉头晕发作次数减少,早醒、腰酸及便溏症状改善,仍感精神疲倦,耳鸣仍有,舌质淡暗红,苔薄,有齿印,脉沉细。仍治以芳化利湿,原方去滑石,加石菖蒲9 g,仙灵脾增至15 g,以增强化痰通窍之力。继予28剂,服法同前。

三诊:2018年6月16日,患者诉精神疲倦改善,耳鸣症状减轻,久坐后仍感腰背部不适,舌质暗红,苔薄腻,脉沉细。原方去佩兰、石菖蒲,加荷叶9 g、川断9 g。继予14剂,服法同前。嘱其合理休息,适量运动,并进行必要的功能锻炼。

[按语]　苓桂术甘汤为《伤寒杂病论》中的方剂,由茯苓、桂枝、白术、甘草4味药物构成。《伤寒论》第67条:"伤寒若吐、若下后,心下逆满,气上冲胸,起则头眩,脉沉紧,发汗则动经,身为振振摇者,茯苓桂枝白术甘草汤主之。"《金匮要略·痰饮咳嗽病脉证治》云:"心下有痰饮,胸胁支满,目眩,苓桂术甘汤主之。"又云:"夫短气有微饮,当从小便去之,苓桂术甘汤主之。"苓桂术甘汤主治心下有停饮、胸胁支满、眩晕及心下逆满、气上冲胸、起则头眩、脉沉紧之阳虚饮停证,是益气温阳、健脾化饮的代表方。《素问·阴阳别论》中记载"三阴结谓之水",后世历代医家也多有阐述。水饮在风湿免疫病中十分常见,若患者因感受风寒湿等邪气侵袭或饮食劳倦损伤,可致脏的气化功能失司,从而患病。如《素问·痹论》所述:"所谓痹者,各以其时,重感于风寒湿之气也""饮食居处,为其病本也"。水为阴邪,易伤及阳气,阳不化阴,则气不行水,蒸化无权,则气冷水寒,输布失序,发为"水饮"。其化有三:一则留驻躯干、肢体,发为水肿;二则水与气结,上冲心胃,发为水气病;三则化为水湿,浸渍留驻关节肌肉、皮肤孔窍,引起关节疼痛、皮肤感觉异常等表现。强直性脊柱炎是一种侵犯骶髂关节、脊柱旁软组织及外周关节,并可伴发关节外表现的慢性炎症,中医病名为"大偻""骨痹"等。《素问·痹论》曰:"风寒湿三气杂至,合而为痹也。不已,复感于邪,内舍于肾。"《中藏经》曰:"骨痹者乃嗜欲不节,伤于肾也。"故中医辨治多以"肾虚邪痹"立论,主张以补肾活血蠲痹法治疗。该患者有早醒、头晕等水饮上扰的表现,也有耳鸣、体倦、腰酸等肾虚症状,用苓桂术甘汤加味治疗。方中以苓桂术甘汤通阳化饮,黄芪、干姜、附子、仙灵脾健脾温中止泻,柴胡合升麻升举清阳,白芍养阴和营,川芎合郁金祛瘀止痛,杜仲、菟丝子补肾强腰,滑石、佩兰芳化利湿,全方温阳化湿、补泻兼顾,故效如桴鼓。

来源:虞泰来,范永升,谢冠群.基于"水饮"理论探讨范永升教授运用苓桂术甘汤治疗风湿免疫病经验[J].浙江中医药大学学报,2021,45(5):489-492,496.

(二)正虚邪伏证

四神煎治验。

曹某,男,68岁,2020年1月8日初诊。

病史:患者10年前无明显诱因出现腰骶部疼痛,伴僵直不舒、活动受限。8年前于当地医院查红细胞沉降率55 mm/h、HLA-B27阳性、类风湿因子阴性。双侧骶髂关节X射线片示:双侧骶髂关节间隙变窄,腰椎韧带钙化,双侧股骨头均有骨质缺损,左侧骨质部分强直。诊断为强直性柱炎,予益赛普、双氯芬酸钠缓释片等治疗,疗效欠佳,症状时轻时重,遂至门诊就诊。现症:腰骶部疼痛、僵硬,活动受限,晨起、受凉后加重,遇热后好

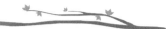

转;眼睑肿胀,胸闷痰多,面色暗鬽,神疲,夜寐欠安,二便调,舌质暗,边有齿痕,苔白腻,脉细滑。本案以气虚邪伏为本,痰痹阻为标。中医诊断:大偻(正虚邪伏证)。治以扶正祛邪、祛痰化瘀、蠲痹通络,方用四神煎加减。

方药:黄芪20 g、石斛10 g、制远志10 g、怀牛膝15 g、金银花10 g、茯苓10 g、酒白芍10 g、当归10 g、川芎10 g、威灵仙10 g、独活15 g、防风10 g、桑寄生10 g、制川乌5 g、酒木瓜10 g、乳香5 g、甘草5 g。颗粒剂,7剂,每日1剂,分3次饭后温服。

二诊:2020年1月15日,患者腰骶部疼痛、僵硬减轻,脊柱关节活动度改善,仍纳差,偶见干呕,夜寐稍改善。出现纳呆、干呕,为乳香损伤脾胃,上方去乳香再进。颗粒剂,7剂,每日1剂,分3次饭后温服。

三诊:2020年1月22日,患者腰骶部疼痛、僵硬明显减轻,脊柱关节活动度明显改善,精神可,纳寐正常,二便调,舌质暗,苔薄白,脉缓。上方继服7剂加以巩固。后守方化裁1月余,临床症状未见加重。

[按语]　四神煎是出自《验方新编》的药方,主治鹤膝风,具有扶正养阴祛邪、清热解毒、活血通利关节之功。鲍相璈《验方新编》云:"病在筋则伸不能屈,在骨则移动多艰,久则日肿日粗……痛而无脓,颜色不变,成败症矣。立方四神煎。"毒邪可由外袭,可由内生,多由父母禀赋而得者,并且具有隐匿、潜藏、暗损筋骨及脏腑的特点,因此本病早期在临床上极易漏诊、误诊。脊柱属督脉,为阳气之海;骶髂关节属足少阴肾经,与膀胱经相表里,所以肾督阳虚,寒邪入侵,损脊伤筋,则生大偻。《医原》称:"膜原为藏邪之渊薮,伏邪多发于此焉。"如《素问·痿论》所言:"盖膜,犹幕也,凡肉理脏腑之间,其成片联络薄筋,皆谓之膜,所以屏障血气者也。凡筋膜所在之处,脉络必分,血气必聚,故又谓之原,亦谓之脂膜。"故膜原的屏障作用反而保护了邪气,使正气难以祛邪外出,同时药石针砭亦难以抵达病灶所在。本案虽非鹤膝风,然"痹证日久,正虚邪实",痰瘀痹阻之象显见,若一味攻邪,恐加剧正气损耗,成败症矣,故以四神煎为基础方,扶正气以祛诸邪。全方以黄芪为君,益气补虚、行血除痹。《神农本草经》谓石斛"主伤中,除痹,下气,补五脏虚",故用石斛补虚除痹。远志"补不足,除邪气",并有畅气散瘀,解郁祛痰之功。《日华子本草》谓远志"长肌肉,助筋骨",故伍以远志祛痰除痹。牛膝补肝肾、强筋骨、利腰。《本草纲目》载金银花"治一切风湿气及诸肿痛",故以金银花解毒通络止痛。痰瘀成因皆在气血津液失调,故以当归、芍药、川芎散调畅气血。芍药养血敛阴、缓急止痛,当归助芍药补血止痛,川芎行血中之滞气,茯苓健脾除湿。再伍以独活、威灵仙、防风、制川乌、木瓜等温阳、散寒、祛风之品,可使邪气从表发散。桑寄生补肝肾、祛风湿、止痹痛。甘草调和诸药。全方共奏扶正祛邪、祛痰化瘀、蠲痹通络之功,标本同治。

来源:保晰桐,张明星,赵丽婷,等.江顺奎主任医师运用伏邪理论治疗强直性脊柱炎经验江[J].西部中医药,2023,36(8):27-30.

(三)脾肾阳虚证

四逆汤治验。

患者,女,38岁,2010年9月17日初诊。

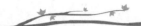

病史:2年来常觉腰酸、腰背疼痛不适,倦怠乏力,久行或久坐后加重,有时晨起觉腰部僵硬发麻,活动后可缓解。伴有腰臀部发凉、全身畏冷、手足冰凉,下肢膝盖以下亦凉,冬日上症尤甚。常觉精神不振、嗜睡,晨起双眼上睑常水肿。素有慢性过敏性鼻炎,常多流清涕,遇冷则喷嚏不断,涕流如水注。纳食尚可,睡眠差,易惊醒,多梦。小便色清,夜间常小便1~2次,大便长期干结难解,3~5 d行1次。月经常错后5~7 d,时有痛经,经量少,色紫暗,多血块。初起未予重视,症状逐渐加重。1年前曾到北京、上海等大医院就诊,服中西医药物症状有所缓解,停药则有反复,终未见显效,几近失去治疗信心。2010年4月至四川某医院就诊,查血HLA-B27阳性,X射线片检查示腰骶髂关节损害(未见当时X射线片及结果),遂确诊为"强直性脊柱炎"。仍服西药治疗,效果不佳。

刻诊:腰背部疼痛,腰酸,转侧有牵扯痛。精神倦怠,面色苍黄,双眼睑轻度水肿,畏冷,手足不温,遇风冷则加剧。按压腰骶部有痛感,沿脊柱按压亦有痛感。纳可,睡眠差,近日多梦易醒,大便3日未解,下腹有胀感。舌淡胖苔薄中间微黄,边有齿痕,脉沉细,寸、尺脉尤甚。其父母均患"强直性脊柱炎"。强直性脊柱炎的发病常和遗传因素相关,本患者父母均患有此病,又经四川某医院确诊为强直性脊柱炎,中医诊断为大偻,证属元阳不足、脾肾气虚、寒湿痹阻,治以温阳益气、散寒除湿,方选四逆汤加味。

方药:制白附片15 g(先煎30 min,去麻味),干姜15 g,炙甘草、红参、三七、砂仁、肉桂各10 g,桂枝15 g,苍术20 g,白术、肉苁蓉各15 g,威灵仙20 g,鸡血藤30 g。7剂,水煎,分3次服,200 mL/次。

二诊:2010年9月24日,服药后精神好转,气力增加,鼻流清涕减少,腰背酸痛、腰部僵硬发麻减轻,但腰臀部仍发凉,仍觉嗜睡,大便较前易解出,2~3 d行1次。效不更方,上方调整剂量,制白附片30 g(先煎60 min,去麻味)、干姜20 g、炙甘草15 g、肉苁蓉30 g,其余药剂量不变,10剂。

三诊:2010年10月8日,诉气力明显增加,已不觉倦怠,腰背不觉酸痛,晨起僵硬发麻时间很短,腰臀部发凉已很轻微,下肢有温热感。适逢月经来潮,小腹未觉疼痛,排出多量血块,经色转红。夜间仍小便1次,大便基本通畅,可2 d行1次。舌淡红,苔薄白,脉沉细。大便已通,上方去肉苁蓉,加茯苓、桑寄生各30 g,独活15 g。随后继以此方,随证加用狗脊、杜仲、鹿角胶、仙鹤草、鹿衔草等。

四诊:2010年11月28日,腰背僵硬发麻等症消失,气色大好,面色有光泽,过敏性鼻炎未再发作。以金匮肾气丸加人参、黄芪、当归、杜仲、仙灵脾、鹿角胶、仙鹤草、鹿衔草等制成丸药,巩固治疗,嘱服丸药3个月,复查X射线片等。

2011年04月10日随访:复查X射线片显示腰骶髂关节损害明显改善,查血HLA-B27转阴,效果满意。

[按语] 四逆汤出自《伤寒论》,具有温里驱寒、回阳救逆的功效。本案患者素有家族病史,显然正气不足,元阳衰微,又感受外来风寒湿邪气,致使疾病迁延,久治不愈。辨证当为元阳不足,脾肾气虚,寒湿痹阻。治以温阳益气、散寒除湿,方以四逆汤加味。四逆汤方中附子,《神农本草经》(以下简称《本经》)曰:"味辛温。主风寒咳逆邪气,温

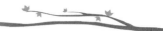

中,金创,破癥坚积聚血痹,寒湿踒躄,拘挛膝痛,不能行步。"附子为扶阳主药,其气味俱厚,走而不守,以其雄壮之质,温热之性,助火之原,"火性迅发,无所不到",能上助心阳以通脉,中温脾阳以健运,下补肾阳以益火挽救散失之元阳,最善温肾气、补元阳、救厥逆、祛寒湿、除痼冷,为"回阳救逆第一品药"。干姜,《本经》曰"味辛温。主胸满咳逆上气,温中止血,出汗,逐风,湿痹,肠澼,下利";《本草求真》曰"干姜大热无毒,守而不走,凡胃中虚冷,元阳欲绝,合以附子同投,则能回阳立效,故书则有附子无姜不热之句。"干姜温中祛寒,回阳通脉,最善祛里寒以温中焦之阳,逐风祛湿降阴浊之气,暖脾胃而温手足。附子与干姜相伍,则温补元阳,散寒除湿,通达内外,其效甚显。甘草,《本经》曰:"味甘平。主五脏六腑寒热邪气,坚筋骨,长肌肉,倍力,金创,解毒。"甘草可调中补虚,与附子、干姜同用,为四逆汤方,其为回阳破阴救逆的代表方药,为本方主药。人参,《本经》曰:"味甘微寒。主补五脏,安精神,定魂魄,止惊悸,除邪气,明目,开心益智。久服轻身延年。"人参大补五脏元气,补脾益肺,为补虚要药。三七,甘温,化瘀止血,活血定痛,虽为伤科所常用,但民间有以三七滋补的习惯。现代研究表明,三七可加速消除运动性疲劳,增强体质,有类似人参样"适应原"的作用。人参与三七相伍,可补虚活血,使补而不滞,共为辅药。砂仁,辛温,专入脾胃而温中,化湿行气,又有纳气入肾之效。肉桂,产甘大热,补火助阳,散寒止痛,温通经脉,尤善入下焦,补命门火衰,祛"沉寒痼冷",鼓舞气血生长,为温阳益火要药。桂枝,味辛,甘温,发汗解肌,温通经脉,助阳化气,其可走表散外寒,温通十二经脉,并助阳化气以行水湿之邪。苍术、白术,甘温,健脾燥湿,除风寒湿痹及利水。肉苁蓉,甘咸温,补肾阳,益精血,润肠通便,主"五劳七伤,补中"。威灵仙,辛咸温,祛风湿,通经络,其辛散温通,性猛善走,通行十二经络,为风湿痹痛、肢体麻木之要药。鸡血藤,苦甘温,行血补血,舒筋活络,既能补血,又善活血,对血瘀兼血虚之风湿痹痛麻木甚宜。诸药共奏温阳补虚、健脾益肾、祛风除湿之效。随着治疗初见效果,逐渐加大附子、干姜剂量,旨在加强温阳散寒之力,并随剂量加大,病情显著改善。随证加入茯苓、桑寄生、独活、狗脊、杜仲、鹿角胶、仙鹤草、鹿衔草等,亦为加强温阳补肾、祛风化湿、健脾利水之效。坚持以此法治疗2月余,病情大为好转,遂以金匮肾气丸加入补肾益气补血之品制成丸药,巩固治疗3个月,最终取得满意疗效。

来源:杨雯轩,王飞.温阳益气法治疗强直性脊柱炎1例报告[J].实用中医内科杂志,2013,27(4):112-113.

(四)湿热瘀滞证

龙胆泻肝汤治验。

患者,女,45岁,2012年3月15日初诊。

病史:患者自述腰骶部疼痛4月余。2个月前曾因腰骶部疼痛到社区医院就诊,诊断为腰肌劳损,服用布洛芬缓释胶囊等西药治疗,并配合腰部按摩,腰骶部疼痛无明显好转。近1个月晨起略感腰骶部僵硬,活动后缓解,疼痛时有时无,定位模糊,有时单侧有时双侧。近2个星期疼痛逐渐呈持续性。平素工作压力大,性格急躁易怒,经常因小事触发,患病以来加剧。腰背僵硬,腰骶部疼痛,弯腰时疼痛加重,且有晨僵现象。口干、口

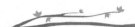

苦,常欲饮水,乏力,食欲减退,眠差,舌红苔黄,花剥苔,脉弦数滑有力。X射线片显示:腰椎生理轴线向左侧凸,$L_{1\sim5}$椎体缘见骨质增生;$L_{1/2}\sim L_{4/5}$椎间隙变窄;$L_{3\sim5}$双侧小关节骨质增生硬化,关节间隙略窄;下腰椎右侧椎旁韧带钙化,双侧骶髂关节融合。HLA-B27阴性。西医诊断:强直性脊柱炎(早期)。中医诊断:痹证(湿热瘀滞证)。治法:滑利关节,清热除湿,温通经络。

治疗:①林氏正骨立体定位斜扳法、垫枕背伸按压法、弹膝调脊法;②龙胆泻肝汤加减,龙胆草15 g、黄芩15 g、泽泻10 g、川木通10 g、当归15 g、柴胡10 g、车前子10 g、栀子10 g、生地黄15 g、大黄15 g、甘草5 g;③岭南林氏正骨自制中药包(桂枝30 g,小茴香30 g等)热敷。服药5剂后,诸症皆有好转,原方不变,续服5剂,继以林氏正骨推拿,并嘱咐患者回家坚持热敷和锻炼。2周后复查,症状皆减,续服3剂,巩固疗效,嘱咐患者平日应平心静气,坚持锻炼。

[按语] 龙胆泻肝汤出自《医方集解》,为清热剂,具有清脏腑热、清泻肝胆实火、清利肝经湿热之功效。早期强直性脊柱炎诊断明确尤为关键,患者腰骶部僵硬并呈进行性加重,且X射线片显示双侧骶髂关节融合,符合早期强直性脊柱炎特点。此案患者素体正气不足,岭南一带湿热盛,外感湿热之邪闭阻于肝筋,气机不畅,经络不通,或平日生活工作压力较大,肝失疏泄,脾胃运化失司,湿浊内生,湿郁化热,湿热相搏而劳伤筋骨,可见其病理特点是本虚标实,以实为盛,病位尚在肝脾。肝木喜条达而恶抑郁,肝气不舒,则气行不畅,肝经郁阻,筋脉则痹,灼伤津液,则口干苦,渴饮水,郁而化热则扰乱神明,眠差,其年岁较轻,正气充沛,其性易怒,肝在志为怒,故辨证施治给予龙胆泻肝汤加减。龙胆草大苦大寒以大泻肝胆湿火,而大黄则泻阳明之热,柴胡合香附疏肝胆之气,黄芩清上而山栀子导下,再佐以木通、车前和泽泻引邪热从小肠、膀胱而出,因恐泻邪伤正,故加生地与当归养血补肝以柔筋,甘草缓中以调和诸药。手法治疗是缓解痹症的一大要举,《医宗金鉴·正骨心法要旨》云:"诚以手本血肉之体,其宛转运用之妙,可以一己之卷舒,高下疾徐,轻重开合能达病者之血气凝滞,皮肉肿痛,筋骨挛折,与情志之苦欲也。"手法运用得恰到好处能改善局部气血的运行。外治予林氏正骨推拿增其活动度,热敷以畅达经气。除了手法与药物治疗外,还应注重患者治疗回家后的调理与锻炼。另给予患者岭南林氏正骨自制中药包热敷,内有桂枝、小茴香等。桂枝辛甘温,具有温经通络、散寒止痛之功;小茴香辛温,具有温肾养肝、散寒止痛之功,两者再配合其余辛温药物,一同热敷患处,从而使局部皮肤腠理打开而使药力渗透直达病所。《黄帝内经·素问》云:"法于阴阳,和于术数,食饮有节,起居有常,不妄作劳,故能形与神俱,而尽终其天年,度百岁乃去"。可见疾病的日常调护亦是至关重要的。

来源:郭汝松,黄帆,雷骏轩,等.名医林应强教授诊治早期强直性脊柱炎经验撷英[J].时珍国医国药,2019,30(5):1219-1221.

(五)湿热瘀阻证

加味苍柏散治验。

陈某,女,18岁,2020年1月30日初诊。

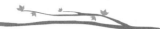

病史：右足、左髋及左肩关节反复疼痛 3 月余。患者 3 月余前出现左髋、左肩及右足疼痛，反复难愈，遂至省级医院就诊，诊断为脊柱关节病。2020 年 1 月于本地医院查血提示红细胞沉降率偏高；双髋关节 MRI 提示左股骨颈、股骨头及髋臼骨髓水肿，双髋关节囊少量积液；右足 MRI 提示右侧跟骨骨髓水肿、周围软组织水肿。患者长期服用抗炎镇痛及免疫调节等药物，未见疗效，遂来就诊。刻诊：右足跟、左髋及左肩关节疼痛，活动后明显，无明显活动受限；口干，纳寐尚可，大便畅；舌暗红苔黄腻，脉弦滑。西医诊断：强直性脊柱炎（活动期）。中医诊断：骨痹（湿热瘀阻证）。治以清热利湿解毒、凉血化瘀止痛。方选加味苍柏散加减。

方药：炒苍术 15 g、炒白术 12 g、羌活 10 g、独活 10 g、生地黄 20 g、知母 12 g、黄柏 15 g、当归 12 g、赤芍 15 g、川牛膝 15 g、生甘草 6 g、通草 5 g、木瓜 12 g、槟榔 10 g、防己 15 g、豨莶草 30 g、生薏苡仁 75 g。7 剂，每日 1 剂，水煎，分 2 次饭后服。

二诊：2020 年 2 月 6 日，患者关节疼痛较前缓解，舌苔亦较前转薄。予初诊方续服 14 剂。半个月后电话随访，患者关节疼痛已不明显，自行停服中药，改为免疫抑制剂治疗。

［按语］　加味苍柏散出自《医宗金鉴》："湿热脚气而形质实者，宜用加味苍柏散"，为治湿热脚气病所设，临床上被广泛应用于各种下焦湿热病证。强直性脊柱炎是以骶髂关节和脊柱附着点、中轴骨骼炎症为主要临床表现的慢性炎性疾病，严重者可致脊柱畸形和强直。根据临床特征，强直性脊柱炎可归属于中医学"骨痹"范畴。《素问·痹论》云："风寒湿三气杂至，合而为痹"，指出痹证的形成与外邪内侵有关。《圣济总录·骨痹》云："夫骨者，肾之余；髓者，肾之所充也。肾水流行，则髓满而骨强"，肾主骨生髓，素体肾精不足之人，外邪可趁虚而入骨则成骨痹。本病病机为先天肝肾不足，加之后天外邪侵入，湿、热、痰、瘀等病理因素相互搏结，留滞经脉不去故而缠绵难愈，治以补益肝肾为本，清热利湿活血为标。本案患者先天肾精亏虚，后天感湿热之邪，湿热日久致瘀，正虚邪侵，正气不足，鼓动气血无力，气血运行不畅，血滞留于筋络，血不荣筋，故表现为右足跟、左髋及左肩关节疼痛；湿热之邪内蕴，津液不能上承，故口干；舌脉均为湿热瘀阻之象。患者初诊时主要症状为关节疼痛，处于疾病活动期，应秉持"急则治其标"的原则，投以加味苍柏散化裁。患者发病部位主要集中于下部，关节内水肿积液，水湿停留，因黄芩偏于入肺经，长于清上焦之热，故易之为生薏苡仁清利下焦湿热，加豨莶草增通利关节、利湿止痛之效。辨证选方用药恰到好处，故疼痛明显减轻。二诊继进前方以巩固疗效。临证应根据强直性脊柱炎患者的临床表现进行分期治疗。活动期患者主要表现为明显疼痛，舌脉往往一派湿热之象，此时应以清热利湿止痛为主，选用生薏苡仁、土茯苓、秦艽等，提高患者生活质量；缓解期则应以补益肝肾为主，兼祛瘀通络，选用杜仲、狗脊、桑寄生、莪术、川芎等。分期而治，方能取得良效。

来源：丁娅，宋力伟. 宋力伟运用加味苍柏散治疗杂病验案 4 则 [J]. 江苏中医药，2022,54(9):54-56.

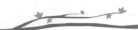

(六)痰瘀闭阻证

身通逐瘀汤治验。

姜某,男,28岁,2012年9月22日初诊。

病史:自诉腰骶疼痛酸软,夜间痛甚,腰脊僵硬,甚或不能平卧,关节屈曲畸形,生活不能完全自理。头晕目眩,舌质淡暗有瘀点,脉沉细涩。西医诊断为强直性脊柱炎。中医诊断为痹证,证属痰瘀闭阻。治以活血化瘀、通络止痛,兼以补肾养肝扶正之法。方用身痛逐瘀汤加减。

方药:川芎10 g、桃仁10 g、红花10 g、当归10 g、甘草10 g、没药10 g、五灵脂10 g、香附10 g、怀牛膝15 g、地龙10 g、制天南星10 g、枸杞子15 g、补骨脂10 g、杜仲15 g、山茱萸15 g、鹿角胶10 g、威灵仙10 g。

二诊:2012年9月29日,服上方7剂后,疼痛有所缓解,关节屈伸不利,舌质暗,脉弦细涩。继以活血化瘀、通络止痛、补养肝肾之法治之。上方去香附,加狗脊15 g、菟丝子15 g、白芍15 g。

三诊:2012年10月13日,疼痛减轻,可以短时间平卧。继服上方加土鳖虫6 g。

四诊:2012年10月27日,病情进一步好转。将此方继服4周,腰骶疼痛明显减轻,生活能自理。

[按语] 身痛逐瘀汤出自《医林改错》卷下,具有活血祛瘀、通经止痛、祛风除湿的功效,主治痹症有瘀血者。本例患者以疼痛为主症,夜间痛甚,舌质暗淡有点,脉沉细涩,为血瘀之征象。《类证治裁》亦云:"痹者,必有湿痰败血瘀滞经络。"且患者头晕目眩,因此诊断为痰瘀闭阻型痹症。治疗应标本兼顾,活血化瘀,通络止痛,兼以补养肝肾之法。方用身痛逐瘀汤加减治疗,方中桃仁、红花、当归活血化瘀;川芎、没药、香附理气活血止痛;五灵脂、地龙祛痰通络;天南星祛风化痰,消肿止痛,《开宝本草》谓:"主中风,除痰麻痹……散血。"威灵仙消痰水,破坚积,祛风通络;杜仲、怀牛膝补肝肾,强腰膝;枸杞子、补骨脂、山茱萸、鹿角胶补肝肾,益精髓。在治疗过程中,在原方基础上加入狗脊、菟丝子、白芍以加强补益之效,疗效显著。

来源:黄艳霞,胡晓阳,袁福,等.段富泽教授治疗强直性脊柱临证经验[J].中医药信息,2013,30(6):84-85.

(七)风湿化热证

大秦艽汤治验。

曲某某,男,45岁,2022年1月8日初诊。

病史:反复性腰痛伴关节痛5年余。患者腰痛伴关节痛,休息时加重,活动后缓解,伴单侧腕关节疼痛。在发病初期于某医院诊查后,诊断为关节炎、腰肌劳损,给予双氯芬酸钠缓释片治疗,服药后症状有所缓解,但停药后症状反复。为求明确效果,于门诊寻求中医治疗。查体:骶髂关节压痛(+),脊柱前屈、后伸、侧弯、转动均受限,枕墙距大于5 cm。CT:骶髂关节间隙局部毛糙。实验室检查:CRP 78 mg/L。刻下症:腰骶部、腕关节疼痛,伴有灼热感,晨僵50 min左右,休息后加重,活动后缓解,进辛辣食物及熬夜、劳累

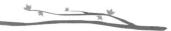

后加重,纳眠可,二便调,舌边尖红、无苔,脉弦细。西医诊断:强直性脊柱炎。中医诊断:脊痹(风湿化热,耗伤肾阴)。治法:祛风除湿、益阴补肾,方以大秦艽汤加减。

方药:秦艽 15 g、生地黄 15 g、熟地黄 10 g、砂仁 6 g(后下)、羌活 6 g、独活 6 g、防风 9 g、川芎 12 g、石膏 10 g、当归尾 10 g、赤芍 15 g、茯苓 15 g、甘草 6 g、生白术 12 g、姜黄 12 g、鳖甲 15 g(醋淬,先煎)。10 剂,每日 1 剂,水煎取汁 400 mL,分早晚 2 次饭后服用,每次 200 mL。嘱忌寒凉、生冷、辛辣之物,如海鲜、咖啡及茶叶。西药处以醋氯芬酸片 0.2 g,每天 1 次,口服;沙利度胺片 100 mg,每天 2 次,口服。

二诊:2022 年 1 月 18 日,腰骶部、腕关节疼痛减轻,伴有灼热感稍减轻,晨僵 10 min 左右,休息时加重,活动后关节缓解,但后背肌肉酸胀感增加。纳眠可,二便调,舌边尖红、苔白,脉细。前方去羌活、独活、石膏,加黄柏 10 g、忍冬藤 15 g、雷公藤 9 g(先煎)。10 剂,煎服法同前。西药不变。

三诊:2022 年 1 月 28 日,腰骶部、腕关节疼痛消失,微有灼热感,晨僵不明显,后背肌肉酸胀感消失。纳眠可,二便调,舌红、苔薄白,脉细。守方继用 10 剂。西药不变。嘱忌口寒凉生冷之物,如海鲜、咖啡及茶叶。患者于门诊调理至今,西药已停。查体:骶髂关节压痛(+-),脊柱前屈、后伸、侧弯、转动稍受限,枕墙距小于 5 cm,CT 表现较前好转,CRP<5 mg/L。

[按语]　大秦艽汤为治风剂,出自《素问病机气宜保命集》,具有疏风清热、养血活血之功效。主治风邪初中经络证。本案患者的强直性脊柱炎虽也属于中医的脊痹范畴,但是病因病机与前者迥然不同,治疗也大相径庭。本病是风湿久客化热伤阴所致。患者虽处于疾病的急性期,但是非甾体类药物效果并不明显。首诊采用滋阴又可除风湿之大秦艽汤,以生地黄、熟地黄并用来滋阴养血,兼能除痹,以秦艽、防风来祛风除湿,以羌活、独活来祛散全身风湿,但是热病用热药显然不妥,又有耗伤阴液之弊端,故使用石膏来清热养阴,当归尾以养血通络,赤芍敛阴通络,姜黄、川芎行气活血,鳖甲滋阴降阳,茯苓除湿,白术健脾,甘草调和诸药兼清热解毒。二诊灼热感稍减轻,可见第一次处方养阴之力尚可,但是祛风湿、清热毒之力偏差,故二诊以祛风湿热药(黄柏、忍冬藤、雷公藤)换祛风寒湿药(羌活、独活),药物寒热性质作用于人体之时,非寒性药物不能缓解局部之热。本以为祛风寒湿药物(羌活、独活)与滋阴药物合用,一方面能够使滋阴药物输布于人体,又合砂仁防止滋腻脾胃,合石膏、赤芍、鳖甲清透热邪;另一方面还能够防止祛风寒湿药物耗伤阴液。但是现实并不理想,换用祛风湿热药后,疗效方见好转。

来源:杨昭颖,尹国富.强直性脊柱炎验案两则[J].中国中医药现代远程教育,2024,22(12):79-81.

第六节　痛风性关节炎

痛风性关节炎在中医上属于"痹症"的范畴,痹症首见于《素问·痹论》:"风寒湿三

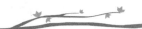

气杂至,合而为痹。其风气胜者为行痹,寒气胜者为痛痹,湿气胜者为浊痹也",阐述了痹症的病因。痹症的发生多因正气不足,经络空虚,肢体经脉失养,风、寒、湿、热之邪趁虚而入,痹阻肢体肌肉、关节、筋骨等局部经络气血而发病。主要表现为以局部肢体筋骨肌肉、关节疼痛、重着、酸楚、麻木,或关节屈伸不利为特征的病症。轻者病在关节、肌肉、筋骨,重者可内舍于脏。

(一)瘀血内阻证

1. 血府逐瘀汤治验

刘某,男,52岁,干部,1996年9月20日初诊。

病史:患者半年前出现右踝关节红肿疼痛,在当地医院诊断为痛风,予别嘌呤醇300 mg/d、吲哚美辛(消炎痛)150 mg/d 治疗,疗效不佳,肿痛反复发作。3 d 前朋友聚会,进食大量高蛋白饮食,疼痛加重,右踝关节红、肿、热、痛,不能着地,夜不能寐,抱足而泣,前来就诊。查舌尖红,苔黄厚腻,脉弦涩。实验室检查:血尿酸(UA)780 μmol/L。西医诊断为痛风,中医诊断为痹症。此为饮食不节,湿热内生,日久脉络瘀滞之证,当以活血通络、清热利湿为治,方以血府逐瘀汤加减。

方药:当归20 g、桃仁12 g、红花10 g、川牛膝30 g、生地15 g、枳壳15 g、赤芍10 g、川芎10 g、柴胡6 g、桔梗5 g、生甘草12 g、土茯苓20 g、川草薢15 g、车前子30 g。

二诊:7 d后,红肿小腿疼痛大减,舌淡红,苔白,脉滑。

三诊:守方继服14剂,病症消失,复查血尿酸360 μmol/L。继服10剂,巩固治疗。随访1年未复发。

[按语]　血府逐瘀汤出自《医林改错》,该方一为活血与行气相伍,既行血分瘀滞,又解气分郁结;二是祛瘀与养血同施,则活血而无耗血之虑,行气又无伤阴之弊;三为升降兼顾,既能升达清阳,又可降泄下行,使气血和调。痛风病多归属中医"痹症"范围,分为风湿热痹和寒痹,治则多以清热除湿、祛风散寒,方选白虎桂枝汤、薏苡仁汤。笔者认为痛风一病,病程缠绵,病久入络,治当以活血化瘀为主,配以清热除湿,或祛风散寒,疗效更为满意。现代药理研究,血府逐瘀汤活血化瘀,推陈出新,能有效降低血尿酸值,配以土茯苓、车前子、川芎解利水湿,泄浊毒,加速尿酸排泄,以取事半功倍之效。

来源:赵东鹰.血府逐瘀汤的临床应用举隅[J].辽宁中医药大学学报,2006(6):53.

2. 身痛逐瘀汤治验

姜某,男,33岁,干部,1998年7月16日初诊。

病史:自诉半月前突然出现右踝关节及右侧第一趾跖趾关节红肿热痛,疼痛剧烈,严重影响生活及睡眠,两部位交替发作。追问病史,患者平素喜欢饮酒,半年前曾因饮酒吃肉后出现过右侧第一趾跖趾关节疼痛,经服用秋水仙碱,1周后症状消失,但患者恶心欲吐,胃脘部烧灼不适。本次发病亦为饮酒后诱发。查血尿酸为625 μmol/L。诊断仍为"痛风",患者拒服西药,现求中医治疗。刻下症:右侧第一趾跖趾关节及右踝关节红肿热痛、局部发热、不能着地,舌红暗、苔少,脉弦紧。西医诊断为痛风,中医诊断为痹症。此为瘀浊凝涩,气血不畅血瘀之证,当以活血通络止痛为治,方以身痛逐瘀汤加减。

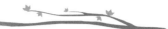

方药:桃仁、红花、川芎、当归、羌活、没药、香附、五灵脂、牛膝、地龙、生草各 10 g,秦艽 15 g,制马钱子 3 g,黄芪 30 g。

二诊:疼痛明显缓解,唯感右侧跖趾关节微肿胀,去马钱子,继服原方 12 剂,患者症状全部消除。嘱其戒酒,控制进食动物内脏及海鲜等,随访 1 年无发作。

[按语]　身痛逐瘀汤出自《医林改错》卷下,具有活血祛瘀、通经止痛、祛风除湿的功效。主治痹症有瘀血者。痛风是一种嘌呤代谢紊乱所致的疾病,急性痛风性关节炎是最常见的首发症状,其起病急骤,疼痛剧烈,患者多于半夜因关节疼痛而惊醒,关节及周围软组织出现明显的红肿热痛。本病属中医“痹症”范畴。此患者饱餐饮酒为诱因,致使湿热瘀浊凝滞,阻滞血络,血液运行不畅,不通则痛。治疗当活血通络、通痹止痛。方中桃仁、红花、川芎、当归均为活血逐瘀之剂,配有通络宣痹之秦艽、羌活、地龙等。现代药理证实,乳香、没药可改善微循环和血流变,有镇痛、消肿、抗炎、生肌的作用,而马钱子也有明显的镇痛作用,配合黄芪补气行滞,共奏行气活血、通痹化瘀之效,配伍精当,疗效颇佳。

来源:闻新丽,曹利平.谢远明老中医应用活血化瘀法治疗杂病验案体会[J].陕西中医,2003,24(5):433-436.

3.补阳还五汤治验

宋某,男,46 岁,2006 年 10 月 21 日初诊。

病史:右足跖部疼痛 2 年,时发时止,发作时口服秋水仙碱可使疼痛缓解。半个月前右足跖部又疼痛肿胀,口服秋水仙碱疼痛稍缓解,行走受限。查体:右足跖部肿胀,触之疼痛,舌质暗红有瘀点,脉弦。西医诊断为痛风,中医诊断为痹症。此为瘀血阻络之证,当以活血化瘀、消肿止痛为治,方以补阳还五汤加减。

方药:黄芪 30 g、当归 10 g、赤芍 10 g、川芎 10 g、地龙 10 g、桃仁 10 g、红花 10 g、川牛膝 15 g、海风藤 30 g、车前子 15 g、白茅根 30 g、萆薢 15 g、甘草 6 g。5 剂,每日 1 剂,水煎服。

二诊:2006 年 10 月 26 日,足跖部肿痛减轻,可行走,行走后肿胀。在原方基础上加鸡血藤 30 g,秦艽 10 g,7 剂。

三诊:2006 年 11 月 3 日,足跖部肿痛基本消失,可行走,行走后轻微肿胀。嘱原方再服 7 剂以巩固疗效,并注意饮食,以低嘌呤食物为佳,忌辛辣刺激之品。1 年后随访未再复发。

[按语]　补阳还五汤出自清代名医王清任的《医林改错》,由黄芪、当归、赤芍、川芎、红花、桃仁组成,功能补气、活血通络。本方是王清任补气活血化瘀之代表方,相当完整地体现了“气血并重”的学术思想,在临床实践中,只要抓住气血这一主要矛盾在人体患病进程中的表现,补、活、化、通兼施,精密配合,严谨组方,许多疑难病均可迎刃而解。痛风属中医“痹证”范畴,多由平素过食膏粱厚味,以致湿热内蕴,兼外感风邪,侵袭经络,气血不能畅通而成,反复发作遂使瘀血凝滞、络道阻塞,急则治其标,缓则治其本。本症因病程迁延,故治宜活血化瘀、通络止痛、利湿消肿。方选补阳还五汤,加以川牛膝引

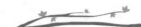

药下行而偏利关节又祛瘀活血,鸡血藤、海风藤活血化瘀、祛风通络,配以车前子、草薢、白茅根利水渗湿、消肿止痛。

来源:何春红.补阳还五汤治验3则[J].江苏中医药,2009,41(7):52-53.

(二)湿热蕴结证

1.四妙汤合四妙永安汤治验

患者,男,63岁,2019年7月19日初诊。

病史:双足第一趾跖趾关节肿胀、疼痛、畸形伴活动受限10年,加重2d。患者10年前出现双足第一趾跖趾关节疼痛,刺痛难忍,在外院诊断为痛风,对症治疗后症状缓解,但每于劳累和天气变化时疼痛加重,昼轻夜重,反复发作,且逐渐出现关节畸形。2d前因天气变化症状加重,伴腰膝酸软、头昏耳鸣、口干心烦,睡眠纳食可,二便可。查体:痛苦面容,双足第一趾跖趾关节和踝关节红肿、畸形,皮温略高,触痛;舌质红,苔黄腻,脉弦细。红细胞沉降率42 mm/h,尿酸682 μmol/L。西医诊断为痛风性关节炎,中医诊断为痹症。此为湿热蕴结之证,当以祛湿清热为治,方以四妙汤合四妙永安汤加减。

方药:炒黄柏15 g、苍术30 g、麸炒薏苡仁30 g、杜仲12 g、川牛膝15 g、黄芪20 g、甘草6 g、鸡血藤12 g、羌活12 g、独活12 g、桑寄生12 g、防风12 g。7剂,每日1剂,水煎取汁300 mL,早晚分服。

二诊:患者服药后疼痛明显缓解,腰酸、头昏、耳鸣、口干和心烦减轻;双足第一趾跖趾关节已无红肿、触痛,皮温不高;舌淡红,苔薄白,脉弦细。中药处方拟独活寄生汤加减。

三诊:患者诸症全消,复查血尿酸389 μmol/L、红细胞沉降率12 mm/h,前方继续服用14剂,至今未复发,唯留畸形。

[按语] 四妙永安汤出自《验方新编》,具有清热解毒、活血止痛之功效。而该患者年已六旬,长期饮食不节,脾胃受损,痰浊内生,加之年老肾气亏虚,此次又因天气变化感受外邪,致急性发作。局部红肿热痛,舌质红,苔黄腻,脉弦细,均为急性期表证湿热痹阻之征象,故用四妙汤加减少辅解表药,并予针刺局部放血活血通络,疗效立竿见影。二诊时患者舌淡红,苔薄白,脉弦细,表明热象减轻,而患者年老久病,故用独活寄生汤加减以固本培元,扶助正气助邪外出。此后患者注重饮食节制,则疾病至今未复发。

来源:陈婵,蔡圣朝.蔡圣朝治疗痛风性关节炎临床经验[J].中国民间疗法,2021,29(9):30-31.

2.白虎桂枝汤合四妙丸治验

曹某,男,47岁,2016年9月27日初诊。

病史:患者2个月前食火锅后出现右足第一趾跖趾关节疼痛,未予系统治疗,服用西药止痛药后疼痛缓解。但此后病情反复发作,关节红肿热痛、活动障碍,遂至当地医院就诊,诊断为"急性痛风",给予布洛芬、碳酸氢钠片等西药治疗,症状虽时有缓解,但仍反复发作。4d前患者因劳累和进食海鲜,再次诱发右足第一趾跖趾关节处疼痛,继而累及左足第一趾跖趾关节。现双足第一趾跖趾关节红肿疼痛,右足尤甚,触之局部肤温较高,压

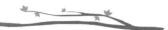

痛明显,活动受限,行走较困难。口干、口苦,胃纳可,寐欠安,小便调,大便1~2日一行,偏干。舌质暗红、苔黄腻,脉弦数。辅助检查:血尿酸503 μmol/L。西医诊断为痛风,中医诊断为痹症。此为湿热蕴结之证,当以祛湿清热为治,方以白虎桂枝汤合四妙丸加减。

方药:生石膏30 g(先煎)、知母10 g、山药10 g、黄柏10 g、苍术10 g、生薏苡仁20 g、川牛膝12 g、秦艽10 g、穿山龙10 g、络石藤10 g、忍冬藤15 g、土鳖虫3 g、地龙10 g、甘草5 g。7剂,常法煎服,每日1剂。嘱患者清淡饮食。

二诊:2016年10月10日,服药后患者双足第一趾跖趾关节红肿疼痛明显好转,口干、口苦较前改善,舌质红、苔薄黄,脉弦。药已对症,热邪渐消,为加强化湿排浊止痛之效,予原方加威灵仙10 g、土茯苓15 g、粉萆薢10 g、虎杖15 g,生石膏减为15 g。继服14剂。

三诊:2016年10月24日,患者自诉关节红肿热痛已消失,行走活动基本正常,口干、口苦不显。查血尿酸361 μmol/L。药已中的,效不更方,上方续服14剂以巩固疗效。嘱患者合理饮食,多饮水,增加尿酸浊毒的排泄,避免过度劳累、久居湿地等。

[按语]　白虎汤出自《伤寒论》太阳病篇176条,是中医"清法"中著名的清热方剂之一。原方由生石膏一斤、知母六两、甘草二两、粳米组成。方中重用石膏清阳明气分大热,清热而不伤阴,并能止渴除烦,为君药;臣药以知母苦寒质润,既助石膏清肺胃之热,又滋阴润燥,救已伤之阴津。石膏配知母相须为用,清热除烦生津之力尤强,为阳明气分大热之最佳配伍。粳米、甘草益胃生津,亦可防止大寒伤中之弊,均为佐药;炙甘草兼以调和诸药。四药合用,里热得清,津伤得益,共奏清热生津、止渴除烦之功。痛风急性发作期以清热通络止痛为主,常选用生石膏、知母、黄柏、川牛膝、忍冬藤、络石藤等,缓解期则加入土茯苓、粉萆薢、威灵仙、泽兰、泽泻、秦艽等泄浊解毒之良药,伍赤芍、土鳖虫、地龙等活血化瘀之品,审证加减,浊瘀即可逐渐泄化,血尿酸亦将随之下降,从而使脏腑分清泌浊之功能恢复。痛风发病时控制较易,但要完全根治较难,在平时生活中,要注意清淡饮食,增强机体免疫力,通过长期服用中药可以达到减少发作,最终杜绝发作的目的。

来源:俞烨晨,王旭.白虎汤治疗内分泌疾病验案3则[J].江苏中医药,2017,49(12):54-57.

3.龙胆泻肝汤合四妙永安汤治验

患者,男,58岁,2016年9月12日初诊。

病史:反复关节红肿、疼痛3年,双踝关节红肿热痛2 d。患者诉3年前劳倦后出现左足第一趾跖趾关节红肿热痛,入院检查发现血尿酸为650 μmoL/L,诊断为痛风性关节炎,给予秋水仙碱等治疗后,疼痛减轻。后多次因劳累、饮酒或感受风寒而反复发作,自服秋水仙碱症状缓解。2 d前因情绪不畅,饮酒后再次发作,故来就诊。现症:左踝关节及左足第一趾跖趾关节红肿疼痛,痛甚不能踏地,颜面红赤,口干、口苦,情绪易激动,纳食一般,寐欠佳,小便色黄,大便稍干,舌质红,苔黄厚腻,脉弦数。实验室检查:血尿酸

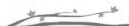

720 μmoL/L。西医诊断为痛风性关节炎,中医诊断为痹症。此为湿热阻脾之证,当以清肝利湿、通络止痛为治,方以龙胆泻肝汤合四妙永安汤加减。

方药:石膏 20 g、安痛藤 30 g、大黄 5 g、金银花 10 g、通草 6 g、龙胆草 10 g、栀子 10 g、车前草 30 g、黄芩 10 g、生地 10 g、当归 20 g、甘草 10 g、玄参 15 g、泽泻 15 g、柴胡 10 g。共 7 剂,水煎服,每日 1 剂。

二诊:2016 年 9 月 20 日,患者左足第一趾跖趾关节肿痛明显减轻,口干、口苦减轻,纳可,寐好转,小便色黄,大便稍稀,2~3 次/日,舌质红,苔黄,脉弦。复查尿酸降至 560 μmoL/L。守上方去石膏以免苦寒伤脾阳,加葛根 20 g、鸡矢藤 30 g,继服 7 剂。嘱其注意休息,多饮水,多排尿。

三诊:2016 年 9 月 28 日,患者未诉关节疼痛,行动自如,眼干涩,口干不苦,纳食正常,寐多梦,小便色清,大便 2 次/日,舌质红,苔薄黄少,脉弦细数。查尿酸降至 440 μmoL/L。方用一贯煎合桃红四物加减。处方:猫爪草 30 g、木贼草 30 g、鸡矢藤 30 g、首乌藤 15 g、枸杞子 20 g、北沙参 15 g、生地黄 10 g、当归 20 g、川芎 10 g、红花 6 g、赤芍 10 g、川楝子 10 g、桃仁 10 g、麦冬 10 g。连服 14 剂,每日 1 剂。嘱其控制饮食。后复查尿酸降至 283 μmoL/L,诸症消失。

[按语] 龙胆泻肝汤出自《医方集解》,多用于肝胆实火上炎,肝经湿热下注所致病证,具有清泻肝胆实火、清利肝经湿热之功效。患者病程较长,多次复发,日久损及肝肾。此次因情志愤怒、饮酒诱发,急则当治标,初诊时湿热蕴结下焦,选用龙胆泻肝汤合四妙勇安汤加减,加石膏泻火解毒,清泻肝经湿热,凉血散瘀,通利关节,止痹痛,使湿热得清,浊毒得泄。二诊,患者热毒明显减轻,故去石膏,加用鸡矢藤、猫须草、葛根,以促进尿酸排泄。三诊时标实之邪大除,以肝肾阴虚为主,兼有湿瘀留伏,故改用一贯煎合桃红四物滋阴疏肝,化瘀通络,加猫爪草、木贼草、鸡矢藤祛风除湿,首乌藤养血安神。

来源:祝小波,宋卫国,李福生,等. 贺支支从肝肾论治痛风经验[J]. 江西中医药,2017,48(4):28-29.

4.升阳益胃汤治验

患者,男,59 岁,1986 年 8 月 1 日初诊。

病史:患者有轻度的糖尿病,正进行饮食疗法。1985 年 6 月底第一次痛风发作,7 d 前复发。外院检查尿酸值:9.1 mg/dL。症见皮肤白皙、柔软,右足第一趾内侧公孙穴处有暗红色炎症消退后的痕迹。纳可,但食后腹胀、吞酸、嘈杂、微恶心,大便烂,尿短赤,烦躁易怒,舌质淡红,舌体稍胖有齿印,苔腻微黄,脉弦细无力。西医诊断为痛风性关节炎,中医诊断为痹症。此为肝旺乘脾、湿热阻脾之证,当以健脾清热除湿为治,方以升阳益胃汤加减。

方药:黄芪 10 g、半夏 5 g、炙甘草、人参各 3 g,白芍、防风、羌活、独活、陈皮各 2.5 g,柴胡、泽泻、黄连(吴茱萸煎汤浸炒)各 1.5 g,生姜 1 g。

[按语] 升阳益胃汤出自《脾胃论》,脾胃之虚,怠惰嗜卧,四肢不收,时值秋燥令行,湿热少退,体重节痛,口苦舌干,食无味,大便不调,小便频数,不嗜食,食不消。兼见

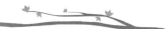

肺病,洒淅恶寒,惨惨不乐,面色恶而不和,乃阳气不伸故也。当升阳益胃,名之曰升阳益胃汤。正如其条文所示,适用于治疗时值秋令,脾胃虚弱,湿热余气未清所致的身体沉重、关节疼痛等症。所治之证与痛风患者的季节性和病机有相吻合之处。尤其痛风有发作开始时微恶风寒、反复发作等特点,符合肺之脾胃病的特征,故笔者从为数众多的升阳泻火法方剂中选用本方治疗痛风间歇期的患者。

来源:伊藤良,何绪屏.运用升阳泻火法治疗痛风经验谈[J].新中医,1989(2):52-53,55.

5.甘草泻心汤治验

刘某,男,39岁,2019年11月8日初诊。

病史:患者于2015年在市某三甲医院确诊为痛风,近几年来右足跖趾关节、右踝关节肿痛反复发作。此次发作已半月余,曾服用双氯芬酸钠缓释胶囊,效果不佳,经朋友介绍前来就诊。诊见患者右足跖趾关节、右踝关节红肿热痛、拒按,伴口干、口苦、胃脘痞满,时有恶心、呕吐。大便稀,小便黄,舌苔黄腻,脉滑数。查血尿酸548 μmol/L,红细胞沉降率52 mm/h。足部X射线片示:右足跖趾关节处穿凿样透亮缺损区。西医诊断为痛风性关节炎,中医诊断为痹症。此为湿热痹阻之证,当以清热解毒、健脾和胃为治,方以甘草泻心汤加减。

方药:生甘草20 g、姜半夏10 g、黄连5 g、黄芩15 g、干姜10 g、党参10 g、大枣15 g、土茯苓30 g、车前子30 g。7剂,水煎服,日1剂。

[按语] 甘草泻心汤是经典的狐惑病方,传统的清热解毒利湿方,具有黏膜修复、止泻、除烦的功效。适合本方的患者大多体质较好,舌质多红苔腻,眼睑多有充血,常伴有恶心、呕吐、心下痞及大便稀溏等症,即"呕、痞、利"。痛风性关节炎在急性发作时大多表现为湿热证,本患者除了表现为关节红肿热痛外,尚有心下痞满、恶心、腹泻等症,故选用甘草泻心汤。现代药理学研究证明,甘草有肾上腺皮质激素样作用,且有抗炎作用,而没有激素的严重不良反应。黄芩、黄连苦寒清热,解毒燥湿,现代药理研究认为可抗菌消炎。所加之土茯苓、车前子,现代研究认为均有降尿酸作用。土茯苓泡水代茶饮是常用的预防痛风复发的经验方。

来源:高立珍,孟彪.甘草泻心汤治疗杂病验案举隅[J].中国中医药现代远程教育,2020,18(24):63-65.

6.独活寄生汤治验

患者,女,52岁,2017年3月20日初诊。

病史:神疲乏力,面色晦暗。双足第一、二趾跖趾关节和双足踝关节、双膝关节、双腕关节、双手食指与中指掌指关节及指间关节红肿疼痛明显,活动困难,不能行走,靠轮椅代步,双耳郭、双足第一趾跖趾关节、双手指间关节可见多处黄白色痛风石凸起,纳眠差,口干不多饮,夜尿3~4次,大便干结,3~4日一行,舌淡暗,苔黄厚腻,脉沉细。西医诊断为痛风性关节炎、痛风性肾病,中医诊断为痹症。此为肾阳亏虚、湿热下注之证,当以清热利湿、通络止痛为治,方以独活寄生汤加减。

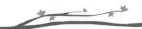

方药:熟附片5 g(先煎)、独活10 g、桑寄生20 g、杜仲20 g、秦艽15 g、大黄15 g、草薢15 g、苍术15 g、茯苓15 g、厚朴15 g、威灵仙10 g、徐长卿10 g、炙甘草6 g、牛膝20 g、海桐皮15 g、鸡血藤30 g。3 剂,每日1 剂,水煎后分2 次服用。

二诊:2017 年3 月23 日,患者精神好转,神疲乏力改善。双足第一、二趾跖趾关节和双踝关节、双膝关节、双腕关节、双手食指与中指掌指关节及指间关节红肿疼痛减轻,可扶拐杖缓慢行走。胃纳好转,大便不成形,每日1~2 次,口干不多饮,夜尿3~4 次,舌淡暗,苔黄腻,脉沉细。患者症状好转,中药守上方去茯苓,加金钱草30 g 以加强化湿清热排石之功,3 剂,煎服法同前。

三诊:2017 年3 月25 日,患者精神可,面色晦暗改善,双足第一、二趾跖趾关节及双手食指与中指掌指关节、指间关节红肿疼痛明显减轻,双踝关节、双腕关节、双膝关节无红肿,有少许疼痛,可自行缓慢行走,不需扶拐杖。纳眠好转,大便不成形,1~2 日一行,口干改善,夜尿3~4 次,舌淡暗,苔黄白,脉沉细。患者肢体疼痛进一步好转,湿热标证渐退,守3 月23 日方去杜仲、徐长卿,将熟附片加量至10 g,加千年健20 g、络石藤20 g以加强温补肾阳、祛风除湿之力,停服双氯芬酸钠缓释片。

四诊:2017 年3 月28 日,患者双足第一、二趾跖趾关节和双手食指与中指掌指关节及指间关节红肿消退,有少许疼痛,双踝关节、双腕关节、双膝关节无红肿疼痛,可自行行走,不需扶拐杖。纳眠可,大便不成形,1~2 日一行,夜尿减少,舌淡暗,苔黄白腻,脉沉细。守3 月25 日方继服。

五诊:2017 年4 月1 日,患者双足第一、二趾跖趾关节和双手食指与中指掌指关节及指间关节无红肿,无明显疼痛,双足踝关节、双腕关节、双膝关节无红肿疼痛,可自行行走,不需扶拐杖。纳眠可,大便不成形,1~2 日一行。予别嘌醇片口服以降尿酸(每次50 mg,每日1 次),予碳酸氢钠片口服以碱化尿液(每次0.5 g,每日2 次),中药守方继服。

六诊:2017 年4 月3 日,患者诉服用别嘌醇后出现双踝关节、双足第一、二趾跖趾关节红肿疼痛,尤以左踝关节为甚,需扶拐杖行走,考虑为服用别嘌醇引起的痛风症状反复,故停服别嘌醇片,临时给予注射用氯诺昔康8 mg 肌内注射,予双氯芬酸钠缓释片口服(每次75 mg,每日1 次)、消炎止痛软膏外敷,中药守方继服。

七诊:2017 年4 月6 日患者双足第一、二趾跖趾关节和双手食指与中指掌指关节及指间关节红肿消退,有少许疼痛,双踝关节、双腕关节、双膝关节红肿疼痛明显减轻,可自行行走,不需扶拐杖。纳眠可,大便不成形,1~2 日一行。舌淡暗,苔黄白腻,脉沉细,停用双氯芬酸钠缓释片口服及消炎止痛软膏外敷,中药守方继服。

八诊:2017 年4 月10 日,患者双足第一、二趾跖趾关节少许疼痛,无红肿,双手食指、中指掌指关节及指间关节无红肿疼痛,双踝关节、双腕关节、双膝关节皮肤无潮红,有少许肿痛,可自行行走,不需扶拐杖。纳眠可,大便不成形,1~2 日一行。舌淡暗,苔白腻,脉沉细。患者症状明显好转,继续予上方加减口服。

[按语]　独活寄生汤出自《备急千金要方》,加方用独活、杜仲、桑寄生、牛膝补肾祛

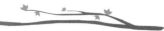

风湿;用熟附片易肉桂,加强温肾阳、祛风湿、止痛之力,去熟地黄、白芍以防助湿;鸡血藤养血活血通络,苍术、茯苓祛湿健脾,萆薢祛风湿、分清泌浊。秦艽祛风湿,清湿热,可治新久痹证;海桐皮舒筋活络,祛风湿;威灵仙通行十二经络,祛风止痛;徐长卿长于祛风活血通络,四药合用,配伍大黄通便泄浊清热,共奏清热利湿、通络止痛之功。本案患者痛风日久,反复使用激素药影响血糖;使用消炎止痛药、秋水仙碱则影响肾功能,加重肾功能损害;肾功能不全、多发性肾结石者不宜使用苯溴马隆;使用非布司他可增加心脑血管疾病风险;使用别嘌醇片后患者的不良反应较大,治疗上左右掣肘,难以兼顾。通过中医辨证论治,诊断该病例为痛风(肾阳亏虚,湿热下注证)。患者经过一段时间的治疗后,关节疼痛未再发作,尿酸恢复正常,耳郭及四肢关节的痛风石消失,肾功能恢复正常,左肾结石减少,右肾结石消失。停药后随访1年余未见痛风发作,收效良好。该案例的治疗过程给临床上难治性痛风的治疗提供了新的方法和思路。

来源:钟乔英.独活寄生汤加减治疗难治性痛风验案[J].中国民间疗法,2023,31(23):95-97.

7. 猪苓汤治验

刘某,男,46岁,2021年11月5日初诊。

病史:因"痛风反复10余年,再次发作3 d"就诊。近10年来反复出现痛风,常在饮酒及进食海鲜、辛辣、厚味时易发作,每次发作时经口服"双氯芬酸钠、秋水仙碱"及静脉滴注"抗生素""地塞米松"等多种方法治疗,但停药后仍经常反复发作。平素夜寐欠安,口干口渴,尤在晨起时口干明显,且晨起时小便量少、颜色偏深。3 d前应酬后再次痛风发作,用上述方法均无效,双手关节肿胀感明显,双足足趾关节红肿疼痛,不能行走,痛苦异常。查肾功能:肌酐112.2 μmol/L,尿酸753.0 μmol/L。舌体胖大边有齿痕,舌质红苔黄腻,脉细滑。西医诊断为痛风性关节炎,中医诊断为痹症。此为湿热痹阻之证,当以清热利湿为治,方以猪苓汤加减。

方药:猪苓10 g、泽泻20 g、滑石30 g(包)、黄芪30 g、当归10 g、楮实子20 g、土茯苓120 g、粉萆薢30 g、生薏苡仁50 g、苍术12 g、僵蚕10 g、威灵仙30 g。14剂,日1剂,水煎400 mL,早晚温服。

方进3剂时痛风已不甚疼痛,服12剂后于2021年11月17日二诊,复查肾功能(含尿酸测定)完全正常。此后随访,半年内痛风未复发。

[按语] 猪苓汤出自《伤寒论》,是治疗少阴阴虚水停,水热互结的一首名方。见于《伤寒论》第223、224、319条。原方适应证为治心烦不得眠,口渴欲饮水,小便不利,发热,或咳,或呕,或下利。痛风患者就诊时往往以关节的疼痛为主诉,以致临床医生大多会重点关注疼痛症状,对于其他症状或是询问不够仔细或是忽略,遣方用药时常以四妙为主加以具镇痛作用的中药,并据舌脉加减。本人通过观察发现痛风患者平素嗜烟好酒、喜食厚味鲜美之品者居多,饮水时亦喜咖啡、浓茶、饮料等,该类患者大多数存在口干口渴、心烦难眠的症状,小便也较常人偏少且颜色偏深,部分患者有大便稀溏。而这些除了关节疼痛的特异性症状,均与"口欲饮水""小便不利""心烦不得眠"的描述相似,所以

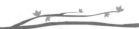

可选择猪苓汤为其特异性处方。正如肖相如老师在《肖相如伤寒论讲义》的前言中所说"如果一个方能够升华成特异性方证……运用的时候辨证的过程就可以省略了",这样才能看病又快又好。清代汪昂的《医方集解》写到猪苓汤的方解为"淡能渗湿,寒能胜热,茯苓甘淡,渗脾肺之湿;猪苓甘淡,泽泻咸寒,泻肾与膀胱之湿;滑石甘淡而寒,体重降火,气轻解肌,通行上下表里之湿;阿胶甘平润滑,以疗烦渴不眠;要使水道通利,则热邪皆从小便下降,而三焦俱清矣"。据此结合现代医学推测,猪苓汤通利小便,对整个泌尿系统起到冲洗作用,可以促进尿酸的排出,从而取得较好的疗效。

来源:蔡元培.猪苓汤在痛风治疗中的应用[J].内蒙古中医药,2023,42(12):67-69.

8.桂枝汤加附子、知母治验

黄某,男,32岁,2014年8月15日初诊。

病史:痛风病史4年余,初起每年发作1~2次,持续1周左右可自缓。近3年来,痛风发作频繁,持续时间可长达月余,用秋水仙碱、苯溴马隆、别嘌呤醇等药物,症状可缓解。此次发作已3d,左足关节剧烈疼痛,行走受限,纳食不馨,彻夜不眠,无发热。病变部位红肿灼热,舌质淡红,苔薄黄,脉弦数。血尿酸560 μmol/L,肾功能正常。辨证为风湿痹阻,阳郁化热。治以桂枝汤加附子、知母,以祛风除湿、通阳散寒,佐以清热。

方药:桂枝10 g、赤芍15 g、知母10 g、炮附片10 g、萆薢10 g、汉防己10 g、百合15 g、炙甘草5 g。7剂,每日1剂,每日2次,水煎服。

二诊:疼痛明显缓解,舌脉同上,前方加薏苡仁30 g、土茯苓20 g。7剂,每日1剂,每日2次,水煎服。

三诊:症情平稳,复查血尿酸已降至453 μmol/L。继续生活调理,续服上方2个月,血尿酸恢复正常。

[按语] 桂枝汤出自《伤寒论》,为治疗太阳伤风之证,此用来治疗痛风为该方的灵活运用。按中医辨证,痛风性关节炎以下焦湿热证为多,通常用四妙丸加减治疗。但痛风日久属于寒热错杂证,适合用桂枝汤加附子、知母以祛风除湿,通阳散寒,佐以清热治疗。《本草求真》言附子用量不足亦不奏效,故在治疗痛风患者时运用大量附子以达药效。临床上应辨证论治,因证施治,方能奏效。

来源:吴天敏,范柳芳,张喜奎.张喜奎运用桂枝汤验案举隅[J].中医药通报,2016,15(5):62-63,56.

9.泻心汤合麻黄连翘赤小豆汤加味治验

患者,男,55岁,公务员。

病史:患者踝膝关节间歇性疼痛3年。3d前夜间突然左踝关节剧烈疼痛、局部红肿,行走困难,伴头痛、发热、大便干、小便黄。应用布洛芬治疗效果不显。检查:体温38.5 ℃,面容痛苦,左踝关节重度红肿,疼痛拒按,活动严重受限,舌质红,苔黄腻,脉滑数。实验室检查:红细胞沉降率66 mm/h,血尿酸689 μmol/L,WBC 11×10⁹/L,中性粒细胞百分比80%。X射线片示:左踝关节骨质无明显变化,关节软组织肿胀有阴影。西医诊断为痛风性关节炎,中医诊断为痹症。此为湿热毒邪流注经络、气血壅滞不通之证,当

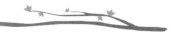

以清热利湿、化瘀通络为治,方以泻心汤合麻黄连翘赤小豆汤加减。

方药:大黄9 g、黄连9 g、黄芩9 g、麻黄6 g、连翘9 g、赤小豆15 g、杏仁6 g、生梓白皮9 g、甘草6 g、土茯苓15 g、萆薢15 g、广木通6 g、金钱草15 g。7剂,水煎服,每日1剂。嘱戒烟酒,禁食肉类、海鲜等,多饮水,每日需3 000 mL以上。

复诊:7 d后全身症状消失,体温36.9 ℃,关节红肿及疼痛明显减轻,活动度增加。查血尿酸458 μmol/L,红细胞沉降率25 mm/h,WBC 6.6×10⁹/L,中性粒细胞百分比68%。上方去生金钱草、麻黄,继服7剂。药后复诊:关节肿痛皆失,活动自如,舌脉正常,血尿酸376 μmol/L,红细胞沉降率15 mm/h,WBC 6.5×10⁹/L,中性粒细胞百分比67%。随访1年未复发。

[按语] 泻心汤出自《伤寒论》,本用于治疗痞证。急性痛风性关节炎虽与热痹表现相似,但二者应有区别,因热痹包括范围较广,多数情况下是指急性风湿热或活动期类风湿关节炎,其病因病机为感受风湿热邪或风寒湿邪郁久化热,总之以外邪的入侵为直接因素。而痛风则不同,风寒湿热之邪侵袭虽可成为诱因,但更重要的是湿浊内生,脏腑积热蕴毒,湿热毒邪由内攻外,滞于四末关节,在多数情况下,不需六淫的侵袭就可自行发作。即丹溪所谓"因血受热,已自沸腾,汗浊凝涩"所致,之所以"夜则痛甚,行于阴也",正是说明病本来源于内脏(内脏属阴),而非外在躯体也,关节的炎症只是本病的外部表现而已。这与现代医学认为的机体代谢紊乱、血尿酸增高、尿酸盐沉积于关节组织而发病的机制是一致的。因此,治宜清热利湿、凉血解毒、化瘀通络。泻心汤清热解毒、凉血化瘀、燥湿消炎,麻黄连翘赤小豆汤清热利湿、透邪通络,二方合用与本病急性发作期的病因病机相符合,故获显效。加土茯苓、萆薢、广木通、金钱草则能增强清热利湿、泄浊解毒、疏利关节的作用,效果更佳。

来源:汤卫华,李冬莲,项淑英,等.刘书珍应用清热解毒之经方治疗风湿病验案撷拾[J].中医临床研究,2014,6(17):125-126.

10.四妙散治验

梁某,男,37岁,2021年9月15日初诊。

病史:发现尿酸升高10余天。2021年9月以来查3次尿酸平均600 μmol/L,既往尿酸400~420 μmol/L。既往高血压2级。现症:时有左踝关节疼痛,偶有头晕,纳眠可,二便调,舌淡红,苔微黄,脉稍滑。尿酸629 μmol/L,肌酐80 μmol/L。西医诊断为痛风性关节炎,中医诊断为痹证。此为湿热瘀阻之证,当以清热利湿为治,方以四妙散加减。

方药:黄柏15 g、苍术15 g、五指毛桃30 g、薏苡仁30 g、赤芍15 g、牛膝15 g、葛根15 g、土茯苓15 g、白术15 g、菊花15 g、甘草3 g;水煎内服,共14剂。西药:非布司他片40 mg,每日1次,14 d。

二诊:2021年9月29日,患者左踝关节疼痛好转,暂无头晕,近日大便偏稀,每日1次,舌淡红,苔微黄,脉稍滑。尿酸309 μmol/L,肌酐80 μmol/L。中药:加忍冬藤15 g、延胡索15 g,土茯苓、白术加量至20 g,共14剂。西药:非布司他片20 mg,每日1次,14 d。

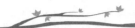

三诊:2021 年 10 月 13 日,患者精神疲倦,易困,左踝关节无红肿热痛,无头晕,大便硬溏不调,舌淡红,苔微黄,脉稍滑。尿酸 286 μmol/L,肌酐 73 μmol/L。中药:去黄柏、苍术、牛膝、土茯苓、忍冬藤,加百合 20 g,茯苓 20 g,川芎 5 g,共 14 剂。停用非布司他。

四诊:2021 年 10 月 27 日,患者现无疲倦、易困,左踝关节无红肿热痛,大便调,舌淡红,苔微黄,脉稍滑。中药:守效前方,共 14 剂。

[按语] 四妙散出自《圣济总录》,具有清热燥湿的功效。该患者痛风发作症状典型,四诊合参,辨证属湿热瘀阻,予四妙散加减。方中黄柏、苍术清热除湿,一温一寒;牛膝引热下行,合赤芍通经络、凉血活血;薏苡仁、土茯苓甘寒利湿、健脾,又舒筋缓急;五指毛桃健脾益气,功似黄芪而力弱,岭南地区常用药,与白术同用以健脾、燥湿利水;菊花平肝息风以止眩;甘草调和诸药。二诊患者足踝疼痛稍好转,大便偏稀,加忍冬藤 15 g、延胡索 15 g 以活血止痛,土茯苓、白术加量至 20 g,益气健脾泄浊。三诊患者精神疲倦,易困,恐苦寒太过,耗伤气阴,宜益气养阴健脾,故以益气健脾为主,去黄柏、苍术、牛膝、土茯苓、忍冬藤,加百合、茯苓、川芎。四诊,既效守方。

来源:刘震宇,杨霓芝,王文凤.杨霓芝教授治疗高尿酸血症临床经验[J].中国中西医结合肾病杂志,2023,24(12):1041-1043.

11. 宣痹汤治验

患者,女,56 岁,2021 年 7 月 17 日初诊。

病史:间断性下肢关节疼痛 7 年余,加重伴水肿 1 周。患者 7 年前进食牛骨头汤后出现右足关节红肿热痛,于某医院诊断为高尿酸血症和痛风性关节炎,口服双氯芬酸钠等药物后,症状完全缓解出院。此后,再未出现上述症状。4 年前,饮食不慎后右足出现红肿热痛,住院行系统治疗,经中西医结合治疗病情好转出院,出院后患者每饮食不慎即出现关节疼痛症状,间断口服止痛药物(具体不详)以控制症状。1 周前患者食用海鲜后自觉关节疼痛症状明显加重,伴有水肿,遂至门诊就诊。刻下症:右足关节肿痛,皮色暗红、发热,眼睑及双下肢水肿,偶有心悸、胸闷,无疲乏。纳眠可,大小便正常,舌质红,苔黄腻,脉弦滑。门诊查尿酸为 534 μmol/L。西医诊断为痛风性关节炎,中医诊断为痹病。此为湿热痹阻之证,当以清利湿热、消肿止痛为治,方以宣痹汤加减。

方药:栀子 12 g、法半夏 12 g、蚕沙 12 g、盐车前子 30 g、青风藤 15 g、威灵仙 15 g、黄柏 12 g、滑石 30 g、苍术 9 g、薏苡仁 30 g、连翘 12 g、赤小豆 30 g、防己 5 g。配方颗粒 7 剂,水煎服,每日 1 剂,早晚分服。

二诊:患者诉服药后右足关节肿胀明显缓解,仍有疼痛,无明显胸闷、心悸,舌质红,苔黄腻,脉沉滑。方药:法半夏 12 g、蚕沙 12 g、盐车前子 30 g、黄柏 12 g、滑石 30 g、苍术 9 g、薏苡仁 30 g、连翘 12 g、赤小豆 30 g、防己 5 g、威灵仙 15 g、土茯苓 30 g。配方颗粒 7 剂,煎服方法同前。后随访,患者肿痛症状皆无,尿酸降至正常水平,嘱患者平素注意饮食,以防复发。

[按语] 宣痹汤一方出自清代吴鞠通所著《温病条辨》:"湿聚热蒸,蕴于经络,寒战热炽,骨骱烦疼,舌色灰滞,面目萎黄,病名湿痹,宣痹汤主之。"宣痹汤全方由防己、滑石、

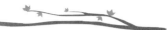

薏苡仁、连翘、栀子、蚕沙、赤小豆、半夏、苦杏仁组成,痛甚者加片姜黄、海桐皮。方中滑石、连翘、栀子清热凉血,清半夏、防己、赤小豆合用以祛痰、利湿化浊,蚕沙以祛风湿、止痛,生薏苡仁健脾利湿兼化痰浊。全方共奏通络止痛、清热祛湿之效。湿热痰浊等邪停聚于关节处,日久致使血行受阻,停而化为瘀血,不通则痛,从而引发疼痛。患者关节疼痛,口渴喜饮,舌质红,苔黄厚腻,脉弦滑等,皆为一派湿热痰浊之象,是为宣痹汤运用之指征。马鸿斌主任运用此方,又根据患者具体症状加减用药,以达清热祛湿、通络止痛之功。威灵仙、土茯苓药为马主任常用的降尿酸药对。现代药理研究表明,土茯苓和威灵仙的主要活性成分通过调节炎症微环境降低血尿酸水平,可减轻高尿酸血症引起的肾损伤。

来源:何彩苹,马鸿斌,魏锦慧,等.马鸿斌主任医师运用宣痹汤治疗痛风经验总结[J].中医临床研究,2023,15(27):100-103.

12.五苓散合导痰汤治验

患者,男,33岁,2018年2月28日初诊。

病史:反复全身多关节红肿热痛11年,加重1周。11年前患者饮酒后出现右足第一足趾跖趾关节红肿热痛,无法行走,久则自行好转,后关节肿痛反复发作,于当地医院诊断为痛风性关节炎。近5年来逐渐出现全身多关节多发痛风石,关节活动受限,曾行左肘关节痛风石清理术。西药服别嘌呤醇缓释胶囊、碳酸氢钠片、尼美舒利分散片。刻下症:精神一般,左足背轻度疼痛、红肿,肤温稍高,行走受限,双手食指、右手中指、双膝、双踝等关节多发痛风石,右膝处最大,约11 cm×10 cm,关节活动受限。时有口干口苦,纳可,眠一般,时有大便干结,小便正常。舌边尖红,苔黄腻,脉弦滑。2018年1月查血尿酸507 μmol/L。西医诊断为痛风性关节炎,中医诊断为痹症。此为湿热蕴结之证,当以祛湿泄浊、化痰逐瘀为治,方以五苓散加减。

方药:桂枝12 g、猪苓15 g、白术10 g、茯苓15 g、泽泻10 g、泽兰10 g、土茯苓30 g、川草薢30 g、浙贝母15 g、胆南星10 g、丹参20 g、甘草10 g。14剂,日1剂,早晚饭后温服。嘱续服现有西药。

二诊:服药后左足肿痛渐消,近1周无关节红肿热痛,纳眠可,二便正常,无口干口苦,舌边尖红,苔黄腻,脉弦滑。复查血尿酸438 μmol/L。处方:同前,30剂,日1剂,早晚饭后温服。西药去尼美舒利分散片。

三诊:患者诉4月6日进食海鲜后依次出现左踝、右肘、右腕关节及右手多小关节红肿热痛,自服止痛药后症状有所缓解。症见:精神一般,左踝关节疼痛、红肿,肤温升高,活动受限,左手持物着力时疼痛。口干,夜间口苦,纳眠可,二便正常。舌红,苔黄腻,脉滑数。处方:较3月12日方减浙贝母、胆南星、丹参、泽兰,桂枝减为10 g,加牛膝10 g、杜仲15 g、七叶莲30 g、银花藤30 g。30剂,日1剂,早晚饭后温服。患者复诊回报服药后症状消除。嘱其守二诊时方续服3个月,患者症状改善,病情稳定,复查血尿酸360 μmol/L。随访1年未再复发,每2个月复查血尿酸正常,痛风石亦未较前增大。

[按语] 五苓散出自《伤寒论》,用于湿热脾虚诸病证,具有健脾利湿之功效。患者

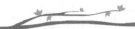

青年起病,于过食肥甘厚腻后发病,病程较长,首诊症见左足背轻度疼痛、红肿、肤温升高伴活动受限,口干口苦,舌边尖红,苔黄腻,脉弦滑。此为痛风轻度急性发作,辨证属湿热蕴结、痰瘀互结证,治以祛湿泄浊、化痰逐瘀,方选五苓散合导痰汤加减。五苓散方合泽兰、土茯苓、川草薢健脾利湿泄浊,浙贝母、胆南星清热化痰散结,丹参合泽兰凉血活血、祛瘀通络。二诊时患者近期痛风无发作,舌脉同前,提示证型未变,效不更方。三诊时踝关节红肿热痛,口干口苦,苔黄腻,脉滑数,患者痛风急性发作,为避免加剧疾病活动度、延长发作时间,去前方中化痰散结之浙贝母、胆南星、丹参、泽兰,桂枝减为10 g,谨防甘温助热;加用牛膝、杜仲补肝肾、强筋骨、扶助正气,七叶莲、银花藤祛风清热、消肿止痛、发散郁火。药物加减变化旨在给邪以出路兼顾正虚,防止骨质被进一步破坏。

来源:张义方,杨冰,黄文广,等.陈纪藩教授治疗痛风性关节炎经验[J].时珍国医国药,2021,32(1):197-199.

13.丹溪痛风方治验

赵某,男,47岁,2019年8月10日初诊。

病史:间断右膝及右足第一趾跖趾关节肿痛4年余,加重1周。右膝及右足第一趾跖趾关节肿痛,痛处红肿明显,且夜间疼痛较重,右手腕部肿痛,肩关节时有疼痛,曾口服秋水仙碱1片/次,3次/d,疗效明显。1周前饮酒并食用大量海鲜后症状复发,服用秋水仙碱乏效,遂前来就诊。现纳差,胃脘胀满不舒,易困倦乏力,睡眠尚可,小便色黄,大便时干时稀,1~2日一行,气味臭秽。舌质暗,舌上有点刺,色红,苔黄腻,脉濡数。平素身体健康状况良好,有饮酒史10余年。辅助检查:血尿酸688 μmol/L。西医诊断为痛风性关节炎,中医诊断为痹证。此为湿热蕴结之证,当以清热利湿为治,方以丹溪痛风方加减。

方药:黄柏20 g、苍术20 g、胆南星15 g、桂枝15 g、威灵仙20 g、龙胆草20 g、神曲20 g、虎杖25 g、厚朴30 g、川芎40 g、桃仁20 g、红花10 g、地龙10 g、络石藤15 g、忍冬藤15 g。共14剂,水煎服,每日1剂,早晚分服。

二诊:服用上方14剂后,关节处红肿疼痛明显减轻,夜间已无关节疼痛症状,尚感胃脘胀满,小便色淡黄,大便略稀,一日3~4次,舌质不紫,舌上点刺颜色变淡,苔白腻,脉濡。原方去地龙,加芡实15 g、茯苓30 g,继服14剂。2周后症状均消失,嘱其避风寒、调饮食、畅情志,以防复发。

[按语] 丹溪痛风方出自《丹溪心法·卷四·痛风》:"治上中下疼痛。南星(姜制),苍术(泔浸),黄柏(酒炒),各二两;川芎(一两),白芷(半两),神曲(炒,半两),桃仁(半两),威灵仙(酒拌,三钱),羌活(三钱,走骨节),防己(半两,下行),桂枝(三钱,行臂),红花(酒洗,一钱半),龙胆草(半钱,下行),上为末,曲糊丸,梧子大。每服一百丸,空心白汤下。"《医方集解》对此方评价为"此治痛风之通剂也"。运用苦寒之味清热利湿配伍辛温之味,既可行气燥湿化痰,又防止寒凉伤脾胃,加之活血化瘀之品,使瘀血祛而痹痛自除,此方具有清热利湿、燥湿化痰、活血化瘀之功。曹洪欣教授切中其湿热、痰瘀互阻的病机,运用此方治疗痛风、五脏痹、燥痹,均有良好疗效。

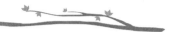

来源:朴勇洙,张京,任慧,等.国医大师卢芳运用丹溪痛风方治疗痛风经验[J].浙江中医药大学学报,2020,44(8):715-718.

14.加味苍柏散治验

肖某,男,25岁,2017年10月初诊。

病史:左侧手腕红肿热痛7 d。患者7 d前锻炼身体,进行俯卧撑锻炼后左手腕开始疼痛不适,继而红肿,迟迟不消退,就诊于风湿免疫科,查尿酸650 μmol/L,考虑痛风急性发作,建议收住院。患者惧怕住院后活动受限制,又担心西药有不良作用,故特来求诊。患者体形肥胖,面部油光,嗜好肉食鱼虾等,舌苔白黄厚腻,脉弦滑实。考虑湿热瘀阻,给予清热利湿的套方治疗5 d,效果一般。西医诊断为痛风性关节炎,中医诊断为痹症。此为湿热痹阻之证,当以清热祛湿通络为治,方以加味苍柏散加减。

方药:苍术15 g、黄芩15 g、川牛膝15 g、薏苡仁30 g、羌活12 g、独活10 g、当归12 g、赤芍12 g、牡丹皮12 g、茯苓皮15 g、连翘12 g、防己10 g、桃仁10 g、红花6 g、桑枝20 g、白术15 g、枳壳15 g。嘱咐其严格控制饮食。7 d药量,每天3次服药。

[按语]　加味苍柏散是一剂主治湿热脚气的中药药方,首记载于明代《医学入门·卷七》,源自朱丹溪的四妙散,治疗痛风走注口是显而易见的。现代社会诊疗疾病同样需要辨病、辨证及辨症相结合。就痛风而言,青年男性发病率极高,与高嘌呤饮食、过度饮酒有关,与代谢速率较慢有关。应用相同方药治疗了几例相似病例,效果同样很显著,正所谓千金易得,一效难求。

来源:刘铭君.加味苍柏散验案举隅[J].光明中医,2019,34(16):2545-2547.

15.三妙丸治验

袁某,男,37岁,2017年11月20日初诊。

病史:痛风病史5年,加重1 d。患者5年前暴饮暴食后出现左侧跖趾关节及踝关节肿痛,于当地医院确诊为痛风,5年来时感左侧跖趾关节及踝关节疼痛不适,并向膝关节蔓延,疼痛发作时常于当地医院就诊,服用"苯溴马隆片、碳酸氢钠"后可缓解,未予重视。1 d前患者饮酒后出现左侧跖趾关节及踝关节疼痛剧烈,行走时疼痛加剧,左侧踝关节红肿,遂至本院就诊。刻下:患者神志清楚,精神尚可,无恶寒发热,无恶心呕吐,左侧跖趾关节及踝关节红肿疼痛,纳食可,夜寐欠安,二便调。查体:双下肢肤色正常,无红肿,左侧跖趾关节及踝关节压痛明显,舌淡红、苔黄腻,脉弦滑。查肾功能:尿酸670.2 μmol/L。西医诊断为痛风,中医诊断为痹症。此为湿热蕴结之证,当以清热利湿、通痹止痛为治,方以三妙丸加减。

方药:川牛膝15 g、黄柏10 g、苍术10 g、泽泻10 g、萆薢10 g、车前子30 g(包煎)、虎杖30 g、威灵仙10 g、延胡索10 g、石菖蒲10 g、蜈蚣1条、牡丹皮10 g、丹参10 g、生地黄15 g、炙甘草5 g。7剂,每日1剂,水煎服。苯溴马隆片50 mg,每日1次;碳酸氢钠片1 g,每日2次。嘱患者清淡低嘌呤饮食,多饮水,注意休息。

二诊:患者感左侧脚踝疼痛加剧,无红肿,2017年11月26日于当地医院复查肾功能:尿酸213 μmol/L。追问病史,诉自服"非布司他片40 mg,每日1次"。查体:双下肢无

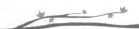

红肿,左侧跖趾关节及踝关节压痛,舌淡红、苔黄腻,脉弦。守方加川芎 10 g、木通 10 g,继服 7 剂。苯溴马隆片 50 mg,每日 1 次;碳酸氢钠片 1 g,每日 2 次。嘱患者停止服用非布司他。

三诊:患者左侧跖趾关节及踝关节痛除,左膝关节感肿胀不适。查体:双下肢肤色正常,活动可,左侧跖趾关节及踝关节轻压痛,左膝肿胀,压痛明显,未触及结节或包块,舌红、苔黄腻,脉弦。2017 年 12 月 3 日于当地医院复查肾功能:尿酸 594 μmol/L。上方去蜈蚣,加茯苓 10 g、生薏苡仁 30 g、滑石粉 20 g(包煎)、陈皮 10 g。继服 7 剂。苯溴马隆片 50 mg,每日 1 次;碳酸氢钠片 1 g,每日 2 次。

四诊:患者左膝痛除,不肿,感双腿酸,纳可,夜寐差,舌红、苔薄白,脉弦。2017 年 12 月 10 日于当地医院复查肾功能:尿酸 359 μmol/L,已降至正常。上方去苍术、虎杖,加桂枝 12 g、首乌藤 20 g、酸枣仁 10 g、葛根 10 g、淡竹叶 10 g。继服 14 剂。药后症平,随访半年未复发。

[按语]　三妙丸源自明代虞抟《医学正传·麻木》,在长久的临床应用中,三妙丸被用来治疗的疾病也逐渐增多,如徐春甫在《古今医统大全》中记载用于治疗麻木。邵华教授指出该患者平素嗜食肥甘厚味,体形肥胖,此为痰湿之体,加之冬季风邪侵袭,郁而化热,以致痰湿瘀滞,痹阻经络,诱发此病,故治以祛风除湿、清热泄浊、通经活络。全方以三妙丸为主,三药合用祛湿除热,通经活络;该患者为急性发作,湿热之象较重,肿胀明显,疼痛剧烈,影响行走,故加用泽泻、萆薢、虎杖清热散瘀、利湿解毒,车前子利水消肿,蜈蚣、牡丹皮、丹参通络活血止痛,生地黄养阴清热凉血;甘草调和诸药。除药物外,患者应戒烟酒,低嘌呤清淡饮食,多饮水,规律作息,适量运动。

来源:何麒,邵华.邵华教授运用三妙丸治疗痛风的经验[J].中国中医药现代远程教育,2019,17(11):42-44.

16. 当归拈痛汤治验

魏某,男,54 岁,2016 年 1 月 18 日初诊。

病史:反复多关节肿痛 15 年余,加重 12 d。患者于 2001 年无明显诱因出现足踝关节肿痛,就诊于当地医院,查见血尿酸升高,诊断为痛风。后症状反复发作,初起 1 年发作 2~3 次,近年来频率增加,每年发作 5~6 次,严重时可见关节积液。发作时服用秋水仙碱、苯溴马隆等治疗,可缓解症状。本次痛风为 2016 年 1 月 6 日起发作,累及踝关节、膝关节为多,关节红肿疼痛,有积液,抽取积液 2 次,合计 80 mL。至今疼痛难忍,不能行走。纳眠可,二便调。身高 170.8 cm,体重 81 kg,体重指数 27.77 kg/m²。血压 120/90 mmHg(1 mmHg=0.133 kPa)。个人史:吸烟 10 支/d,饮酒 200~400 g/d。现用药:洛索洛芬 60 mg,2 次/d;氨酚羟考酮片 330 mg,2 次/d。辅助检查(2015 年 10 月 14 日):UA 653 μmol/L(正常值 202.3~416.5 μmol/L),CRP 6.68 mg/L(正常值 0~5 mg/L),ASO 61.2 IU/mL(正常值 0~200 IU/mL),RF 7.71 IU/mL(正常值 0~14 IU/mL)。2015 年 12 月 5 日膝关节超声:左侧膝关节髌上囊积液。西医诊断为痛风,中医诊断为痹证。此为风湿热痹之证,当以清热利湿、疏风止痛为治,方以当归拈痛汤加减。

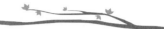

方药:当归 9 g、羌活 9 g、防风 6 g、天麻 6 g、猪苓 30 g、泽泻 30 g、茵陈 15 g、黄芩 9 g、葛根 15 g、苦参 9 g、生白术 15 g、炙甘草 15 g、威灵仙 30 g、秦皮 15 g、秦艽 15 g、土茯苓 30 g、萆薢 15 g、黄芪 30 g、生姜 9 g、大枣 9 g。28 剂,水煎服,1 剂/d,分早晚 2 次服。嘱低嘌呤饮食。

二诊:服上方 28 剂,自觉左膝关节疼痛缓解,当月疼痛发作 2 次,程度有所减轻,当月未抽积液;左膝仍肿大,不能弯曲;面红,纳眠可;大便偏干,日 1 行,小便调,夜尿 1 次;舌胖大有齿痕,苔厚干黄,脉沉弦数。现用药:非布司他。辅助检查(2016 年 1 月 19 日):UA 546 μmol/L(正常值 210~416 μmol/L),CRP 8.79 mg/L(正常值 0~5 mg/L)。

[按语]　当归拈痛汤为金元医家张元素所创制,清代张石顽称此方为“治湿热疼痛之圣方”。全方由羌活、茵陈、猪苓、泽泻、防风、当归、升麻、葛根、苍术、白术、苦参、人参、黄芩、知母、炙甘草等药物组成。其中羌活苦辛温,茵陈苦微寒,二药用量最重,共为君药。羌活走上走表,擅祛风湿疗关节疼痛,茵陈走下走里,擅清热利湿,二药相合,寒热并用,表里共调,上下共疗;又“治湿不利小便,非其治也”,方以猪苓、泽泻淡渗利湿,导湿从小便而去;并配合清热燥湿之黄芩、苦参,使湿去热孤,热清湿解,解除湿热胶结之势。诸药合用共为臣药。升麻、葛根、防风散风解表的同时又可助羌活发散肌表之风湿,引脾胃清阳之气上升;苍术、白术健脾燥湿;人参、当归益气养血、扶正祛邪,使邪去而正不伤,当归兼能活血止痛;知母清热润燥,防方中苦燥伤阴。以上共为佐药。甘草调和诸药,并配合人参、白术等药健脾益气,担方中使药。诸药合用,共奏祛湿清热、疏风止痛之功。

来源:王青,张少强,田佳星.仝小林教授辨治痛风经验[J].吉林中医药,2017,37(11):1095-1098.

17. 苍术白虎忍冬汤治验

汪某,男,46 岁,2016 年 4 月 18 日初诊。

病史:患者有痛风病史 10 余年,每次发作症见关节疼痛,服用西药秋水仙碱等治疗。近 2 d 关节疼痛加剧,以左踝关节为甚,步履艰难,由亲人扶来就诊。患者面色晦滞,精神不振,呈痛苦状,左踝关节红肿热痛,扣之灼热,小便黄赤。脉象弦细,舌苔薄腻。系湿热流注下焦,客于骨节,痹阻经络,不通则痛。西医诊断为痛风性关节炎,中医诊断为痹症。此为湿热痹阻之证,当以清热利湿、宣痹通络为治,方以苍术白虎忍冬汤加减。

方药:制苍术 10 g、生石膏 20 g(先下)、知母 10 g、忍冬藤 30 g、防己 9 g、滑石 12 g、晚蚕沙 12 g、薏苡仁 20 g、连翘 12 g、赤小豆 15 g、川牛膝 9 g、黄柏 9 g、独活 6 g、赤芍药 12 g、川草薢 10 g、土茯苓 18 g、威灵仙 12 g。7 剂,常法煎服。

二诊:患者药后左踝关节红肿热痛已消,行动自如,舌苔变薄,脉仍弦细。此乃湿热得化、骨节活利、经络通达之佳象。原方扬鞭再进,以巩固疗效。处方:制苍术 10 g、生石膏 20 g(先下)、知母 10 g、忍冬藤 30 g、滑石 12 g、防己 9 g、晚蚕沙 12 g、薏苡仁 20 g、连翘 12 g、赤小豆 15 g、黄柏 9 g、独活 6 g、川草薢 12 g、土茯苓 15 g、威灵仙 12 g、川牛膝 9 g、赤芍药 12 g、生甘草 5 g。7 剂,常法煎服。

[按语]　苍术白虎忍冬汤是盛师治疗湿热痹的经验方,由苍术白虎汤(《类证活人

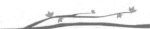

书》)加忍冬藤而成。方中苍术苦温燥湿,白虎汤清泄邪热,忍冬藤清热通络,功能为清热燥湿、通经活络,宜于湿热浸淫筋骨而致的痹痛,堪称力专效宏。宣痹汤出自吴鞠通《温病条辨》,原文曰:"湿聚热蒸,蕴于经络,寒战热炽,骨烦疼,舌色灰滞,面目萎黄,病名湿痹,宣痹汤主之。"盛增秀教授认为,本方实导源于叶天士《临证指南医案》,案载:"徐,温疟初愈,骤进浊腻食物,湿聚热蒸,蕴于经络,寒战热炽,骨烦疼,舌起灰滞之形,面目痿黄色,显然湿热为痹,仲景谓湿家忌投发汗者,恐阳伤变病,盖湿邪重着,汗之不却,是苦味辛通为要耳。"湿热入经络为痹。

来源:庄爱文,王文绒,盛增秀.盛增秀痛风性关节炎辨治验案 1 则[J].江苏中医药,2016,48(12):51-52.

18.升降散合四妙散治验

陈某,男,76 岁,2014 年 12 月 20 日初诊。

病史:自诉患痛风已 20 余年,其症状表现为足趾疼痛,每因劳累、受寒、饮酒而复发,晚间痛甚。近半个月来因受寒、饮酒过量、食动物内脏及多种海鲜产品,当夜右侧第一趾疼痛剧烈、肿胀,曾口服秋水仙碱、别嘌醇、布洛芬缓释胶囊,疼痛症状有所缓解,但肿胀难消,故求治于中医。症见患者神疲乏力,痛苦面容,右足不能下地行走,右第一趾红肿热痛,压痛阳性,舌质红,苔黄厚腻,脉细数。实验室检查:UA 762 μmol/L。西医诊断为急性痛风性关节炎,中医诊断为历节病。此为浊瘀痹阻、湿热蕴结之证,当以清热除湿、宣痹通络止痛为治,方以升降散合四妙散加减。

方药:土茯苓 50 g、忍冬藤 90 g、金银花 30 g、玄参 30 g、当归 15 g、葛根 30 g、车前子 30 g、薏苡仁 60 g、滑石 30 g、淡竹叶 10 g、僵蚕 10 g、蝉蜕 10 g、姜黄 10 g、大黄 6 g、苍术 10 g、黄柏 10 g、川牛膝 20 g、山慈菇 15 g、威灵仙 30 g、甘草 10 g。每天 1 剂,早晚各 1 次,水煎服。药渣煎汁熏洗患处。用药 5 剂后,右第一趾肿胀明显消解,皮温正常。

二诊:守上方再服 7 剂巩固疗效,患者足趾红肿热痛完全消失,行走正常。为防复发加用补肾壮骨方药:土茯苓 60 g、忍冬藤 30 g、金银花 30 g、玄参 30 g、当归 15 g、葛根 30 g、薏苡仁 30 g、威灵仙 30 g、山慈菇 15 g、川牛膝 20 g、山萸肉 15 g、熟地黄 15 g、补骨脂 15 g、骨碎补 15 g、川续断 15 g、杜仲 15 g、黄芪 15 g、甘草 10 g。每日 1 剂,早晚各 1 次,水煎服,连用 15 剂后,患者诸症消失。

[按语] 升降散出自《伤暑全书》,具有升清降浊之功效。金银花、玄参、当归、牛膝、葛根、山慈菇共为臣药,金银花清热解毒,玄参、当归清热凉血化瘀,牛膝补肝肾、强筋骨、活血通脉、祛瘀止痛、引血下行,葛根祛风胜湿、通络止痛,山慈菇化痰解毒散结;滑石、车前子、薏苡仁、淡竹叶、黄柏、苍术共为佐药,以清热利湿、消肿止痛;甘草调和诸药,缓急止痛为使药;诸药合用共奏热毒散、痰浊祛、瘀阻消、痛风愈的良好功效。

来源:罗尼俚,张武强.升降散验案 5 则[J].光明中医,2016,31(22):3349-3350.

(三)脏腑亏虚证

1.祛浊通痹方合济生肾气丸治验

患者,男,67 岁,2011 年 11 月 17 日初诊。

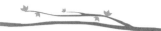

病史:患者罹患痛风病史20余年,于2011年11月3日受寒后出现右足跖趾关节及足背部肿胀刺痛,夜间加重,自行服用秋水仙碱与塞来昔布胶囊以缓解症状。刻见:患者右足跖部隐隐作痛,足背部及踝周皮肤轻度水肿,微畏风寒,舌质淡红苔白腻,边有齿痕,脉细滑。2011年11月10日血液肾功能检查:血尿酸557.0 μmol/L,尿素氮5.7 mmol/L,肌酐130.0 μmol/L;尿常规检查:尿蛋白(+)。西医诊断为痛风性肾病,中医诊断为痹症。此为肝肾亏虚之证,当以补肝益肾为治,以祛浊通痹方合济生肾气丸加减。

方药:炮附子3 g(先煎)、肉桂6 g、土茯苓20 g、萆薢20 g、泽泻10 g、玉米须15 g、车前子15 g(包煎)、炒薏苡仁30 g、稀莶草18 g、桑寄生15 g、怀牛膝15 g、延胡索18 g、熟地黄12 g、炒山药15 g、牡丹皮12 g、佛手12 g、生甘草6 g。

[按语]　济生肾气丸出自《张氏医通·卷十六》,具有温肾化气、利水消肿之功效,主治肾阳不足、水湿内停所致的肾虚水肿、腰膝疲重、小便不利、痰饮咳喘。痛风性肾病是由血尿酸产生过多或排泄减少形成高尿酸血症所致的肾损害,临床除典型的痛风症状外还可表现为小分子蛋白尿、水肿、夜尿、高血压及肾小管功能损害。目前西医治疗本病尚无特效治疗方法。现代医学将痛风归属于风湿病,目前痛风的发病机制仍不明确,但在风湿病学早期研究中,炎症的临床和组织学证据都支持在许多风湿免疫病中所发生的关节和组织损伤时是免疫机制介导的。痛风属中医"痹证""脚气""历节"等范畴。脾虚湿浊内阻为痛风常见证候,治以祛浊通痹为法。该患者年迈体衰,肾气亏虚,无力化气行水而致下肢水肿,无力温煦全身而致微畏风寒,再者分清泌浊无权而致蛋白尿。故治疗时在祛浊通痹基础上加减配伍济生肾气丸汤剂,补肾健脾,标本兼顾,共奏温阳化气、祛浊止痛之功。

来源:曹灵勇,沈祥峰,胡正刚,等.济生肾气丸临床经验举隅[J].中华中医药杂志,2013,28(7):2200-2201.

2.消肿通经汤合右归饮治验

患者,女,74岁,2020年11月23日初诊。

病史:患痛风3年。患者3年前出现手足小关节红肿疼痛,于当地医院确诊为痛风,口服秋水仙碱、非布司他、别嘌醇等药物,病情得到控制,定期复查中发现肝肾功能异常遂停药,后症状复发。刻下症:手足关节疼痛,屈伸受限,腰膝酸软、乏力,胫肿,重按凹陷,畏寒喜暖,纳差,大便溏。舌淡,少苔,脉沉细。西医诊断为痛风性关节炎,中医诊断为痹症。此为脾肾亏虚之证,当以消肿通经汤合右归饮加减。

方药:猪苓10 g、泽泻15 g、木通9 g、车前子20 g、海金沙10 g、灯芯草15 g、生姜皮20 g、当归30 g、熟地黄30 g、川芎15 g、白芍5 g、五灵脂20 g、牛膝30 g、琥珀9 g、香附15 g、杜仲30 g、炒白术30 g、茯苓30 g、人参15 g、威灵仙30 g、炙甘草10 g、附子9 g、炮干姜15 g。14剂,水煎服,1剂/d,早晚分服。

二诊:2020年12月7日,患者无明显关节疼痛,屈伸正常,腰膝酸软、乏力改善,胫肿改善,畏寒、纳差、便溏均有改善。复查:尿蛋白(+);血尿酸447 μmmol/L。上方改木通

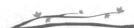

12 g、车前子 30 g,加防己 9 g、绿豆皮 15 g、苍术 15 g、生姜 10 g、大枣 10 g。28 剂,煎服法同前。嘱多饮水,碳酸氢钠片继服。后电话随访无关节疼痛,其余症状均有好转。

[按语] 消肿汤出自《兰室秘藏》卷下,具有消肿止痛、清热之功效,主治马刀疮。在此为消肿汤的灵活运用来治疗痛风性关节炎。"消肿通经方"以"消肿汤"与"通经丸"为基础,"消肿汤"源自《丹台玉案》,用以治水肿腰以下肿,小便不利,偏于下焦湿热者。方中猪苓、泽泻、木通、车前子、海金沙、灯芯草清热利湿消肿;地骨皮清热;葶苈子化痰散结;生姜皮宣肺气、行水气,使肺宣发肃降,通调水道,取"提壶揭盖"之意;枳壳行气化浊、化湿下滞。"通经丸"源自《医学心悟》,用以治疗妇人闭经后周身水肿。方中含桃红四物汤组方,重在补血活血调经,合五灵脂苦泻温通,入肝经血分,功擅活血散瘀止痛;琥珀祛瘀血,兼能利水通淋,用于妇女经闭兼小便不利尤为适宜;牛膝引血下行;香附、苏木行气活血调经。李济仁教授认为,痛风临床辨证中当细分内生或外感,详究寒热虚实、瘀血痰浊等的相互作用与转归,以浊湿内蕴、经脉痹阻的关键病机为主,再结合审因辨证,灵活加减药物。

来源:吴长怡,陈锐,任赵洋,等.李济仁治疗痛风性关节炎经验总结与延展[J]北京中医药,2021,40(4):334-337.

3.参苓白术散治验

谭某,男,40 岁,2012 年 3 月 5 日初诊。

病史:双足跖趾关节红肿热痛反复发作 6 年,加重 15 d。伴有脘腹胀满,不思饮食,大便稀溏,1 日 3～4 次。患者于半个月前因食海鲜诱发双足跖趾关节红肿热痛,肿势从双足跖趾关节向踝关节蔓延肿胀,不能下床活动,舌淡胖有齿痕、苔白腻,脉弦。西医诊断为痛风性关节炎,中医诊断为痹症。此为脾虚气滞、湿浊内阻之证,当以参苓白术散加减。

方药:黄芪 30 g、淫羊藿 15 g、党参 15 g、白术 15 g、茯苓 10 g、薏苡仁 30 g、白扁豆12 g、升麻 10 g、羌活 10 g、独活 10 g、防风 10 g、桂枝 12 g、川芎 10 g、当归 10 g、甘草 10 g、生姜 6 g、大枣 6 枚。7 剂,冷水煎,早、晚饭后 1 h 服。

二诊:3 月 15 日,药后双足跖趾关节红肿热痛大减,已能下床活动,脘腹胀满减轻,大便仍稀溏。上方减羌活 10 g,加白术至 30 g、山药 15 g,继续服 15 剂。1 年后随访,再未复发。

[按语] 参苓白术散出自《太平惠民和剂局方》,具有补脾胃、益肺气的功效。中医认为,脾主运化、脾主肌肉、四肢、关节,脾为胃行其津液,濡荣四肢肌肉关节。今脾虚气血生化不足,不能濡养四肢、肌肉、关节,风、寒、湿三气乘虚合而杂至,出现痹证,故用参苓白术散加减治疗。《内经》曰"邪之所凑,其气必虚",正气不足是痹证发生的内在因素,正气不足除了先天因素外,后天正气不足主要是各种原因导致的脾失健运、气血生化乏源所形成的。药用党参、白术、桂枝健脾温阳益气;淫羊藿配黄芪、升麻、葛根温补脾胃阳气,益气升阳;羌活、独活、防风祛风除湿,散寒止痛;当归、川芎养血活血化瘀,濡养四肢肌肉关节,以防温燥伤阴;生姜、大枣、甘草调和脾胃,以顾护胃气。脾胃运化功能正

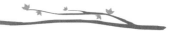

常,气血化源充足,气血旺盛,周流全身,痹证自然痊愈,痛风不再复发。

来源:党民卿.参苓白术散临床应用举隅[J].甘肃中医学院学报,2014,31(5):49-51.

4.桂枝芍药知母汤合当归芍药散治验

患者,男,78 岁,2021 年 3 月初诊。

病史:右踝及右足第一趾跖趾关节肿痛、活动受限反复发作 20 余年,加重 1 d。患者 20 余年前因于室外寒冷环境中长时间工作,夜间右踝及右足第一趾跖趾关节突发红肿热痛,于当地医院就诊查血尿酸>600 μmol/L,诊断为"痛风"。予口服秋水仙碱片及消炎止痛片治疗,症状稍缓解后即未规律服药。后时有发作,多于秋冬季天气转凉或阴雨天症状较重。近年来间断服用非布司他片以控制尿酸,控制效果不佳。1 d 前因在室外阴雨天久行后再次出现右踝及右足第一趾跖趾关节红肿热痛,夜间痛盛,四肢关节肿痛,双手前臂及双小腿麻木,有针刺感。发病以来汗出不畅,食欲尚佳,平素稍食生冷后易呃逆、嗳气,常犯头晕,夜寐较差,大便黏,日行 1 次。舌淡暗润,苔白腻,右寸关脉浮弦紧无力,尺脉弦紧无力,左寸关脉浮弦紧无力,尺脉浮紧无力,右耳耳郭可见散在痛风石。既往有高血压病史 20 余年,血压控制尚可。查尿酸示 521 μmol/L。西医诊断为痛风性关节炎,中医诊断为痹症。此为邪滞关节,气血亏虚之证,当以驱邪补助气血为治,方以桂枝芍药知母汤合当归芍药散加减。

方药:桂枝 20 g、白芍 20 g、知母 15 g、附子 10 g、麻黄 5 g、防风 10 g、苍术 30 g、炙甘草 10 g、生姜 10 g、茯苓 20 g、鸡内金 20 g、海金沙 20 g、当归 10 g、川芎 10 g、泽泻 10 g。共14 剂,每日 1 剂,水煎 300 mL,100 mL/次,每日 3 次。嘱患者低嘌呤饮食,多饮水。

二诊:患者诉右踝及右足第一趾跖趾关节红肿热痛症状明显好转,余关节肿痛较前缓解,双手前臂及双小腿仍时有针刺样麻木感。舌淡暗润,有少许瘀斑。查 UA 446 μmol/L,肌酐(CREA)130 μmol/L。在上方基础上加丹皮、桃仁各 10 g,白芍加至 30 g,当归加至 20 g以增强祛血瘀之效。共 14 剂,服法同前。同时服用非布司他片 10 mg,每天 1 次以控制尿酸浓度。

三诊:查 UA 356 μmol/L。患者诉症状好转八成,继服上方 14 剂,服法同前。患者病情稳定,诸症状较初诊已有明显改善,后未再复诊。

[按语]　桂枝芍药知母汤出自《金匮要略》,具有祛风除湿、通阳散寒的功效。患者为老年男性,有"痛风"病史 20 余年。年近耄耋,气血不足,外感风寒湿邪,邪气瘀阻经络关节,因"不荣""不通"致此次痛风急性发作。患者四肢关节疼痛,寸关脉浮紧示病在表,因夜寐较差,昼间常自觉精神不振,有"但欲寐"感,舌淡润,苔白腻,为表邪虚实夹杂之象;寒湿郁久化热,故而出现右足关节红肿热痛;患者年事已高,素体阳气虚衰,舌淡润,大便黏为寒湿停饮困阻于脾胃,寒湿上犯,故而常犯头晕,即"头眩短气";又因血虚不得濡养筋脉导致双手前臂及双小腿麻木不仁;舌淡暗,为有血瘀之象,右足关节夜间痛盛可见邪入血分。予桂枝芍药知母汤合当归芍药散加减以共奏散寒解表、除痹消肿、养血利水之效,同用鸡内金海金沙以清热消石。

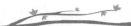

来源:胡怡恺,王玲.经方治疗老年急性痛风性关节炎患者临床经验[J].中国处方药,2022,20(3):129-131.

5.桂芪化气汤治验

王某,男,25岁,2021年5月6日初诊。

病史:左侧足底反复疼痛半年。患者半年前出现左侧足底疼痛,当时疼痛难忍,不能行走。就诊查血尿酸568 μmol/L,诊断为"痛风性关节炎",服用"醋氯芬酸钠"后缓解。此后间断服用"苯溴马隆",但疼痛反复发作,时轻时重。因上述症状反复,影响生活工作,遂来就诊。刻下症:左侧足底疼痛隐隐,皮色不红,纳可,小便正常,大便稀溏,睡眠一般,舌质淡紫,舌苔薄白,脉细。西医诊断为痛风性关节炎缓解期,中医诊断为痛风。此为阳虚气化不利之证,当以温肾助阳、化气行水为治,方以桂芪化气汤加减。

方药:桂枝10 g、肉桂5 g(兑服)、生黄芪30 g、茯苓20 g、泽泻10 g、白术10 g、猪苓15 g、川牛膝15 g、生姜15 g、甘草6 g、绵萆薢10 g、土茯苓15 g、车前草10 g、猫须草10 g、虎杖10 g、穿山龙10 g。10剂,每日1剂,水煎,分3次饭后半小时温服。

[按语] 桂芪化气汤出自《观聚方要补》,具有补气升阳、调和营卫、解肌祛风之功效。痛风归属中医学"历节"范畴。汤小虎教授认为,该病的病机特点为湿、热、痰、瘀阻滞经络,气血运行不畅,其治疗当分急性期、间歇期与缓解期论治。多数患者常在饮酒或食用高嘌呤等食物之后发病,故急性期以湿热阻络为主要病机特点。间歇期病机则较为复杂,多本虚标实证,或虚实夹杂证。既有湿热互结、痰瘀互结,或湿蕴不化,郁而化热之象,又有正气不足之势,邪正胶着,造成病势缠绵、反复发作、经久不愈的特点。在其缓解期,则表现为阳气不足,气化不利,痰浊水湿流注之势。汤教授自创"桂芪化气汤"以治之。"桂芪化气汤"全方由桂枝、黄芪、茯苓、泽泻、绵萆薢、白术、猪苓、肉桂、川牛膝9味中药组成。其中,黄芪甘温益气,桂枝助气机气化、生气和血、调和阴阳。桂枝"载阳于上,引水驱下",既能上通心肺,又能下达水道膀胱。肉桂补火助阳,引火归元,益火化气。白术补脾和中以制水,茯苓、泽泻及猪苓之属利水渗湿、泄热化浊。绵萆薢利湿去浊、祛风除痹。牛膝利尿通淋、引浊下行,给邪以出路。全方共奏温阳化气、利尿化湿之功。汤教授在此基础上常加土茯苓、猫须草、车前草、虎杖、穿山龙等清利、除湿之品。

来源:张学娅,张颖,汤小虎.汤小虎"桂枝主气"辨治风湿免疫疾病学术思想及临床运用[J].辽宁中医杂志,2023,50(10):48-51.

(四)痰瘀内阻证

1.二陈汤治验

李某,男,62岁,1998年6月7日初诊。

病史:左足反复肿痛2年,服用消炎药及祛风湿药不效,现急性发作10 d。经X射线诊断为左足第一趾跖趾关节痛风。诊见左足第一趾跖趾关节肿大疼痛,活动受限,舌质暗,苔白腻,脉滑。西医诊断为痛风性关节炎,中医诊断为痹症。此为痰瘀内阻之证,当以祛痰通络止痛为治,方以二陈汤加减。

方药:陈皮、半夏各10 g,茯苓15 g,炙甘草8 g,白芥子12 g,豨莶草、威灵仙、地龙、怀

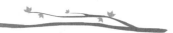

牛膝各 10 g,日 1 剂,水煎服。

[按语] 二陈汤源自宋《太平惠民和剂局方》,由橘红、半夏、茯苓、炙甘草、生姜、乌梅组成,具有燥湿化痰、理气和胃功能。此例属中医痹症范畴。详问病史,患者平素饮酒、嗜食肥腻,致痰浊内生,痹阻经气,日久痰瘀沉积于关节周围而发病。故取二陈汤化痰除湿,更配白芥子利气豁痰,治筋骨间痰饮,稀莶草、威灵仙、地龙、牛膝舒筋活血通络,牛膝又作为引经药,可引药下行直达病所。诸药配合,使痰瘀除则肿痛消。

来源:孙福栋,姜鸿雁.二陈汤临床应用举隅[J].河北中医药学报,2001,16(3):24-25.

2. 中下通用痛风方治验

刘某,男,55 岁,2015 年 4 月 28 日初诊。

病史:痛风 20 年,肾衰竭 14 年,足趾关节疼痛 5 d。20 年前足趾关节肿大、变形、僵硬、屈伸不利,口服西药,疗效不明显,后出现蛋白尿。2001 年体检查肾功能示肌酐 170 μmol/L,后口服中药治疗,肌酐控制在 190 μmol/L 左右。5 d 前患者足趾关节疼痛加重,查肾功能示肌酐 553 μmol/L、尿酸 728 μmol/L、尿素氮 21.1 mmol/L。彩超示左肾结石,左肾积水,输尿管结石。患者足趾关节疼痛、腰酸痛,无恶心、呕吐,睡眠差,夜尿频多,3~4 次,大便每日 1~2 次,偶不成形,舌质淡红,苔薄白,脉沉弦。西医诊断为痛风性肾病,中医诊断为痹症。此为痰瘀内阻之证,当以祛痰通络止痛为治,方以中下通用痛风方加减。

方药:黄柏 15 g、苍术 15 g、天南星 15 g、桂枝 15 g、汉防己 15 g、威灵仙 20 g、桃仁 15 g、红花 15 g、龙胆草 10 g、黄芩 15 g、羌活 15 g、白芷 20 g、川芎 15 g、神曲 20 g、秦艽 20 g、牛膝 15 g、白术 15 g。水煎服,每日 1 剂,早晚分服。

二诊:服上方 28 剂,患者足趾关节偶有疼痛,腰酸痛,倦怠乏力,偶有气短,劳累后双下肢肿胀。饮食可,夜尿 1~2 次,大便每日 1~2 次,成形,舌质红,苔薄白,脉沉细。查尿常规:蛋白(+),隐血(+)。肾功能:肌酐 186 μmol/L,尿酸 639.6 μmol/L,尿素氮 7.74 mmol/L。属慢性缓解期,以补脾肾为主。证属脾肾虚衰,湿浊瘀血型,治以益气健脾补肾、化浊解毒活血。方予参芪地黄汤合解毒活血汤加减:黄芪 30 g,党参 20 g,生地黄、熟地黄各 20 g,山茱萸 20 g,山药 20 g,茯苓 15 g,牡丹皮 15 g,泽泻 15 g,生薏苡仁 20 g,土茯苓 50 g,葛根 20 g,牛膝 15 g,芦巴子 25 g,巴戟天 20 g,枸杞子 20 g,丹参 20 g,赤芍 20 g,当归 20 g,川芎 15 g,草果仁 10 g。水煎服,每日 1 剂,早晚分服。

三诊:服上方 28 剂,患者时有关节疼痛,腰酸乏力,怕冷,手足心热,口干,夜尿 2~3 次,大便日 1~2 次,成形,质稀,舌质淡紫,苔薄白,脉弦细。查尿常规:蛋白(-),隐血(-)。肾功能:肌酐 156 μmol/L,尿酸 480 μmol/L,尿素氮 7.43 mmol/L。续服上方。

[按语] 中下通用痛风方出自《丹溪心法》,方中黄柏、黄芩苦寒,清热燥湿,苍术燥湿健脾,祛风湿,治中焦湿胜之要药,龙胆草苦寒泻火,防己善祛风又利水,四者所以治湿与热也;天南星燥痰、祛风解痉,桃仁、红花活血祛瘀,川芎为血中气药,活血行气、祛风止痛,四者所以治痰与血也;羌活祛风湿、止痛,善祛百节之风,白芷解表祛风止痛,桂枝、威

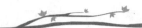

灵仙祛臂颈之风,四者所以治风也;加神曲者,所以消中州沉积之气也;秦艽祛风湿,祛湿热。疏风宜于上,泄热利湿宜于下,活血燥痰消滞调中。本案患者发病时间长,病程久,素体以脾肾两虚为主,初诊感受风湿,脾虚不能运化湿邪,久则蒸液成痰,风痰入络,湿、痰、瘀、热交织经络关节,气血运行不畅,致关节疼痛肿胀、血尿酸升高。遵循"急则治其标,缓则治其本"的原则,在治疗痛风发作期以祛邪为主。二诊待痛风发作的因素祛除,血尿酸降低,尿检和其他生化指标好转后,以益气健脾补肾治其本,保护肾脏功能,故用参芪地黄丸合解毒活血汤加减,方中六味地黄丸补肾阴,黄芪、党参益气健脾之品,以扶正健运脾气,使水湿得化;土茯苓甘淡,解毒祛湿、利关节,《本草正义》载"土茯苓,利湿祛热,能入络,搜剔湿热之蕴毒";生薏苡仁甘淡,健脾利水渗湿。生地黄、枸杞子、芦巴子、巴戟天加强滋肾之效;牛膝引药下行;丹参、赤芍、当归、川芎活血化瘀;葛根、草果仁解毒泄浊。

来源:李则辉.张佩青教授治疗痛风性肾病的经验浅谈[J].黑龙江中医药,2016,45(4):25-26.

3.黄连温胆汤合四土汤治验

患者,男,26岁,2020年10月30日初诊。

病史:痛风反复发作1月余。患者诉近1个月来痛风间断发作,于2020年9月30日及2020年10月22日痛风间断发作2次,均以右侧足背足掌红肿疼痛为主,夜多噩梦,易惊醒,白天精神欠佳,常有倦怠乏力感,夜间易咬舌头,平素咽中有异物感,咳少量白黏痰,痰易咯出,偶有口干苦,纳可,二便调。舌质红绛,苔白黏,两脉沉缓。西医诊断为痛风,中医诊断为痹证。此为痰浊痹阻经络之证,当以祛痰化浊为治,方以黄连温胆汤合四土汤加减。

方药:黄连10 g、法半夏10 g、陈皮10 g、竹茹20 g、生牡蛎30 g(先煎)、煅龙骨30 g(先煎)、牡丹皮10 g、土茯苓10 g、土牛膝10 g、生甘草6 g、远志20 g、合欢皮30 g、苦参10 g、薏苡仁30 g。21剂,每日1剂,水煎分早晚2次服用,嘱患者清淡饮食。

二诊:2020年11月20日服药后痛风未发,入睡好转,但仍梦多,疲惫感减轻,四末凉,自觉无冷感。舌质略红,苔厚,两脉缓。守上方加酸枣仁30 g、珍珠母20 g(先煎)、菊花10 g。14剂后痛风未再发作,睡眠明显改善。

[按语]　黄连温胆汤是在《三因极一病证方论》所载温胆汤的基础上去大枣,加黄连化裁而成。在清代陆廷珍的《六因条辨·伤暑条辨》中首次提到,治疗伤暑,汗出,身不大热,而舌黄腻,烦闷欲呕,邪踞肺胃,留恋不解证。本案患者为青年男性,体质壮实,平素阳气旺盛,内有蓄热,复感湿热之邪,日久而致痰浊内生,痹阻肢体关节故发此病。四诊合参,辨证为湿热内蕴、痰浊痹阻经络,方用黄连温胆汤合四土汤加减以清热通络,化痰祛湿。方中加远志、合欢皮安定神志,消散瘀肿;牡蛎、龙骨二药合用发挥镇定心神止痛之功;叶天士提出"久病入络"之说,痹久不愈可加入活血消瘀之品,故加丹皮活血散瘀,通利关节。吕文亮教授师承于梅国强国医大师,而土茯苓、土牛膝为梅国强教授经验方四土汤中的常用药对。《本草备要》曰"土茯苓,甘淡,祛湿热、补脾胃,治筋骨拘

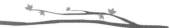

挛",加土牛膝逐瘀痛经,两药合用能行清热利湿、祛瘀解毒之功;加苦参增强清热燥湿之功;加薏苡仁渗湿除痹止痛;加甘草和中,调和诸药。

来源:毛宁锋,吕文亮,孙易娜.吕文亮运用黄连温胆汤治疗杂病验案举隅[J].湖北中医药大学学报,2022,24(5):116-118.

4.养血治痹汤合六味地黄丸治验

范某,男,53岁,2015年9月20日初诊。

病史:患者痛风病史10余年,右足第一趾跖趾关节有一痛风结石,约黄豆大,皮肤瘀暗,痛苦异常,不能行走,血尿酸458~513μmol/L,第一趾跖趾底关节痛反复,面色暗,口干,纳差,食后腹胀,二便尚调,性情急躁。舌红暗,苔黄微腻,脉弦细。西医诊断为痛风慢性期,中医诊断为痹症。此为脾肾亏虚兼痰瘀气阻滞之证,当以调补脾肾、涤痰祛瘀为治,方以养血治痹汤合六味地黄丸加减。

方药:当归20g、白芍15g、桂枝10g、郁金15g、威灵仙20g、生地黄15g、山药15g、浙贝母15g、丹参15g、黄柏20g、知母15g、川草薢15g、土茯苓20g、稻芽15g、牡丹皮15g、生山楂15g、炒白术15g、泽泻15g,7剂。嘱其注意饮食调摄,避免劳累、外伤等。

二诊:药后平顺,足趾疼痛稍减,烦躁等较前明显减轻,口不干,胃纳好转,腹胀消失,二便调,寐可,舌质淡紫,苔薄白,脉弦滑。前方有效,考虑郁热较前减轻,然疼痛仍较剧烈,细思患者疾病日久,瘀久入络,非草木所能达,需虫类药物方效,叶天士谓虫类药能走窜通达,有破血行血、化痰散结、搜经别络之特性,故于上方去知母、浙贝母,加蜈蚣1条,7剂。

[按语]　本患者痛风病史10余年,以右足第一趾跖趾关节痛风石及疼痛为主要表现,加之皮肤及面部色暗、纳差、食后腹胀等特点,明显伴有脾失健运,肾气不充,瘀血阻络之证。脾居中焦,为后天之本,主运化,又主四肢。《素问·厥论》谓"脾为胃主,行其津液者也"。脾的水谷精微运化正常,才能化精,气、血充养四肢百骸、脏腑经络,反之"脾病不能为胃行津液,四肢不得禀水谷气,气日以衰,脉道不利,筋骨肌肉皆无气以生",又谓"诸湿肿满,皆属于脾,脾病而四肢不用"。肾为先天之本,主骨生髓,主水,说明肾失气化,主水失司,水湿积聚,浊毒内蕴,滞瘀肢节。治疗本患者在补益脾肾气血基础上,加郁金、生山楂活血化瘀,草薢、土茯苓等祛湿化浊。

来源:张柯,王敏,刘立华.刘立华治疗痛风经验[J].河南中医,2017,37(10):1722-1724.

(五)风寒痹阻证

1.乌头汤加味治验

李某,男,37岁,2000年7月25日初诊。

病史:主诉左足背近第一趾处肿痛1周。患者素嗜烟酒、肥甘厚味,形体肥胖。进入夏季高温气候以来,长期生活、工作于空调房等低温环境之中。近1周来发生关节疼痛。开始发作时剧痛难忍,夜间为甚,不能站立及走动,局部肿胀无灼热感。经某医院检查诊断为痛风,因害怕服用西药后产生副作用而未用西药治疗。1999年冬及次年春曾有类似

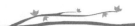

此次之发作2次,位于右下肢足背、踝关节。检查见患者左足第一趾跖趾关节肿胀、肤色暗红,触之痛剧而无热感。舌苔白厚而腻,脉弦滑。西医诊断为痛风性关节炎,中医诊断为痹症。此为素体湿盛,复感寒湿,阻滞关节经络,气血不通之证,当以散寒除湿、活血通络止痛为治,方以乌头汤加味。

方药:制川乌10 g(加蜜先煎30 min)、细辛6 g、黄芪15 g、麻黄6 g、白术12 g、白芍20 g、白芥子10 g、薏苡仁30 g、川牛膝15 g、当归10 g、制乳香6 g、制没药6 g、三七粉6 g(另包冲服)、甘草6 g。水煎服,每日1剂。并配合局部药汁热敷。

[按语] 桂枝芍药知母汤及乌头汤二方乃《金匮要略》治历节病之方。原文曰:"诸肢节疼痛,身体魁羸,脚肿如脱,头眩短气,温温欲吐,桂枝芍药知母汤主之""病历节不可屈伸,疼痛,乌头汤主之"。痛风虽不能等同于历节病,但两者的病因相同,症状亦类似,故可用历节病之方为主治疗痛风,此异病同治之理也。痛风为风寒湿杂合而致,尤以湿邪为要。湿性黏滞,与风寒为伍而缠绵难愈,其治贵在坚持。本病之发生与素体阳气虚弱、肝肾不足等内因相关,治疗时应以标本兼顾、急则偏重治标、缓则偏重治本为原则。本病的发生与外邪、内湿密切相关,故当慎起居、节饮食,未病先防。应避免在阴寒潮湿之地居住,防外感风寒湿邪;饮食忌肥甘厚腻(如动物内脏)及酗酒,以防伤脾生湿。还须锻炼身体,增强体质,提高抗御病邪的能力。

来源:戴天木.经方辨治痛风的经验[J].中国民间疗法,2003(8):7-8.

2. 藿朴夏苓汤治验

患者,男,14岁,2014年9月8日初诊。

病史:患儿4 d前午睡贪凉后至今,恶寒,低热,倦怠乏力,头痛如裹,手腕及双膝疼痛(右侧甚),脘腹胀满,大便黏腻不爽,小便色黄,稍有泡沫,舌苔白腻,脉濡。身高164 cm,体重87 kg。2014年9月6日尿常规示:尿比重1.018,隐血(±),尿pH 5.0。生化示:UA 481 μmol/L,余无异常。既往痛风病史2年,平素喜肉食,少锻炼。西医诊断为高尿酸血症与痛风,中医诊断为痛风。此为湿遏卫气、表里同病之证,当以宣表化湿、通络止痛为治,方用藿朴夏苓汤加减。

方药:藿香10 g、佩兰10 g、厚朴10 g、半夏9 g、猪苓30 g、茯苓15 g、泽泻10 g、木瓜30 g、土茯苓30 g、蚕沙30 g、山慈菇10 g、薏苡仁30 g、冬瓜皮15 g、冬瓜仁15 g、马鞭草15 g。

28剂,水煎服,每日2次,每次100 mL,饭后0.5 h服用。28剂后关节疼痛等诸症消失,体重下降6 kg。尿常规正常,UA 241 μmol/L。随访至今未复发。嘱继续控制饮食,坚持锻炼,生活规律。

[按语] 藿朴夏苓汤出自清代石寿棠编著的《医源·湿气论》,方由杜藿香、真川朴、姜半夏、赤茯苓、光杏仁、生薏苡仁、白豆蔻、猪苓、淡豆豉、建泽泻组成,功于宣通气机、燥湿利水,主治湿热病邪在气分而湿偏重者。方中藿香为君,可芳化宣透,外开肌腠,散表邪,以疏表湿;半夏、厚朴为臣,可燥湿运脾,使脾通畅运化水湿;杏仁开泄肺气于上,使肺气宣降,则水道自调;猪苓、茯苓、泽泻、薏苡仁淡渗利水,通调水道,湿有去路。

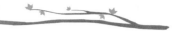

全方兼顾上、中、下三焦,以燥湿芳化为主,开宣肺气、淡渗利湿为辅,功擅利湿。

来源:袁静,倪青.倪青应用藿朴夏苓汤治疗内分泌代谢病医案3则[J].北京中医药,2015,34(6):498-499.

第七节 成人斯蒂尔病

成人斯蒂尔病(AOSD,或称成人Still病)是一种病因不明的炎症性自身免疫病,主要影响16~35岁人群。其主要临床表现包括长期持续或间歇性发热、一过性皮疹、关节痛、咽痛和淋巴结肿大,并可伴有多系统损害。该病的发病机制尚不清楚,通常认为与免疫异常和遗传因素有关。由于无特异性诊断标准,成人斯蒂尔病的诊断存在挑战,需排除其他多种疾病的可能性。目前西医治疗主要依赖于非甾体抗炎药、糖皮质激素及免疫抑制剂等,但这些疗法副作用大且易复发。相比之下,中医中药在治疗成人斯蒂尔病方面展现出一定优势,通过辨证施治,可缓解患者症状,提高治疗效果。

在中医理论中,本病被视为一种独特的自身免疫病,归属于"热痹""内伤发热"等范畴。其病因病机主要源于人体正气不足,复感风湿热邪、时疫毒邪,邪气潜伏体内日久化热,生痰成瘀,日久耗气伤阴。在劳累、七情内伤、饮食失调或感受外邪后,引动伏邪,邪气痹阻经络、肌肉、骨节,热毒充斥卫、气、营、血,从而引发疾病。

此病以长期发热、皮疹、关节痛为主要临床表现,其病变涉及上、中、下三焦,气血津液运行障碍是其发生发展的关键。在治疗上,中医通过辨证施治,针对患者的具体病情和体质,采取相应的治疗方案,旨在清热解毒、活血化瘀、祛风除湿,以调和阴阳、疏通经络,从而缓解患者症状,提高治疗效果。因此,运用中医理论指导成人斯蒂尔病的治疗,不仅有助于改善患者预后,更能从根本上解决疾病带来的痛苦。

(一)阴虚内热证

地骨皮汤治验。

吴某,女,53岁,2021年2月26日初诊。

病史:2年前无明显诱因出现发热,最高达39℃,伴右下肢出现红色斑丘疹。于医院诊断为成人斯蒂尔病,应用糖皮质激素(泼尼松口服,每日40 mg)治疗,治疗1周后体温降至37.0℃以下,皮疹逐渐消失,泼尼松逐渐减量至每日10 mg以维持治疗。患者停用激素后出现高热反复,间断服用激素至今。患者惧怕激素副作用,遂于2021年2月26日特来寻求中医治疗。刻下症:发热,体温波动在37.5~38.5℃,每天夜晚加重,最高可达39℃,右膝关节疼痛,伴皮温升高,背部多处皮疹,淡红色伴有瘙痒,与发热时间无关,寐差,二便可,舌红少苔,脉细数。辅助检查:白细胞$18.6×10^9$/L,中性粒细胞$15.4×10^9$/L,血红蛋白95 g/L,血清铁蛋白1536.0 ng/mL,类风湿因子阴性,抗核抗体阴性。肝脾彩超未见明显异常。西医诊断:成人斯蒂尔病。中医诊断:痹证(阴虚内热证)。治以

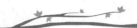

滋阴退热、凉血除蒸。予以地骨皮汤加减。

方药:地骨皮20 g,鳖甲10 g,当归、秦艽各15 g,柴胡、知母、浙贝母、龟甲、鹿角霜、冬瓜皮、冬瓜子、丝瓜络、马齿苋各10 g,珍珠母30 g。予14剂,水煎服,日1剂。

二诊:2021年3月12日,患者服药5 d后,体温逐渐恢复正常,皮疹症状消失,咽痛、睡眠情况均明显好转,但膝关节疼痛缓解不明显。上方加青风藤15 g、川牛膝10 g。予14剂,水煎服,日1剂,并嘱咐患者减少活动。

三诊:2021年3月26日,患者未出现发热,膝关节疼痛、肿胀基本消失。患者病情稳定,转为水丸继续巩固治疗。

随诊半年,现病情无发作,白细胞计数、铁蛋白均转为正常。

[按语] 地骨皮出自《圣济总录》,主要用于泻热宁心、养阴生津,治疗心脾虚热,暴渴不已。患者膝关节疼痛,故加入龟板、鹿角霜滋养肝肾,阴阳双补;患者睡眠不佳,故加入珍珠母安神定惊。二诊患者体温正常,但是仍有关节疼痛情况,遂加入青风藤、川牛膝。青风藤有祛风湿、通经络之功,因其性平,卢芳教授常常将其与其他药物配合治疗各个类型的风湿关节疼痛。川牛膝可以补肝肾、强筋骨,引诸药下行。三诊患者病情稳定,故更换水丸治疗,恢复正常饮食活动。

来源:杨建功,朴勇洙.国医大师卢芳运用地骨皮汤治疗成人斯蒂尔病的经验[J].河北中医药学报,2024,39(2):13-15.

(二)内伤发热,湿热蕴结证

三仁汤治验。

患者,女,23岁,2019年12月12日初诊。

病史:患者反复发热伴关节疼痛1年余,于当地医院就诊,使用激素治疗,缓解后出院,患者激素减量至小于每日12 mg后即出现发热,经人介绍来门诊就诊,寻求中医系统治疗改善症状,并希望撤减激素。患者目前服用甲泼尼龙12 mg/d,甲氨蝶呤12.5 mg/周,叶酸10 mg/周,钙片2片/d,骨化三醇2片/d。患者自述发热之初下午体温较高,近期自觉中午发热,浑身乏力,四肢酸重,发热时项背疼痛较重,伴双膝关节疼痛,活动后加剧,食欲不佳,入睡困难,大便溏薄,舌红,苔白腻,脉濡数。西医诊断为AOSD,中医诊断为内伤发热(湿热蕴结证)。治则:宣畅气机、清利湿热。方用三仁汤加减。

方药:杏仁5 g、白豆蔻10 g、生薏苡仁30 g、厚朴15 g、清半夏15 g、通草5 g、滑石20 g、淡竹叶15 g、生甘草10 g、槟榔10 g、草果10 g、羌活10 g、葛根10 g。共14剂,水煎服,每日1剂,早晚饭后温服。同时嘱患者纯素饮食,减少活动,每日5次测量体温,甲泼尼龙减至10 mg/d,服用多维元素片1次/d。

二诊:2019年12月26日。患者近2周无明显不适,自觉无发热,每日10时至14时体温比其他时间段略高(但均低于37.0 ℃),乏力情况缓解,活动后双膝关节时有疼痛,咽干发紧,食欲、睡眠尚可,大便溏薄,午睡时小便较频。加络石藤10 g、木蝴蝶10 g、川牛膝30 g。共14剂,水煎服,并嘱患者于当地医院进行血、尿常规及肝肾功能检查。1周后甲泼尼龙减至8 mg/d,其余药物正常服用。

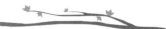

三诊：2020年1月9日。患者体温一直正常，身体状况良好，无项背及关节疼痛，咽痛明显改善，近日唇周起疱，大便不成形，每日2次，小便正常，舌淡苔白腻。上方加泽泻10 g、萆薢10 g。共14剂，水煎服。2020年1月10日复查白细胞计数9.97×10⁹/L，血清铁蛋白37.9 μg/mL，肝肾功能正常。嘱患者继续服用中药汤剂治疗，并每2周2 mg逐步撤减激素。随访1年，患者已停用激素，病情稳定，改为服用水丸调养随诊半年，现病情无发作，白细胞计数、铁蛋白均转为正常。

[按语]　本方源自清代吴鞠通的《温病条辨》，用于治疗湿温初起及暑温夹湿。杏仁可以宣利上焦肺气，气行则湿化；白蔻仁能芳香化湿，行气宽中，畅达脾胃气机；薏苡仁能渗湿利水而健脾，使湿热从下焦而去。这三者合称为"三仁"，是本方的君药。此外，滑石、通草、竹叶等药材能增强利湿清热之功，半夏、厚朴能行气除满，化湿和胃。

初诊时患者满月脸、水牛背表现明显，经过询问后患者自述起病时下午发热较重，遂治以三仁汤加减，并根据患者的舌脉及全身症状，酌加燥湿辟秽、通络升阳之品，嘱患者减少活动，纯素饮食，补充钙及维生素，逐步撤减激素。二诊患者体温正常，有关节疼痛及咽喉不适，遂加络石藤、木蝴蝶利咽喉，川牛膝补肝肾、强筋骨。三诊患者情况稳定，观其舌脉仍有水湿不去，加泽泻、萆薢分消走泄。激素撤减完毕，3周后再行停服甲氨蝶呤，后转为服用水丸，并逐步恢复正常饮食起居。

来源：刘佳明，朴勇洙，刘庆南，等.国医大师卢芳辨治成人斯蒂尔病发热经验［J］.浙江中医药大学学报，2023，47（2）：153-156，166.

（三）气血两燔证

清瘟败毒饮治验。

谭某，男，20岁，2017年12月23日初诊。

病史：2015年5月出现高热、阵发性怕冷、出汗，胸部出现红色皮疹，即前往某综合医院治疗，血常规检查显示WBC 17.5×10⁹/L，血培养未发现病原体，诊断为变应性亚败血症（成人斯蒂尔病），采用糖皮质激素治疗，效果不佳。后口服中药控制，因长期服用糖皮质激素，已现"满月脸""水牛背"等库欣综合征表现。近来劳累致病情反复。刻下症：阵发性高热，汗出怕冷，面赤，口渴喜冷饮而不多饮，深呼吸时胸廓疼痛，伴有暗红色皮疹，全身肌肉游走性疼痛，纳可，小便黄少，大便可，否认咳嗽、喘气等。舌暗淡、苔厚腻微黄，脉滑数。查血常规及腹部彩超示白细胞稍高，肝脾轻度肿大。西医诊断为成人斯蒂尔病；中医诊断为风温病，气血两燔证。予清瘟败毒饮加减。

方药：生石膏35 g，知母、牡丹皮、炒山栀、竹叶、黄芩、大青叶、黄芪各15 g，生地黄25 g，水牛角60 g，黄连10 g，玄参、赤芍、麦冬、女贞子、旱莲草各20 g，丹参30 g。10剂，每日1剂，水煎分早晚温服。

二诊：2018年1月3日。服药2剂后发热、怕冷明显好转，高热发作频率减少至3日1次，汗出较前轻微，疹已退，关节疼痛好转。二便可，口微渴，舌暗、苔厚微黄，脉滑数。复查血常规提示WBC 12.2×10⁹/L。嘱激素类西药减半，与中药同时服用。守初诊方，生石膏减为20 g、水牛角减为40 g、炒山栀减为10 g，去大青叶、黄连。10剂。

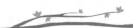

三诊:2018 年 1 月 16 日。病情稳定,未发热,已自行停用激素,时有微汗出,口渴,余无不适。二便可,舌暗红、苔白较厚,脉滑。复查血常规示:WBC 9.0×10⁹/L。守二诊方,生石膏减至 10 g,去水牛角、栀子,加沙参 10 g、天花粉 15 g。15 剂,两日 1 剂。

[按语] 清瘟败毒饮出自清代温病学家余霖所著的《疫疹一得》。方中重用生石膏,以直清胃热。因胃是水谷之海,十二经的气血皆来源于胃,胃热清则十二经之火自消。石膏配知母、甘草,有清热保津的作用。连翘、竹叶则能轻清宣透,清透气分表里之热毒。黄芩、黄连、栀子(即黄连解毒汤法)可通泄三焦,清泄气分上下之火邪。犀角、生地黄、赤芍、牡丹皮共用,为犀角地黄汤法,专为凉血解毒、养阴化瘀而设,以清血分之热。玄参、桔梗、甘草、连翘同用,能清润咽喉。竹叶、栀子同用则清心利尿,导热下行。

患者气分邪热不解,径入血分,血热炽盛,伤及血络,故有阵发性高热伴多汗,面赤,胸部出现红色皮疹,苔厚腻微黄,脉滑数;汗出津伤,加之血分热甚,营阴损伤,不得濡养,故口渴喜冷饮而不多饮,小便黄少;热盛津伤而生风,则疼痛如风行窜扰。由于里热壅盛,气机郁遏,故怕冷,需与"阳明热甚背微恶寒"及"表证恶寒"区分。由上辨为气血两燔之证,属于该病的初期至中期发展过程中,气血分邪热偏盛,瘀热互结,兼夹阴伤,当治以清热解毒、凉血散瘀,方用清瘟败毒饮合二至丸加减,而二诊、三诊逐渐减少寒凉之品用量,增加甘寒、甘凉之品,重在顾护阴液,缓扶正气以祛邪。

来源:唐鑫,徐乐乐,魏丹.谭银章治疗成人 Still 氏病经验举隅[J].山西中医,2021,37(11):7-8,11.

(四)脾胃气虚,湿热郁肺,阳气不伸,阴火上扰证

升阳益胃汤治验。

刘某,男,27 岁,2020 年 9 月 15 日初诊。

病史:患者因"发热 3 周"于 2020 年 8 月 7 日入院治疗。入院 3 周前受凉后出现发热,最高体温达 39.3 ℃,伴畏寒、寒战、头晕、四肢肌肉关节疼痛、乏力、纳差、咳嗽、咽痛。无头痛、恶心,无腹胀、腹泻、腹痛,无咳痰、胸闷、胸痛、呼吸困难。伴皮疹,呈全身散在鲜红色斑疹,不凸出皮面,主要位于躯干及四肢近端,无瘙痒,部分融合成片,热退疹出。2 周前查肝功能:天冬氨酸转氨酶 24.8 U/μL,谷丙转氨酶 51.3 U/μL,碱性磷酸酶 157 U/μL,谷氨酰转移酶 184 U/μL,总胆红素 22.6 μmol/L,直接胆红素 8.0 μmol/L。血常规:白细胞 24.93×10⁹/L,中性粒细胞计数 23.47×10⁹/L,淋巴细胞 0.84×10⁹/L,中性粒细胞百分比 94.1%,淋巴细胞百分比 1.7%,红细胞 4.5×10¹²/L,血红蛋白 140 g/L,血小板 250×10⁹/L。降钙素原 0.162 μg/L,C 反应蛋白 233.78 mg/L,铁蛋白 15 000 μmol/L,NT-BNP 1 490 ng/L。诊断为成人斯蒂尔病、肺部感染,给予哌拉西林他唑巴坦联合左氧氟沙星抗感染、激素+甲氨蝶呤及大剂量激素联合免疫球蛋白冲击治疗等,治疗后皮疹消退,仍反复发热。后完善相关检查,使用大剂量激素联合免疫球蛋白冲击,调整激素及甲氨蝶呤剂量后,患者白细胞计数、发热、皮疹等一般情况明显缓解,考虑成人斯蒂尔综合征可能性大,治疗期间患者出现病情反复、白细胞计数升高及铁蛋白居高不下,调整激素剂量后上述情况稍有好转。动态复查血常规,患者白细胞减低,贫血加重。PET-CT:

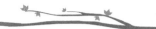

①双侧颈部及颌下、颏下、纵隔及双肺门、双侧腋窝、肠系膜、双侧盆壁及双侧腹股沟区多发淋巴结，代谢增高；脾大，代谢增高，双侧肱骨及股骨上段、躯干骨代谢普遍增高。②双侧膝关节及胫腓骨下段周围软组织代谢增高。行髂骨及骨髓活检均无异常发现。胃肠镜及临床相关指标检测未发现明确淋巴瘤等血液系统恶性肿瘤依据。患者血脂增高，铁蛋白显著升高，发热，脾大，血细胞减低，考虑嗜血细胞综合征。后血培养出铜绿假单胞菌，给予比阿培南、莫西沙星、头孢他啶阿维巴坦等联合抗感染治疗。患者体温明显好转，铁蛋白明显下降。但糖皮质激素减量后，患者体温再次升高，发热原因仍不明，遂前来求诊。2020 年 9 月 15 日症见：间断发热，体温为 37.1 ～ 38.8 ℃，全身大部分皮肤暗红、肿胀、脱屑、疼痛，饮食、二便可，乏力，舌淡红，苔薄白，脉弦稍数。血常规检查：白细胞 30.56×10⁹/L，中性粒细胞 25.10×10⁹/L，中性粒细胞百分比 82.10%，红细胞 2.53×10¹²/L，血红蛋白 7 g/L。铁蛋白 3 291.00 μg/L，红细胞沉降率 80 mm/h，C 反应蛋白 8.87 mg/L，乳酸脱氢酶 945.9 U/L（正常值 80 ～ 285 U/L），肌酸激酶同工酶 173.16 U/L（正常值 0 ～ 24 U/L），α-羟丁酸脱氢酶 706.1 U/L（正常值 72 ～ 182 U/L）。西医诊断：①成人斯蒂尔病；②剥脱性皮炎；③嗜血细胞综合征。中医诊断：发热。辨证：脾胃气虚，湿热郁肺，阳气不伸。升阳益胃汤主之。

方药：人参 12 g、炒苍术 20 g、黄芪 60 g、柴胡 40 g、黄芩 15 g、黄连 10 g、防风 15 g、泽泻 15 g、羌活 10 g、独活 10 g、茯苓 20 g、清半夏 12 g、陈皮 10 g、白芍 20 g、甘草 20 g。3 剂，水煎服。

二诊：2020 年 9 月 18 日，服上方 2 剂体温稳定为 37.0 ～ 37.2 ℃，继服上方 10 剂。

三诊：2020 年 9 月 28 日，未再发热，查铁蛋白 1 500.00 μg/L，红细胞沉降率 37 mm/h，C 反应蛋白 3.2 mg/L。办理出院，中药仍取上方 23 剂，嘱其泼尼松及环孢素逐渐减量。

四诊：2020 年 11 月 23 日，停服泼尼松和环孢素后，出现午后发热，最高 38.1 ℃，约 1 h 后自行热退，皮肤暗红、脱屑、干燥，上肢关节痛。大便溏，每日 2 次，舌淡红，苔薄白滑，脉浮紧。用上方加干姜 12 g、煅牡蛎 30 g、天花粉 15 g、淡附片 12 g。嘱其久煎 1 h。

五诊：2021 年 1 月 2 日，仍午后低热（37.4 ℃）、恶心、食欲减退、上肢关节痛。大便溏，每日 2 次，皮疹由暗红色变为白样丘疹，舌淡红，苔薄白滑，脉浮濡。辨证：湿热壅遏，湿重于热，三焦气化失司。方药（甘露消毒丹加减）：茵陈 20 g、黄芩 10 g、滑石 30 g、白蔻仁 10 g、杏仁 10 g、生薏苡仁 30 g、藿香 12 g、石菖蒲 12 g、浙贝母 12 g、射干 15 g、连翘 30 g、茯苓皮 15 g、甘草 10 g。5 剂，水煎服。

六诊：2021 年 1 月 7 日，午后低热减轻（37.2 ℃），食欲大增，不恶心，上肢关节不痛，大便成形（1 次/d）。上方加青蒿 30 g、醋鳖甲 12 g、牡丹皮 12 g。6 剂。

七诊：2021 年 1 月 12 日，体温正常，饮食、二便可。他院复查：白细胞 5.80×10⁹/L，中性粒细胞 3.00×10⁹/L，淋巴细胞 1.90×10⁹/L，红细胞 4.72×10¹²/L，血红蛋白 128.00 g/L，血小板 209.00×10⁹/L，超敏 C 反应蛋白 14.00 mg/L，铁蛋白 259.90 μg/L，乳酸脱氢酶 351 U/L，α-羟丁酸脱氢酶 277 U/L，磷酸肌酸激酶 35 U/L，肌酸激酶同工酶 16 U/L。按

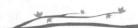

2021 年 1 月 7 日方再取 14 剂。

八诊:2021 年 1 月 26 日,体温正常,饮食、二便可。肢体白样丘疹消失,再服上方 7 剂。复查:白细胞 6.60×10⁹/L、中性粒细胞 3.34×10⁹/L、淋巴细胞 2.74×10⁹/L、红细胞 5.23×10¹²/L、血红蛋白 149.00 g/L、血小板 206.00×10⁹/L、超敏 C 反应蛋白 1.00 mg/L、铁蛋白 30.30 μg/L、乳酸脱氢酶 181 U/L、α-羟丁酸脱氢酶 162 U/L、磷酸肌酸激酶 71 U/L、肌酸激酶同工酶 11 U/L。

九诊:2021 年 2 月 3 日,症状全部消失,有关化验指标完全正常。为防其复发,2021 年 2 月 7 日方再取 7 剂巩固之。2021 年 5 月 6 日,随访患者未复发。

[按语] 升阳益胃汤出自《内外伤辨惑论》,功效升阳益胃,适用于脾胃虚弱、怠惰嗜卧的情况。当体内存在湿热,并且出现体重节痛、口苦舌干、心不思食、食不知味、大便不调、小便频数等症状时,也可治疗兼见肺病、洒淅恶寒、心情不畅等阳气不升。

患者气分邪热不解,径入血分,血热炽盛,伤及血络,故有阵发性高热伴多汗,面赤,胸部出现红色皮疹,苔厚腻微黄,脉滑数。汗出津伤,加之血分热甚,营阴损伤,不得濡养,故患者的体温从用升阳益胃汤之前的 37.1 ~ 38.8 ℃,仅服 2 剂就稳定在 37.0 ~ 37.2 ℃。在减停泼尼松、环孢素之前,体温一直正常,提示升阳益胃汤有类似免疫抑制剂的作用。停服西药后,则出现午后发热,故加干姜、煅牡蛎、天花粉、淡附片,合升阳益胃汤有柴胡桂枝干姜汤之意,取其和解少阳枢机,温脾阳敛阴津,以利于脾胃功能恢复。用淡附片者因其具有糖皮质激素样作用。患病日久,患者湿热壅遏,湿重于热,三焦气化失司,出现午后低热,皮疹由暗红色变为类似白样丘疹,故改用甘露消毒丹加减治之,终使症状及有关化验指标完全正常。需要指出的是,炎症指标如白细胞、铁蛋白、C 反应蛋白、红细胞沉降率等,在用升阳益胃汤时均已正常,但乳酸脱氢酶、α-羟丁酸脱氢酶、磷酸肌酸激酶、肌酸激酶同工酶等则不下降,患者无心肌炎症状及体征,可能是特发性肌炎所致,改用甘露消毒丹加减后才逐渐下降直至正常,提示甘露消毒丹对此证型特发性肌炎可能有较好疗效。

来源:李萌,李发枝.升阳益胃汤与甘露消毒丹治疗成人斯蒂尔病经验[J].中医学报,2021,36(10):2095-2097.

(五)热邪壅滞证

1. 小柴胡汤治验

楚某,女,29 岁,病程 2 周,首发于 2018 年 8 月。

病史:急性起病,初发高热 39 ℃,伴发皮疹,发热 3 ~ 4 h 后皮疹逐渐扩大。辗转多家医院诊治疗效不佳,入院后排除感染、肿瘤、甲状腺功能亢进、结核、免疫系统疾病等易引起发热性的疾病,诊断为"成人斯蒂尔病"。入院症见:间断发热,低热起伏,胁肋胀满,口干苦,咽痛,乏力,食少,便干,舌红苔黄,脉弦数。查体:淋巴结肿大,四肢近端有黄豆大小的红色斑丘疹凸起于皮肤表面,视之不融合,压之不褪色。患者热势起伏明显,与少阳经的寒热往来症候相似,故以小柴胡汤为主和解少阳、调达枢机。

方药:北柴胡 40 g、黄芩 15 g、人参 15 g、生姜 20 g、清半夏 15 g 大枣 6 枚、青蒿 15 g、

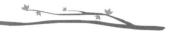

半枝莲12 g、炙甘草15 g。5剂,1剂/d,水煎服,早晚温服。

二诊:2018年8月13日。患者服药后疹面渐收,胁肋胀满、口干苦、乏力较前缓解。体温波动于37.2～37.5 ℃,虽有低热起伏,但热势较前下降,乃余热留于肌表之故。患者仍有咽干,加桔梗12 g、木蝴蝶9 g以清肺利咽。

三诊:2018年8月20日。患者体温复常,皮疹渐消,不留痕迹,吞咽恢复,淋巴结未见肿大,随诊未再发热。

[按语]　小柴胡汤是《伤寒论》中的一个重要方剂,用于治疗伤寒少阳证等多种症状,如往来寒热、胸胁苦满、不欲饮食、心烦喜呕等症状。小柴胡汤具有多种功效,包括解表散寒、疏肝解郁、和胃止呕、清热解毒及和解表里等。

本案发热为少阳失枢、胆火不降所致的郁热,故见胁肋胀满、口干苦、脉弦等;木气乘脾,土虚失运,可见纳少、乏力;邪正相争,体温波动明显;热邪壅滞血络可致皮疹。方中柴胡药量宜大,以透泄少阳之邪;黄芩苦寒,来清泄少阳之热;半夏、生姜调和胃气;人参扶正健脾,防邪内传;炙甘草助人参、大枣扶正,调和诸药,甘温除热;鳖甲滋阴退热;半枝莲降火除热。以小柴胡汤和解少阳,调达枢机,枢机得利,胆火得降,以达汗出热退,热退疹消之功。

来源:董豹珍,王春景,刘光伟.刘光伟从三阳论治成人Still病经验撷英[J].中医药临床杂志,2021,33(7):1240-1243.

2. 麻黄杏仁石膏甘草汤加减治验

姚某,女,19岁,病程20余天,首发于2018年6月。

病史:体温37.1 ℃,间断发热,多在午后、夜间出现,热势起伏于37～39 ℃,偶有恶寒、乏力、咽干,明显干咳,大便稍硬。舌红苔黄,脉浮数。查体:咽红,双上肢及胸背部可见红色散在斑丘疹。中药以辛凉清热、宣肺利气为主,方以麻黄杏仁石膏甘草汤加减。

方药:麻黄30 g、杏仁20 g、石膏60 g、炙甘草20 g、桂枝20 g、青蒿15 g、地骨皮15 g、知母30 g。

服药后患者热势减退,皮疹渐消,干咳逐平。疗效较佳,2周后出院,病无复发。

[按语]　麻黄杏仁石膏甘草汤出自《伤寒论》,治疗外感风邪,身热不解,咳逆气急、鼻煽,口渴,有汗或无汗,舌苔薄白或黄,脉滑而数者。该方剂特别适用于风热袭肺或风寒郁而化热,壅遏于肺所致的病证。

本案为太阳伤寒,肺卫抗邪,邪正交争可致发热;火热炎上熏蒸咽喉,可见咽干;肺气失降,发为干咳;热灼血络,发为皮疹。本案患者发热、恶寒共见,脉浮,属伤寒太阳病的范畴。发热,咳喘较甚,符合汗出而喘、无大热之麻黄杏仁石膏甘草汤主证的特点。方中麻黄辛温,解表兼能平喘;石膏辛寒,清热又能生津,一温一凉,相制为用;杏仁下行,降肺平喘,麻杏相伍,一宣一降,使肺气宣降正常;麻桂相伍,使热邪从表而解;青蒿、地骨皮以退热除蒸;知母以滋阴除热,石膏、知母相伍,加强清热之功。全方寒热同调,升降并用,表里双解。

来源:董豹珍,王春景,刘光伟.刘光伟从三阳论治成人Still病经验撷英[J].中医药

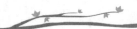

临床杂志,2021,33(7):1240-1243.

(六)瘀热内结证

血府逐瘀汤治验。

患者,女,60岁,2011年3月5日初诊。

病史:8年前无明显诱因出现发热,最高达40℃,伴双下肢外侧红斑,服泼尼松片则热退如常人,红斑亦消退,但高热反复发作。2004年于医院诊断为成人斯蒂尔病,应用糖皮质激素冲击治疗,首用泼尼松50 mg/d,后逐渐减量并改为口服,症状缓解,但停服激素不超过3 d则高热反复,间断口服激素至今。刻诊:发热、头痛,上午轻,口服泼尼松片12.5 mg/d,体温波动在37.5~38℃,下午及夜晚加重,最高体温达39℃;满月面,两颊红、皮肤蒸热,盗汗,反酸,烧心,腹胀,无食欲;眠差,二便正常,舌质暗红,苔腻略黄,舌下脉络瘀,脉沉涩。西医诊断:成人斯蒂尔病。中医诊断:发热。证属瘀热内结,治以清解瘀热。方用血府逐瘀汤加味。

方药:生地黄10 g、当归10 g、桃仁10 g、红花10 g、赤芍15 g、川芎3 g、柴胡3 g、炒枳壳3 g、桔梗3 g、怀牛膝10 g、槐花30 g、桑叶10 g、浮小麦30 g、生龙骨30 g(先煎)、生牡蛎30 g(先煎)、生甘草3 g。共15剂,每日1剂,水煎服。

二诊:2011年月3日29日。服上方15剂,烧心、腹胀明显缓解,盗汗减轻,发热时间缩短,仍服泼尼松片12.5 mg/d,诉失眠严重,心烦急躁,双下肢燥热难耐,舌质暗红,苔黄稍腻。处方:上方去桑叶、浮小麦,加白茅根30 g、滑石30 g(包煎)。

三诊:2011年4月15日。服上方10剂,烦躁减轻,仍有眠差,夜间燥热、盗汗,纳差,无食欲。证属阴虚火旺,方用当归六黄汤加味。处方:熟地黄10 g、生地黄10 g、当归10 g、黄芩10 g、黄连6 g、黄柏10 g、黄芪30 g、煅牡蛎30 g、浮小麦30 g、桑叶10 g、山萸肉10 g、生山药30 g。25剂,每日1剂,水煎服。嘱泼尼松片减为7.5 mg/d。

四诊:服上方25剂,夜间燥热、盗汗基本消失,仍有下午低热,乏力困倦,两颧红,纳眠差。证属阴虚阳浮,方以二加龙骨汤加减。处方:生白芍30 g、白薇12 g、制附子10 g(先煎)、生龙骨30 g(先煎)、生牡蛎30 g(先煎)、白茅根30 g。40剂,每日1剂,水煎服。患者服该方40余剂,激素撤去,又与首方交替服用100余剂,发热基本消失后停药。随访1年未复发。

[按语] 血府逐瘀汤出自清代王清任的《医林改错》,血府逐瘀汤主要用于治疗胸中血瘀证,其症状包括但不限于胸痛、头痛日久不愈,痛如针刺而有定处,或呃逆日久不止,或饮水即呛、干呕,或内热瞀闷,或心悸怔忡、失眠多梦、急躁易怒、入暮潮热、唇暗或两目暗黑、舌质暗红,或舌有瘀斑、瘀点,脉涩或弦紧。

患者反复发热并服用激素达8年之久,邪热留恋,瘀热互结,兼气血损伤,症见夜间燥热、盗汗、自汗等,舌质暗、舌下脉络瘀、脉沉涩均为瘀血内阻之象,王清任谓此症"认为虚热,愈补愈瘀;认为实火,愈凉愈凝",遂以王氏血府逐瘀汤攻之,加槐花苦寒泻火,并"疏皮肤风热",配生龙骨、生牡蛎潜镇阳气,伍桑叶、浮小麦甘寒清热以敛虚汗。二诊症状减轻,故守方治疗,略作调整,去桑叶、浮小麦,加白茅根、滑石引邪热从小便而去,并逐

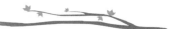

渐撤减激素。三诊盗汗、烦热重,此为阴虚火旺之象,方以当归六黄汤加味,加煅牡蛎、浮小麦、桑叶以止汗,山萸肉、山药兼以补虚。四诊随着激素的减量,阴阳失衡、正气虚损上升为主要矛盾,遂予二加龙骨汤燮理阴阳,加白茅根凉血清热利尿,使邪有出路,以防热邪再起,并与首方交替服用,俾其气血冲和、阴阳互济而病愈。

来源:许二平,李亚南,张磊.国医大师张磊辨治成人斯蒂尔病经验[J].中华中医药杂志,2017,32(10):4484-4487.

(七)邪入气营证

柴胡桂枝石膏知母汤合青蒿鳖甲汤治验。

患者,女,45岁,2011年4月18日初诊。

病史:反复发热、皮疹、关节痛伴咽痛1年,再发2 d。1年前无明显诱因出现发热,体温在39~40 ℃,发热时有四肢及躯干部红色斑丘疹,热退后皮疹逐渐消退,伴四肢关节游走性疼痛和咽痛。抗感染治疗无效,予糖皮质激素和甲氨蝶呤治疗后病情逐渐缓解。2 d前劳累后再发,遂至医院。入院查体:体温39.2 ℃,脉搏90次/min,四肢及躯干可见散在红色斑丘疹,右踝关节略肿,压痛阳性。舌红苔薄腻,脉数。白细胞$16.5×10^9$/L,中性粒细胞百分比89.4%,C反应蛋白122.6 mg/L,红细胞沉降率90 mm/h,铁蛋白1 103 ng/mL,抗核抗体阴性,血培养阴性。西医诊断:成人斯蒂尔病。中医诊断:邪入气营证。治法:清热凉营、除湿透热。方药:柴胡桂枝石膏知母汤合青蒿鳖甲汤加减。

方药:柴胡10 g、桂枝6 g、石膏30 g(先煎)、知母12 g、青蒿30 g、牡丹皮12 g、赤芍20 g、升麻9 g、黄芩12 g、姜半夏9 g、滑石24 g(包煎)、生甘草9 g、白僵蚕9 g、蝉衣6 g、防风9 g、独活10 g、佛手9 g。7剂,水煎服,每天1剂。

二诊:药后发热、皮疹逐渐消退,仍有下肢关节隐隐作痛,诉口干,舌红苔薄白,脉数。前方去石膏、滑石,加威灵仙30 g、徐长卿30 g祛风除湿,加麦冬20 g滋阴润燥。再进7剂,水煎服,1剂/d,温服。

三诊:药后皮疹隐隐,下肢关节时有疼痛,感有口干,舌红苔薄白,脉细数。前方去黄芩、升麻,加生地黄15 g滋阴养血,独活9 g、川牛膝12 g祛风湿通络。续进7剂,水煎服,1剂/d,温服。

如此治疗3周后患者发热、皮疹、关节痛及咽痛症状消退。门诊继续予以中西医结合治疗。3个月后复查结果如下:白细胞$12×10^9$/L,中性粒细胞百分比81.1%,血小板$255×10^9$/L,C反应蛋白27 mg/L,红细胞沉降率30 mm/h。激素逐渐减至10 mg/d、甲氨蝶呤片12.5 mg/d、羟氯喹片0.2 g/d治疗。病情得到明显改善。

[按语] 青蒿鳖甲汤则出自中医经典《温病条辨》,具有养阴清热、软坚散结等功效。适用于治疗虚热证,如夜热早凉、热退无汗、舌红苔少、脉细数等症状。

本案患者初诊时高热起伏,汗出,肢体皮疹随热而出,踝关节疼痛,咽痛,舌红苔薄腻,脉数,属"热痹"邪入气营之表现。范永升教授认为,此时治则当清热凉营、除湿透热,药用辛微寒之柴胡、升麻,合辛温之桂枝,取柴胡桂枝汤之义,共奏和解通阳之效;石膏、知母甘寒以清热泻火,青蒿、牡丹皮、赤芍苦寒以清热凉血;再添苦寒之黄芩、辛温之

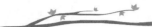

半夏、佛手燥湿,寒热并用以祛湿邪;滑石甘寒利尿通阳,蝉衣利咽透疹,白僵蚕、防风、独活通络止痛,辅以生甘草调和诸药。药后发热、皮疹逐渐消退,下肢关节仍隐隐作痛,故去石膏、滑石之寒凉药,加用威灵仙、徐长卿以祛风除湿、通络止痛。患者又诉口干,此乃热后津伤之征,故用麦冬滋阴润燥。三诊时,热已消,唯皮疹隐隐,口干,下肢关节时有疼痛,原方去黄芩、升麻,加用独活、牛膝益祛风通络之效,合生地黄以养阴生津。范师辨证用药准确,故疗效显著。

来源:包洁,李正富,王新昌,等.范永升教授成人斯蒂尔病中医诊治特色探析[J].浙江中医药大学学报,2013,37(3):261-263.

(八)热毒炽盛,痰瘀互结证

升降散合清瘟败毒散加减治验。

患者,男,27岁,2010年11月20日初诊。

病史:患者2个月前无明显诱因出现发热伴关节疼痛,于某省级医院诊断为成人斯蒂尔病,持续服用泼尼松治疗,3 d前激素减量后发热复现,体温最高38.4 ℃,双腕关节肿痛,发热时上臂部、腹部可见红色皮疹,咽痛,色红。查体:双腕关节肿胀,局部皮温升高;下颌部可触及2枚肿大淋巴结,直径约1 cm,质软,压痛,活动度可,无红肿及粘连。舌质红,苔黄腻,脉滑数。辨证属热毒炽盛,痰瘀互结。方以升降散合清瘟败毒散加减。

方药:僵蚕12 g、蝉蜕12 g、片姜黄9 g、熟大黄6 g、生石膏45 g、知母15 g、羚羊角粉1 g(冲服)、生地黄30 g、牡丹皮15 g、赤芍15 g、金银花15 g、黄连3 g、黄芩12 g、栀子12 g、桔梗12 g、生甘草12 g、玄参15 g、淡竹叶12 g。水煎服,日1剂。

二诊:患者服药2剂后热退,10 d后复诊,皮疹、咽痛、肿大淋巴结消失,双腕关节肿痛明显减轻,仅2 d前午后发热1次,体温37.4 ℃,舌质红,少苔,脉细数。方以竹叶石膏汤加减,水煎服,隔日1剂以资巩固。

[按语]　升降散最早在明代龚廷贤的《万病回春》中有记载,但并未给出方名,后来在清代的《伤寒瘟疫条辨》中正式命名为升降散。清瘟败毒散则出自清代温病学家余霖的《疫疹一得》。升降散具有升清降浊,散风清热之功效。主治温热、瘟疫,邪热充斥内外,阻滞气机,清阳不升,浊阴不降等症状。清瘟败毒散则有发汗解表、退热、止痒等功效,多用于改善风寒引起的鼻塞、头痛等症状,也可用于退热和止痒。

成人斯蒂尔病符合中医学"热痹"辨证范畴。叶天士将卫气营血和三焦理论融于痹症的辨证之中,提出了"营中热""热入血分"等证候诊断,如"今痹痛多日,脉中筋急,热入阴分血中,致下焦为甚,所谓上焦属气,下焦属血耳"。患者素体阳热,外感邪气,从阳化热,热入阳明则高热不退;热毒壅于咽喉则咽痛、色红;"热盛则肿",热毒痹阻骨节则关节肿胀、疼痛、皮温升高;热炽营血,热壅血瘀则皮肤发为红色皮疹,融合成片;热毒炽盛,炼津为痰,瘀于皮下,则见下颌部淋巴结肿大。方中用僵蚕、蝉蜕祛风化痰涤热,片姜黄、熟大黄行气散瘀泻热;生石膏、知母清热保津,达热出表;黄芩、黄连、栀子直泄三焦之火;羚羊角粉、生地黄、赤芍、牡丹皮凉血散瘀、清热解毒;桔梗、生甘草清热利咽;连翘、玄参、淡竹叶清心散结,"解散浮游之火";使以甘草以和胃。全方以升降散化痰散瘀、条达

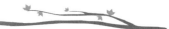

气机,使郁开火散、痰去瘀除,配以清瘟败毒散清热解毒,凉血泻火,正对《温热论》之"在卫汗之可也,到气才能清气,入营犹可透热转气,入血就恐耗血、动血,直须凉血、散血"的治疗大法。诸药合用,药到症减。热病解后,大热虽去,然气津两伤,余热未尽,需防灰中有火,故以竹叶石膏汤收尾,以清解余热,益气生津。

来源:许冰,宋绍亮.升降散治疗风湿免疫性疾病验案三则[J].山东中医杂志,2011,30(10):749-751.

(九)热扰心肺,邪弥上焦证

银翘散合瓜蒌薤白半夏汤治验。

陈某,男,74岁。

病史:因发热、关节疼痛持续1周入院。入院时的主要症状包括发热、恶寒、咳嗽、气喘、胸痛、胸闷、口干及口渴。体温高达39.5 ℃。血液检查显示白细胞计数为19.6×10^9/L,中性粒细胞百分比88%;红细胞沉降率为54 mm/h;血培养及药物敏感试验结果为无细菌生长;电解质和肝功能均处于正常范围。胸片显示左侧胸膜增厚粘连并伴有少量胸腔积液;心脏彩超提示左心功能受损及二尖瓣反流;心电图显示ST-T波在Ⅰ、aVL、V5、V6区域压低,而在Ⅲ、aVR、V1、V2、V4区域抬高,QRS波群在多个区域呈现QS型或qrs型。心电图印象为心肌损伤,属于异常心电图。患者既往有高血压病史10年。诊断为成人斯蒂尔病,热扰心肺,邪弥上焦。治法疏风散热、豁痰开胸,方药用银翘散合瓜蒌薤白半夏汤。

方药:瓜蒌10 g、薤白15 g、半夏15 g、金银花30 g、连翘15 g、生石膏30 g(先煎)、黄芩15 g、知母9 g、大青叶30 g、虎杖30 g、苍术9 g、生薏苡仁20 g、桑枝15 g、荆芥9 g、地龙20 g、生甘草6 g、防风9 g、防己15 g、秦艽15 g、川牛膝15 g。

经过20 d的住院治疗,患者的心电图和胸片表现均有所好转,血白细胞计数及体温恢复正常,随后出院调养。半年后随访显示患者已痊愈。

[按语]　银翘散出自《温病条辨》,是吴塘论治温病所创第一方,主要用于治疗外感风热所致的病症,如发热、头痛、咳嗽、咽喉肿痛等。它具有清热解毒、解表散风的功效。瓜蒌薤白半夏汤:出自东汉张仲景的《金匮要略》,主要用于治疗痰盛瘀阻所致的胸痹症,其症状包括胸痛彻背、不能平卧、气短等。此外,它也可以用于治疗冠心病、心绞痛等疾病。此方剂具有解郁行气、散结通阳、祛痰宽胸的功效。

症见发热重,恶寒轻,咳嗽、少痰、气喘、胸闷、胸痛、口干、口渴。治法为疏风散热,豁痰开胸。方药以银翘散合瓜蒌薤白半夏汤加减(金银花、连翘、生石膏、黄芩、知母、大青叶、虎杖、苍术、生薏苡仁、桑枝、地龙、生甘草、防风、防己、秦艽、川牛膝、瓜蒌、薤白、半夏),发热不退加寒水石、玄参;关节肌肉疼痛为重,加忍冬藤、威灵仙、姜黄;皮疹较重加牡丹皮、赤芍凉血。

来源:施光其.成人斯蒂尔病三焦辨证经验[J].中医杂志,2005(9):666-667.

(十)胃肠热盛,中焦失润证

白虎汤合清营汤加减治验。

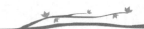

金某某,女,74 岁。

病史:因发热、咽痛、手关节疼痛 2 个月入院。院外抗感染治疗效果不佳,曾在当地医院进行检查,结果显示抗 dsDNA 抗体、ANA、出血热 IgG 及肥达反应均为阴性。患者曾自行使用萘普生,体温有所下降但症状反复。入院时主要症状:发热呈弛张热型,体温最高达 39 ℃,午后及夜间症状明显,一过性皮疹,双手关节疼痛,腹胀,食欲尚可,小便正常,大便干结,舌色暗,苔黄腻,脉象洪数。查体:体温 38.5 ℃,脉搏 96 次/min,呼吸 24 次/min,血压 100/65 mmHg。患者神清但精神稍差,皮肤黏膜无黄染,浅表淋巴结无肿大,咽峡充血,心肺无异常,腹部柔软,肝脾未触及,关节无红肿。化验检查结果:血红蛋白120 g/L,白细胞33.6×10⁹/L,中性粒细胞百分比94%,淋巴细胞百分比6%;红细胞沉降率57 mm/h;ASO、RF、HbsAg 均为阴性;肝功能正常。诊断为成人斯蒂尔病,胃肠热盛,中焦失润。治以清热凉血、通腑润肠。方药用白虎汤合清营汤加减。

方药:生石膏30 g(先煎)、知母9 g、生地黄30 g、牡丹皮9 g、赤芍9 g、丹参9 g、玄参30 g、竹叶9 g、黄连9 g、金银花15 g、连翘15 g、麦冬30 g、郁李仁30 g、三七粉3 g(冲服)。

住院治疗36 d,患者带药出院,门诊继续治疗 2 个月后,症状完全消失。半年后随访,未见复发。

[按语] 白虎汤出自古代医书《伤寒论》,主要功效为清热生津,针对气分热盛证。临床表现常见于壮热面赤、渴喜冷饮、烦躁不安、大汗出、怕热等症状。石膏是白虎汤君药,清热泻火、除烦止渴;知母能清热泻火、滋阴润燥。石膏相配,增强清热生津效果。清营汤出自清代温病学家吴鞠通的《温病条辨》。生地黄性清热凉血、养阴生津。玄参清热凉血、滋阴降火、解毒散结,助生地黄养阴并解毒。竹叶、麦冬两味药都具有清热养阴的作用,与上述药物协同作用,增强养阴效果。丹参活血祛瘀、通经止痛、清心除烦、凉血消痈,在此方中凉血并改善血液循环。黄连增强清热解毒的效果,银花、连翘与上述药物协同作用,增强清热解毒效果。两者合用,可以兼顾气分和营分的热证治疗。

胃肠热盛,中焦失润证。症见高热持续不退,汗出,不恶寒,渴甚喜冷饮,额面红赤,烦躁不安,或神昏谵语,红斑红疹,咽痛甚,吞咽困难,关节疼痛较剧,尿黄,便干,舌红苔黄腻或舌红绛少苔,脉滑数或洪数。本证为热毒炽盛、气营两燔,病在气营,为实证;腹胀、便干、苔黄腻为辨证要点。治法为清热凉血。方药白虎汤合清营汤加减生石膏、知母、生地黄、牡丹皮、赤芍、丹参、玄参、竹叶、黄连、金银花、连翘、麦冬。高热、神昏谵语者可加水牛角粉和羚羊角粉、莲子心;斑疹较重者加三七粉、白茅根、茜草,口干咽燥者加沙参、石斛、天花粉;咽痛甚者加玄参、蝉蜕、马勃。

来源:施光其.成人斯蒂尔病三焦辨证经验[J].中医杂志,2005(9):666-667.

(十一)肝肾阴虚,下焦津亏证

青蒿鳖甲汤合大补阴丸加减治验。

谢某某,男,72 岁。

病史:因持续发热 1 周入院。患者无明显诱因突然发病,体温最高达到 40 ℃,并未出现寒战及其他伴随症状。在发病期间,患者曾使用头孢呋辛、青霉素等药物治疗。入

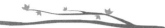

院时的症状包括发热,夜间热度高而早晨降低,盗汗,咽痛,双膝关节肿痛,腹胀,便秘,但饮食正常。舌象检查显示舌色暗、苔黄腻,脉象浮数。查体:体温 38.6 ℃,脉搏 96 次/min,呼吸 25 次/min,血压 140/75 mmHg。患者神志清楚但稍显萎靡,皮肤黏膜无黄染现象。胸部及躯干曾出现短暂性的散在红色皮疹,直径 1～2 mm,热度消退后皮疹也随之消退。浅表淋巴结无肿大,颈部柔软,咽峡部充血,扁桃体未见肿大。双肺呼吸音略显粗糙,未闻及干湿啰音。心脏检查未见异常,肝脾未触及。X 射线胸片显示两肺纹理轻度增重。血液检查方面,白细胞计数为 $18.8×10^9/L$,中性粒细胞百分比 91%,淋巴细胞百分比 9%。伤寒 O 抗体、伤寒 H 抗体、副伤寒甲抗体、副伤寒乙抗体均在正常范围内(<1:80)。红细胞沉降率为 80 mm/h,RF 呈阴性,免疫球蛋白及补体均处于正常水平。血培养结果显示无细菌生长。骨髓象检查显示粒系和巨核系均有增生现象,血片中未见到幼稚细胞。诊断为成人斯蒂尔病,证属肝肾阴虚、下焦津亏。治以养阴清热,化瘀通络。方用青蒿鳖甲汤合大补阴丸加减。

方药:青蒿 15 g、鳖甲 15 g、知母 9 g、牡丹皮 9 g、生地黄 30 g、麦冬 15 g、玄参 15 g、黄芩 15 g、忍冬藤 30 g、虎杖 30 g、地龙 30 g、桑枝 30 g、龟甲 30 g、秦艽 9 g、赤芍 15 g、生甘草 6 g、银柴胡 9 g、地骨皮 9 g。

经过为期 2 周的治疗后,患者的各项指标均恢复正常水平。患者共住院 112 d,最终痊愈出院。在随后的 2 个月随访中,患者未出现复发情况。

[按语]　青蒿鳖甲汤出自《温病条辨》,养阴清热,透热外出,滋阴润燥。主要用于治疗温病后期,邪伏阴分证,如夜热早凉、热退无汗、舌红苔少、脉细数等症状。此邪气深伏阴分,阴气虽虚,但不能纯用养阴,滋腻太过则恋热留邪,更不得任用苦寒,苦寒则化燥伤阴。必须养阴与透热并进。方用鳖甲入至阴之分,滋阴退热,入络搜邪;青蒿芳香,清热透络,引邪外出,此即《温病条辨》所谓"先入后出之妙",两味相合,共为君药。生地黄甘凉,滋阴凉血;知母苦寒,滋阴降火,共助鳖甲以养阴退虚热,两药为臣。佐以牡丹皮辛苦性凉;泻阴中之伏火,使火退而阴生。诸药合用,有养阴退热之功。

大补阴丸出自《丹溪心法》,功效滋阴降火,用于治疗阴虚火旺证,如潮热盗汗、咳嗽咯血、耳鸣遗精等症状。所治方证是由肝肾亏虚,真阴不足,虚火上炎所致。治宜以滋阴降火为法,以"宜常养其阴,阴与阳齐,则水能制火"为理论依据,大补真阴以治本,佐以降火以治标,标本兼治。本案为肝肾阴虚,下焦津亏证:患者可能因感受风湿热邪、时疫毒邪暑湿或湿热蕴结日久,以及失治误治等因素,导致阴血不足,邪气阻滞经络关节,进而出现低热昼轻夜重、盗汗、口干咽燥、手足心热、面色潮红、腰痛酸软、关节灼痛等症状。治疗原则为养阴清热,化瘀通络。方药可选用青蒿鳖甲汤合大补阴丸加减(青蒿、鳖甲、知母、牡丹皮、生地黄、麦冬、玄参等),并根据患者具体症状进行加减调整。

来源:施光其.成人斯蒂尔病三焦辨证经验[J].中医杂志,2005(9):666-667.

(十二)脾胃虚弱,火郁脾土证

升阳散火汤加减治验。

患者,女,32 岁,2018 年 3 月 16 日初诊。

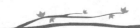

病史:因发热于2016年12月就诊于哈尔滨某三甲医院风湿科,并被确诊为成人斯蒂尔病,诊治好转出院后长期服用糖皮质激素,后病情反复发作就诊于当地医院。患者不愿继续口服糖皮质激素治疗,故来本科寻求中医治疗。患者现每日早上口服甲泼尼龙片(4 mg/片)4片,晨起仍有低热,体温37.5 ℃左右,上午9:00—11:00高热,伴浑身酸痛、四肢末端发凉,并见淡红色皮疹随热而出、瘙痒,高热时疹色变红加重,热退疹渐退,常分布于前胸、后背和四肢部。头晕昏沉,食少纳呆,口干渴欲饮,小便不畅,大便每日3次左右,常有便不尽感。舌质淡红,苔黄略腻,脉细滑。诊断为成人斯蒂尔病,证属脾胃虚弱、火郁脾土。方用升阳散火汤加减。

方药:升麻10 g、葛根30 g、独活10 g、羌活5 g、白芍10 g、党参15 g、炙甘草10 g、生姜10 g、柴胡10 g、防风5 g、大枣10 g、生甘草5 g。14剂,每剂药熬出2袋(150 mL/袋),早晚饭后1 h口服1袋。同时口服甲泼尼龙片(4片减至2片)、维生素D钙咀嚼片(每日1次,每次1片)、骨化三醇(每日1次,每次1片)。

治疗期间避免劳累、外伤等,饮食宜清淡,忌食辛辣刺激、寒凉食物。2周后复诊。

二诊:2018年3月30日。患者发热频率减轻,偶尔隔日发热,最高体温38.8 ℃,发热时恶寒症状减轻,皮疹无明显变化,口渴欲饮、头晕昏沉、食少纳呆等症状较前有所改善,大便尚可,小便仍有不畅感,睡眠尚可。舌红苔薄黄,脉细数。查血常规示:白细胞计数14.39×10^9/L,血红蛋白91.00 g/L,血小板321.00×10^9/L,红细胞沉降率 >140 mm/h,C反应蛋白147 mg/L。处方:升阳散火汤合化斑汤加减。方药:生地黄20 g、石膏50 g、知母20 g、升麻10 g、葛根30 g、独活10 g、羌活5 g、白芍10 g、党参15 g、炙甘草10 g、柴胡10 g、防风5 g、生甘草10 g、玄参10 g、水牛角15 g、淡竹叶15 g。同时口服甲泼尼龙片(2片减至1片)、维生素D钙咀嚼片(每日1次,每次1片)、骨化三醇(每日1次,每次1片)。

三诊:2018年4月13日。患者发热次数明显减少,多数为隔日发热,常在上午9:00—11:00发热,发热时恶寒、手足寒凉明显减轻,皮疹明显减少,且四肢尤其分布于下肢大腿上的皮疹减轻更为显著,瘙痒减轻,口干口渴症状缓解,大便尚可,小便正常,睡眠正常。舌红苔薄黄,脉细滑。中药继服前方,14剂。同时口服甲泼尼龙片(1片减至0.5片)、维生素D钙咀嚼片(每日1次,每次1片)、骨化三醇(每日1次,每次1片)。

四诊:2018年4月27日。患者多为隔几日上午发热,体温多在37.3~38.0 ℃,伴随症状如恶寒、手足寒凉症状明显缓解,皮疹明显减少,瘙痒症状减轻,无口干口渴,无头晕、胸闷,二便调,纳眠可。舌红苔薄,脉细。方药:升阳散火汤合化斑汤加减。生地黄10 g、升麻10 g、葛根15 g、独活10 g、羌活5 g、白芍10 g、党参15 g、炙甘草5 g、柴胡10 g、防风5 g、生甘草10 g、石膏40 g、知母20 g、玄参10 g、水牛角15 g、淡竹叶15 g,14剂。同时口服甲泼尼龙片(0.5片减至0.25片)、维生素D钙咀嚼片(每日1次,每次1片)、骨化三醇(每日1次,每次1片)。

五诊:2018年5月11日。患者偶有上午发热,低热不伴恶寒,四肢伸侧偶可见皮疹,无瘙痒,无头晕、胸闷,无口干口渴,饮食尚可,二便调,睡眠正常。舌红苔薄,脉细。

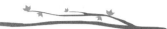

方药:升阳散火汤合化斑汤加减。升麻 10 g、葛根 15 g、独活 10 g、羌活 5 g、白芍 10 g、党参 15 g、炙甘草 5 g、柴胡 10 g、防风 5 g、生甘草 5 g、石膏 30 g、知母 20 g、玄参 10 g、水牛角 10 g、淡竹叶 10 g,28 剂,煎煮法同前。嘱患者甲泼尼龙片隔日服用 0.25 片,再服 2 周后停药,继续服用维生素 D 钙咀嚼片(每日 1 次,每次 1 片)、骨化三醇(每日 1 次,每次 1 片)。

六诊:2018 年 6 月 8 日。患者偶有发热,未见皮疹等症状,一般状况可。因患者目前症状稳定,故以升阳散火汤合化斑汤为基础方加减制成水丸,嘱患者继续服用以巩固疗效。

随访半年,该患者无发热、皮疹等,饮食正常,二便调,睡眠佳。病情控制比较稳定。

[按语]　升阳散火汤出自李东垣的《内外伤辨惑论》,此方也载于《脾胃论》中。在《兰室秘藏》和《东垣试效方》中更名为柴胡升麻汤。功效升阳散火解郁,益气和中祛风。此外,它还具有补气升阳、发散火郁的作用。

选用升阳散火汤合化斑汤加减治疗成人斯蒂尔病,主因该病案发热、皮疹的主要病因病机为脾虚郁火内生。首诊给予升阳散火汤补中焦、散郁火。柴胡解肌退热,升麻升脾胃之阳气,葛根助柴胡、升麻升阳解肌,羌活、独活、防风乃辛温芳香、辛散味薄之风药,既可升阳气、散郁邪,还可燥湿邪。佐以生甘草、白芍酸甘养阴以防耗散太过,以党参、炙甘草甘温补中焦。生、炙甘草同用,生则能通,炙则能补,祛邪而不伤正,集清补于一体。二诊患者发热症状虽有所好转,但仍发热,且在撤减激素过程中发热仍是治疗的重点与难点,对于皮疹的治疗未见明显效果,故治疗上卢芳教授建议可在使用升阳散火汤的基础上再合用化斑汤来退热消疹。方中生甘草加至 10 g,取其清热之功,加用石膏 50 g 清透肌肤之热而不伤津液,知母与石膏相须为用,润燥而不伤阴,玄参配石膏、知母以达气血两清之效,加生地黄清热凉血生津助汗源。斑乃热伤血络,宜化而消之;疹乃热郁其肌表,宜透而消之。三诊疗效显著,发热、皮疹瘙痒等症状均减轻,故效不更方。四诊皮疹明显减少,瘙痒症状减轻,发热症状明显减轻,故减轻石膏、生地黄用量,余药不变,配伍得当,效不更方。五诊发热、皮疹等症状均已好转,故继续减轻石膏用量,余药不变,效不更方。后期患者症状稳定,考虑本病的反复性及激素撤减、停用过程中易出现复发,故仍嘱咐患者效不更方,继服水丸以巩固疗效。

来源:刘庆南,王欣波,朴勇洙,等.国医大师卢芳教授治疗成人变应性亚败血症验案1 则[J].天津中医药大学学报,2022,41(1):65-67.

(十三)热痹证

柴葛桂枝汤加减治验。

患者,女,45 岁,2023 年 7 月 2 日初诊。

病史:以反复发热、全身肌肉酸痛 1 年,加重半个月为主诉。患者 1 年前因反复发热、全身肌肉酸痛,确诊为 AOSD,予醋酸泼尼松 10 mg,每日 2 次,治疗后体温恢复正常。醋酸泼尼松规律减量,服用 3 个月后停用。停药 1 个月后患者出现反复发热,最高体温39.4 ℃,住院予抗感染治疗后加用醋酸泼尼松 20 mg,每日 2 次。病情平稳,激素逐渐停

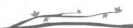

用。半个月前,患者因受凉病情出现反复,体温波动在38.5~39.0℃,症见畏寒而无汗出、全身肌肉酸痛、头痛、咽痛,发热时面部及颈前有红色丘疹,热退后丘疹消失,无瘙痒,舌苔薄黄,脉浮洪。现口服醋酸泼尼松每日20 mg。红细胞沉降率115 mm/h,C反应蛋白75 mg/L,白细胞计数14.34×10⁹/L。西医诊断:成人斯蒂尔病。中医诊断:热痹。

治法:解肌退热,调和营卫。方用柴葛桂枝汤加味。

方药:柴胡15 g、葛根30 g、桂枝15 g、甘草10 g、白芍10 g、生姜10 g、细辛6 g、黄芩10 g、茯苓30 g、防风10 g、板蓝根10 g、紫草10 g、凌霄花10 g。5剂,水煎服,每日1剂,早、中、晚各1次。

二诊:2023年7月10日。患者发热次数较前减少且热势明显减轻,全身肌肉酸痛、头痛及咽痛减轻,丘疹减少,上方加蛇床子10 g、地肤子10 g,继服5剂。

三诊:2023年7月17日。患者偶有发热,发热时体温37.6℃,已无丘疹出现。去紫草、凌霄花、蛇床子、地肤子,继服3剂。醋酸泼尼松减至每日15 mg。

[按语] 柴葛桂枝汤出自《幼幼集成》卷三方,该方主要功效是疏风散热和解肌发表,主治伤风,特别是伴有自汗和发热的症状。本案患者反复发热致气血亏虚,卫外不固,风寒之邪乘虚侵袭,邪气内郁,故见发热;邪气痹阻经络,故见全身肌肉酸痛及头痛;邪热上扰,故见咽痛;邪搏结肌表,故见面部及颈前有红色丘疹。《金匮要略》曰:"浮则为风,洪则为气。风气相搏,故见脉浮洪。"《诸病源候论》曰:"人腠理虚者,则由风寒湿气伤之,搏于血气,血气不行,则不宣。真邪相击,在于肌肉之间,故其肌肤尽痛。然诸阳之经,宣行阳气,通于身体,风湿之气,客在肌肤,初始为痹。若伤诸阳之经,阳气行则迟缓,而机关驰纵,筋脉不收摄,故风湿痹而复身体手足不随也。"彭江云教授主张"有表即当先解表为要",故予柴葛桂枝汤。方中柴葛相须,解肌清热之力著;柴芩相合透邪之力显;合桂枝汤则营卫之气调;佐茯苓以健脾;加防风则卫表得固;再以板蓝根凉血利咽;紫草、凌霄花透疹解毒。二诊仍有丘疹,加蛇床子、地肤子增凉血消斑之功。三诊已无丘疹,去紫草、凌霄花、蛇床子、地肤子,但仍有发热,继以柴葛桂枝汤和解表里。

来源:孟凡雨,刘维超,殷建美,等.彭江云教授运用桂枝汤类方辨治成人Still病经验[J].风湿病与关节炎,2024,13(2):33-35.

(十四)风湿热痹证

柴葛桂枝汤加减治验。

患者,女,75岁,2018年1月31日初诊。

病史:间断发热伴多关节疼痛2年。患者2年前无明显原因出现间断性发热,伴随双手指间关节、掌指关节、腕关节、肘关节、肩关节红肿、发热和疼痛。体温最高时达到39.5℃,持续3~5 h后会感到寒冷。发热和畏寒的症状多持续3~5 d后会自行缓解,关节疼痛也会随之缓解。患者曾自行服用抗生素(具体药物不详),但症状未得到缓解。1年前患者的上肢外侧及下腹部出现高于皮肤的红色皮疹。在武汉多家医院进行了相关检查:C反应蛋白为79 mg/L,红细胞沉降率为61 mm/h,白细胞计数为16.3×10⁹/L;类风湿因子、抗SSA抗体、抗SSB抗体、抗CCP抗体、抗AKA抗体、抗RA33抗体、ANA、抗

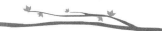

ENA 抗体、抗 dsDNA 抗体等检测结果均无异常,同时排除了结核和肿瘤等疾病。医生可以触及患者的颌下淋巴结及颈前淋巴结肿大。经过多学科会诊后,患者被诊断为成人发病型斯蒂尔病(AOSD)。患者接受了激素冲击疗法(具体治疗方案不详),但症状未见好转。出院后,患者继续服用醋酸泼尼松龙片,每次 8 mg,每日 2 次,但症状控制效果不佳,平均每半个月症状会再次发作,体温达到 38.5 ℃,并伴有关节痛和皮疹。患者无其他不适,如脱发、口腔溃疡、皮疹加重、畏光等。为了寻求进一步治疗,患者来院就诊。

当前症状包括时寒时热,体温 38.5 ℃,发热后又会感到畏寒。患者的双手指间关节、掌指关节、腕关节、肘关节和肩关节疼痛,皮肤温度升高,活动不便。双上肢外侧和下腹部可见皮疹,可触及颈前淋巴结肿大。患者时常感到疲劳和下腹坠胀不适,平时容易感冒。早晨起床时有口苦和口渴的症状,偶尔有呕吐感。患者在就诊前 2 d 患上感冒,偶尔出现鼻塞和流涕,食欲不佳,大便秘结,每 2 ~ 3 d 一次,夜间睡眠尚可。舌红有齿痕,苔薄白,脉弦细弱。西医诊断:成人斯蒂尔病。中医诊断:风湿热痹,证属少阳失和、气血亏虚。治法:和解少阳,补益气血,通经活络止痛。拟柴胡桂枝汤加减。

方药:柴胡 10 g、黄芩 10 g、桂枝 10 g、白芍 15 g、党参 10 g、炙甘草 10 g、黄芪 30 g、白术 15 g、防风 10 g、升麻 6 g、仙鹤草 15 g、穿山龙 25 g、青风藤 20 g、羌活 10 g、独活 10 g、石斛 12 g、熟地黄 10 g、僵蚕 10 g。14 剂,水煎 400 mL,早、晚各 200 mL,口服。醋酸泼尼松龙片每次 8 mg,每日 2 次,口服。

二诊:2018 年 2 月 28 日。患者服药后发热明显好转,未诉时寒时热感,皮疹消退,口苦及疲乏感较前好转,纳食好转,口干明显,自觉面部潮红发热,自行将激素减少至每次 4 mg,每日 2 次,关节疼痛加重,舌红,苔薄白,脉弦细。患者发热缓解,较前口干且面部潮红,为邪去而正未复,血分虚热熏灼,前方去升麻、熟地黄、穿山龙、僵蚕;加茯苓 15 g、大枣 10 g 补气健脾,蜂房 10 g 祛风止痛,秦艽、地骨皮各 12 g 清血分虚热同时祛风通络。14 剂,煎服方法同前。

三诊:2018 年 4 月 25 日。患者服药后诸症均有好转,于 1 个月前自行停用激素,诉偶有头晕、腰痛无力之感,未诉其他不适,触及关节有轻微发热,纳可,二便可,夜寐安。舌红少津,苔薄白,脉弦数。前方去羌活、独活、石斛、蜂房、大枣,加天麻 12 g、升麻 6 g、当归 6 g 养血升清祛风;熟地黄 15 g、杜仲 12 g 强腰膝补益肝肾;忍冬藤 20 g,其较青风藤更具清热之力,能祛经络肢节之热,结合患者关节及舌脉表现,可见虚邪余热,以忍冬藤更为适宜。14 剂,煎服方法同前。

四诊:2018 年 5 月 30 日。患者诉服药后发热、关节痛、皮疹再未发作,偶有微热,体温 37.1 ~ 37.3 ℃,未诉其他不适,纳可,二便调,夜寐安。舌淡红,苔薄白,脉弦。前方去当归、杜仲、升麻、天麻,忍冬藤加至 25 g 祛风通络清热,大枣 10 g 补益脾胃。14 剂,煎服方法同前。

五诊:2018 年 8 月 1 日。患者服药后前症未再复发,2 d 前因吹空调觉鼻塞,流清涕,偶见乏力,关节酸痛,未诉其他不适。纳可,二便调,夜寐安,舌淡,苔薄白,脉弦弱。前方去仙鹤草、秦艽、地骨皮、忍冬藤、大枣,加升麻 6 g、荆芥 6 g 发表散风以解表寒,青风

藤20 g、穿山龙20 g以舒经活络、祛风止痛。7剂,煎服方法同前。

[按语] 柴葛桂枝汤出自《幼幼集成》卷三方,该方主要功效是疏风散热和解肌发表,主治伤风,特别是伴有自汗和发热的症状。

本案治疗AOSD时强调辨证论治,柴胡桂枝汤能解太少邪气,亦可理气机、通血痹,气血同调,可攻可补,为治痹证良方,作为AOSD治疗之基础方尤为适宜。其和气血、调气机、通血痹、扶正气的思想贯穿疾病治疗的始终,并在本病不同阶段及层次结合对应临床表现,施以辨证加减,达到标本兼治的功效。半夏、陈皮一类燥性太盛,易伤阴气,不利于疾病恢复,当以防风、秦艽一类代之,同时重视经典并结合临床发展经典,扩大经方适用范围。

来源:李闵健,李建武.李建武教授运用柴胡桂枝汤加味治疗成人斯蒂尔病经验[J].风湿病与关节炎,2019,8(2):43-44,47.

(十五)气分热甚,热灼营阴证

白虎汤合清营汤加减治验。

患者,女,61岁。

病史:间断性发热伴双膝关节疼痛、皮疹3个月,加重2周。患者自述于入院前3个月因感冒服用"复方氨酚烷胺片、双黄连、阿奇霉素(具体用法及用量不详)"等药物后,出现双膝关节疼痛,全身红色丘疹,伴发热(最高达39 ℃)、瘙痒。就诊于外院,诊断为"药物性皮炎",治疗具体用药不详,效果不佳。后又求诊于另一医院,诊断为"成人斯蒂尔病,药物性皮炎",给予地塞米松、泼尼松(最大剂量60 mg)、维生素D钙咀嚼片、雷公藤多苷片等药物治疗后好转出院。出院后继续服用泼尼松,1次/d,每次10片。患者于本院就诊前2周自行减少激素用量(减至40 mg)后,上述症状加重。入院实验室检查:中性粒细胞百分比86.91%,淋巴细胞百分比9.02%;肌酐(CREA)33.9 μmol/L;白蛋白(ALB)25.8 g/L,总蛋白(TP)54.1 g/L;RF及ANA均为阴性。既往患有糖尿病10年。西医诊断为成人斯蒂尔病,中医诊断为温病,证属气分热甚、热灼营阴。治法:清营泄热,透邪保津。方拟白虎汤合清营汤加味。激素继续服用。

方药:石膏30 g(先煎)、知母15 g、生地黄20 g、赤芍15 g、栀子15 g、黄芩15 g、防风10 g、地骨皮10 g、土茯苓30 g、牡丹皮20 g、板蓝根20 g、甘草10 g。5剂,热稀粥送服,1剂/d,分2次服。

二诊:2014年9月30日。体温恢复正常且无明显波动,双膝关节疼痛及全身瘙痒感较前减轻。舌质红,苔腻,脉弦。复查血常规:中性粒细胞百分比58.70%,单核细胞百分比9.60%,红细胞计数3.33×10^{12}/L。患者主诉纳食较差,上方加炒厚朴10 g、茯苓10 g、白术10 g,共14剂。

三诊:2014年10月15日。发热及关节疼痛基本消失,全身皮肤脱屑明显,纳食尚可,激素逐渐减量,复查血常规均恢复正常。加当归10 g、川芎10 g,持续服用共7剂。定期复查于门诊,激素减至1片/d,随访3个月未复发。

[按语] 白虎汤出自古代医书《伤寒论》,主要功效为清热生津,针对气分热盛证。

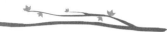

临床表现常见壮热面赤、渴喜冷饮、烦躁不安、大汗出、怕热等症状。石膏是白虎汤君药,清热泻火、除烦止渴;知母能清热泻火、滋阴润燥。石膏相配,增强清热生津效果。清营汤出自清代温病学家吴鞠通的《温病条辨》。方中生地黄清热凉血、养阴生津,主要用于清营分热,常用于治疗温病的热入营分阶段。两者合用,兼顾气分和营分的热证治疗。

本例据患者临床表现,属于"温病"范畴。目前西医在治疗方面首选糖皮质激素,激素治疗无效后选用抗风湿药物。卫气营血源于《内经》:"人受气于谷,谷入于胃,以传于肺,五脏六腑,皆以受气,清者为营,浊者为卫,营在脉中,卫在脉外。"卫气营血辨证乃外感温热病的一种辨证方法,是清代医家叶天士根据温病演变规律创立。叶天士《温热论》提出"大凡看法,卫之后方言气,营之后方言血。在卫汗之可也,到气才可清气,入营犹可透热转气",阐释了温病的一般病机演变过程及治疗大法。白虎汤为张仲景经方,是治疗邪在气分证的代表方剂;清营汤出自吴鞠通《温病条辨》,是治疗温邪深入营分的代表方。卫气营血代表温热邪气侵犯人体所引起的疾病浅深轻重不同的4个阶段,其相应临床表现可概括为卫分证、气分证、营分证、血分证四类证候。本例患者从发病初期(感冒)到后期(间断性发热,夜甚为主,全身红斑),呈现出由表及里、从卫分到营分的传变形式。本例患者为老年女性,且发病于秋季,发病因素及并发症复杂多变,有研究表明白虎汤有镇痛抗炎、增强免疫的功能,清营汤可治疗风湿免疫系统疾病。故从卫气营血入手,以辨证论治替代激素治疗,可大大改善本病的临床症状,减轻患者痛苦,提高临床治愈率。

来源:年芳红,王海东.白虎汤合清营汤加味治疗成人斯蒂尔病验案1例[J].中医临床研究,2016,8(8):49-50.

(十六)热毒内郁证

升降散加减治验。

王某,男,22岁,2004年10月27日初诊。

病史:持续高热4个月,拟诊为成人斯蒂尔病。劳累后出大汗,席地而眠,晨起后即高热,咽痛,体温40 ℃,项背关节痛。舌淡红、苔薄腻,脉弦滑数。脉搏116 次/min,血压110/70 mmHg。皮肤黏膜无黄染、无水肿。胸前区有7～8枚粟粒样红疹。淋巴结:全身表浅淋巴结未触及肿大。关节、脊柱:无畸形、压痛。白细胞计数36.7×10^9/L,中性粒细胞百分比92%,淋巴细胞百分比8%;红细胞沉降率45 mm/h。治疗先后予以大剂白虎汤、达原饮、清骨散等加减治疗,热势不减。后经会诊认为,病由汗出席地而寐所致,此为腠理空虚,寒湿内侵,郁而化热,治当发散郁火,泻火解毒。方用《伤寒温疫条辨》升降散加减。

方药:荆芥、连翘、黄芩、栀子各12 g,薄荷10 g,蝉蜕、姜黄、生大黄、黄连各6 g,黄柏9 g,滑石24 g,甘草3 g。7剂,每天1剂,水煎服。服药1周,患者全身红疹密布,体温逐渐下降。2周后体温、血象均恢复正常,痊愈出院。

[按语] 升降散出自《伤寒温疫条辨》,具有升清降浊、散风清热的功效。它能够升阳降阴,清三焦之热。此病例由汗出席地而寐,导致腠理空虚,寒湿内慢,郁而化热,其高热乃正盛邪实,交争而作,故治以发散郁火,泻火解毒。

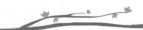

来源:陈五一.成人斯蒂尔病治验 3 则[J].新中医,2008(10):116.

(十七)阴阳两虚证

金匮肾气丸加减治验。

张某,女,42 岁,2004 年 4 月 2 日初诊。

病史:间断发热 2 年,拟诊为成人斯蒂尔病收入院。患者长期从事冷库工作,2 年前因感冒引起发热,体温波动在 37.5~39 ℃,昼轻夜重,伴四肢关节疼痛,膝关节处曾出现皮疹。省市多家医院均诊为成人斯蒂尔病。因长期使用糖皮质激素治疗,近半年发现血糖增高,血钾、血红蛋白减低,故转求中医诊治。诊见:面色青灰,身体虚胖,月经半年未潮,时感轰热、头胀、汗出、焦虑、失眠,双膝关节以下发凉,关节疼痛,舌淡红、苔薄腻,脉细弦。查体:体温 38.5 ℃,脉搏 96 次/分,血压 140/90 mmHg,全身皮肤黏膜无黄染,无斑疹,浅表淋巴结未肿大,心、肺、肝、脾正常,肾区无叩击痛。实验室检查:血清钾 3.2mmol/L,血糖 9.0 mmol/L,肝功能、肾功能无异常;血常规检查 WBC $21.1×10^9$/L,N 81%,L 19%,RBC $2.96×10^{12}$/L,Hb 95 g/L。证属阴阳俱损、血虚发热,治以调和阴阳、滋阴清热。方用金匮肾气丸加减。

方药:熟地黄 30 g,炙鳖甲 24 g,肉桂 4 g,附子 6 g,山茱萸、山药、茯苓、泽泻、阿胶、鹿角胶、龟板胶各 12 g,龙骨、牡蛎、地骨皮、秦艽各 15 g,牡丹皮、羌活、独活各 9 g。每天 1 剂,水煎服。

服 10 剂后,病情缓解出院。后守方加减服用近百剂,症状完全消失。随访 2 年未见复发。

[按语] 金匮肾气丸于《金匮要略》,具有温补肾阳、化气行水的功效。它主要用于治疗肾虚水肿、腰膝酸软、小便不利、畏寒肢冷等症状。金匮肾气丸是为肾阳不足之证而设,故以补肾助阳为法,"益火之源,以消阴翳",辅以利水渗湿。方用桂枝、附子温肾助阳,熟地黄、山茱萸、淮山药滋补肝、脾、肾三脏之阴,阴阳相生,刚柔相济,使肾之元气生化无穷;再以泽泻、茯苓利水渗湿,牡丹皮擅入血分,伍桂枝可调血分之滞。诸药合用,助阳之弱以化水,滋阴之虚以生气,使肾阳振奋,气化复常。

此病例为久病发热,正气虚损,阴阳失去维系,上热下寒,治以调和阴阳、滋阴清热。

来源:陈五一.成人斯蒂尔病治验 3 则[J].新中医,2008(10):116.

(十八)阴虚血瘀证

清骨散合桃红四物汤加减治验。

杨某,女,35 岁,2005 年 9 月 20 日初诊。

病史:间断高热 2 年,诊断为成人斯蒂尔病收入院。患者 2 年前不明原因出现高热,体温波动在 38.5~40.0 ℃。曾在多间医院诊为成人斯蒂尔病,服激素可缓解症状。后服小柴胡汤合清骨散加减,治疗 1 个月热退,停服西药。近半年发热复作,服上方无效来诊。诊见:面色萎黄,颜面有散在红疹,消瘦,肌肤灼热无汗,伴头晕、乏力、虚烦少寐,腰膝酸痛,月经量少、色暗、有瘀块,经行腹痛、延期,舌红、苔薄,脉沉细数。查体:全身皮肤黏膜无黄染,可见斑疹、水肿,全身浅表淋巴结未触及肿大,脊柱关节无压痛。血

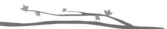

常规检查:WBC 17.3×10^9/L,RBC 3.03×10^{12}/L,N 0.85,L 0.15,Hb 92 g/L,余无阳性体征。证属久患热病、阴虚血瘀,治以清热滋阴祛瘀。方用清骨散合桃红四物汤加减。

方药:青蒿 30 g,地骨皮 15 g,炙鳖甲、生地黄各 24 g,黄芩、牡丹皮、胡黄连、秦艽、当归、桃仁、红花、赤芍各 12 g,川芎、甘草各 6 g。每天 1 剂,水煎服。

二诊:服药时恰逢行经,服 3 剂后痛经减轻,月经量增多,夹有较多瘀血块,体温恢复正常。以后每行经前再服滋阴活血之剂调理,半年后月经恢复正常。随访未再发热。

[按语]　清骨散出自《证治准绳·类方·卷一》,具有清虚热、退骨蒸之功效。主治虚劳骨蒸劳热证。症见骨蒸潮热,或低热日久不退,形体消瘦,唇红颧赤,困倦盗汗,或口渴心烦,舌红少苔,脉细数。

此病例初起发热,服小柴胡汤合清骨散可退热,此为阴虚骨蒸,邪郁少阳后发热与痛经并见,当为久患热病伤阴而生瘀。治当从内伤发热着手,以滋阴活血之剂调理,通过调整脏腑阴阳气血,引邪外出而获效。

来源:陈五一.成人斯蒂尔病治验 3 则[J].新中医,2008(10):116.

(十九)气虚发热证

补中益气汤加减治验。

李某,女,30 岁,2002 年 10 月 18 日初诊。

病史:反复发热 4 年。4 年前患者因感冒后出现发热、咽痛、全身红色斑丘疹、关节肿胀酸痛,在当地医院就诊,应用青霉素等无效。次年 6 月在某医科大学附属医院以发热待查住院,确诊为成人 Still 病,治用泼尼松 75 mg/d,体温控制在 37.0～38.5 ℃。刻诊:发热(体温 37.8 ℃),午后为甚,两颧部烘热,无汗,无寒战,面色黄白,皮肤粗糙,未见斑疹,手足不温,局部皮肤暗紫,双手指(双足趾)关节遇冷后疼痛明显,形体瘦弱,疲乏无力,动则尤甚,纳呆。舌淡紫、苔白,脉沉细无力。实验室检查:WBC 8.6×10^9/L,N 73%,Hb 89 g/L,ESR 30 mm/h,总蛋白 60 g/L,白蛋白 31 g/L,球蛋白 29 g/L,RF(-),C反应蛋白(-),ASO(-),抗核抗体(-)。胸部 X 射线片无异常。双手足 X 射线摄片示轻度骨质疏松、关节无畸形。B 超示肝脾大(轻度)。其余未见异常。西医诊断:成人 Still病(AODS)。中医诊断:内伤发热(气虚发热)。中医辨证属气虚发热,治以甘温除热。方拟补中益气汤加减。

方药:黄芪、党参各 30 g,白术、当归、龙眼肉各 20 g,生地 15 g,升麻、炙甘草各 10 g。每日 1 剂,水煎服。

经治 1 个月,体温有所下降,伴肢冷、乏力。原方去生地,加熟地 30 g、白芍 15 g。加减调治 2 月余,体温正常,关节无疼痛,手足皮温恢复,无乏力,舌淡红、苔白,脉沉。

[按语]　补中益气汤出自李东垣《脾胃论》,补中益气,升阳举陷。方中黄芪补中益气、升阳固表为君;人参、白术、甘草甘温益气,补益脾胃为臣;陈皮调理气机,当归补血和营为佐;升麻、柴胡协同参、芪升举清阳为使。综合全方,一则补气健脾,使后天生化有源,脾胃气虚诸证自可痊愈;一则升提中气,恢复中焦升降之功能,使下脱、下垂之证自复其位。

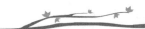

成人 Still 病主要表现为不明原因的不规则发热,属中医学"内伤发热"范畴。现代医学主要应用糖皮质激素治疗,但长期应用激素副作用较大,且效果不肯定。该例患者以发热为主症,但四肢皮温降低,尤其是指(趾)间关节疼痛,遇冷加剧,伴全身疲乏无力,动则尤甚,纳呆。其病机为中气虚衰,升举无力,下陷阴中,郁而发热。针对主要病机效法李东垣甘温除热治法,以补中益气汤为主加生地养阴、龙眼肉补益心脾,待体温稳定后易生地为熟地,并加白芍,以加强养血滋阴作用。

来源:胡方波.补中益气汤新用验案 2 则[J].山西中医,2003(6):6.

2.白虎汤合犀角地黄汤加减治验。

患者,男,42 岁。

病史:2013 年 3 月无明显诱因出现发热,体温 38～39 ℃,伴眼部疼痛,发热时双上肢及前胸部有红色皮疹,瘙痒,体温下降时皮疹可自行消退,当地医院考虑"荨麻疹",予"氯雷他定""酮替芬"治疗后仍间断发热,体温最高达 39.6 ℃,并间断出现周身多关节疼痛。后辗转其他医院,诊断不详,予抗炎和抗过敏治疗后仍间断发热伴皮疹,并逐渐消瘦。2013 年 7 月至本院就诊。刻下:消瘦,皮疹以颈部明显,高热,周身关节疼痛,不能行走,由家属轮椅推入。考虑为"成人 Still 病"收入本院治疗。血常规:白细胞 18.59×10^9/L,中性粒细胞百分比 83.44%,血小板 624×10^9/L;C 反应蛋白 51.18 mg/L,红细胞沉降率 99 mm/h,血清铁蛋白 576.82 ng/mL;伴有肝酶升高。予甲泼尼龙 40 mg,每日 1 次,联合骨化三醇及碳酸钙治疗,并给予中药治疗。考虑患者仍有间断高热,皮疹随体温变化而消长,舌红苔白,脉细,为热势在气营之间,应清气凉营。诊断为成人斯蒂尔病,予白虎汤合犀角地黄汤加减。

方药:生石膏 100 g(先煎)、知母 12 g、水牛角 30 g(先煎)、生地黄 20 g、牡丹皮 10 g、赤芍 15 g、玄参 15 g、青黛 4 g、紫草 10 g。每日 1 剂,水煎服。

二诊:服药 1 周后,患者颈部皮疹减少,间断发热,考虑邪转少阳,处半表半里。故以小柴胡汤联合白虎汤加减:生石膏 100 g(先煎)、知母 12 g、柴胡 15 g、黄芩 12 g、党参 10 g、清半夏 9 g、生地黄 20 g、玄参 15 g、紫草 15 g。

三诊:继服 14 剂后未再发热,皮疹消退,激素渐减至 4 mg/d 维持,加"甲氨蝶呤"抑制免疫,防止复发。中药以麦味地黄汤加益气养阴之品调理善后。

[按语] 卫气营血辨证阐述了温病发展的不同阶段,代表病邪的轻浅深重。AOSD 特征性表现虽貌似温病,但疾病变化并不循卫、气、营、血路径逐渐向里规律性传变,而以热毒之邪往返于气营之间为主。初期邪犯肺卫,时间较短,易致失治误治,热毒贯穿疾病整个过程,耗气动血,治疗可参照卫气营血辨证施治,即叶天士所谓"在卫汗之可也,到气才可清气,入营犹可透热转气",同时热毒易伤津耗液,治应时时顾护阴津。因单纯中医治疗尚不能完全控制病情,故需中西医结合,充分发挥各自长处,达到优势互补,方能取得满意疗效。

来源:韩淑花,周彩云,房定亚.房定亚以卫气营血辨治成人 Still 病思路解析[J].中国中医药信息杂志,2016,23(3):108-109.

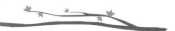

(二十)热疹痹风热犯卫证

柴葛解肌汤合银翘散加减。

张某,女,64 岁,教师。2011 年 11 月 10 日初诊。

病史:患者因发热、皮疹、四肢关节肿痛 1 个月来诊。1 个月前疑因洗澡感冒而发热 39.8 ℃,伴咽痛、口干、肌肉酸痛,但无咳嗽、鼻塞、流涕等不适,在当地诊所按"感冒"服快克、三九感冒灵及静脉滴注头孢西丁等治疗,疗效差,渐出现四肢关节肿痛,双手近位、掌指、腕、肘、膝、踝等关节明显,稍有热感,发热伴颜面、颈、胸背部皮疹。查 WBC 26.3×10^{12}/L,RF 阴性,ESR 108 mm/h,CRP 48 mg/L,ANA、抗 ENA 抗体均阴性;血培养及骨髓穿刺均无异常;颌、颈、腋下淋巴结肿大;彩超示肝脾大。服泼尼松 4 片,日 1 次,顿服;甲氨蝶呤片 4 片,每周 1 次;洛索洛芬钠分散片 60 mg,日 3 次。口服 2 周,仍间断发热 38.8 ℃,皮疹,四肢关节肿痛,活动不利,口干咽痛,浑身酸乏,小便黄,大便干。舌质淡红、苔黄,脉弦浮数。西医诊断:成人斯蒂尔病。中医诊断:热痹(风热犯卫证)。治法:疏风清热、解肌透邪、通络蠲痹。方选柴葛解肌汤合银翘散加减。

方药:柴胡、羌活、连翘、淡竹叶、芦根、牡丹皮、荆芥、薄荷(后下)各 12 g,葛根、金银花、大青叶、赤芍、浙贝母各 15 g,玄参、忍冬藤、海风藤各 20 g,黄芩 10 g,甘草 6 g。3 剂,每日 1 剂,以水 1 000 mL 煎至 500 mL,分早晚温服。嘱原药物继服。

二诊:2011 年 11 月 13 日。服 3 剂,咽痛、口干、肌肉酸痛明显减轻,发热 37.8 ℃ 以下,皮疹较前减少,关节肿痛如前,二便调。守原方加地龙 12 g,10 剂。

三诊:2011 年 12 月 23 日。咽痛、口干、肌肉酸痛渐消,发热 37.5 ℃ 以下,皮疹明显减少,关节肿痛减轻,活动改善。守方 10 剂,日 1 剂,继服。

四诊:2011 年 1 月 12 日。发热、皮疹消,关节肿痛明显减轻,活动功能可,守原方去柴胡、牡丹皮、大青叶、薄荷,加地龙 12 g,豨莶草 20 g,蜂房 12 g。20 剂,隔日 1 剂。泼尼松 1 片,每日 1 次,顿服。间断服上方巩固,复查各项指标正常,已工作。

[按语] 成人斯蒂尔病属中医学"热痹"范畴。患者感风湿热毒之邪,郁于肺卫络脉,热毒外犯而发高热、咽痛、肌肉酸痛;肺合皮毛,故发皮疹;热毒耗液炼津,痰瘀痹阻,故发淋巴结肿大、关节肿痛;舌质淡红、苔黄,脉弦浮数,皆为风湿热邪犯肺卫之象。治则疏风清热,解肌透邪。方选银翘散为主疏风清热,宣散肺卫之邪,以治发热、咽痛、口干等症;柴葛解肌汤祛风清热,解肌透邪以治肌肉酸痛,促疹邪外出;配合赤芍、牡丹皮、玄参、芦根等清热凉血,滋阴通络,内消毒邪;忍冬藤、青风藤、地龙、蜂房祛风通络,蠲痹止痛。诸药合用,疏风清热、解肌透邪、通利筋脉,配合西药,减毒增效,标本兼治,痹邪得除。

来源:赫军,李丽华,叶智勇,等.成人斯蒂尔病治验[J].浙江中医杂志,2014,49(10):757.

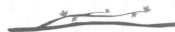

第八节 皮肌炎

皮肌炎属中医"肌痹""肉极""痿症"范畴。其病名首见于《素问·长刺节论》,其中写到"病在肌肤,肌肤尽痛,名曰肌痹,伤于寒湿";《圣济总录》中记载"肉极"表现为"肉极者,令人羸瘦无润泽,饮食不生肌肤……体重怠惰,四肢不欲举";明代《文堂集验方》中描述"痿症之状,四肢难举,不能伸缩转动,状若瘫痪"。皮肌炎病位在肌肉、皮肤,并可累及筋脉关节,且与脾胃等脏腑关系密切。其病因有虚、实之分,实证多因外邪痹阻肌肉脉络,如《诸病源候论》中记载的"风寒湿三气合而为痹……在于肌肉之间,故其肌肤尽痛";虚证多为脾胃虚弱,失其运化,气血亏虚,如《医学举要》中提到"肌痹属脾,留而不移,汗多,四肢缓弱,皮肤不仁,精神昏塞";皮肌炎病久,水湿痰瘀痹阻肌肉,易成虚实夹杂之证。

一、急性发作期

(一)热毒炽盛证

1. 清瘟败毒饮治验

蔡某,女,46岁,2009年9月3日初诊。

病史:颜面水肿性红斑、四肢肌痛无力1个月。自述1个月前眼睑出现水肿、红斑,继而掌指关节伸侧也出现红色丘疹,四肢肌肉疼痛无力,在某医科大学附属医院诊断为皮肌炎。口服泼尼松每日60 mg,症状缓解,自己随意把激素减量到每日10 mg时,上述症状又再现,求中医诊治。刻诊:颜面尤其眼睑有水肿、紫红斑,双侧掌指关节伸侧有扁平紫红色丘疹,附着糠状鳞屑,步行困难,抬头费力,体温38 ℃,口苦咽干,大便秘结,小便黄;舌质红绛,苔黄,脉弦数。西医诊断为皮肌炎,中医诊断为肌痹。此为热毒炽盛之证,当以清热解毒、凉血活血为治,方以清瘟败毒饮加减。

方药:生石膏50 g(先煎)、生地黄20 g、水牛角30 g(先煎)、川黄连10 g、栀子10 g、桔梗10 g、黄芩10 g、知母20 g、赤芍10 g、玄参10 g、连翘20 g、牡丹皮10 g、竹叶10 g、生甘草5 g、秦艽10 g、汉防己10 g、牛膝15 g、生黄芪20 g、白花蛇舌草15 g。水煎服,2次/d。泼尼松每日50 mg口服。

二诊:上方用7剂,体温37.5 ℃,皮损有减轻趋势,二便通调。上方继续口服。泼尼松每日50 mg口服,并逐渐减量。

三诊:上方又用14剂,体温37 ℃,皮损明显消退,肌痛减轻,能步行上厕所。上方去生石膏、水牛角,继续口服。泼尼松每日口服30 mg,并逐渐减量。

四诊:上方又用14剂,体温36.8 ℃,皮损基本消失,肌痛减轻,每日步行达百步。上方去黄连、黄芩、知母,加白术10 g、党参20 g,继续口服。泼尼松每日20 mg口服。

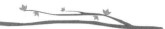

五诊:上方又用21剂,体温36.7 ℃,肌痛轻微,肌力明显增强,二便通调。上方去生地黄、栀子,继续口服。泼尼松每日10 mg口服。上方又用2个月停用泼尼松,病情稳定。

[按语]　清瘟败毒饮出自《疫疹一得》,用于治疗湿热疫毒及一切火热之证。气血两燔,高热狂躁,心烦不眠,或神昏谵语,头痛如劈,大渴引饮,咽痛干呕,发斑吐血,舌绛唇焦,脉沉细而数,或沉数,或浮大而数。现用于流行性乙型脑炎、流行性脑脊髓膜炎、败血症等表现为气血两燔症状者,具有清热解毒、凉血泻火之功效。本方是由白虎汤、黄连解毒汤、犀角地黄汤三方相合加减而成。方中重用石膏配知母、甘草、竹叶,是取白虎汤,意在大清气分之热且保津;黄连、黄芩、栀子、连翘同用,是仿黄连解毒汤方意,重在通泻三焦的火热毒邪;水牛角、生地黄、赤芍、牡丹皮、玄参相配,即犀角地黄汤加味,旨在清热解毒,凉血散瘀。此三方相合,大败热毒,气血两清。桔梗载药上行。"此大寒解毒之剂,故重用石膏,先平甚者,而诸经之火,自无不安矣"。可知本方虽合三方加减而成,但以白虎汤大清阳明气分热为主,辅以泻火解毒、凉血散瘀,相辅相成,共收清瘟败毒之效。秦艽祛风湿,通络止痛,清湿热;汉防己除湿、止痛、清热;黄芪健脾补中;牛膝活血通经,补肝肾,强筋骨,引火下行;白花蛇舌草清热解毒。方中大多应用清热解毒苦寒之品,易伤脾胃,应倍加注意。

来源:周宝宽,周探.皮肌炎证治[J].辽宁中医药大学学报,2012,14(8):33-34.

2.犀角地黄汤治验

符某,女,54岁,2016年11月18日初诊。

病史:患者2012年发现右肺上叶腺癌、细支气管肺泡癌及腺泡癌混合亚型,术后颜面、四肢、躯干出现紫红色水肿性红斑,经病理活检后确诊为皮肌炎(无肌病性)。就诊时患者眼眶周水肿性紫红斑,前额、面颊淡红色斑,对称分布,双上肢、颈肩部、前胸、背部红斑、皮疹,界限不清,部分区域有点状色素沉着及色素减退,双手指间关节、掌指关节可见红色丘疹(Gottron丘疹),甲周红斑,斑疹灼热瘙痒,伴有发热烦渴,偶有咳嗽,痰少难咯,小便黄,大便偏干,舌红绛,苔黄厚,脉弦数。西医诊断为皮肌炎,中医诊断为肌痹。此为肺热炽盛证,当以清热解毒、祛风止痒为治,方以犀角地黄汤为主方加减。

方药:水牛角15 g、生地黄15 g、牡丹皮20 g、赤芍12 g、金银花12 g、桑白皮10 g、地骨皮12 g、炒薏苡仁30 g、半枝莲15 g、龙葵15 g、白英15 g、白花蛇舌草15 g、白鲜皮30 g、蝉蜕10 g、生槐米15 g、萹草24 g、炙甘草9 g、太子参15 g、木芙蓉叶15 g、苦参10 g、防风10 g、徐长卿10 g。予7剂,普通煎,每日2煎,每煎200 mL,每天2次,饭后0.5 h服用。另予防风10 g、生槐米10 g、白鲜皮10 g、萹草12 g,水煎外洗。

二诊:2016年11月25日。患者皮疹较前减少,颜色暗红,发热较前缓解,仍有咳嗽咳痰,纳差,乏力。舌淡红,苔薄黄,脉弦细。上方加白茯苓12 g、白豆蔻10 g以健脾行气。后患者多次复诊,皮疹逐渐减少,定期调理,随访至今未复发。

[按语]　犀角地黄汤出自《备急千金要方》,用于治疗热入血分证,或热扰心神,或热邪入血妄行,或血分热毒耗伤血中津液。症见热扰心神,昏狂发斑,斑色紫黑,舌绛起刺,脉细数;或见吐血、衄血、尿血,舌红绛,脉数;或喜旺如狂,漱水不欲咽,大便色黑易

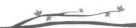

解,具有清热解毒、凉血散瘀之功效,方剂由犀角、生地黄、芍药、牡丹皮组成。方中诸药相配,可清热解毒、凉血散瘀,凉血与活血散瘀并用,热清血宁而无耗血动血之虑,凉血止血又无冰伏留瘀之弊。方中以苦咸寒的犀角(现用水牛角代)作为君药,直接进入血分,凉血清心,解热毒,使热清毒解、血宁;生地黄作为臣药,甘苦寒,清热凉血,养阴生津,协助君药增强清热凉血效果,同时补益已损失的阴血;芍药、牡丹皮作为佐药,清热凉血、活血散瘀,可收化斑之功;四药相配,共成清热解毒、凉血散瘀之剂。本证患者肺热炽盛,热邪结聚,燔灼肌肤,故见肌肤多发红斑,自觉灼热瘙痒。邪气侵袭,肺宣肃失司,故见咳嗽,热邪炼液为痰,故痰少难咯。热邪蒸灼水液,则小便黄,大便干。舌脉俱为热邪侵袭,肺机失调之佐证。故治疗当清热解毒、凉血消斑。胡建东教授以犀角地黄汤为底方,用苦寒之水牛角为君药以清热解毒凉血,生地黄、牡丹皮、赤芍为臣药,既可助水牛角清热解毒之力又能养阴生津、活血散瘀。佐以金银花、桑白皮、地骨皮等皆入肺经之药,清肺止咳、凉血除蒸。半枝莲、龙葵、白英、白花蛇舌草、葎草既可增强清热解毒之效,又有抗肿瘤作用,用于患者肺癌术后,可预防肺癌复发。生槐米、苦参、白鲜皮、蝉蜕、防风清热消疹、祛风止痒。炒薏苡仁健脾渗湿、太子参健脾润肺,一则防止热邪伤阴,二则顾护胃气。炙甘草缓和药性,调和诸药为使药。另以防风、生槐米、白鲜皮、葎草煎水外洗以清热解毒、祛风止痒,内外合治,共清肺内热毒,解皮肤斑疹。

来源:徐玲霞,胡建东.胡建东教授从肺论治临床无肌病性皮肌炎经验[J].光明中医,2018,33(6):780-782.

3.青蒿鳖甲汤合麻杏石甘汤治验

患者,女,47岁,2013年1月4日初诊。

病史:因全身多处红斑1月余,发热干咳3d入院。患者1月余前出现全身多处红斑,以颜面部、背部及四肢关节伸侧为主,伴四肢关节疼痛及口腔溃疡。3d前出现发热、干咳,最高体温达39.6℃,伴胸闷、气急。现症见发热、胸闷、气急、干咳,颜面部、背部及四肢关节伸侧多处红斑,大便干结,舌红苔薄黄,脉数。查体:颜面部、背部、四肢关节伸侧可见红斑,压之不褪色,Gottron征(+),披肩征(+),两下肺可闻及散在Velcro啰音,舌红苔薄黄,脉数。查C反应蛋白48.0mg/L,红细胞沉降率69mm/h,肌酶谱、肿瘤指标正常,抗核抗体阴性。血气分析提示Ⅰ型呼吸衰竭。肺部HRCT提示两肺弥漫间质性肺炎。肌电图无异常。西医诊断为无肌病性皮肌炎、间质性肺炎、Ⅰ型呼吸衰竭,中医诊断为皮痹、肺痹(热毒炽盛,痰热郁肺)。西医治疗予以甲泼尼龙注射液0.5g/d连续3d冲击,继予甲泼尼龙注射液80mg/d及环磷酰胺针0.6g/2周冲击。当以清热解毒凉血、宣肺化痰止咳为治,方以青蒿鳖甲汤合麻杏石甘汤加减。

方药:青蒿30g、生地黄15g、牡丹皮12g、赤芍18g、麻黄5g、苦杏仁9g、生石膏30g、炙甘草12g、芦根30g、炙百部20g、姜半夏9g、瓜蒌皮12g、黄芩12g、桔梗5g、柴胡10g、鱼腥草30g、桃仁12g。7剂,水煎服,日1剂,分2餐后服用。

二诊:发热消退,肢体红斑减少,活动后气急,感咽痛,仍有咳嗽,咳中等量白痰,大便偏干。治法同前,前方桃仁加至15g,加用射干6g解毒化痰平喘,续进7剂。

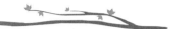

三诊：肢体红斑明显减少，咳嗽、气急减轻，无咽痛，咳白痰，量少，大便转畅。前方去射干、鱼腥草，续进 30 剂。

四诊：面部及关节伸侧仍有少许红斑，时有咳嗽、咳痰，痰黏量少，舌红苔薄白，脉略滑。病情有明显好转，甲泼尼松注射液减至 60 mg/d。宗培土生金法，加用白术健脾益气，加地龙化痰通络。方药调整如下：青蒿 30 g、生地黄 15 g、赤芍 18 g、麻黄 5 g、苦杏仁 9 g、炙甘草 12 g、芦根 30 g、炙百部 15 g、姜半夏 9 g、瓜蒌皮 12 g、黄芩 12 g、桔梗 5 g、桃仁 15 g、地龙 12 g、黄芪 30 g、白术 15 g。续进 14 剂。

五诊：颜面及目内、外眦仍有红斑，少许咳嗽、咳痰，口干，盗汗，为热毒虚之证，前方生地黄加至 30 g，去桃仁，加用水牛角 30 g（先煎）、金银花 12 g、牡丹皮 12 g、南沙参 30 g、银柴胡 9 g 清营解毒养阴。续进 14 剂。2013 年 2 月 20 日复查肺部 CT 提示间质性炎症较前吸收。甲泼尼龙注射液减至 40 mg/d。经过中西医结合治疗 3 个月后患者症状改善，生活质量明显提高，泼尼松片减至 30 mg/d，病情好转出院。

［按语］　青蒿鳖甲汤出自《温病条辨》，用于治疗原因不明的发热、各种传染病恢复期低热、慢性肾盂肾炎等阴分内热、低热不退者，有养阴退热之功效。方中鳖甲咸寒，直入阴分，养阴退热于内；青蒿苦辛性寒，其气芳香，能透伏热于外，共为君药。生地黄、知母养阴清热，助君药清退虚热，共为臣药。牡丹皮凉血泄热，助青蒿透热外出，为佐药。五药配伍，清热、透邪、滋阴三法并施，滋中有清，清中寓透，既透伏热于外，又滋补阴液，养阴而不恋邪，清热而不伤阴，标本兼顾，共奏养阴透热之功。麻杏石甘汤出自《伤寒论》，用于治疗外感风邪，邪热壅肺证，身热不解，咳逆气急，鼻煽，口渴，有汗或无汗，舌苔薄白或黄，脉滑而数者。临床常用于治疗上呼吸道感染、急性支气管炎、肺炎、支气管哮喘、麻疹合并肺炎等属表证未尽、热邪壅肺者，具有辛凉宣泄、清肺平喘之功效。方中麻黄开宣肺气以平喘、开腠解表以散邪，石膏清泄肺热以生津、辛散解肌以透邪。二药一辛温、一辛寒，一以宣肺为主、一以清肺为主，且都能透邪于外，合用相反之中寓有相辅之意。四药合用，解表与清肺并用，以清为主；宣肺与降气结合，以宣为主。本证患者通常同时服用糖皮质激素和免疫抑制剂，日久易耗伤气血，故临证要酌情加入益气养血之品。此外，本病病情易于反复，故取效后不宜停药过快。同时患者应养成良好的生活起居习惯，合理饮食，并保持心情舒畅。

来源：李正富，吴德鸿，范永升.范永升教授治疗皮肌炎特色探析[J].中华中医药杂志,2015,30(3):761-763.

4. 化斑汤治验

患者，女，52 岁，2016 年 4 月 18 日初诊。

病史：患者确诊皮肌炎 4 年余。患者 4 年前无明显诱因出现双侧上眼睑肿性红斑，伴晨僵，偶有四肢肌肉、关节酸痛，当地医院诊断为皮肌炎，予激素治疗（具体不详）后肌肉、关节基本无疼痛，但面部仍有红色皮疹，故求中西医结合诊治。刻下症：双侧上眼睑肿性红斑，面部潮红，上额汗出，手足心热，周身肌肉、关节无明显疼痛，自觉乏力，偶有肌肉无力，无咳嗽、咳痰，无胸闷、心悸，大便偏干，小便正常，眠差。满舌红赤，苔白褐，脉

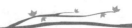

滑数。患者于 2014 年行子宫切除术,月经已断,否认其他慢性病史。查体:双上眼睑肿性红斑,Gottron 征(-),四肢肌力 5-级。辅助检查:乳酸脱氢酶 260 IU/L,α-羟丁酸脱氢酶 252 IU/L,红细胞沉降率、肿瘤标志物未见异常;腹部超声示肝囊肿。西医诊断为皮肌炎,中医诊断为温病发斑。此为阳明热盛,气血两燔之证。西医治疗以原有激素治疗方案为主,中医治疗当以清热解肌、祛风凉血,方以化斑汤加减。

方药:生石膏 80 g、知母 30 g、生甘草 20 g、玄参 60 g、水牛角丝 60 g、生地黄 100 g、穿山龙 30 g、忍冬藤 30 g、木防己 15 g、萆薢 30 g、黄柏 10 g。14 剂,水煎服,每日服 1 剂,早晚温服。

二诊:患者面赤减轻,手热减轻,上眼睑仍有红斑,肿度较前减轻,精力改善,患者诉药后腹泻,每日 3~5 次,无腹痛。舌红减轻,苔白,脉滑。腹泻不痛为热邪有出路之象,不应见泻则止,此时应继续守方,于上方加用生姜 10 g、炒山药 20 g、女贞子 15 g,保胃气、存津液,防止人体之气、津液随糟粕而脱失耗伤。续服 14 剂,水煎温服。

三诊:患者服上药 5 剂后诸症减轻,腹泻次数减少,故自行停服中药,停药后面红复发,手足心发热,夜间热重如有冒火感,上眼睑肿性红斑不显,口干、口渴,头痛,头汗出。舌红质干,苔薄白,脉细数。此为热邪入阴分,耗伤阴血,于前方加醋龟板 10 g、牡丹皮 10 g、升麻 20 g、白芍 30 g,龟板、牡丹皮、白芍滋阴凉血,大量升麻取其清热解毒之用。药用 14 剂,水煎温服。

四诊:患者面赤减轻,手足心热减轻,口干口渴减轻,上眼睑红斑不显,病情平稳,偶有汗出,自觉身体舒畅。舌红减轻,苔薄白,脉数。减用前方生石膏、水牛角、生地黄之量,续服 7 剂,2 d 1 剂,共服 14 d。患者中西医结合治疗 8 周后颜面部皮肤病变明显改善,精力增强。后随访未再见明显皮损症状。

[按语] 化斑汤出自《温病条辨》,用于治疗温病气血两燔,壮热,或身热夜甚,口渴,烦躁,肌肤发斑,舌绛苔黄,脉数,具有清热解毒、凉血养阴之功用。本方由白虎汤加犀角、玄参组成。以石膏清肺胃之热,知母清金保肺,甘草清热解毒合中,粳米清胃热而保胃液,以治斑疹遍体皆热。玄参清热凉血解毒,"启肾经之气,上交于肺,庶水天一气,上下循环,不致泉源暴绝";犀角咸寒,救肾水以济心火,托斑外出,而又败毒辟瘟。正合"热淫于内,治以咸寒,佐以苦甘"之旨。

来源:林依璇,王雪茜,程发峰,等.王庆国治疗皮肌炎经验[J].天津中医药大学学报,2017,36(6):406-408.

5.升麻鳖甲汤

王某,男,28 岁,司机,1995 年 4 月初诊。

病史:患者 3 年前感冒后出现四肢无力,两大腿内侧皮肤疼痛,有红斑,大小不一,大者如钱币,小者如豆,继则上肢及额部亦出现红斑。经某医院查 ESR 46 mm/h,ALT 126 U/L。双下肢肌电图示短棘多相波,肌细胞膜应激性增强。肌活检示肌纤维变性,间质炎细胞浸润、纤维化。自身抗体检测:抗 Jo-1 抗体(+),抗 dsDNA 抗体(-),诊断为多发性肌炎、皮肌炎。经激素治疗 2 年余,关节疼痛虽有所好转,红斑有所减轻,但每于激

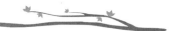

素减量或感冒时则易反复,遂求中医诊治。当时见患者四肢及额部多发性散在红斑,以大腿内侧明显,局部有压痛,四肢无力,活动障碍,低热夜甚,四肢关节疼痛,口干咽痛,纳呆,尿黄,舌质红,苔薄黄,脉细数无力。西医诊断为皮肌炎,中医诊断为肌痹。此为血热亢盛、阴血耗伤之证,当以清热解毒、凉血化斑、滋阴养血为治,方以升麻鳖甲汤加减。

方药:生地黄30 g、升麻20 g、鳖甲5 g、当归10 g、牡丹皮10 g、紫草20 g、赤芍15 g、仙鹤草30 g、玄参10 g、川黄连3 g、金银花20 g、竹叶10 g。服7剂发热即退,关节疼痛减轻,红斑亦有所减轻,继续以原方为基础出入服用2月余,红斑始完全消退。

[按语]　升麻鳖甲汤出自张仲景《金匮要略·百合狐惑阴阳毒病脉证并治》,用于治疗荨麻疹、系统性红斑狼疮、皮肌炎、银屑病、过敏性紫癜等疾病。尤其是皮肌炎进展期急骤迅猛,病情危重,且常现面部、躯干、四肢红斑,形如锦纹,有类似于阳毒之证候表现者,有使用本方的机会,具有凉血解毒、活血化瘀的功效。方中升麻伍以蜀椒,解肌致汗,伍以甘草解百毒并治咽痛,复用鳖甲、当归和血祛瘀,用雄黄攻肿毒痈脓,故此治疫证咽喉痛,而有痈脓或瘀血之变者。此非麻黄剂,因亦透表取汗,故附于此。故本方合力治瘟疫,呈太阳阳明合病的咽喉痛而有痈脓或瘀血之变者。本证患者血热亢盛,红斑散发在大腿内侧,我们认为感受邪毒,入于血分,根据感邪性质、患者体质、饮食习惯及病情的不同阶段,若表现为血热亢盛为主者为阳毒,而以寒凝血滞、经络不畅者为阴毒,总以血分受病为其病机所在。临床凡具有发斑、身痛两大主症,皆可用本方治疗。

来源:马济佩.升麻鳖甲汤应用举隅[J].北京中医,2001(1):55-56.

(二)湿热蕴蒸证

1.四妙散治验

患者,男,44岁,2018年3月8日初诊。

病史:患者1个月前因感冒后出现双下肢无力,于当地医院诊断为肌炎,予甲泼尼龙琥珀酸钠注射液500 mg静脉滴注,每日1次,连用3 d,治疗后肌无力、肌痛稍减,为求中西医系统治疗遂来就诊。刻下症:双下肢无力,双腿步态不稳,双侧小腿酸胀不适,蹲下后起立困难,久坐后颈部酸沉不能抬头,无晨轻暮重,无眼睑无力,无肢体麻木,口苦口黏,纳眠可,大便黏滞不爽,小便黄,舌红苔黄腻,脉滑数。辅助检查:谷草转氨酶(AST)123 U/L,肌酸激酶(CK)1470 U/LR,肌酸激酶同工酶82 U/L,乳酸脱氢酶(LDH)898 U/L,α-羟丁酸脱氢酶834 U/L。肌电图检查示:肌源性损害。查体:双下肢肌力Ⅲ级,腱反射减弱,其余未见阳性体征。西医诊断为皮肌炎,中医诊断为痿证。此为湿热浸淫之证,当以清热燥湿、通筋利痹为治,方以四妙散加减。

方药:黄柏30 g、麸炒苍术20 g、麸炒薏苡仁30 g、川牛膝30 g、桑寄生30 g、盐杜仲30 g、烫狗脊30 g、炙淫羊藿30 g、仙茅10 g、鸡血藤60 g、白芍30 g、甘草10 g。15剂,水煎,每日1剂,分早晚2次服用。同时给予甲泼尼龙琥珀酸钠注射液500 mg静脉滴注,每日1次,连续治疗3 d后减为250 mg,连用3 d,再减为每日125 mg,连服3 d后,改为醋酸泼尼松片口服,每日60 mg,连服3 d,以此类推逐渐减半直至15 mg维持量服用1年。

二诊:患者下肢肌痛、肌无力较前明显缓解,口苦口黏基本消失,仍感蹲下起立困

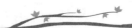

难,时有头晕耳鸣,腰酸乏力,纳眠可,小便可,大便溏,舌淡红,苔薄白,脉沉。查体:双下肢肌力 4 级。湿热症状基本消失,肝、脾、肾亏虚显著,拟以地黄饮子合补中益气汤加减。方药组成:熟地黄 20 g、炮附片 6 g(先煎)、山萸肉 20 g、石斛 15 g、茯苓 15 g、黄芪 30 g、党参片 20 g、苍术 15 g、陈皮 10、柴胡 15 g、杜仲 20 g、桑寄生 20 g、怀牛膝 15、伸筋草 10 g、川芎 15 g。30 剂煎服如前,守此方加减服用。1 个月后复诊,患者肌肉已无疼痛,双下肢下蹲和起立已无困难,复查肌酶基本恢复正常,病获痊愈,继续调整用药,巩固疗效。随访至今,未有复发。

[按语] 四妙散出自清·张秉成《成方便读》,目前临床多用于治疗风湿性关节炎、慢性湿疹、阴道炎等多种疾病,具有清热利湿活血之功效。方中黄柏清热燥湿为君;苍术燥湿健脾为臣;牛膝补肝肾、强筋骨、活血通经,兼可引药下行,同时为佐使药;生薏苡仁渗湿泄浊,导湿热从小便而出为佐药。本证患者为中年男性,结合口苦口黏,小便黄,大便黏滞不爽,舌红苔黄腻,脉滑数,辨证为湿热浸淫,故以利清热燥湿、通筋利痹为治疗原则,拟方以四妙散加减。二诊时患者口苦口黏基本消失,黄腻苔已转为薄白苔,但蹲下起立困难未见显著改善,并伴头晕耳鸣、腰酸乏力等虚象,考虑患者湿热已祛,肝、脾、肾亏虚症状明显,故以地黄饮子合补中益气汤加减治疗。方中黄芪、党参等加强健脾益气之效,熟地黄、山萸肉、杜仲、桑寄生、怀牛膝补肝肾、强筋骨,苍术、茯苓、陈皮渗湿健脾。附子补肾助阳,石斛滋阴益胃,柴胡升提中气,川芎、伸筋草祛风、舒筋活络。诸药合用,补脾益肾以治其本,燥湿除邪以治其标。该病进展缓慢,易于复发,遂予以上方继服,巩固治疗。

来源:胡少琼,孟毅,赵继,等.浅析孟毅分期论治多发性肌炎与皮肌炎经验[J].中国民间疗法,2021,29(17):40-42.

2. 当归拈痛汤治验

孙某,女,30 岁,于 2006 年 7 月 13 日来诊。

病史:患者颜面水肿 2 年半。2 年半前无诱因出现右眼睑红肿,逐渐发展致双眼睑肿胀,重则颜面肿胀。1 年半前于医大就诊,经检查确诊为皮肌炎。9 个月前始口服泼尼松治疗,剂量不详,雷公藤每日 6 mg,至今现口服泼尼松每日 5 mg,仍觉肌肤肿胀微痛,头面虚浮,下肢乏力,周身泛发瘀点、瘀斑,月经提前 5 d,怕热不恶寒,大便正常。血压 150/120 mmHg。满月脸,水牛背,形体肥胖,向心性肥胖,全身皮下泛发瘀点、瘀斑。检查:ESR 49 mm/h;尿常规示尿蛋白++;肌电图示肌源性损害(进展较快);乳酸脱氢酶 446 U/L;α-羟丁酸脱氢酶 429 U/L。查体:舌红绛,舌苔厚腻,脉弦滑,面色略红润。西医诊断为皮肌炎,中医诊断为肌痹。此为湿热互结之证,当以除湿消肿、退热止痛为治,方拟当归拈痛汤加减。

方药:羌活 15 g、防风 20 g、升麻 15 g、葛根 25 g、苍术 15 g、白术 15 g、苦参 10 g、黄芪 50 g、知母 25 g、茵陈 15 g、当归 20 g、甘草 10 g、猪苓 20 g、泽泻 20 g、金银花 25 g、连翘 25 g、赤芍 15 g。水煎服,3 日 2 剂,口服。泼尼松 20 mg,日 1 次。

二诊:服药 5 剂,头面虚浮、肌肉肿胀减轻,月经提前,乳房作胀,手足乏力,自汗,怕

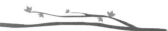

热,饮食及小便正常,面色红润,舌绛苔腻,脉滑,大便稀溏。血压 150/120 mmHg。综合上证,病在脾肺,湿热内盛,大便稀溏,肺气不足,手足乏力,湿热内蕴,则不恶寒反恶热。效不更方。原方加入佩兰 15 g 以健脾化湿。水煎服,3 日 2 剂。泼尼松减量至 15 mg,日 1 次。

三诊:服药 20 剂,颜面部虚浮、肌肉肿胀明显好转,乏力消失,自汗消失,大便正常,饮食可,月经正常,乳胀消失,舌脉证均较前好转。血压 150/100 mmHg。效不更方。原方加柴胡 15 g。水煎服,3 日 2 剂。继服 20 剂。泼尼松 10 mg,日 1 次。

[按语]　当归拈痛汤出自《医学启源》,用于治疗湿热相搏,外受风邪证(正气稍不足或久病),遍身肢节烦痛,或肩背沉重,或脚气肿痛,脚膝生疮痒痛,舌苔白腻微黄,脉弦数,具有疏风止痛、清热利湿之功用。方中重用羌活辛散祛风,苦燥胜湿,通痹止痛;茵陈清热利湿;猪苓、泽泻利水渗湿;黄芩、苦参清热燥湿;防风、升麻、葛根解表疏风;白术、苍术燥湿健脾,运化水湿;人参、当归益气养血,知母清热养阴,防诸苦燥药物伤气血阴津,祛邪不伤正;炙甘草调和诸药。本证患者由于居处潮湿,肌肉濡渍痹而不去,得之湿地,湿浊留于中是其成因。病在肺脾,“阳气者柔以养筋”,由于阳气伤而不能养筋,肢体软弱无力,伤于湿下先受之,湿胜则肿,热胜则痛,热迫血行则皮下瘀斑,月经提前,湿热熏蒸则自汗、不恶寒反恶热是其病机。治宜除湿消肿、退热止痛。上下分消,其湿取效甚,捷采取当归拈痛汤加金银花、连翘、赤芍治疗。查王明教授通过多年运用临床验证认为此方对湿郁为病、一切湿热毒邪为病确有卓效,具有除湿清热、消肿止痛、解毒散结、宣通经络之功,可上下分消、内通外泄使壅滞之邪得以宣通。辨证准确用之屡验。

来源:臧天霞,叶健.查玉明教授临证医案二则[J].实用中医内科杂志,2008(2):10-11.

3.升阳益胃汤治验

刘某,男,41 岁,2020 年 11 月 16 日初诊。

病史:患者两侧颈肩部、双下肢无力 2 月余。患者 2 个月前无明显原因出现两侧颈肩部、双下肢酸软无力,坐位明显,平躺或活动后减轻,伴有头晕、口干、口苦,全身乏力,劳累嗜卧,夜间睡眠可,脱发,腹胀,大便溏,味臭,小便正常。舌质淡胖、苔腻,脉细滑。辅助检查:肌酸激酶 1 221 U/L,心肌酶五项、血脂四项、血葡萄糖检测未见明显异常。不排除皮肌炎的可能性,但患者拒绝进一步检查及西医干预,遂予中药汤剂治疗。西医诊断为皮肌炎,中医诊断为肌痹。此为脾虚湿热之证,当以健脾益气、清热祛湿为治,方以升阳益胃汤加减。

方药:黄芪、党参、茯苓、炒苍术、炒白术、川牛膝各 15 g,陈皮、羌活、独活、防风、泽泻、柴胡、黑顺片、黄柏各 10 g,薏苡仁 30 g,侧柏叶 20 g。共 14 剂,每天 1 剂,水煎服。

二诊:上述症状有所减轻,但仍有双下肢酸痛无力,遂再予上方 14 剂,症状基本改善。

[按语]　升阳益胃汤出自《脾胃论》,用于治疗肠易激综合征、顽固性不寐、胃下垂、过敏性鼻炎、低血压、胃癌术后消化不良等病症,具有益气升阳、燥湿健脾之功效。方中

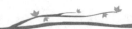

重用黄芪,补脾益气,升举阳气;人参、白术、茯苓、甘草为四君子汤之组成,可益气健脾,助黄芪升阳除湿;半夏、陈皮健脾理气燥湿,畅中焦之气,使补而不滞;芍药,以敛阴而调荣;羌活、独活、防风、柴胡,以除湿痛而升清阳;泽泻淡渗利水,助清热祛湿之功。少佐黄连,以退阴火。纵观全方补气与升阳药配伍,补中寓升;健脾与利湿药配伍,标本兼治;升阳与渗利药同用,补中有泻。患者以"脾胃虚弱,阳气不升,湿热中阻"为主要病机,故周迎春教授予升阳益胃汤加减治疗。方中黄芪、党参、茯苓健脾升阳,羌活、防风胜湿升阳。黄元御言:"白术偏入戊土,则纳粟之功多,苍术偏入己土,则消谷之力旺,己土健则清升而浊降,戊土健则浊降而清亦升。"二者相合则清自升、浊自降,故周迎春教授将白术与苍术同用。将黄连改为黄柏,"三黄"中黄连为苦寒之最,偏泻中焦胃火,然本案患者主要表现为下焦湿热症状,故选用黄柏,再合以薏苡仁、川牛膝,共奏"四妙散"清热祛湿之功。葛洪《肘后备急方》载侧柏叶"治大风疾,令眉鬓再生",患者有脱发之苦,故加入侧柏叶取其生发、乌发之用。此外,患者双下肢酸软无力为肾所主,选用大辛大热之附子配合川牛膝,意在补肾的同时引火归元,浮游之火自熄。1个月后症状稳定。

来源:许桐,胡昌磊,韩新,等.周迎春运用升阳益胃汤治疗杂病经验介绍[J].新中医,2022,54(18):177-180.

(三)寒湿凝滞证

1.十全大补汤治验

患者,男,69岁,2009年7月2日初诊。

病史:四肢肌肉萎缩、浑身困倦乏力1个月。患者近1个月来双上肢肌肉萎缩,肩胛部、颈部肌萎缩明显,双下肢肌肉萎缩,皮肤松弛,上肢抬举无力,徒步行走100 m即感乏力疲劳。曾于当地某医院住院治疗,诊断多发性肌炎,激素治疗约3个月,病情好转即出院,继续观察治疗。但之后病情又有反复,在该院行肌电图检查提示为肌源性损害,采用激素治疗,查肌酸激酶859 U/L(正常值25～200 U/L)、谷草转氨酶123 U/L(正常0～40 U/L)、乳酸脱氢299 U/L(正常值109～245 U/L),病情常反复。现症:除四肢困倦乏力外,常觉吞咽困难,进食较慢,二便正常,舌质淡嫩,苔白薄腻,脉细缓。西医诊断为多发性肌炎,中医诊断为肌痹。此为寒湿之邪留滞经络、气血亏损、肝肾严重亏虚之证,当以益气养血活血、温养脾肾、除风祛湿通络为治,方以十全大补汤加减。

方药:生黄芪80 g、红参12 g、白术24 g、云茯苓20 g、甘草12 g、熟地黄30 g、炒白芍15 g、川芎12 g、附子10 g、肉桂6 g、千年健15 g、雷公藤12 g、巴戟天24 g、肉苁蓉30 g、淫羊藿30 g、乌梢蛇15 g、制马钱子1.2 g。15剂,日1剂,水煎服。

二诊:患者症状明显改善,浑身较前轻松有力,走路略感下肢有力,迈步略稳,吞咽已不再感觉困难,肌萎缩进行性变已得到控制,面色亦然萎黄,舌质淡嫩,苔薄白,脉沉细。上方加蜈蚣4 g。15剂,日1剂,水煎服。

三诊:患者病情已明显好转,面色红润,精神好,四肢较前有力,而自感轻松,饮食、二便均正常,舌质淡红,苔薄白,脉弦细,唯时口干。原方减肉桂,加麦冬20 g、石斛15 g。15剂,日1剂,水煎服。

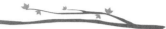

四诊：患者诉病情逐步减轻，四肢、肩胛及颈肌均已丰满坚实，饮食、二便如常。在当地某市级医院复查示：天冬氨酸转氨酶 33 U/L，乳酸脱氢酶 218 U/L，肌酸激酶 104 U/L，肌酸激酶同工酶 18 U/L。效不更方，继服 15 剂。此后，该患者常坚持骑自行车锻炼身体，每日骑行 25 km，无任何不适。2014 年 6 月随访，如偶有乏力不适，自己仍坚持服上方巩固治疗。

[按语]　十全大补汤出自宋·《太平惠民和剂局方》，用于治疗气血不足，虚劳咳喘，面色苍白，足膝无力，遗精，崩漏，经候不调，疮疡不收，舌淡，脉细弱，具有温补气血之功效。方中之主药即为十全大补汤，补血活血，再加大量黄芪以补其气；肉桂性热而味辛甘，助阳散寒，温经通脉；加入附子意在中温脾阳，下益肾阳，以增其温补之力；千年健辛、苦、温，祛风湿，健筋骨；淫羊藿补肾壮阳，祛风除湿；巴戟天、肉苁蓉补肾壮阳以益精血；乌蛇为搜风活络、治顽痹上品之虫类药物。为增其祛邪之效，方中始终配用马钱子，此药味苦性寒、有毒，然其开通经络透达关节之力甚捷，兼以毒攻毒，故具有散结、通络的特殊功效；雷公藤亦为有毒之药，然活血通络、祛风除湿确有其特殊功效，不可小视之。对本证患者确有特殊疗效，多发性肌炎诸症渐渐除之，并没任何毒副作用，反而使各项检验指标均恢复正常。中药中有毒药物，只要用药量把握得当，并如法炮制，认准证型，可化毒性为奇效。

来源：马照寰.多发性肌炎验案 1 则[J].中医研究,2015,28(4):46-47.

2.防己黄芪汤合黄芪桂枝五物汤治验

患者,女,38 岁,2012 年 9 月初诊。

病史：患者因四肢关节酸痛、双手近端指间关节少量紫红色斑疹 8 个月，加重 1 周就诊。患者 8 个月前感四肢关节重着疼痛，抬举困难，遇冷加重，双手近端指间关节少量暗红色斑疹，遂来院就诊，经检查后诊断为皮肌炎。服激素及甲氨蝶呤治疗，症状稍缓解。1 周前患者感上述症状加重，双手遇冷后见发白或发紫，纳差，大便偏溏，小便可，舌淡苔白腻，脉浮紧。西医诊断为皮肌炎，中医诊断为肌痹。此为寒湿入络之证，当以祛风除湿为治，方以防己黄芪汤合黄芪桂枝五物汤加减。

方药：防己 12 g、黄芪 30 g、白术 15 g、桂枝 20 g、白芍 15 g、丹参 20 g、川芎 15 g、炒防风 15 g、薏苡仁 30 g、鸡血藤 20 g、威灵仙 15 g、羌活 15 g、独活 15 g、大枣 3 枚、甘草 6 g、生姜 3 片。10 剂，水煎服，每日 3 次。

二诊：患者关节疼痛减轻，指间关节斑疹减退，感四肢麻木，二便调，睡眠差，前方去防风、威灵仙、大枣，加丝瓜络 10 g、炒枣仁 15 g、首乌藤 10 g。10 剂，水煎服，每日 3 次。

2012 年 10 月底患者复诊，症状明显缓解。随访 1 年，患者四肢疼痛时有发生，双手近端指间关节少量淡红色斑疹，嘱患者忌辛辣，适当功能锻炼。

[按语]　防己黄芪汤出自《金匮要略》，用来治疗风湿表虚，身重，肢节疼痛，麻木，汗出恶风，或风水，肢体水肿，腰以下肿甚，小便不利，舌淡红苔白，脉浮虚，具有益气实脾、利水除湿之功用。方中黄芪、防己为主药，肺脾气虚，卫表不固，风湿或风水羁留肌表，善于祛风利水、除湿止痛，益气固表；配白术、甘草健脾祛湿以助防己利水；伍生姜、大

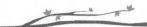

枣调和营卫以助黄芪实表。本方祛风与固表之药同用,健脾与利水之法俱备,扶正祛邪,标本兼顾,配伍严谨,药简效宏。黄芪桂枝五物汤出自《金匮要略》,主治血痹、肌肤麻木不仁,脉微涩而紧。临床常用于治疗皮肌炎、末梢神经炎、中风后遗症等见有肢体麻木疼痛,属气虚血滞、微感风邪者,具有益气温经、和血通痹之功效。方中黄芪为君,甘温益气,补在表之卫气。桂枝散风寒而温经通痹,与黄芪配伍,益气温阳,和血通经。桂枝得黄芪益气而振奋卫阳;黄芪得桂枝,固表而不致留邪。芍药养血和营而通血痹,与桂枝合用,调营卫而和表里,两药为臣。生姜辛温,疏散风邪,以助桂枝之力;大枣甘温,养血益气,以资黄芪、芍药之功;与生姜为伍,又能和营卫,调诸药,以为佐使。本证患者脾气不足,卫外不固,风寒湿三气杂至,侵犯肌肤,闭阻气血,脉络不通,发为肌痹。故选防己黄芪汤益气健脾祛风;黄芪桂枝五物汤益气温经,和血通脉。两方邪正兼顾,祛邪不伤正,固表不留邪。加丹参活血祛瘀止痛,正如《本草便读》云:"丹参,功同四物,能祛瘀以生新,善疗风而散结,性平和而走血……其所以疗风痹去结积者,亦血行风自灭,血行则积自行耳。"川芎活血行气,祛风止痛;防风质松而润,祛风之力强,为"风药之润剂",又能胜湿止痛;薏苡仁利水消肿,渗湿健脾,除痹,《本草纲目》载"薏苡仁,阳明药也,能健脾益胃……筋骨之病,以治阳明为本,故拘挛筋急、风痹者用之。土能胜水除湿,故泄泻、水肿用之";威灵仙、羌活、独活祛风除湿止痛;鸡血藤行血补血,舒筋活络。复诊去防风、威灵仙、大枣,加丝瓜络通经络、和血脉,炒枣仁养心安神,首乌藤养血安神、祛风通络。

来源:张巍琼,李东云,吴洋.吴洋教授运用防己黄芪汤治疗风湿病验案举隅[J].风湿病与关节炎,2014,3(3):46-48.

3.四物四藤二虫汤治验

患者,男,37岁,2020年3月11日就诊。

病史:患者四肢疼痛乏力4个月。患者4个月前无明显诱因出现四肢近端肌肉无力疼痛,不能行走,于当地医院就诊,查肌酶谱明显升高、肌炎抗体谱阳性,肌电图提示肌源性损害,诊断多发性肌炎。予甲泼尼龙口服(60 mg/d),吗替麦考酚酯口服(0.5 g/次,2次/d),疗效欠佳。现症见:肢体疲乏沉重,行走不利,四肢近端肌肉酸痛,不能持物,双下肢冷,纳少,夜寐可,小便多,大便正常。舌淡苔白,脉细。现仍口服甲泼尼龙(40 mg/d)。西医诊断为多发性肌炎,中医诊断为肌痹。此为血虚寒湿之证,当以益气补血、散寒祛湿为治。方以四物四藤二虫汤加减。

方药:当归10 g、白芍15 g、生地黄15 g、川芎10 g、鸡血藤15 g、海风藤10 g、忍冬藤30 g、青风藤20 g、全蝎5 g、土鳖虫10 g、甘草5 g、独活15 g、羌活10 g、苍术20 g、防风10 g。14剂,日1剂,水煎服。患者服药后得效,遂自行再服原方14剂。

二诊:2020年4月11日。患者服药后觉肢体酸痛缓解,四肢无力较前减轻,现仍感疲乏,双下肢畏冷。上方去防风,加杜仲10 g、牛膝10 g。30剂,日1剂,水煎服。

三诊:2020年5月12日。再服药1个月后精神明显好转,四肢乏力、双下肢冷等症基本缓解,肌力恢复50%以上,能生活自理,甲泼尼龙减至16 mg/d。上方加益智仁、骨碎补制成丸剂,每日服用2次。3个月后甲泼尼龙减至4 mg/d维持,病情控制平稳,未见

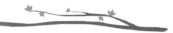

反复。

[按语]　四物四藤二虫汤为四物汤加减而来。四物汤出自《太平惠民和剂局方》,用来治疗冲任虚损,月水不调,脐腹疼痛,崩中漏下,血瘕块硬,时发疼痛,妊娠胎动不安,血下不止,以及产后恶露不下,结生瘕聚,少腹坚痛,时作寒热,具有补血调血的功效。方中以熟地黄滋肾补血,以养胞宫,用为主药;肝肾同源,肾虚则肝血亦虚,故辅以当归补血养肝,和血调经;再以白芍养血和阴、川芎活血行气,畅通之血,使补而不滞,营血调和,均为佐使药。四药合用,具有补血调血的作用,故用于血虚血滞之证,妇女月经不调、痛经尤为多用。本证患者肌肉乏力、疼痛,双下肢冷,舌淡苔白,脉细,此为气血虚弱、寒湿阻滞。肌痹多病程长,久治不愈,经过各类中西医治疗,病机错综复杂,寒热虚实可同时并见,多伴有虚损,"虚者补之"为治疗的不二法则,然旷惠桃教授强调,治疗此类疾病不能一概补益,纯用滋补之品,应以调和为法,温养阳气,寓补于调,用温性药物补养正气,调动机体生机之力,此为"温养治痹"。方中四物汤(当归、白芍、生地黄、川芎)祛风清热,除湿止痛;二虫(全蝎、土鳖虫)搜剔经络,活血化瘀,为止痛要药;防风祛风胜湿止痛;羌活、独活、苍术祛风止痛,散寒除湿;本方兼益气补虚、祛风除湿、活血通络,切中病机,疗效良好。后期疼痛减轻,减少祛风除湿药物,加杜仲、牛膝平补肝肾,强筋壮骨;加益智仁、骨碎补固护肾阳,均体现祛湿除痹需兼"温养"的原则。

来源:吴伊莹,柳玉佳,王莘智,等.旷惠桃教授分期论治肌痹经验[J].中医药导报,2022,28(5):175-178.

二、缓解期

(一)脾肾两虚证

1. 二陈汤合四妙散治验

患者,男,63岁,2021年4月19日初诊。

病史:患者周身广泛性红斑及双下肢近端肌肉无力3个月。现仍乏力,周身广泛性红斑,双下肢肌肉酸痛无力,无压痛,腰酸,便溏,尿频,排尿无力,口苦,寐差,舌质淡红,苔黄厚腻,脉滑数。西医诊断为皮肌炎,中医诊断为痹证。此为湿热浸淫、脾肾两虚之证,当以健脾益肾、清热燥湿为法,方以二陈汤合四妙散加减。

方药:大腹毛20 g、黄芪330 g、柏子仁15 g、猪苓20 g、关黄柏15 g、车前子20 g、苍术15 g、陈皮15 g、半夏15 g、酸枣仁15 g、当归15 g、牛膝15 g、瞿麦15 g、巴戟天15 g、萹蓄15 g、甘草15 g、泽泻15 g、薏苡仁25、淫羊藿15 g。水煎服,分早、晚2次服用。

二诊:服药后患者双下肢肌肉酸痛、乏力有所改善,睡眠状态好转。前方减薏苡仁、苍术,加菟丝子15 g、白术15 g。

三诊:用药近2个月,双下肢肌肉无力症状较前明显改善,乏力减轻明显,皮肤红色逐渐变浅,仍以前方加减巩固疗效。

[按语]　二陈汤出自《太平惠民和剂局方》,用于治疗湿痰证,症见咳嗽痰多、色白易咯,恶心呕吐,胸膈痞闷,肢体困重,或头眩心悸,舌苔白滑或腻,脉滑,具有燥湿化痰、

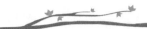

理气和中之功效。方中半夏为君药,辛温、性燥,可燥湿化痰、降逆和胃、消痞除滞。陈皮理气行滞,燥湿化痰而作为臣药,且此药辛苦温燥,恰治湿痰之意,君臣相配,增强燥湿化痰之效;脾为生痰之源,茯苓味甘淡,可渗湿健脾,半夏与茯苓合用,燥湿化痰与渗利水湿相合,体现了湿化痰消之意。佐药生姜一方面助半夏、橘红降逆化痰,另一方面制半夏之毒;乌梅少许收敛肺气,与半夏相配伍,散中有收,使祛痰而不伤正,与生姜均为佐药。炙甘草为方中使药,起到调和诸药的作用。诸药合用,共奏燥湿化痰、理气和中之功。此方治痰、行气、健脾同施,标本兼顾,既能祛已生之痰,又可杜生痰之源。四妙散出自清·张秉成《成方便读》,目前临床多用于治疗风湿性关节炎、慢性湿疹、阴道炎等多种疾病,具有清热利湿活血之功效。本方由苍术、黄柏、牛膝、生薏仁组成,专治湿热下注证。黄柏清热燥湿为君;苍术燥湿健脾为臣;牛膝补肝肾、强筋骨、活血通经,兼可引药下行,同时为佐使药;生薏仁渗湿泄浊,导湿热从小便而出为佐药。本证患者为中老年男性,以周身广泛性红斑、双下肢近端肌肉无力、肌酸激酶升高就诊。患者尿频、排尿无力、便溏、寐差、苔黄厚腻、脉滑数,为湿热浸淫,脾肾两虚表现,且患者自述入睡困难,乃卫气不得入于阴,常留于阳。治疗时需调整阴阳。首诊方中重用黄芪补气健脾;薏苡仁入脾、胃经祛湿热而舒筋除痹;苍术燥湿健脾以杜湿邪源;黄柏走下焦除肝肾之湿热;牛膝补肝肾合诸药之力下行;大腹毛、猪苓、车前子利水渗湿;茯苓、薏苡仁、苍术补益脾气,健脾除湿;大腹毛、猪苓、车前子、瞿麦利水渗湿;巴戟天、淫羊藿补肾阳,祛风湿;酸枣仁、柏子仁宁心安神,调整阴阳。二诊时患者双下肢肌肉酸痛乏力有所改善,睡眠状态好转,健脾除湿的同时还需补肾固精,加菟丝子、白术。三诊:服药后患者症状较前明显改善,以前方加减巩固治疗。全方药物作用力强,在临床应用中效果显著。

来源:陈虹宇,于静,金明秀.金明秀教授分期论治皮肌炎经验[J].云南中医中药杂志,2023,44(5):45-47.

2.地黄饮子治验

患者,女,63岁,2016年6月17日初诊。

病史:患者四肢肌肉酸痛无力1年余。患者2015年3月无明显诱因出现四肢近端肌肉酸痛无力,当时未予重视。2015年8月因症状加重,查肌酸激酶(CK)2678 U/L,诊断为"多发性肌炎",经口服甲泼尼龙片48 mg/次,1次/d,病情好转,CK值基本恢复正常,但激素一旦减量则病情复发,CK值升高。为求中医治疗遂来就诊。刻下症:四肢肌肉酸痛无力,蹲起困难,步履蹒跚,纳可,二便正常,眠可。目前服甲泼尼龙片24 mg/次,1次/d。查体:双下肢肌力3级,腱反射减弱,其余未见阳性体征。舌暗红,苔薄白,脉缓。西医诊断为多发性肌炎(恢复期),中医诊断为痿证。此为脾肾亏虚之证,当以补肾填精、益气健脾为治,方以地黄饮子加减。

方药:生地黄20 g、山萸肉12 g、石斛30 g、远志10 g、麦冬15 g、五味子10 g、石菖蒲10 g、肉桂4 g、黑顺片6 g(先煎)、肉苁蓉10 g、巴戟天10 g、茯苓15 g、生黄芪30 g。14剂,水煎服,日1剂,分早晚温服。

二诊:患者服药后肌肉酸痛无力症状显著改善,患者因复诊不便,在家附近医院按照

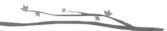

此方抓药,已连续服用 60 剂,甲泼尼龙已减至 4 mg/次,1 次/d。效不更方,上方继服 60 剂,水煎服,日 1 剂,分早晚温服。1 年后随访,患者甲泼尼龙片已完全停药,肌力恢复如常。

[按语]　地黄饮子出自《宣明方论》,用来治疗阴虚气弱,消渴烦躁,咽干口渴,小便频数量多,面赤,脉虚大,具有养阴益气、润燥生津之功效。方中以人参、黄芪、甘草补益元气;二冬(天冬、麦冬)、生地黄、石斛养阴生津;枇杷叶清泄苦降;枳壳、泽泻疏导两腑。本方以补润为主,而结合清疏,临床主要用于治疗阴虚气弱之证,如见火珏,加黄连、黄芩;湿甚,加苍术、厚朴;水肿,加猪苓、车前子等。房定亚教授主张该病应分期论治。急性期主要表现为肌肉肿胀疼痛无力,属中医"肌痹"的范畴,证属热毒伤络,治疗应以清热凉血解毒为主;恢复期机体虚衰症状较为突出,主要表现为肌肉萎缩无力,类同"痿证"。《素问·痿论》有"五脏使人痿"的记载,认为其发病根本在于五脏虚损。房教授认为,多发性肌炎恢复期的病机为热毒久羁、阴阳两虚、肌肉筋脉失养,应以地黄饮子为主方进行治疗。地黄饮子填精滋髓、阴阳双补,是房教授常用的补肾方之一,也是其治疗痿证的专方,房教授认为地黄饮子有振颓起废之功。现代中药药理研究发现,地黄饮子可激发下丘脑-垂体-肾上腺轴的功能,改善机体神经内分泌调节功能,明显促进下丘脑正中隆突与垂体门脉直接有关的血液循环,使肾上腺皮质有较为明显的增殖、类固醇激素有较明显的释放,从而促进神经-内分泌-免疫调节网络的平衡。

来源:马芳,王鑫,王旺,等.房定亚教授运用地黄饮子治疗风湿病的经验[J].现代中医临床,2022,29(4):32-36.

(二)气虚血瘀证

补阳还五汤合金匮肾气丸治验。

马某某,女,56 岁,2009 年 2 月 24 日初诊。

病史:患者因"面部、双手关节周围及颈前部红色皮疹 15 个月,加重 1 个月"就诊。患者诉 15 个月前无明显诱因在面部、双手关节周围及颈前部出现红色皮疹,伴四肢无力,抬举上臂、下蹲和起立困难,遂入某医院住院诊治,经各项相关检查后被诊断为皮肌炎。现症见:面部、双手关节周围及颈前部暗红色皮疹,四肢肌肉酸痛无力,伴有刺痛麻木感,双上肢抬举困难,双手遇冷时发白、发绀,面色不华,时有短气乏力,纳食无味,舌质淡暗、边有齿印,舌苔薄白,脉弦细。48 岁绝经。治疗上经给予口服泼尼松(50 mg/d)等处理后病情有所控制,出院后患者继续服用泼尼松治疗,并逐渐减量。患者诉 1 个月前泼尼松减量至 15 mg/d 时,症状复发并加重,遂往当地医院住院诊治,经治疗后病情控制欠佳,因此前来求治。查体:神志清楚,精神疲乏,面部、颈前及双手关节周围可见红色皮疹,皮疹高出皮面,四肢肌力Ⅳ级,其余未见阳性体征。实验室检查:肌酸激酶(CK) 326 IU/L,肌酸激酶同工酶(CK-MB)47 IU/L,乳酸脱氢酶(LDH)301 IU/L,红细胞沉降率(ESR)56 mm/h,抗 Jo-1 抗体(+)。肌电图检查:近端肌肉呈肌源性损害。西医诊断为皮肌炎,中医诊断为痿证。此为气虚血瘀兼脾肾阳虚之证,当以益气活血通络为治,佐以培补脾肾,方以补阳还五汤合金匮肾气丸加减。

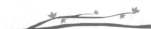

方药：黄芪 30 g、鸡血藤 30 g、党参 15 g、伸筋草 15 g、当归 12 g、丹参 30 g、仙茅 15 g、淫羊藿 15 g、肉苁蓉 15 g、地龙 30 g、桂枝 9 g、赤芍 15 g、莪术 30 g、桃仁 12 g、红花 12 g、白术 12 g、薏苡仁 30 g、鸡内金 15 g、路路通 12 g、藤梨根 30 g、全蝎 3 g、炙甘草 9 g。14 剂。

二诊：服上方 14 剂后，患者诉面部、双手关节周围及颈前部暗红色皮疹有所减退，纳食增加，面色逐渐转佳，但仍觉四肢肌肉酸痛无力、麻木感，双手遇冷时仍发白、发绀。说明上方有效，在原方基础上加用乌梢蛇 15 g、僵蚕 30 g。56 剂。

三诊：2 月余后再诊，患者诉抬举上臂已略有改善，其他症状也明显缓解，下蹲和起立等动作基本正常，纳食近于常人，精神好转，激素已逐渐减至每日 10 mg。2009 年 5 月 11 日复查 ESR、CK、CK-MB 和 LDH 均基本正常。遂嘱患者将二诊所用方药加工成丸药后继续服用，以求进一步巩固疗效。

3 个月后对患者进行随访，患者诉面部、双手关节周围及颈前等部位皮疹消失，四肢肌肉已无疼痛，双上臂抬举已基本正常，双下肢下蹲和起立已无困难，饮食正常，精神状态较好。激素已逐渐减至每日 5 mg。嘱服用三诊所用丸药和香砂六君子丸继续巩固疗效。6 个月后再次随访，患者告知激素已在 1 个月前停用，病情未见复发。

[按语]　补阳还五汤出自清代王清任《医林改错》，用于治疗中风后遗症，是治疗中风后遗症的代表方剂，现代常用本方治疗脑血管疾病所致的偏瘫及其后遗症、脑动脉硬化、小儿麻痹后遗症，以及其他原因所致的偏瘫、截瘫、单瘫、面神经麻痹辨证属气虚血瘀者。也用于治疗神经精神系统疾病如各种神经痛、神经衰弱、癫痫等；心血管系统疾病如冠心病、高血压、肺源性心脏病、闭塞性动脉硬化、血栓闭塞性脉管炎、下肢静脉曲张，以及慢性肾炎、糖尿病、前列腺增生等证属气虚血瘀者，具有补气活血，祛瘀通络之功效。方中重用黄芪，大补脾胃之气，令气旺血行，瘀去络通，为君药。当归尾长于活血，且有化瘀而不伤血之妙，是为臣药。川芎、赤芍、桃仁、红花助当归尾活血祛瘀，地龙通经络，均为佐药。本方的配伍特点是大量补气药与少量活血药相配，使气旺则血行，活血而不伤正，共奏补气活血通络之功。金匮肾气丸，出自《金匮要略》，用于治疗肾阳不足证。腰痛脚软，身半以下常有冷感，少腹拘急，小便不利，或小便反多，入夜尤甚，阳痿早泄，舌淡而胖，脉虚弱，尺脉沉细，以及痰饮、水肿、消渴、脚气、转胞等，具有补肾助阳的功效。方中辛热的附子温壮元阳，辛温的桂枝，温通阳气，二药相合，温肾助阳化气，共为君药。然肾为水火之脏，内寓元阴元阳，阳虚则阴不化，故重用于地黄滋补肾阴，用山茱萸、薯蓣（即山药）补肝脾益精血，共为臣药。君臣相伍，一阳一阴，阳得阴生则温而不燥，阴得阳化则滋而不腻。即所谓"善补阳者，必于阴中求阳"。方中补阳药少而滋阴药多，其立方之旨，在于"微微生火""少火生气"之义。方中佐以泽泻通调水道；茯苓健脾渗湿；牡丹皮清泻肝火。此三味寓泻于补，使邪去而补药得力，并制诸滋阴药可能助湿敛邪之虞。诸药合用，助阳之弱以化水，滋阴之虚以生气，使肾阳振奋，气化复常，则诸症自除。本案陈湘君老师重用黄芪和鸡血藤为君药，黄芪味甘，性微温，入脾、肺经，具补气升阳、托毒生肌、消肿之功；鸡血藤味苦、微甘，性温，归肾经，具行血活血、舒筋活络之效，两者合奏益气活血、通络解毒之功，意在气旺则血行，能使瘀去、络通、毒解，故为君药。党参、白术、

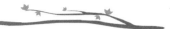

当归、丹参、地龙、桂枝、赤芍、莪术、桃仁、红花、路路通、全蝎、伸筋草、藤梨根入脾、胃、肺经,合用具有补中益气、活血通络止痛、祛风除湿之功,能够辅助君药以加强益气活血、通络解毒之力,故为臣药。薏苡仁、鸡内金、仙茅、淫羊藿、肉苁蓉俱入脾、胃、肾经,共具健脾温肾、除痹之功,能协助君臣药以加强通络、培补脾肾之效,故为佐药。甘草缓和药性,调和诸药,故为使药。全方共具益气活血、通络止痛、健脾温肾之功。

来源:胡建国,陈湘君.陈湘君治疗皮肌炎经验[J].中医杂志,2010,51(8):684-686.

第九节　硬皮病

中医无硬皮病的直接病名记载,但有相类似的描述。该病相当于古代所述的"皮痹""皮肤顽厚""血痹"等病证。最早在《素问·痹论》记载了皮痹的基本概念:"以冬遇此者为骨痹……以秋遇此者为皮痹。"《诸病源候论》提到"痹者,风寒湿三气杂至,合而成痹。其状肌肉顽厚,或疼痛",将皮肤顽厚作为硬皮病的主症,可以说是最早描述硬皮病皮肤临床表现的著作。此外,硬皮病临床表现为肌体顽痹,痛痒不觉,正如《金匮要略》所述:"血痹阴阳俱微……外证身体不仁,如风痹状,黄芪桂枝五物汤主之。"因其临床表现可见于《内经》所载五体痹、五脏痹的各类痹证中,故其病因病机可由《内经》痹证整体理论指导,从邪、虚、瘀3个方面阐释,外邪侵袭、脏腑气血不足,致瘀血痰浊痹阻肌表经络脏腑是其基本病机。

(一)气血两虚证

1.黄芪桂枝五物汤治验

【案例一】

患者,女,54岁,2023年9月11日初诊。

病史:主诉"双手指遇冷变白、变紫3年余,加重伴疼痛1周"。2023年初遇冷后出现右手中指、无名指及小指变白继而变紫症状,伴有轻微麻木、疼痛,遇冷及精神紧张时症状加重,其间症状反复发作。后到我院风湿科就诊,查自身免疫抗体:抗核抗体阳性(荧光核型为着丝点型,滴度为1∶320)、抗着丝点B抗体阳性。诊断为"系统性硬皮病",给予硫酸羟氯喹片口服治疗,病情控制可。2023年8月因症状加重,口服药物治疗效果不佳,于我科住院治疗,接受硫酸羟氯喹片口服剂、活血化瘀药物静脉输注等治疗,缓解后出院。2023年5月患者至南京某医院就诊,接受"甲氨蝶呤片12.5 mg每周1次、托法替布片10 mg每天2次"等口服,症状缓解,后规律复查病情稳定。1周前出现双手多关节疼痛,为求进一步诊治,再次入院。门诊医师根据患者症状、病史及相关检查诊断为"系统性硬皮病",并以此诊断收住入院。刻诊:双手多关节肿痛、双手皮肤紧而硬,双手末梢发凉伴麻木、疼痛、憋胀、麻木感,平素多汗、乏力、怕冷,饭后胃脘部不适伴烧心、反酸,纳可,夜间眠差,不易入睡,二便调,舌暗红,苔薄白,脉沉弦。专科检查:双手指末梢遇冷后

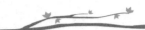

变白、变紫，触诊皮温低，紧硬。辅助检查：ESR 60 mm/h，RF 40.41 IU/mL，ASO 163.5 IU/mL，CRP 40.12 mg/L，抗核抗体>500。西医诊断为硬皮病，中医诊断为皮痹。此为气血两虚之证，当以益气温经、活血通痹为治，方以黄芪桂枝五物汤加减。

方药：黄芪9 g、桂枝9 g、白芍9 g、生姜18 g、大枣4枚、羌活30 g、半夏30 g、川芎30 g、穿山龙50 g、制川乌10 g、川桂枝10 g、当归10 g、桃仁10 g、杏仁10 g、黄芩10 g、赤芍10 g、泽兰10 g、泽泻10 g、黑顺片6 g。14剂，水煎服，日1剂，早晚分服。

二诊：2023年10月3日。患者药后双手多关节肿痛减轻，双手皮肤仍紧而硬，畏寒，饭后胃脘部不适伴烧心、反酸的症状改善。纳可眠差，大便干结，小便可，舌质暗，苔薄白，脉沉弦。上方去黄芪加远志、太子参20 g，甘草9 g。14剂，水煎服，日1剂，早晚分服。

三诊：2023年10月28日。患者服药后双手皮肤紧而硬，双手末梢发凉伴麻木、疼痛、憋胀感等症状明显减轻，双手多关节肿痛消失，右膝关节偶感酸胀，纳眠正常，大小便正常，舌质淡红，苔薄白，脉弦。去前方中泽兰、泽泻等物，改加30 g老鹳草。30剂，水煎服，日1剂，早晚分服。

四诊：2024年1月11日。患者服药后患处肤色变润，皮肤硬结较治疗前变软，自觉关节活动度增大，于本院复查ESR 14 mm/h、CRP 7.6 mg/L。舌红，苔薄白，脉弦。原方不变。30剂，水煎服，日1剂，早晚分服。后随访病情稳定。

[按语]　黄芪桂枝五物汤出自《金匮要略》，主治血痹，有益气温经、和血通痹之功效。此医案选用了经典治疗血痹之方——黄芪桂枝五物汤，充分诠释了补血益肾法的理念。在临床上，这种方法取得了令人满意的疗效。肾中真阳，命门之火，能起到温煦人体、推动气血津液运行的作用。肾阳虚衰，气血津液运行无力，则机体瘀滞，无法濡养肌肤，进而出现皮肤发硬、发紧及双手雷诺现象等情况；阳虚阴盛，则夜间难眠；肾被视为先天之本，而脾胃则被认为是后天之本，两者互相影响。当肾虚时必然会对脾胃功能产生影响，具体表现为饭后胃部不适、烧心、反酸、脉沉细等症状。二诊时患者双手多关节疼痛，饭后胃脘部不适伴烧心、反酸的症状均改善，大便干结，考虑黄芪太过温燥，故改为性味平和的太子参，既有益气健脾、生津润肺之效，又可起到抗炎、免疫调节作用，同时患者睡眠质量差，加上远志配伍甘草可以起到安神益智、交通心肾的作用。三诊时患者症状进一步好转，双手多关节肿痛消失，但出现右膝关节酸胀，故在前方的基础上去泽兰、泽泻，加上具有祛风湿、通经络、止泻痢的老鹳草。四诊时患者肤色变润，皮肤硬结较治疗前变软，无明显不适，故守方不变。本案患者证属气血两虚型，治当益气温经、活血通痹，方选黄芪桂枝五物汤加减，疗效甚佳。后期复诊中又根据病情变化及时调整药物，最终取得了令人满意的效果。

来源：王一晨,孟庆良,刘畅,等.孟庆良治疗系统性硬皮病伴发雷诺现象经验[J].中医学,2025,40(2):402-406.

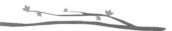

【案例二】

患者，女，53 岁，2021 年 7 月 30 日初诊。

病史：发现雷诺现象 7 年，双手指皮肤变硬 4 年。患者 2014 年出现双手遇冷变白、变紫，2017 年在前症基础上出现指端硬化，活动后气短，反酸烧心，就诊于当地医院，确诊为系统性硬皮病、双肺间质性病变、胃食管反流。给予糖皮质激素、免疫抑制剂、血管扩张剂、抑酸治疗，疗效不佳，遂来我科求中医诊治。2021 年 4 月 16 日检查：肺功能示肺通气功能减退；血常规、肝肾功能、肌酸激酶、红细胞沉降率、C 反应蛋白、免疫球蛋白均正常。

刻诊：双手雷诺现象明显，右手食指发凉、青紫、指端硬化，活动后气短，反酸、烧心，左上肢发麻，左部疼痛，头晕，易出汗，大便偏干。舌淡暗、有齿痕，苔白，脉沉细。西医诊断为硬皮病，中医诊断为皮痹、肺痹、血痹、吞酸。此为气血不足、寒湿阻络、肝胃郁热之证，当以补气养血、散寒通络、泻肝安胃为治，方以黄芪桂枝五物汤合当归四逆汤、四藤一仙汤、化肝煎加减。

方药：生黄芪 30 g、当归 10 g、桂枝 10 g、白芍 10 g、附子 10 g（先煎）、细辛 3 g、鸡血藤 30 g、钩藤 10 g、络石藤 15 g、海风藤 15 g、威灵仙 15 g、虎杖 15 g、炒栀子 10 g、牡丹皮 10 g、青皮 10 g、陈皮 10 g、鬼箭羽 15 g、皂角刺 10 g、生白术 30 g、枳实 10 g。28 剂，水煎服，日 1 剂，早晚分服。再加西药口服泼尼松 12.5 mg/d，吗替麦考酚酯 2.0 g/d，环磷酰胺 100 mg/d，吡非尼酮 800 mg/d，贝前列素钠 80 μg/d。

二诊：2021 年 10 月 31 日。患者雷诺现象、左手麻木、左背部疼痛、反酸烧心均有好转；气短，足趾麻木，脱发明显，大便干。西药停环磷酰胺、贝前列素钠，泼尼松减为 7.5 mg/d。易方以升陷汤合黄芪桂枝五物汤加减，药物组成：生黄芪 30 g、知母 10 g、柴胡 10 g、升麻 6 g、桔梗 10 g、桂枝 15 g、白芍 15 g、细辛 3 g、皂角刺 10 g、鬼箭羽 10 g、刘寄奴 10 g、鸡血藤 30 g、当归 10 g、生地黄 30 g、生白术 30 g、枳实 10 g、灵芝 15 g、虎杖 15 g、女贞子 10 g、墨旱莲 10 g、炙甘草 6 g。28 剂，水煎服，日 1 剂，早晚分服。

三诊：2022 年 10 月 22 日。以上方为主加减服用 1 年，雷诺现象未再发作，气短、反酸、左手麻木、背部疼痛等症状均消失，偶有手指肿胀，咽部不适，大便偏硬。已停用吡非尼酮，泼尼松减为 5 mg/d，吗替麦考酚酯 1.5 g/d。2022 年 6 月 27 日复查肺功能示：肺通气功能正常。以黄芪桂枝五物汤合四藤一仙汤、升降散加减，药物组成：生黄芪 30 g、当归 15 g、桂枝 15 g、赤芍 15 g、细辛 3 g、炒白术 10 g、汉防己 10 g、虎杖 15 g、白僵蚕 10 g、蝉蜕 6 g、姜黄 10 g、白芥子 6 g、刘寄奴 10 g、鸡血藤 30 g、干姜 10 g、茯苓 30 g、枳壳 10 g、五味子 10 g、炙甘草 5 g。14 剂，水煎服，日 1 剂，早晚分服。服上方半年后复诊，病情稳定。

［按语］　黄芪桂枝五物汤出自《金匮要略》，主治血痹，有益气温经、和血通痹之功效。当归四逆汤出自《伤寒论》，主治血虚寒厥证，有温经散寒、养血通脉之功效。患者双手雷诺现象明显，右手食指发凉、青紫，指端硬化，将其辨病为"皮痹"，结合患者四诊信息，舌淡暗、有齿痕，苔白，脉沉细，辨为气血两虚证，此时选用黄芪桂枝五物汤为底方，加之患者本有肺动脉高压、胃食管反流病，可诊断为"肺痹""吐酸"，一诊治宜补气养血、散寒通络、泻肝安胃，方药选用黄芪桂枝五物汤合当归四逆汤、四藤一仙汤、化肝煎加减。

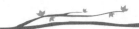

方中黄芪桂枝五物汤补益气血，《本草求真》云："黄芪，入肺补气，入表实卫，为补气诸药之最，是以有耆之称。"重用黄芪补气升阳，生津养血。加之寒气凝滞，血虚寒凝，合以当归四逆汤温经散寒，养血通脉。《本草汇言》云："凡藤蔓之属，皆可通经入络，盖藤者缠绕蔓延，犹如网络，纵横交错，无所不至，其形如络脉。"再合四藤一仙汤以通络止痛，养血活血。患者素有胃食管反流，化肝煎以疏肝泄热，安胃散郁，再加之刘寄奴、鸡血藤、鬼箭羽等活血化瘀之品治疗，达益气养血、通经散寒、泻肝安胃之效。二诊时诸症均好转，易方进一步治疗患者气血两虚之本，方药选用升陷汤合黄芪桂枝五物汤加减，更增补气之功。患者脱发明显，《黄帝内经·素问·六节藏象论》曰："肾者……其华在发"，加之患者已过七七之年，任脉虚，方药再加女贞子、墨旱莲等滋补肝肾之品。三诊时间断服用上方1年，诸症均消失，偶有手指肿胀、咽部不适，方药选用黄芪桂枝五物汤合四藤一仙汤、升降散加减，考虑患者素体气血两虚，手指偶有肿胀，为经络仍有邪未去，经络未通，用四藤一仙汤进一步通经止痛，合升降散以升清降浊，调理三焦之气。其间结合现代医学药物，并逐渐减停，可见患者病情逐渐稳定，经方与现代医学共奏邪去病安之效。

来源：杨梅，刘伟，董振华.董振华治疗系统性硬化症经验［J］.北京中医药，2024，43（3）：286-288.

2.四物汤治验

患者，男，58岁，2012年7月5日初诊。

病史：系统性硬皮病病史6年。既往用激素及免疫抑制剂、血管扩张剂治疗，病情稍好转。近期口服激素12 mg，累积静脉滴注环磷酰胺总量4 g。刻诊：面部、胸前、上肢和腹部皮肤发硬，不易提起，诉怕冷，四肢凉，面色㿠白，疲劳困倦，舌淡暗苔白厚腻，脉沉细。西医诊断为硬皮病，中医诊断为皮痹。此为气血不足、寒凝血瘀之证，当以补益气血、温阳散寒、活血通络为治，方以四物汤合当归补血汤、阳和汤加减。

方药：黄芪50 g、当归15 g、熟地黄20 g、鹿角胶10 g（烊化）、黄介子5 g、鸡血藤30 g、丹参20 g、甘草5 g、白芍15 g、北沙参20 g、徐长卿15 g、积雪草20 g、薄盖灵芝15 g、威灵仙10 g、防风15 g。28剂，水煎服，日1剂，早晚分服。同时给予西药维持激素及免疫抑制剂治疗。

二诊：2012年7月30日。畏寒怕冷明显减轻，精神好转，纳眠可。上肢及腹部皮肤稍变软，大便干结，嗳气反酸，舌淡暗苔薄白，脉细。原方去威灵仙、防风，加生地黄、茯苓、海螵蛸。28剂，水煎服，日1剂，早晚温服。

三诊：2012年9月17日。面部、胸前皮损开始变软，激素减量至8 mg，环磷酰胺冲击治疗达8.2 g，已停用免疫抑制剂。此后定期门诊复诊。

2013年8月15日，自免12项检查：ANA 1：1 000，抗SSA抗体阳性，补体正常。2014年6月30日激素减量为4 mg，规律复诊。2014年8月20复查自免12项：ANA 1：320，抗SSA抗体阳性，补体正常。皮肤弹性较前好转，可提起。门诊定期复诊。2017年12月20日患者复诊时皮损基本痊愈，弹性可，已停用激素，继续间断于门诊中药巩固治疗。

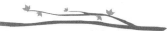

[按语]　四物汤出自《仙授理伤续断秘方》,主治营血虚滞证,有补气调血之功效。本案患者诊断为硬皮病,以硬斑为主要皮损,将其归为进展期,病机为气血亏虚,寒凝血瘀,阻滞脉络,肌肤失养,故治疗上予四物汤合当归补血汤、阳和汤加减。血虚生风,故加防风、威灵仙祛风通络。二诊时患者局部皮损及全身症状均改善,故加生地黄、茯苓以益气健脾,养阴生津,加海螵蛸制酸。症状明显改善后,后期仍在此方基础上加减,效果显著。

来源:丁木云,黄咏菁,李红毅,等.国医大师禤国维教授分期论治硬皮病经验[J].中医药导报,2019,25(1):30-34.

3. 九味羌活汤合桃红四物汤治验

李某,女,31岁,1997年5月26日初诊。

病史:全身皮肤变黑、四肢关节疼痛1年,全身皮肤变硬5个月。患者于1997年5月经皮肤活检病理切片等有关检查,确诊为系统性硬皮病。刻诊:全身皮肤发硬、紧绷感,广泛性色素沉着,皮肤干燥无汗,四肢关节痛,屈伸不利,膝软无力,神疲,脱发,口干苦,饮食、睡眠、二便正常,舌淡红,苔薄白,脉细。患病前半年曾吸产一子,产后身体较弱。既往史无特殊,心肺肾功能正常。辅助检查:肝功能中 ALT 67 U/L、AST 50 U/L、GGT 65 U/L,3 项转氨酶指标均高于正常。西医诊断为系统性硬皮病,中医诊断为皮痹。此为产后气血亏虚、卫外不固、风寒湿邪外袭之证,当以散寒除湿、通络行痹、养血活血为治,方以九味羌活汤合桃红四物汤加减。

方药:羌活 12 g、防风 12 g、苍术 15 g、川芎 12 g、细辛 3 g、白芷 12 g、生地黄 15 g、炒黄芩 12 g、桃仁 10 g、红花 10 g、当归 15 g、赤芍 12 g、甘草 3 g。15 剂,水煎服,每日1 剂,早晚分服。

二诊:连服 15 剂后,病情有所好转,守方再继续治疗将近 2 个月。四肢关节痛除,活动灵活;皮肤变软,紧绷感消除,色素沉着减少变浅;精神转佳,脱发减少,肝功能复查正常。嘱其继续服药调治,以巩固疗效。

[按语]　九味羌活汤出自《此事难知》,主治外感风寒湿邪,内有蕴热证,有发汗祛湿,兼清里热之功效。桃红四物汤出自《医垒元戎》,主治血虚兼血瘀证,有养血活血之功效。患者由产后气血亏虚,卫外不固,腠理不密,风寒湿邪乘虚外袭,凝于肤腠,气血痹阻所致。故方药选用九味羌活汤合桃红四物汤。方中羌活辛苦性温,散表寒,祛风湿,利关节,止痹痛,为治太阳风寒湿邪在表之要药,故为君药。防风辛甘性温,为风药中之润剂,祛风除湿,散寒止痛;苍术辛苦而温,功可发汗祛湿,为祛太阴寒湿的主要药物。两药相合,协助羌活祛风散寒,除湿止痛,是为臣药。细辛、白芷、川芎祛风散寒,宣痹止痛;生地、黄芩清泄里热,并防诸辛温燥烈之品伤津,以上五药俱为佐药。甘草调和诸药为使。配合四物汤养血,加以桃仁、红花活血化瘀,增化瘀之功。后门诊规律复诊诸症好转,肝功能指标亦恢复正常。

来源:曹惠芬,林丽,孟如.孟如教授治疗硬皮病经验[J].云南中医学院学报,1998(1):53-54.

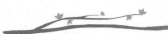

（二）脾气亏虚证

补中益气汤治验。

何某,女,34岁,2015年3月23日初诊。

病史:双上肢、颜面皮肤有僵硬、紧绷感8年余。2016—2017年规律服用醋酸泼尼松,每次7.5 mg,每天1次;甲氨蝶呤,每次10 mg,每周1次。刻诊:双上肢、颜面皮肤僵硬、紧绷感,伴乏力、双手雷诺现象、怕冷,轻微咳嗽,少量黄痰,胃纳一般,二便调。查体:面具脸,硬指,双上肢、颜面皮肤僵硬,不能提捏,言语低微,舌淡白,苔薄白,脉沉细。辅助检查:改良Rodan皮肤评分(MRSS)15分。胸部X射线片示双下肺肺间质纤维化。西医诊断为硬皮病,中医诊断为皮痹。此为脾气亏虚、气血不足之证,当以健脾益气、温阳散寒为治,方以补中益气汤加减。

方药:党参20 g、当归10 g、柴胡10 g、炙甘草10 g、鹿角霜10 g、地骨皮10 g、桑白皮10 g、陈皮5 g、黄芪30 g、升麻6 g。30剂,水煎服,日1剂,早晚分服。

二诊:服药1个月后,乏力较前改善,余症状同前。遵循效不更方原则,继续本方治疗。

三诊:2015年12月21日。诉皮肤僵硬感较前减轻,但近日寒冷,双手雷诺现象明显。舌淡红,苔薄白,脉沉细无力。于此方基础上,去地骨皮、桑白皮,将鹿角霜换为鹿角胶5 g,加淫羊藿10 g。30剂,水煎服,日1剂,早晚分服。

四诊:2016年4月11日。诉1周前感冒,诊时仍有少量咳嗽咳痰,疾行则气促,上至2楼需休息。于补中益气汤原方基础上,加桔梗15 g、炙麻黄10 g,将鹿角胶改为鹿角霜10 g,淫羊藿改为巴戟天10 g。

服药1年后,颜面、双上肢、手指皮肤僵硬改善,复查改良Rodan皮肤评分(MRSS)由15分降至10分。复查X射线片显示双下肺间质纤维化无明显进展。

[按语] 补中益气汤出自《内外伤辨惑论》,主治脾胃气虚证、气虚下陷证、气虚发热证,有补中益气、升阳举陷之功效。此患者于陈纪藩教授门诊规律随诊3年余。硬皮病诊断明确,随诊3年期间,主方均为补中益气汤,每次根据不同的症状,再予以调整,体现了《金匮要略》中"审因论治"的原则。双上肢、颜面皮肤僵硬、紧绷感,双手雷诺现象,怕冷,言语低微,舌淡白、苔薄白,脉沉细,为一派阳虚寒凝之征,病变脏腑与肺脾相关,病机当为里虚寒证,故治以健脾益气、温阳散寒,方选补中益气汤,加鹿角霜温阳散寒,加地骨皮、桑白皮清泄肺热。三诊时,因天气寒冷,诱发双手雷诺现象加重,舌淡红、苔薄白,脉沉细无力为阳虚之象。当天气寒冷时,因寒主收引,双手又为诸阳之末,此时寒凝血瘀,故双手雷诺现象加重,治疗将鹿角霜改为鹿角胶,并加用淫羊藿增强温阳之力。四诊时外感后诱发咳嗽气促,加桔梗、炙麻黄宣肺平喘、化痰止咳,考虑鹿角胶、淫羊藿长期用药太过温燥、滋腻,故换为鹿角霜、巴戟天。患者随诊3年,均用补中益气汤加味,体现了中医"效不更方"的原则。陈教授认为,风湿免疫病为慢性病,如同西医之免疫抑制剂需长期服用,辨证准确的中医方剂亦应长期服用,不做大的调整,但可根据患者症状的变化做局部的微调。

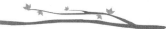

来源:刘丽娟.陈纪藩治疗系统性硬化症经验介绍[J].新中医,2018,50(8):230-231.

(三)脾肾阳虚兼寒湿痹阻证

1.金匮肾气丸治验

曲某,女,41岁,2009年2月21日初诊。

病史:双手不能紧握,面部及双上肢皮肤变硬2年。自述2年前,先出现四肢发凉,双手不能紧握,继而面部及双上肢远端皮肤肿胀变硬,有时感到呼吸不畅。曾在某医院诊断为硬皮病,经激素治疗有所缓解,但停用激素后又复发,求中医诊治。刻诊:面部弥漫性色素沉着,缺乏表情,唇周可见放射状沟纹,呼吸及吞咽无明显障碍。双手关节肿痛、僵硬,上肢肘关节以下皮肤大部分硬化;畏寒肢冷,气短乏力,腹胀纳呆;舌质淡胖有齿痕,苔薄白,脉沉细。西医诊断为硬皮病,中医诊断为皮痹。此为脾肾阳虚之证,当以温补脾肾、通经活络为治,方以金匮肾气丸合阳和汤加减。

方药:熟附子10 g(先煎)、桂枝10 g、熟地黄20 g、山萸肉10 g、山药20 g、泽泻10 g、茯苓10 g、鹿角胶10 g(烊化)、白芥子3 g、炮姜炭2 g、黄芪20 g、鸡血藤10 g、生甘草5 g。21剂,水煎服,日1剂,早晚分服。

二诊:上方用21剂,四肢见温,雷诺现象减轻,皮损有变软迹象。上方继续口服。28剂,水煎服,日1剂,早晚分服。

三诊:上方又用28剂,雷诺现象消除,无畏寒及腹胀纳呆症状,"假面具脸"明显改善,笑时皱纹增多。上方去熟附子、熟地黄,加白术10 g、当归10 g,继续口服。60剂,水煎服,日1剂,早晚分服。

四诊:上方又用2个月,皮损明显好转,手足不凉,食欲增加,二便通调。上方继续口服,巩固疗效。

[按语]　金匮肾气丸出自《金匮要略》,又名肾气丸、崔氏八味丸,主治肾阳气不足证,具有补肾助阳、化生肾气之功效。本例为脾肾阳虚型硬皮病,中药治疗能缓解症状和减轻病情。熟附子上助心阳,中温脾阳,下补肾阳,有峻补元阳,益火消阴之功;桂枝助卫实表,温通经脉,助阳化气;熟地黄补血养阴,填精益髓,为养血补肾阴之要药;山萸肉补益肝肾;山药补脾益气,滋养肾阴;泽泻利水消肿,渗湿泄热;茯苓利水消肿,健脾渗湿;鹿角胶甘咸性温,补肝肾,益精血,用于肾阳不足,精血亏虚;白芥子辛温,利气机,通经络,化寒痰,消肿散结;炮姜炭善走血分,长于温经;黄芪健脾补中;鸡血藤行血补血,舒筋活络;炙甘草调和诸药。全方共奏温补脾肾、通经活络之功。

来源:周宝宽.硬皮病证治[J].四川中医,2011,29(10):30-32.

2.阳和汤治验

患者,男,8岁,2017年7月6日初诊。

病史:全身多处皮肤发紧6年余。2012年3月至医院就诊,完善抗可溶性核抗原抗体11项、抗核抗体、免疫6项检查,均未见异常,皮肤组织病理活检提示"硬皮病",予泼尼松、烟酰胺及脾氨肽口服等治疗,疗效一般。患者及家属为求中医药治疗,遂来院就

诊。刻诊:前额、左眼睑、左鼻、后背、前胸、右手局部皮肤自觉发紧感,前额部、右面颊萎缩凹陷,脸颊不对称,背部片状白色萎缩斑。患儿易汗出,怕冷,无口干口苦,纳差,眠可,二便调,舌淡红,苔薄白,脉沉细。西医诊断为局限性硬皮病(多发),中医诊断为皮痹。此为脾肾阳虚、寒瘀阻络之证,当以温补脾肾、散寒通络、活血化瘀为治,方以阳和汤合四物汤、当归补血汤加减。

方药:黄芪20 g、熟地黄10 g、蕤仁肉15 g、丹参10 g(后下)、玄参10 g、炙麻黄2 g、甘草5 g、鸡血藤15 g、积雪草15 g、薄盖灵芝15 g、白芍10 g、北沙参20 g、芡实20 g、鹿角胶5 g(烊化)、菟丝子10 g。28剂,水煎服,日1剂,早晚分服。另口服滋阴狼疮胶囊(院内制剂)、金水宝胶囊、开胃健脾饮(院内制剂),外擦金粟兰酊(院内制剂)。

二诊:2017年8月3日。皮肤情况稳定,大便黏,余同前。守方,去玄参、菟丝子,加黄芥子5 g、布渣叶15 g,黄芪加量至30 g。14剂,水煎服,日1剂,早晚分服。

三诊:2017年8月17日。面额部皮疹改善,汗出及怕冷改善,纳差,眠可,二便调。守方,易布渣叶为鸡内金10 g。21剂,水煎服,日1剂,早晚分服。随后患者定期复诊,处方在前方基础上随症加减,黄芪用量逐渐加至60 g,根据情况合用五指毛桃,用量15~30 g。

2018年7月26日,运动后右侧颜面部可出现潮红,胸腹部肌肉较前有弹性。

2019年2月28日,右侧面颊部有毳毛长出,胸部肌肉较前丰满、有弹性,背部白斑较前红润。

2019年7月17日,前额部凹陷较前丰满,躯干部位皮肤弹性良好,背部白斑颜色逐渐红润。病情稳定,定期至门诊随诊。

[按语] 阳和汤出自《外科证治全生集》,主治阴疽,有温阳补血、散寒通滞之功效。本案患者诊断为局限性硬皮病(多发),以皮肤、肌肉萎缩为主要特征。四诊合参,辨为脾肾阳虚、寒瘀阻络,治以温补脾肾、散寒通络、活血化瘀,方选阳和汤、四物汤、当归补血汤加减,配合滋阴狼疮胶囊以益阴助阳。北沙参,可养阴生津、补益肺胃,现代研究表明其有调节机体免疫、抗炎及抗纤维化等多方面功能,禤国维教授常用之治疗免疫性皮肤病。二诊患儿皮肤情况稳定,大便黏腻,去菟丝子、玄参,加布渣叶以祛湿消滞。布渣叶是岭南特色药材之一,禤教授常用之治疗中焦湿热证。加黄芥子以通络化痰。三诊患儿纳差,大便调,易布渣叶为鸡内金以开胃健脾。经治疗,患儿皮肤情况改善,后期在此方基础上加减,疗效显著。

来源:丁木云,黄咏菁,李红毅,等.国医大师禤国维教授分期论治硬皮病经验[J].中医药导报,2019,25(1):30-34.

3.当归四逆汤治验

患者,女,42岁,2013年3月6日初诊。

病史:左肩背及上肢皮肤硬化斑片11年。患者于11年前发现左肩背及上肢皮肤相继出现大片硬化斑片,经多家医院确诊为"硬皮病",但屡治乏效。刻诊:左侧肩背至手腕处皮肤暗褐色硬化斑片,呈带状分布,其上汗毛脱落,有蜡样光泽,触之坚厚如革,不易捏

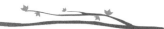

起,伴见形寒肢冷,食少便溏。舌质淡暗,边有齿痕,舌苔白厚,脉沉细。辅助检查:上消化道造影示食管蠕动减慢,排空能力降低。西医诊断为硬皮病,中医诊断为皮痹。此为脾肾阳虚、寒湿阻络之证,当以温补脾肾、活血通络为治,方以当归四逆汤合桃红四物汤加减。

方药:当归10 g、桂枝20 g、白芍20 g、通草6 g、细辛3 g、黄芪30 g、党参20 g、桃仁10 g、红花10 g、川芎9 g、熟地黄20 g、黑附子10 g、蜈蚣2条、乌梢蛇10 g、䗪虫6 g、守宫8 g。7剂,水煎服,日1剂,早晚分服。外用软皮热敷散局部热敷。

二诊:2014年3月7日,上方进退治疗1年,原皮损处除留有淡褐色色素沉着外,与正常皮肤无异。上消化道造影未见异常。病属临床治愈,遂改服软皮丸(院内制剂)巩固疗效,并嘱忌食生冷,注意保暖。

[按语] 当归四逆汤出自《伤寒论》,主治血虚寒厥证,有温经散寒、养血通脉之功效。本案由阳气不足,寒湿外犯,闭阻肤络,致气血瘀滞,并循经内客食管,渐损脾阳,故有食少便溏及舌脉诸症。方中桂枝、附子、细辛温化寒湿,通经活络;党参、黄芪益气达邪,并推血助行;桃红四物汤养血活血,散瘀通络;诸虫类药性善走窜,搜经通络,无微不至。据韩世荣教授经验,守宫一药最善上达食管而活络散结,实为治疗食管痹症之要药。软皮热敷散外用,药力直达病所,以增温通之功。诸药内外合用,标本兼治,集蠲痹通络诸法为一方,使气血调畅,肌肤得养而诸症自愈。

来源:李宁,李美红,韩世荣.韩世荣应用通络法治疗硬皮病经验[J].中华中医药杂志,2017,32(10):4500-4502.

4. 附子汤治验

严某,女,20岁,2007年5月11日初诊。

病史:自诉3年前手脚发凉,双下肢皮肤开始出现色泽晦暗,弹性减退,皱纹消失,皮肤变硬,不能捏起。后逐渐向上蔓延,腰部亦出现此症状。在某医院诊断为局限性结缔组织综合征(硬皮病),治疗效果不显,慕名求诊于成肇仁教授。刻诊:双下肢硬化疼痛,伴畏寒便溏,多汗乏力,舌质淡红苔薄白,脉沉细。西医诊断为硬皮病,中医诊断为皮痹。此为脾肾阳虚,复感风寒湿邪,致气血凝滞、痹塞不通之证,当以温阳散寒、养血通脉为治,方以附子汤合当归四逆汤、独活寄生汤加减。

方药:黑附片10 g(先煎)、赤白芍各10 g、白术12 g、桂枝10 g、当归12 g、细辛3 g、独活12 g、桑寄生15 g、炒杜仲12 g、怀牛膝12 g、防风10 g、威灵仙30 g、炙甘草6 g。14剂,水煎服,日1剂,早晚分服。

二诊:服药14剂,诉硬化皮肤变软,畏寒减轻,舌脉同上。守上方黑附片增至15 g,加党参15 g、生薏苡仁30 g,28剂,水煎服,日1剂,早晚分服。

三诊:1个月后复诊,诉仅左下肢外侧皮肤弹性较差,其他部位已恢复正常,但仍有手足发凉,喜温食,大便溏,舌脉同上。仍守上方加补骨脂15 g、淫羊藿15 g、仙茅15 g、鸡血藤30 g、地龙15 g、红花10 g。28剂,水煎服,日1剂,早晚分服。

四诊:2个月后复诊,诉多年痼疾已痊愈。

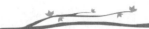

[按语]　附子汤出自《伤寒论》,主治阳虚寒湿内盛之痹证,有温经助阳、祛寒化湿之功效。此案患者素体阳虚,又病程日久,更伤其阳,肾阳虚则阴寒内生,寒湿不化,浸渍于肌肉骨节,血凝气滞,不通则痛;四肢为诸阳之本,阳虚不能温煦四肢,故手足发凉;喜温食、大便溏、舌质淡红、苔薄白、脉沉细均为阳虚之象,故用附子汤。正如《伤寒论》305 条所言:"少阴病,身体痛,手足寒,骨节痛,脉沉者,附子汤主之。"宋·吴彦夔在《传信适用方》中记述的"人发寒热不止,经数日后四肢坚如石,以物击似钟磬,日渐瘦恶",也颇似该病,故成肇仁教授把其归入"皮痹"范畴。又《诸病源候论》云:"痹者……其状肌肉顽厚……由血气虚则受风湿而成此病,日久不愈,入于经络,搏于阳经,亦变全身手足不随。"故亦配独活寄生汤加减以祛风湿、止痹痛、益肝肾、补气血。《伤寒论》351 条言:"手足厥寒,脉细欲绝者,当归四逆汤主之。"故又合当归四逆汤,养血通脉,温经散寒。诸药合用,使阳气复,客寒除,经络通畅而病愈。

来源:丁秀芳,成肇仁.成肇仁教授治顽疾验案 2 则[J].国医论坛,2008(4):11.

5.四物汤合二仙汤治验

刘某,女,22 岁,2001 年 5 月 3 日初诊。

病史:四肢关节肿胀疼痛 4 年。患者于 4 年前不明原因出现四肢关节肿胀疼痛,伴全身不适,时去多家医院就诊,检查红细胞沉降率升高、类风湿因子阴性(偶有阳性报告),曾按"类风湿关节炎"治疗,仍时轻时重未见明显好转。近半年以来出现面部和四肢水肿加重,肤色苍白,按之无凹陷,之后皮肤逐渐变硬、干燥、颜色加深,后渐至皮肤不能用指捏起,口、眼开合受限。曾去上级医院诊疗,诊断为"硬皮病",并住院治疗 1 月余,效果不明显。现因家庭困难来院要求门诊中医治疗。刻诊:四肢关节肿大变形、疼痛,夜间疼痛加重,面部及双上肢皮肤硬化,感觉异常,口、眼开合受限,手指、足趾屈伸不自如,倦怠神疲,腰膝酸软,饮食差,四肢肌肤不温和,二便通畅,舌质淡,苔白,脉沉细。辅助检查:红细胞沉降率 40 mm/h,ASO<500 IU/mL,类风湿因子阴性。西医诊断为硬皮病,中医诊断为皮痹。此为脾肾阳虚、寒凝气滞、气血亏虚之证,当以补肾健脾、温经通阳、益气活血补血为治,方以四物汤合二仙汤加减。

方药:熟地 12 g、当归 10 g、川芎 9 g、白芍 12 g、仙茅 12 g、仙灵脾 12 g、黄芪 30 g、白术 10 g、土鳖虫 6 g、蜈蚣 2 条、木瓜 15 g、鸡血藤 30 g、甘草 10 g。12 剂,水煎服,每日 1 剂,早晚分服。

二诊:上方服 12 剂后,患者精神较前好转,四肢关节疼痛减轻,活动较前灵活,饮食仍较差,仍乏力。上方加砂仁 10 g。14 剂,水煎服,日 1 剂,早晚分服。

三诊:10 余剂后饮食好转,体力有所恢复,仍四肢发凉并时有疼痛。上方加制川乌 10 g,继服。服用过程中疼痛逐渐消失,关节活动明显改善,患处皮肤较前松弛,肤色逐渐接近正常,口、眼开合自如。28 剂,水煎服,日 1 剂,早晚分服。继服 1 个月后停药,随访至今未再复发。

[按语]　四物汤出自《仙授理伤续断秘方》,主治营血虚滞证,有补气调血之功效。中医学认为本例患者属"痹证"范畴,证由脾肾阳虚,气血亏虚,卫外不固,风寒之邪乘虚

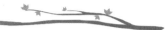

外侵,气滞血瘀而痹阻不通。脾主肌肉,主运化水谷精微,以营养肌肉与四肢,营卫之气生于脾胃,若脾虚运化功能失职,营卫不足,卫外不固,腠理不密则易感邪而得病;气血瘀滞,肌肉、四肢不得濡养,则肌肉萎缩不用,四肢活动不利。肾藏精、主骨生髓,肾虚日久则大肉消脱,精神衰败。故治疗宜以补肾健脾、益气活血养血、温经通阳为主。方中以四物汤补血活血。二仙汤温肾壮阳、祛寒除湿,黄芪、白术益气健脾;土鳖虫、蜈蚣活血祛瘀通络;木瓜舒筋活络;鸡血藤补血行血、舒筋活络;甘草健脾并调和诸药,使气血充和、阴阳平衡、经络顺畅而奏其功。

来源:徐凤亮.四物汤二仙汤加味治疗硬皮病例析[J].实用中医内科杂志,2002(4):223.

(四)脾肾阳虚兼瘀血阻滞证

1. 麻黄补阳还五汤治验

沈某,女,47岁,2016年5月14日初诊。

病史:全身皮肤硬化3月余。既往气少懒言,纳欠佳,饭后腹胀难以消化,时有潮热,寐差易醒,大便黏腻难解。自述现在常有手指关节、腰腿疼痛,手指遇冷水发白、发紫。刻诊:患者形体瘦弱,面色蜡黄,表情僵硬。硬化以手背及前臂皮肤较重,颜色暗红,下肢腹部也有累及。查其舌质淡红,舌下络脉青紫,苔白腻,舌体胖大边有齿痕,脉沉缓。辅助检查:CT检查未见肺部明显异常。肾脏B超未见肾脏缩小。血常规:白细胞$3.7×10^9$/L,红细胞$3.32×10^{12}$/L,血红蛋白97 g/L,血小板计数$142×10^9$/L。尿常规:尿蛋白(±)。红细胞沉降率64 mm/h。肾小管功能类:$β_2$微球蛋白311.8 μg/L。抗核抗体(ANA)为1:1 000,抗着丝点抗体阳性,抗Scl-70抗体阳性。免疫五项:免疫球蛋白G(IgG)27.9 g/L,免疫球蛋白A(IgA)4.34 g/L。西医诊断为硬皮病,中医诊断为皮痹。此为脾肾阳虚、瘀血阻滞之证,当以补肾健脾、活血化瘀为治,方以麻黄补阳还五汤加减。

方药:炙麻黄5 g、桂枝30 g、黄芪30 g、炒白芍30 g、积雪草30 g、苦杏仁10 g、炙甘草10 g、当归10 g、地龙10 g、肉苁蓉10 g、丹参15 g、茯苓15 g、赤芍9 g、炮附子9 g、肉桂2 g、香附6 g、路路通12 g。14剂,水煎服,日1剂,早晚分服。

二诊:2016年5月28日。患者腰酸、关节疼痛等症状减轻,纳尚可,二便调,夜寐欠安,舌略红,苔仍白腻,脉缓。原方基础上加酸枣仁10 g。14剂,水煎服,日1剂,早晚分服。

三诊:2016年6月11日。潮热减轻,夜寐转佳。效不更方,原方再予14剂以巩固治疗。

后持续治疗至12月,因患者病证不变,所以药方主体不变,根据小症状做出微调。经半年治疗,手、面部皮肤硬化已有明显好转。

[按语] 补阳还五汤出自《医林改错》,主治气虚血瘀之中风,有补气活血通络之功效。高教授认为此病属寒湿痹阻,正气虚衰,损伤脾肾。寒湿邪气痹阻营卫,气血不通,不通则痛,是为手指、膝关节冷痛。风湿内侵脏腑,损伤脾肾之阳。上腹部饱胀,因脾失健运,饮食停滞于胃,不能吸收水谷精微。腰酸肢软,时有腹泻,尺脉沉缓,乃是相火不

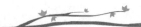

足,腐熟无权,阳气不得温煦四肢所致。脾为后天之本,肾为先天之本,脾阳有赖于肾阳温煦,火生土也,故治宜温补脾肾。久病入络,多虚多瘀,舌质虽淡红但舌下络脉青紫,故在祛风除湿、宣痹、补益脾肾的同时,不忘活血通络之法。患者素来脾气虚弱,故而形体瘦弱、气少懒言,肝血不足故而虚热烦扰、夜寐欠安,又被邪气困扰,郁久成疾。治法为补肾健脾佐以活血化瘀,故方药选用麻黄补阳还五汤加减。方中麻黄散寒湿而宣阳通痹,苦杏仁宣降肺气,桂枝调和营卫、温通经脉,黄芪益气养血,茯苓健脾祛湿,地龙、丹参活血化瘀,赤芍、白芍养阴化瘀止痛,佐以附子、肉桂温经助阳于里,微升少火,香附行气止痛,肉苁蓉补肾,路路通通经利水除湿热痹痛。

来源:汪天宇,骆阳阳,鲁科达.高祥福运用麻黄补阳还五汤治疗硬皮病经验介绍[J].新中医,2017,49(7):161-163.

2.阳和汤合桃红四物汤治验

孙某,女,52岁,2016年2月17日初诊。

病史:左侧额顶部疼痛、瘙痒伴毛发脱落2年余,加重1个月。患者1年前无明显诱因出现左侧额顶部疼痛、瘙痒,并有"刀切样"毛发脱落,当时未予重视,后逐渐加重,多次于当地医院就诊,因诊断不明确,予止痛药、外用药等对症治疗,疗效不佳。现疼痛加重,为求进一步治疗遂来就诊。诊见:左侧额顶部疼痛、瘙痒,伴毛发脱落,左侧额部皮肤发紧,恶风怕冷,无发热、头痛,无咳嗽、咳痰,无大小关节疼痛,夜寐一般,胃纳可,大便干,小便可。查体:左侧额顶部有长约4 cm淡黄色条形斑,伴局部毛发脱落,边有水疱,压痛(+),前左侧额部皮肤发硬,轻度萎缩。舌暗红、苔白腻,脉滑。辅助检查:风湿病相关检查均无异常。西医诊断为局限性硬皮病,中医诊断为皮痹。此为脾肾阳虚、痰瘀痹阻之证,当以温阳化痰、活血通络,佐以清热燥湿解毒为治,方以阳和汤合桃红四物汤加减。

方药:鳖甲30 g(先煎)、生黄芪30 g、茯苓15 g、白术15 g、川芎10 g、鬼箭羽10 g、当归10 g、莪术10 g、桔梗10 g、陈皮10 g、姜半夏10 g、黄柏10 g、白鲜皮10 g、枳实10 g,白芥子6 g、胆南星6 g、穿山甲6 g(先煎)。14剂,水煎服,日1剂,早晚分服。外用处方:黄柏10 g、儿茶10 g、蒲公英10 g、黄芩10 g、生大黄6 g、白及6 g、白芷6 g、血竭3 g。用法:取3剂共制成极细粉末后加适量麻油调成糊状于患处外用,每天1次。

二诊:2016年6月28日。因患者为外地人,未及时复诊,但见中药有效一直续方用药,现左侧额顶部头皮斑块范围明显缩小,脱发情况改善,水疱已消失,瘙痒症状已无,偶有局限性头皮疼痛,口干,自觉口中黏腻感,外阴潮湿,失眠多梦。前方内服方基础上减枳实、白鲜皮、莪术,加远志10 g、车前子10 g(包煎),黄柏改为15 g。14剂,水煎服,日1剂,早晚分服。由于头皮局部瘙痒、水疱症状已痊愈,故外用方未再继续用。

三诊:2016年7月26日。患者头皮疼痛消失,皮肤逐渐软化恢复弹性,失眠症状改善,口干、口黏、外阴潮湿症状消失。为进一步巩固治疗及稳定病情,于上方基础上减胆南星、姜半夏、穿山甲,加葛根30 g、白芍30 g、玄参15 g。28剂,水煎服,日1剂,早晚分服。随诊至2017年8月20日,病情未复发。

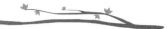

[按语] 阳和汤出自《外科证治全生集》，主治阴疽，有温阳补血、散寒通滞之功效。本例患者属于线状型局限性硬皮病，常可发于额顶部，局部皮肤出现条状硬斑，局部皮肤变薄伴毛发脱落，形状如刀砍后留有痕迹，故也称"刀砍型硬皮病"。中医四诊合参，分期制宜，因患者皮肤初诊时已经开始出现硬化，故分期为硬皮病中期即硬化期，辨证以脾肾阳虚为本，以痰瘀、湿热为标，此时应进一步分清标本缓急。患者就诊时处疾病加重期，急当治标，应重点祛邪实并兼扶正，故在代表方阳和汤与桃红四物汤基础上，加大祛瘀化痰之力，佐以清热解毒、燥湿行气（但在使用大队辛温之品的后期，应注意固护阴液，故在治疗后期加葛根、玄参等增液益阴），并内外合用，针对局部皮肤瘙痒、疼痛、水疱等症状，采用中药粉末直接外敷病处，药达病所，发挥活血消肿、清热解毒、燥湿生肌之功。综上，祛邪扶正，标本兼顾，虚实异治，内外相合，不失为治疗皮痹之验案。

来源：夏淑洁，王义军，柴小雨，等.胡荫奇治疗局限性硬皮病经验介绍[J].新中医，2018，50（4）：223-226.

3. 补中益气汤合当归四逆汤、阳和汤治验

张某，女，31岁。

病史：患者右腰、胁部暗褐色斑1年余。患者右腰、胁部暗褐色斑，皮肤发亮、发硬、局部凹陷，皮下组织萎缩，约掌大，伴畏寒肢冷，多汗，食管不适，吞咽困难，饮食减少，肢体倦怠，少气懒言，面色㿠白，脉沉细，便溏，尿频，舌淡，苔薄白。西医诊断为硬皮病，中医诊断为皮痹。此为脾肾阳虚、脉络痹阻之证，当以补肾健脾、活血通络为治，方以补中益气汤合当归四逆汤、阳和汤加减。

方药：黄芪40g、党参20g、生白术60g、熟地黄20g、鹿角霜30g、制附子15g、干姜10g、陈皮15g、枳壳15g、升麻10g、柴胡10g、当归15g、川芎10g、郁金15g、鬼箭羽30g、鸡血藤20g、麻黄10g、桂枝15g、白芍15g、通草10g、细辛10g、白芥子10g、炙甘草10g、生姜3片、大枣6枚。7剂，水煎服，日1剂，早晚分服。

二诊：症状缓解，皮肤变软，食管症状消失，尿频减少，便溏，畏寒。上方生白术减为30g。14剂，水煎服，日1剂，早晚分服。

三诊：凹陷处渐平，腰部皮肤接近正常，尿频消失，便溏。14剂，水煎服，日1剂，早晚分服。

四诊：皮肤除褐色外，均正常。上方附子减为5g。14剂，水煎服，日1剂，早晚分服。

2006年3月复诊，见其右胁部皮肤已恢复如正常皮肤。

[按语] 补中益气汤出自《内外伤辨惑论》，主治脾胃气虚证、气虚下陷证、气虚发热证，有补中益气、升阳举陷之功效。患者治以补中益气汤、当归四逆汤、阳和汤加减化裁而来。一诊时患者因脾阳虚、脾气虚弱、清阳不升所出现的食管不适、吞咽困难、饮食减少、肢体倦怠、少气懒言、面色㿠白、脉沉细、便溏等症，针对以上诸症方中重用黄芪补中益气升阳固表，同党参、生白术、陈皮、白芍、甘草共同补气健脾，干姜温中散寒，其中陈皮、枳壳理气和胃，使诸药补而不滞，柴胡、郁金疏肝理气。另外，柴胡为肝经引经药，因为病在胁部，归属肝经，升麻引阳明清气上升，二药是中焦脾阳虚弱引经之要药，以上诸

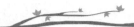

药合用补气温阳,使元气内充,清阳得升,则中焦虚弱诸证自愈。方中针对肾阳虚畏寒肢冷、多汗、脉沉细、便溏、尿频、舌淡、苔薄白等症,用熟地黄滋补肾阴、添精益髓,鹿角霜温肾助阳,寒凝非温通不足以化,方中细辛、制附子、干姜、白芥子、麻黄、桂枝,诸药共奏散寒之功效,麻黄、桂枝辛温达表,宣通经络引阳气开寒结,白芥子驱寒痰湿滞,可达皮里膜外,麻黄、桂枝与生姜大枣合用能使表里气血宣通。二诊时减白术量,因为白术虽为补气健脾之要药,但防其过量伤阴,将其减为30 g。三诊守上方。四诊将附子减为5 g,也是防其辛热太过伤及正气。

来源:檀龙海,李全,王玉玺.王玉玺教授治疗系统性硬皮病验案2例[J].中医药学报,2006(6):39-40.

(五)寒湿痹阻证

1.麻杏苡甘汤治验

胡某,女,46 岁,2019 年 8 月 31 日初诊。

病史:双手手指变硬、变紫20 年。20 年前出现双手发冷肿胀感,皮肤变硬变厚,无明显活动障碍,未正规治疗。四五年前出现双手僵硬,腊肠指,指甲脱落,腕部不可屈伸,手足多发溃疡反复发作,伴四肢酸痛、乏力、干咳。有间质性肺炎病史2 年。刻诊:身体羸弱消瘦,面色萎黄,表情僵硬,额纹消失,牙齿脱落。胃纳一般,夜寐欠佳,小便尚可,大便溏稀。舌苔白腻,舌质暗淡,舌下瘀络青紫,脉沉紧。辅助检查:抗核抗体谱示抗核抗体(ANA)1:80,抗 Scl-70 抗体(+)。西医诊断为硬皮病,中医诊断为皮痹。此为寒湿痹阻之证,当以温阳祛湿、活血通络为治,方以麻杏苡甘汤加减。

方药:炙麻黄3 g、杏仁10 g、生甘草10 g、桂枝10 g、当归10 g、生薏苡仁30 g、炒白芍30 g、川芎15 g、丹参15 g、生地15 g、黄芪15 g、千年健15 g、牛膝15 g、片姜黄15 g、桑枝15 g、路路通12 g。14 剂,水煎服,日 1 剂,早晚分服。嘱患者注意保暖并适当锻炼。

二诊:2019 年 9 月 14 日。双手活动稍有好转,受凉劳累后仍酸痛明显。纳寐一般,大便黏稠,小便无殊,舌苔白腻,舌质暗淡,脉沉而紧。在原方基础上加延胡索15 g、炒苍术15 g。14 剂,水煎服,日 1 剂,早晚分服。

三诊:2019 年 10 月 27 日,腕部活动较前明显好转,可屈伸,胃纳尚可。时至降温,为巩固疗效,故在原方基础上舍去炒苍术,改加制附子6 g。14 剂,水煎服,日 1 剂,早晚分服。后持续治疗,手、面部皮肤硬化好转明显。

[按语] 麻杏苡甘汤出自《伤寒论》,主治风湿在表,湿郁化热证,有发汗解表、祛风除湿之功效。患者素体阳虚,营卫失调,气血不生,寒湿侵犯肌表,致经络不通,气血瘀阻,皮肤失荣而为病。方以麻杏苡甘汤加桂枝温通经脉,助阳化气,加黄芪益气固表,补益肺脾,白芍与当归养血补血,加丹参活血祛瘀,养心安神,川芎、片姜黄、延胡索活血行气止痛;牛膝、千年健、生地强壮筋骨,补益肝肾;路路通、桑枝祛风通络;附子温经助阳,微升少火;麻黄配苍术可发汗、利尿,通调水道,去菀陈莝,使内湿自化。诸药共奏温阳祛湿、通络活血之效。二诊时更增延胡索活血行气止痛之效,患者大便黏稠,又增苍术之燥湿健脾功。三诊时患者腕部活动较前明显好转,可屈伸,胃纳尚可,故可去苍术,更

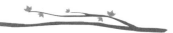

加制附子增散寒止痛之效。

来源：邵迎盈,王晨曲,孙雅雯,等.高祥福运用麻杏苡甘汤治疗系统性硬化症经验[J].浙江中医杂志,2020,55(10):750.

2.桂枝加葛根汤治验

患者,女,53 岁,2015 年 9 月 29 日初诊。

病史：双手麻木僵硬,伴面部发紧肿胀 2 年余。曾在某医院查 ANA 1∶1 250)、抗 U1RNP(+++)、抗 Scl-50 抗体(+),并有肺间质纤维化及雷诺现象,诊断为硬皮病。予以激素治疗,但效果不明显。刻诊：双手硬肿不适,面部肿胀发紧,恶风恶寒,自觉舌发麻,口黏腻,食之无味,全身各肌肉酸胀,汗多,乏力,夜寐一般,大便偏干,小便正常。雷诺现象(+),舌暗红,苔白腻,脉滑。西医诊断为硬皮病,中医诊断为皮痹。此为气虚寒湿阻络之证,当以补气运脾、祛风除湿为治,方以桂枝加葛根汤加减。

方药：桂枝 15 g、白芍 30 g、葛根 30 g、羌胡 15 g、生黄芪 20 g、白术 15 g、丝瓜络 10 g、炒薏苡仁 15 g、路路通 10 g、白芥子 6 g、鬼箭羽 10 g、莪术 10 g、炮山甲 10 g(先下)、桔梗 10 g、甘草 6 g。7 剂,水煎服,日 1 剂,早晚分服。

二诊：2015 年 10 月 19 日,患者诉面部发紧肿胀减轻,舌麻、口黏腻感减轻,食欲改善,全身不适、乏力明显改善,雷诺现象(+),口眼干涩,喉间有痰,易咳色黄,大便正常。于上方加全瓜蒌 30 g、胆南星 10 g、女贞子 15 g,白芍改为 15 g,葛根改为 20 g,黄芪改为 15 g。14 剂,水煎服,日 1 剂,早晚分服。

三诊：2015 年 12 月 1 日,患者诉服上方 2 周后,面部肿胀发紧、口舌麻木症状明显减轻,雷诺现象明显改善,无咳嗽咳痰,近期皮肤皲裂,口干明显。舌红,苔薄白,脉弦细。正值干燥冬季,又祛风温燥之品久服,伤及体内津液,故于上方减胆南星、全瓜蒌、羌活、炒薏苡仁,加当归 15 g、生地黄 20 g、佛手 10 g,白芍改为 30 g。14 剂,水煎服,日 1 剂,早晚分服。

四诊：2015 年 12 月 29 日,患者药后 7 d 皮肤皲裂、口干症状逐渐改善,口面部紧绷感基本不明显,全身恶风怕冷也明显好转,食欲可。随访至今,病情稳定,继续随访续方。

[按语]　桂枝加葛根汤出自《伤寒论》,主治风寒客于太阳经输,营卫不和证,有解肌发表,生津舒筋之功效。本例患者四诊合参,辨证为气虚寒湿阻络证,属皮痹病早期,病位在脾肺。妙用桂枝加葛根汤既可行脾胃之气而升阳,又可调合营卫、柔筋缓急而缓解皮肤肌肉发紧僵硬。再加黄芪、炒薏苡仁、白术以益气固表化湿；羌活、白芥子以祛风除湿,其中白芥子最善祛皮里膜外之痰湿,为治疗皮痹病常用药。因有寒湿为患,最易凝滞气血,故加路路通、丝瓜络、鬼箭羽、莪术等活血通络止痛。另外,在治疗皮痹病时还应注意三点：一是若患者体内痰湿明显时,葛根、芍药量不可过大,避免生津敛阴助湿,桂枝用量可加大以温化寒湿；二是治疗风湿病,温燥辛通之品相对多,易耗伤体内阴液,故应根据临床实际适当加以养血滋阴之品,如当归、生地黄、五味子等；三病变日久,患者易肝气郁滞而进一步加重病情,故可加疏肝理气之品,其中佛手、香橼有理气不伤阴之功,临床上常用。

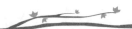

来源:夏淑洁,王义军.胡荫奇运用桂枝加葛根汤辨治风湿病经验[J].时珍国医国药,2017,28(5):1233-1234.

3.蠲痹汤治验

沈某,女,39岁,2009年6月11日初诊。

病史:左肩胛下皮肤变硬2年。自述2年前家人发现其左肩胛下有一块小碗口大小的淡红色水肿性红斑,逐渐变硬,无痒痛。刻诊:左肩胛下可见5 cm×6 cm一块皮损,弥漫性肿胀、坚硬,蜡样光泽,手捏不起,有萎缩现象;舌质淡,苔薄白,脉沉缓。西医诊断为局限性硬皮病,中医诊断为皮痹。此为寒湿阻滞之证,当以温经散寒、养血通络为治,方以蠲痹汤加减。

方药:当归10 g、羌活10 g、姜黄10 g、炙黄芪20 g、白芍10 g、防风10 g、桂枝10 g、阿胶10 g(烊化)、鸡血藤10 g、牛膝10 g、生姜3片、大枣5枚、炙甘草5 g。21剂,水煎服及湿敷外用,日1剂,早晚分服。

二诊:上方用21剂,皮损变软,二便通调。28剂,水煎服及湿敷外用,日1剂,早晚分服。

三诊:上方又用28剂,患处皮肤基本恢复,留有色素沉着。上方去姜黄、桂枝,继续口服,巩固疗效。

[按语] 蠲痹汤出自《医学心悟》,主治风寒湿三气合而为痹,有祛风散寒、除湿通痹之功效。本例为寒湿阻滞型局限性硬皮病,治宜温经散寒、养血通络。当归甘温质润,长于补血,为补血之圣药,又因辛行温通,为活血行气之要药,补血活血,散寒止痛;羌活辛温发散,气味雄烈,有较强的解表散寒、祛风胜湿、止痛之功;姜黄辛散温通,苦泄,既入血分又入气分,外散风寒湿邪,内行气血,通经止痛,尤长于行走于肢臂而除痹痛;防风辛温发散,祛风解表,胜湿止痛;桂枝发汗解肌,温通经脉,助阳化气;黄芪健脾补中,升阳举陷,益卫固表;白芍养血敛阴,柔肝止痛,平抑肝阳;鸡血藤行气补血,舒筋活络,为治疗经脉不畅、络脉不和常用药;阿胶甘平质润,为补血要药;炙甘草调和诸药。全方共奏温经散寒、养血通络之功。二诊时患者皮损变软,继续守上方口服及外用湿敷。三诊时患处皮肤基本恢复,留有色素沉着,去姜黄、桂枝,使药力趋于平和以巩固疗效。

来源:周宝宽.硬皮病证治[J].四川中医,2011,29(10):30-32.

4.补阳还五汤治验

刘某,女,16岁,学生,1997年3月初诊。

病史:患者前额出现钱币大小红斑疹,时感瘙痒,并逐渐向下扩大至鼻炎、左侧面部、耳前和下颌部。斑疹中心略凹陷,患者鼻部变尖,左鼻翼变薄,皮肤色素加深呈灰暗色,弹性差,皮纹消失,呈蜡样光亮,相继左头顶部至枕部皮肤萎缩,色素沉积。刻诊:患者前额、左侧面部、耳前和下颌部出现红斑疹,左鼻翼皮肤呈灰暗色,左头顶部至枕部有皮肤萎缩及色素沉积。辅助检查:ANA 1:80(+),抗Scl-70抗体(+),ESR 27 mm/h。舌质淡暗,苔薄白,脉沉缓。西医诊断为局限性硬皮病,中医诊断为皮痹。此为气虚血瘀、寒湿阻隔之证,当以益气化瘀、温经散寒、除湿化痰、通络启痹为治,方以补阳还五汤

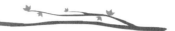

加减。

方药:生黄芪 30 g、当归 15 g、桃仁 10 g、红花 10 g、川芎 10 g、赤芍 15 g、地龙 10 g、生地 30 g、桂枝 10 g、白芥子 10 g、炒槐花 15 g、鬼箭羽 30 g、僵蚕 10 g、云茯苓 10 g。30 剂。另服金龙胶囊 0.5 g,每天 3 次;复方红花酊外擦,每天 2 次。

二诊:药后皮损肤色转淡红、变软。上方加女贞子、山萸肉,继服 1 个月,皮损触及柔软,触捏时已有皮纹出现。查抗核抗体(-),抗 Scl-70 抗体(-),ESR 12 mm/h。加减继服至半年,皮损肤色接近正常肤色,随访至今未见复发。

[按语]　补阳还五汤出自《医林改错》,主治气虚血瘀之中风,有补气活血通络之功效。中医认为硬皮病属"痹症"范畴。《医学传心录》曰:"痹者,犹闭也。风寒湿气浸入肌肤,流注经络,则津液为之不清或变痰饮,或成瘀血,闭塞不通,故作痛走注或麻木不仁"。本病的发病机制是本虚标实。阳气不足,卫外不固,腠理不密;风寒湿之邪伤于血分,致荣卫行涩,经络时疏,造成经络阻遏,气血瘀滞而发病。本方具有补气益元复阳,熄风祛瘀,化浊通络之功效。黄芪有温分肉而固实腠理,补中气而强肌健力,壮脾胃而升清养肌,益正气而抑邪内生。夏教授宗清·王清任所言,元气不足,血液必不能达于血管而致血液瘀阻之理,擅用补阳还五汤,尤推崇黄芪大补元气,以助养血活血。当归、桃红、川芎、赤芍、地龙可补血活血,兼以化瘀,川芎还能引药上行直达病所;白芥子、僵蚕、桂枝温经散寒,除湿化痰,软坚止痛;生地与黄芪配伍,一阴一阳相辅相成。《本经》所言地黄"逐血痹,填骨髓,长肌肉……生者尤良"。槐花、鬼箭羽清热解毒,活血化瘀,通经活络;云茯苓健脾利水。诸药配合,益气养血,活血化瘀,温经散寒,除湿化痰,通络启痹。

来源:时水治.补阳还五汤加味治疗疑难皮肤病举隅[J].北京中医,2002(1):63-64.

5.附子桂枝汤治验

唐某,女,18 岁,2015 年 10 月 13 日初诊。

病史:颜面、颈项、四肢皮肤渐进性紧绷半年余。患者诉 2 个月前于医院就诊,查 ANA 1∶1 000,抗 Scl-70 抗体(+),红细胞沉降率 32 mm/h,C 反应蛋白 19 mg/L。诊断:系统性硬皮病。予醋酸泼尼松片 20 mg 口服,每日一次,以及青霉胺、硝苯地平片治疗。患者及家属考虑患者年纪尚轻,不愿服用激素,服药 1 个月后自行停服醋酸泼尼松、硝苯地平。为求中医药诊治,前来就诊。刻诊:患者颜面、颈项、四肢肘膝关节以下皮肤紧绷,额纹消失,双手指屈伸受限,双手遇冷变青、变紫,四肢关节疼痛,恶寒肢冷,神疲,纳眠可,二便调。舌淡,苔滑,脉沉细。西医诊断为系统性硬皮病,中医诊断为皮痹。此为肾阳衰微、寒湿痹阻之证,当以温阳散寒、除湿止痛为治,方以附子桂枝汤加减。

方药:白附片 30 g、桂枝 20 g、杭芍 15 g、炙麻黄 15 g、防风 15 g、羌活 15 g、独活 15 g、薏苡仁 20 g、桃仁 10 g、红花 10 g、丹参 20 g、葛根 15 g、生姜 10 g、大枣 10 g、甘草 10 g。7 剂,水煎服,日 1 剂,早晚分服。继服青霉胺片,2 粒/次,每天 3 次。

二诊:2015 年 10 月 20 日。患者颜面、四肢皮肤紧绷感明显减轻,怕冷、神疲缓解,关节疼痛减轻。舌淡,苔滑,脉沉细。原方调整白附片为 50 g。10 剂,水煎服,日 1 剂,早晚分服。

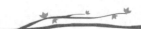

三诊:2015 年 10 月 30 日。患者稍感颈项部皮肤紧绷,皮肤纹理出现,双手皮肤已经能捏起,活动可,偶感双膝关节酸痛,雷诺现象明显好转。口干,牙龈肿痛。舌红,苔薄白,脉弦细。原方基础上去麻黄、防风、薏苡仁,加生地黄、肉桂、怀牛膝,以引火归元,滋阴生津。10 剂,水煎服,日 1 剂,早晚分服。

四诊:2015 年 11 月 17 日。患者诉颜面、四肢皮肤紧绷感渐消,弹性较前明显恢复,精神佳,关节无明显疼痛,雷诺现象较前明显减轻。纳眠可,二便调。舌质淡红,苔薄白,脉细。复查 ANA 1∶100,抗 Scl-70 抗体(+),红细胞沉降率 15 mm/h,C 反应蛋白 7 mg/L。10 剂,水煎服,日 1 剂,早晚分服,以巩固治疗。

[按语] 桂枝附子汤出自《伤寒论》,主治表证未除,阳气虚弱,阴亦不足之证,有扶阳解表之功效。《内经》曰:"正气存内、邪不可干"及"邪之所凑,其气必虚"。可见体虚乃发病之本。肾阳衰微,阴寒内生;阳气不足,卫外不固,寒湿袭表;阳损而寒不得温,湿无以化,顽邪痹阻经络肌肤、关节,乃发为皮痹。附子桂枝汤是吴生元教授在桂枝附子汤的基础上加减化裁而来。初诊方中白附片温阳散寒,除湿止痛,温补脾肾而为君药。桂枝温经通络,助阳化气;杭芍养阴柔肝而止痹痛,共为臣药。炙麻黄辛温散寒、利水消肿;防风、羌活、独活祛风通络而利关节;薏苡仁利湿通络;桃仁、红花、丹参活血通络;葛根舒经通络,使筋脉、肌肤得以舒缓,关节得以通利,共为佐药。生姜、大枣温中散寒,健脾胃;甘草调和诸药而为使药。诸药合用共奏温阳通络、除湿止痛之功。二诊时白附片增为 50 g 以缓解关节疼痛之症。三诊患者诸症缓解,而出现口干、牙龈肿痛,为久病体虚,阴不敛阳,而出现虚阳浮越,于是加生地黄以滋阴,加肉桂、怀牛膝,以引火归元。四诊时诸症缓解,实验室指标均有所好转,守上方以巩固疗效。

来源:朱松柏,彭念,王赛,等.吴洋教授辨治系统性硬化的经验探析[J].云南中医中药杂志,2017,38(5):7-8.

(六)肝肾亏虚证

六味地黄丸治验。

患者,女,24 岁,2018 年 5 月 31 日初诊。

病史:左侧小腿皮肤萎缩伴色素沉着半年余。2018 年 4 月 26 日外院诊断为"硬皮病",并予口服激素治疗。2018 年 5 月 10 日于我院门诊查抗核抗体(+),核仁型,1∶1 000。刻诊:左侧小腿皮肤萎缩伴色素沉着,无疼痛及瘙痒感,左下肢活动可,纳眠一般,二便调。舌暗红,苔薄白,脉沉细。西医诊断为局限性硬皮病,中医诊断为皮痹。此为肝肾亏虚、脉络痹阻之证,当以补益肝肾、化瘀通络为治,方以六味地黄丸加减。

方药:盐山萸肉 15 g、熟地黄 15 g、牡丹皮 15 g、山药 15 g、茯苓 15 g、益母草 15 g、生地黄 15 g、青蒿 10 g(后下)、甘草 5 g、鸡血藤 15 g、玄参 15 g、忍冬藤 15 g、当归 15 g、积雪草 15 g、牛膝 15 g。14 剂,水煎服,日 1 剂,早晚分服。另口服滋阴狼疮胶囊(院内制剂)、迈之灵片,外擦金粟兰酊(院内制剂)、多磺酸黏多糖乳膏。

二诊:2018 年 6 月 28 日。皮肤情况稳定,纳眠改善,余同前。守方,熟地黄及鸡血藤均加量至 20 g,易山药为芡实 20 g。14 剂,水煎服,日 1 剂,早晚分服。

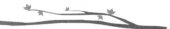

三诊：2018 年 8 月 2 日。左侧小腿皮肤稳定，背部出现淡红色丘疹，伴少许瘙痒。守方，易牡丹皮为丹参 20 g，积雪草加量至 20 g，去益母草，加薄盖灵芝 15 g。28 剂，水煎服，日 1 剂，早晚分服。另予糠酸莫米松乳膏混合消炎止痒霜（院内制剂）外擦，口服依巴斯汀片。

四诊：2018 年 9 月 6 日。背部皮疹消退，左侧小腿皮肤弹性尚可。守方 28 剂。随后患者定期复诊，处方在此方基础上加减。

2019 年 10 月 28 日，左侧小腿皮肤弹性改善，皮肤较前红润，已停用口服激素。抽血提示抗核抗体 1∶1 000，血常规、红细胞沉降率未见异常。此后间断至我院门诊复诊，病情稳定。

［按语］　六味地黄丸出自《小儿药证直诀》，主治肾阴精不足证，有填精滋阴补肾之功效。本案患者诊断为硬皮病，皮肤萎缩，四诊合参，辨证为肝肾亏虚、脉络痹阻，治以补益肝肾、化瘀通络，方选六味地黄丸加减，配合滋阴狼疮胶囊以加强滋阴补肾之功。二诊时病情稳定，熟地黄、鸡血藤加量以加强补血活血之力。易山药为芡实，以加强涩精固肾之功。三诊患者背部出现红色丘疹，伴少许瘙痒，易牡丹皮为丹参以加强清心除烦、活血祛瘀之效。积雪草加量，以加强清热祛湿、解毒消肿之力。四诊患者背部皮疹消退，左侧小腿皮肤情况改善，定期门诊复诊。

来源：官莹玉，李红毅，杜泽敏，等. 禤国维教授从肾论治硬皮病理论溯源及验案探析［J］.中国医药导报，2020，17（30）：169-172.

（七）阳虚寒凝证

1. 当归四逆汤治验

患者，女，30 岁，2018 年 10 月 10 日初诊。

病史：10 年前额部正中皮肤出现局部发硬、光亮，捏而不起，当地医院诊断为硬皮病。自患病以来，伴有手足发凉、怕冷，面色㿠白，疲倦困乏，食欲欠佳，关节冷痛，腰酸膝软，舌淡，苔薄，脉沉细。未见其他不适症状。10 年来患者间断以外涂激素及内服免疫抑制类药物治疗，症状未见明显改善，近 1 年有加重趋势。西医诊断为局限性硬皮病，中医诊断为皮痹。此为阳虚寒凝之证，当以温阳益气通络为治，方以当归四逆汤加减。

方药：当归 10 g、桂枝 10 g、炒白芍 10 g、通草 6 g、细辛 3 g、炙甘草 6 g、附子 10 g（先煎）、刘寄奴 10 g、黄芪 30 g、浮萍 5 g、陈皮 10 g、白芥子 10 g、土鳖虫 8 g、伸筋草 10 g、酒地龙 20 g、蜈蚣 3 条，石斛 15 g、麦冬 15 g。14 剂，水煎服，日 1 剂，早晚分服。外用软皮热敷散（院内制剂），每日 2 次，每次 30 min 热敷。嘱患者注意保暖，清淡饮食。

二诊：2018 年 11 月 1 日。额部正中硬化斑块范围未有进展趋势，病情趋于稳定，乏力疲倦、肢冷症状仍在。改黄芪为 40 g，加干姜 10 g、积雪草 10 g。14 剂，水煎服，日 1 剂，早晚分服。

三诊：2018 年 11 月 16 日。药后症减，为进一步巩固治疗，遵循上法。14 剂，水煎服，日 1 剂，早晚分服。

［按语］　当归四逆汤出自《伤寒论》，主治血虚寒厥证，有温经散寒、养血通脉之功

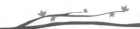

效。本案患者症状体征为腰膝酸软,手足发凉、怕冷,疲倦困乏,纳差,关节冷痛,舌淡,苔薄,脉沉细等,相当于局限性硬皮病硬肿期。韩教授采用当归四逆汤加减治疗,方中当归、芍药和血补血;桂枝善治皮痹发于四肢头面者,与附子、细辛、通草合而除内外之寒湿;浮萍、伸筋草散寒祛风,除湿消肿,舒筋活络;"善补阳者,必于阴中求阳",酌加养阴之品助阴化阳,比如麦冬、石斛;寒湿闭阻,失于温煦鼓舞,导致营血凝滞,络脉瘀阻不通。施以活血化瘀之剂,以疏通脉络,敷布营气,然寻常草木,难显疗效,加虫性走窜之品,搜风透骨,剔除络中瘀滞,配伍土鳖虫、蜈蚣、地龙。由于正虚邪犯,邪气郁阻经脉,可致阴血变生痰瘀,与痹邪胶结,或阻滞脏腑气机,导致病情进一步加重。所以重用黄芪、陈皮健脾益气,推血助运;刘寄奴活血化瘀;白芥子消散脉络凝结之痰浊。软皮热敷散外用,药力直通病所,增强温通之功。诸药内外合用,标本同治,共奏补虚、祛瘀、化痰、散寒、除湿之功。二诊时额部正中硬化斑块范围未有进展趋势,病情已趋于稳定,但乏力疲倦仍在,加大黄芪剂量,增补气升阳、生津养血之效,患者仍诉肢冷症状,加干姜增温中逐寒、回阳通脉之功,亦增积雪草清热利湿、解毒消肿之功。三诊时症状进一步好转,守上方继续巩固治疗。

来源:杨雪圆,闫小宁,蔡宛灵.韩世荣辨证论治皮肤病验案探析[J].环球中医药,2020,13(8):1431-1434.

2.阳和物汤治验

患者,女,46岁,2017年3月2日。

病史:双手、双前臂皮肤变硬3年。患者3年前无明显诱因出现双手遇冷水后皮肤发白,继而变红、变紫,痛麻不适。3 d后又出现双手及双前臂活动不利,皮肤冷感。曾于当地诊断为硬皮病,更医数次,具体用药不详,疗效一般。刻诊:双手及双前臂肿胀,皮肤变硬,前臂皮肤发白,双手颜色紫红,握拳不利,阴雨天加重,劳作后胸闷憋气,并伴有心慌,气短难续,咳嗽无痰,情绪波动后上述症状加重,时有烘热感,自觉发热时,汗出急迫,淋漓如雨,无其他关节肿痛,无发热,无溃疡,无眼干涩,无脱发及面部红斑,无进食呛咳。自发病以来,纳差,眠可,小便清,大便可。体格检查:颜面部皮肤绷紧发亮,皱纹减少,双手及双臂皮肤增厚,手掌、手背及双腕部皮纹消失,毛发稀疏,干脆少泽,皮肤呈蜡样光泽,指间有少许灰褐色色素沉着,双手雷诺现象(+)。双肺中下部存在 Velcro 啰音。舌质淡红,舌苔中厚边薄,脉沉细无力。辅助检查:抗拓扑异构酶抗体(+++),血常规、类风湿因子、抗环瓜氨酸肽抗体及补体未见异常。双肺 CT 示双肺中下部纹理呈毛玻璃样及网格状高密度影,提示双肺间质纤维化。西医诊断为硬皮病、肺间质纤维化,中医诊断为皮痹。此为阳虚寒凝、肝肾阴虚之证,当以温阳散寒、扶助肾阳、滋阴补肾、疏肝解郁为治,方以阳和汤加减。

方药:熟地黄30 g、鹿角胶7 g(烊化)、炮姜6 g、桂枝15 g、生麻黄9 g、炒白芥子12 g、牡丹皮15 g、麸炒山药20 g、茯苓20 g、陈皮15 g、砂仁9 g(后下)、柴胡9 g、香附12 g、桑枝30 g、王不留行20 g、荜澄茄9 g、蜂房9 g、细辛3 g、地骨皮20 g。14 剂,水煎服,日1 剂,早晚分服。西医治疗:①醋酸泼尼松30 mg,每天2 次口服;②每日低流量吸氧6 h;

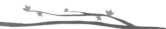

③每日饮水 2 000 mL。嘱患者多休息,调畅情志,节喜怒,注意保暖,虽为春季,不能随意减少衣物,勤按摩局部皮肤。

二诊:2017 年 3 月 15 日。患者自觉服药后,热感自腹部向四肢扩散,双手及双前臂肌肉稍软,皮肤淡红,活动增加,冷感减轻;劳作后,胸闷憋气症状明显缓解,心慌症状偶发,情绪波动较少,烘热感时作,汗出急迫,汗量不减,纳眠可,二便调。舌边尖发红,舌苔略黄,脉弦细数。守上方去桂枝、生麻黄,加鸡血藤 30 g、女贞子 15 g、墨旱莲 15 g、生龙骨 30 g、生牡蛎 30 g,荜澄茄加至 20 g。14 剂,水煎服,日 1 剂,早晚分服。醋酸泼尼松改为 15 mg,每天 1 次口服。无须吸氧。

三诊:2017 年 3 月 28 日。患者极少出现烘热感,汗出亦少,双手及双前臂肌肉变软明显,前臂皮肤红黄,双手皮肤淡红,劳作后,少见胸闷憋气症状。纳眠可,二便调。舌淡红,苔薄白,脉沉。复查血常规、尿常规、红细胞沉降率未见异常。守上方去蜂房、白芥子、生龙骨、生牡蛎,加地龙 12 g(后下)。15 剂,成丸剂,每日服用半剂量丸药。醋酸泼尼松改为 10 mg,每天 1 次口服。

四诊:2017 年 4 月 26 日。患者皮肤肌肉柔软度已接近正常水平,憋喘偶有发作,纳眠可,二便调。守上方去鹿角胶,麸炒白术加至 30 g。14 剂,成丸剂,每日服半剂。未见再次复诊。

[按语]　阳和汤出自《外科证治全生集》,主治阴疽,有温阳补血、散寒通滞之功效。周翠英教授认为,本例患者的主要病机为素体阳虚,感受寒湿之邪,使气血运行凝滞,发为本病,病性为本虚标实。"患者 3 年前无明显诱因出现双手遇冷水后皮肤发白,继而变红、变紫现象,痛麻不适",病发初起之时,先在四肢末节,四肢为诸阳之末,肾阳为一身阴阳之根本。另外,患者四十有六,《素问·阴阳应象大论》云:"人过四十,阴气自半。"阴阳相互维持、相互约束,阴阳在生理状态下不能聚虚聚损,小便清及脉沉细无力俱为佐证。且根据阴阳互根互用理论,周翠英教授在治疗上也兼顾肾阴肾阳相生相济的生理,采用阳和汤之熟地黄滋补肾阴,且防鹿角胶生风动血之弊。"3 d 后又出现双手及双前臂活动不利,皮肤冷感"为寒气渐增之证候,此为肾阳不济,脾阳不足。渐及"双手及双前臂肌肉变硬,前臂皮肤发白,双手颜色紫红,肌肉僵硬,握拳不利",据《内经》中"掌受血而能握,指受血而能摄",血脉运行不利已成,桑枝、桂枝、牡丹皮行于四肢。"阴雨天加重,劳作后胸闷憋气,并伴有心慌,气短难续",肾阳已虚,卫表亦不利,肺肾之气,不能吐纳如常,气不行,则血不运,生麻黄、炒白芥子与桂枝,健卫阳而解表寒。"情绪波动后上述症状加重",患者情绪波动,则全身气机不能循贯如常,故上述症状加重,加柴胡、香附疏肝解郁。"时有烘热感,自觉发热时,汗出急迫,淋漓如雨",与上述阴气自半理论相合,阴阳互根互用,但以肾阳虚损为本,寒湿侵袭为标,以牡丹皮、地骨皮配熟地黄以益阴除蒸,解除烘热。"自发病以来,纳差"不仅因寒邪侵袭所致,肾阳虚,火不暖土,况患者情绪不佳,亦可影响食欲,以炮姜温运脾胃,以茯苓利水通阳,以陈皮、砂仁理气助运,麸炒山药健脾益气,荜澄茄、蜂房除痹。叶天士在《临证指南医案》指出:"经年宿病,病必在络""久病入络,气血不行"。周翠英教授亦认为,瘀血为本病自始至终的主要致病因

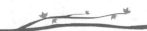

素,因此配伍细辛及王不留行以行郁滞之血,且鹿角胶、炮姜、桂枝、生麻黄、炒白芥子皆有温阳行血之效。全方合用,以补益肾阳为主,兼顾肾阴,驱散肌表之寒湿,透发入里之寒凝,行已滞之血,疏肝解郁而和络,行气开郁而醒脾,气血运行如常,共奏助阳通痹之功。二诊时,因患者素体阴阳俱不足,首次治疗以扶阳为主,难免迫阴外泄,因此,去解表药生麻黄与桂枝,加女贞子、墨旱莲补益肝肾,生龙骨、生牡蛎敛固心神,收摄浮游之火,使火气得以下降以济肾阳。但减少生麻黄与桂枝后,全方行血作用减弱,加用鸡血藤以养血和血通络,荜澄茄和胃祛风湿,把兼顾脾胃及活血化瘀贯彻始终。三诊时,诸症减轻,说明用药与身体内阴阳平衡相合,而且双手及双前臂肌肉已经变软,因此,在去阳药蜂房、白芥子之时,同时减去阴药生龙骨、生牡蛎,阴药应与阳药同减;但是肺部瘀血症状难以祛除,因此,加用地龙活血化瘀、平喘通络。四诊时,鹿角胶为精血之物,不宜久用,否则易于生风动血,迫血妄行,而且症状已经基本消除,故应去除。疾病累及肌肉,故调理应增加补益脾胃药物,配伍麸炒白术健脾益气,助生肌肉,正如"脾健则湿邪可去,气旺则顽麻自除",而血行亦应畅通如故。

来源:张超,李大可.周翠英教授治疗硬皮病经验[J].风湿病与关节炎,2018,7(6):46-48,56.

(八)痰瘀互结证

1.白薇煎合秦艽鳖甲散治验

郑某,女,53岁,2009年9月18日初诊。

病史:皮肤变硬伴雷诺现象4年。患者4年前无明显诱因出现面部两侧肿胀,目胞水肿,双手皮肤增厚变硬。2007年3月经当地医院检查诊断为硬皮病,予环磷酰胺、泼尼松等治疗,效果不佳,后未予以规范化治疗。刻诊:颜面、双手指肿胀僵硬,手足清冷,伴有雷诺现象,但周身怕热易汗,颈部僵硬,舌质黯,苔黄薄腻,脉细。查体:面具面容,鼻唇沟变浅,额纹减少,双手、双小腿皮肤色素沉着,双手活动受限,右下肺呼吸音减低。西医诊断为硬皮病,中医诊断为皮痹。此为痰瘀热结、风湿痹阻、气阴两伤证之证,当以补肾健脾、活血化痰祛瘀、透热蠲痹、益气养阴为治,方以白薇煎合秦艽鳖甲散加减。

方药:炮山甲6 g(先煎)、白薇12 g、泽兰15 g、秦艽10 g、功劳叶10 g、黄芪20 g、生地黄12 g、鸡血藤15 g、天仙藤15 g、汉防己12 g、青风藤15 g、穿山龙15 g、葛根15 g、苏木10 g、鬼箭羽15 g、炙僵蚕10 g、淫羊藿10 g。14剂,水煎服,日1剂,早晚分服。

二诊:2009年10月23日。患者药后面浮、双手肿胀减轻,劳累稍有反复,下肢不肿,吹风后眼皮红赤,畏风,颈部僵痛减轻,舌质黯紫,苔淡黄腻,脉细。守法继进,处方以初诊方加防风10 g。14剂,水煎服,日1剂,早晚分服。

三诊:2009年12月18日。患者药后颜面肿胀较前改善,双手稍肿,肢体困重,头面胸部偶有汗出,舌质黯,苔黄腻,脉细。效不更方,守法继进,处方以初诊方加路路通10 g、片姜黄10 g、威灵仙12 g。21剂,水煎服,日1剂,早晚分服。

后以此法进退调治,患者连服中药半年,颜面、双手、双足肿胀明显消退,雷诺现象较前缓解,手足清冷不著,病情稳定。

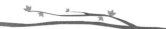

[按语]　秦艽鳖甲散出自《卫生宝鉴》，主治阴亏血虚，风邪传里化热之风劳病，有清热除蒸、滋阴养血之功效。本案患者皮肤变硬伴雷诺现象4年，属硬皮症，因风湿乘袭，客于肌表，湮塞脉络，促使痰瘀内生，复合为患；而病久邪从热化，痰瘀蕴热，气阴两伤，发为本病。国医大师周仲瑛治以化痰祛瘀、透热蠲痹、益气养阴，方选白薇煎合秦艽鳖甲散加减，药用白薇、秦艽、功劳叶散清虚热；以生地黄、鬼箭羽假其清热凉血之功；炙僵蚕、炮山甲化痰消瘀、清宣化热，再加鸡血藤、穿山龙、苏木、葛根活血通络以蠲痹；黄芪甘淡而温，得土之正味、正性，为"补气诸药之最"，入之则奏益气补中之功；淫羊藿重在阳中求阴，合天仙藤、汉防己、青风藤除湿通络。诸药合用，既能滋阴养血以治本，又能化痰祛瘀、退热除蒸以治标，截断扭转，斡旋病势。二诊时面浮、双手肿胀减轻，自觉吹风后眼皮红赤，伴有畏风，故加用防风，炙僵蚕与穿山龙又兼入肺经，防风与之配合，善尽祛风之效。三诊症状较前明显好转，双手偶有肿胀，肢体困重，故加用片姜黄、路路通、威灵仙，随经上下用药，以增强除湿通络之力。由斯而言，周老在治疗过程中谨守病机变化，复合立法，兼顾并治，以获良效。

来源：杨昊倩,周捷,孙鑫,等.国医大师周仲瑛从痰瘀热结辨治系统性硬化症经验撷要[J].浙江中医药大学学报,2024,48（1）:41-45.

2.血府逐瘀汤治验

苏某,女,45岁,2020年12月21日初诊。

病史:双手遇冷变紫伴关节肿痛3年,再发伴气急、胸闷半年。患者3年前无明显诱因出现双手指间关节肿痛,双手遇冷变紫,就诊于当地医院查ESR、RF高于正常值,故考虑为"类风湿关节炎（RA）",予以美洛昔康口服,后症状未见明显缓解,并逐步出现颜面、上肢、手面皮肤的紧绷、变硬,活动受限,当时未予重视,一直以RA治疗。后患者指端之间呈凹陷溃疡,形成瘢痕,并逐渐出现心慌胸闷、活动后气喘,伴有咳嗽、咳痰等症状。2020年5月就诊于某市立医院,查抗核抗体（ANA）滴度1∶100,抗Scl-70抗体（+）,抗CCP抗体（-）,RF 381 IU/mL,ESR 81 mm/h,CRP 24.35 mg/L;心电图示窦性心律不齐;胸片及肺部HRCT示两侧肺间质性炎症,两侧胸腔少量积液;心脏彩超示左房室增大,肺动脉高压（42 mmHg）。当时诊断为"硬皮病合并间质性肺病",予以醋酸泼尼松片20 mg qd口服,1个月后自觉症状稍缓解后便自行停药。此次就诊患者症状较前明显加重,出现四肢、躯干部肢体的肿胀、疼痛、僵硬感,并且气急气促、咳痰咳喘的症状较前明显加重。刻诊:四肢皮肤变硬、部分有色素沉着,四肢末端肿胀疼痛,活动后胸闷、气短,咳嗽气急,面色晦暗,口唇较暗,舌质红有瘀点,脉弦涩。西医诊断为硬皮病、肺间质纤维化,中医诊断为皮痹。此为痰瘀互结证之证,当以祛痰化瘀、宣肺止痛为治,方以血府逐瘀汤加减。

方药:桃仁15 g、红花15 g、鸡血藤20 g、当归15 g、山药20 g、陈皮10 g、炒白术15 g、薏苡仁20 g、积雪草10 g、夏枯草15 g、甘草6 g、陆英10 g、车前草10 g、白鲜皮15 g、桑白皮10 g。14剂,水煎服,日1剂,早晚分服。西医治疗予以甲泼尼龙片4 mg,每天1次口服。此外嘱患者每日将芙蓉膏与消瘀接骨散用黄酒、蜂蜜调匀后外敷肿胀疼痛的关

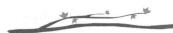

节处。

二诊:2021年1月5日。服药后气急、四肢疼痛僵硬感较前改善,但四肢仍稍肿胀,自诉服药后胃部稍有不适,纳差。故上方去炒夏枯草、车前草,再加以五倍子10 g、香附10 g、枳实10 g。14剂,水煎服,日1剂,早晚分服。

三诊:2021年2月1日。患者诉诸症较前明显改善,四肢关节肿胀、皮肤僵硬较前明显好转,无胸闷、气急,饮食睡眠可。但患者诉平时多有倦怠乏力感,活动后尤甚,偶有口唇干燥。考虑患者处于缓解期,肺气亏虚,故治疗以补益肺气,滋养肺阴,兼祛风湿。

方药:黄芪20 g、太子参15 g、白术10 g、茯苓10 g、麦冬10 g、玉竹10 g、积雪草10 g、地龙10 g、红花10 g、鸡血藤10 g、炙甘草6 g、杏仁10 g。21剂,水煎服,日1剂,早晚分服。

患者不间断服用中药治疗2个月后复查肺部CT示间质性肺病未见进展,甲泼尼龙减至2 mg口服维持治疗。随访至今,患者病情稳定,生活质量良好。

[按语] 血府逐瘀汤出自《医林改错》,主治胸中瘀血证,有活血化瘀、行气止痛之功效。根据患者的临床表现,黄传兵教授首先在诊断疾病的基础上,确定了该患者处于的疾病分期以及证型,判断为急性发作期的痰瘀互结证后,以血府逐瘀汤为基本方,以活血化瘀为主。《本经逢原》中记载"桃仁,为血瘀血闭之专药。苦以泄滞血,甘以生新血",桃仁破血行滞而润燥,红花活血祛瘀以止痛,鸡血藤活血舒筋,当归养血益阴,山药补养脾胃,白术、薏苡仁利水祛湿,陆英祛风利湿,舒筋活血。另在此方基础上应用车前草、白鲜皮、夏枯草等清热药,佐以桑白皮等药物宣肺平喘。诸药合用,共奏祛痰化瘀、宣肺止痛之效。二诊时,症状均有好转,但四肢仍稍肿胀,故去炒夏枯草、车前草,自诉服药后胃部稍有不适、纳差,增五倍子之敛肺降火之效,加香附、枳实以行气。三诊时患者诸症均已好转,倦怠乏力感,偶有口唇干燥。此时患者缓解期,肺气亏虚,方药应以补益肺气,滋养肺阴,兼祛风湿为主。选用黄芪大补元气,补气升阳。《本草再新》曰:"治气虚肺燥,补脾土,消水肿,化痰止渴"。太子参、麦门冬清养肺胃,玉竹生津解渴,地龙、鸡血藤、红花活血通络祛瘀,杏仁降气止咳平喘,炙甘草调和诸药,共奏补气养阴、祛湿散瘀之功。硬皮病治疗过程中应辨证分型,判断患者处于急性期或缓解期,随症变化,加减药物。

来源:程丽丽,黄传兵,汤忠富,等.从肺论治系统性硬化症合并间质性肺病的经验举隅[J].医学信息,2022,35(10):155-158.

第十节 大动脉炎

古代中医典籍中并无大动脉炎病名,后世医家将其归于"无脉症""血痹""脉痹"等范畴。《素问·脉要精微论》言"脉者,血之府也",认为只有脉道通畅,血液才能正常运行至机体的各个部位,使身体得以生长充养,同时血液充足才可鼓动脉道。大动脉炎病

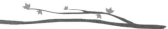

位在气血、经脉,产生病变基础为气血亏虚,血虚为主,加之外邪侵袭,以寒邪为主要因素,故总结其病机为血虚寒凝、脉道阻塞。

(一)血虚寒凝证

1. 当归四逆汤治验

患者,女,65 岁,2017 年 12 月 25 日初诊。

病史:患者于 2004 年无明显诱因逐渐出现四肢冰冷,无疼痛乏力,未予重视。2017 年 11 月出现四肢冰冷加重,先左手明显,后出现双手、双膝、双踝关节冷痛,夜间加重,双上肢血压测不出,予以理疗,疗效不显,遂至陕西某医院就诊。查全身血管彩超示:右侧锁骨下动脉普遍性增厚,致中远段管腔狭窄,测狭窄率为 70% ~ 80%;右侧腋动脉近心段管壁普遍性增厚,致管腔多处狭窄,测较细处狭窄率为 80% ~ 90%;左侧锁骨下动脉管壁普遍性增厚,致管腔内液区不清,可见暗淡回声充填,分布欠均匀;左侧腋动脉近心段管壁普遍性增厚,致管腔多处狭窄,测较细处狭窄率约 90%;双侧颈总动脉管腔壁普遍性增厚,多考虑血管炎性改变。后患者多次于陕西某医院住院治疗,给予激素联合环磷酰胺方案抗炎及抑制免疫药、扩血管药等治疗,病情好转出院。近期由于双上肢乏力加重,遂来就诊。刻下症:双上肢尤以双肘关节乏力严重,四肢疼痛冰冷,面色苍白,四肢末端皮肤粗糙、干裂,口不渴,活动后胸闷气短,纳眠一般,二便尚可,既往无特殊病史,辅助检查同上述血管彩超检查。舌暗淡苔薄白,无脉。西医诊断为大动脉炎,中医诊断为脉痹。此为血虚寒凝之证,当以温经散寒、养血通脉为治。方以当归四逆汤加减。

方药:当归 15 g、桂枝 12 g、白芍 15 g、细辛 9 g、通草 9 g、黄芪 12 g、川芎 9 g、地龙 6 g、炙甘草 9 g、大枣 3 枚。7 剂,水煎服 400 mL,每日 1 剂,激素和环磷酰胺的用药方案续前。以此方加减用药 1 月余,其间激素逐渐减量。1 月余后患者双上肢乏力明显减轻,疼痛感基本消失,仍感四肢发凉,但较前好转。续服此方药 1 个月,后渐觉四肢温暖。此后间断以此方调理,病情平稳。

[按语] 当归四逆汤出自《伤寒论》,大动脉炎属于中医"脉痹"范畴,结合临床辨证论治其病位多在气血、经脉,病机多为血虚寒凝。当归四逆汤标本兼顾、养血通脉、温经散寒,为调理气血、温散寒邪的有效方剂,因此临床常选用当归四逆汤作为主方加减用药治疗大动脉炎。本案患者就诊时四肢冰冷疼痛,口不渴,舌淡苔薄白提示素体阳气虚弱,寒邪凝滞于机体;双上肢乏力严重,面色苍白,四肢末端皮肤粗糙、干裂,活动后胸闷气短,舌淡苔薄白提示患者气血亏虚。气血乃是人体之本,气虚则乏力、气短,血虚则难以濡养机体,致使颜面、四肢末端失养。患者病史 15 年余,四肢疼痛,舌质暗淡,提示久病入络,瘀血阻滞。综合以上临床症状,辨证其病机为血虚寒凝,给予当归四逆汤调理气血、温经散寒、通脉。考虑患者乏力、气短等症状,加用黄芪健脾益气;考虑患者病史较久,四肢疼痛,舌暗淡,加用川芎、地龙活血化瘀。服药后患者不适症状减轻,提示方证相应,病机契合。

来源:夏娟娟,谭颖颖.当归四逆汤治疗大动脉炎理论与临床应用验案举隅[J].亚太传统医药,2024,20(4):119-122.

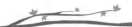

2.当归四逆汤合麻黄附子细辛汤加减

患者,女,41岁,2009年2月15日初诊。

病史:患者双下肢疼痛、发凉1个月余,加重1周。2个月前因大出血在本地医院抢救治疗,行足部输液以后,引起双下肢胀硬、发凉、疼痛,经B超检查诊断为双下肢静脉血栓、炎症。给予抗生素等对症治疗后,症状略缓解,效果不显,愿服中药治疗。现症:双下肢发凉、疼痛,时而麻木,触地、行走困难,纳差。体格检查示双下肢皮温较低,触痛不明显。B超示双下肢静脉血栓、炎症,双侧足背动脉轻度硬化。舌胖暗苔白,脉细弱。西医诊断为血栓性静脉炎,中医诊断为脉痹。此为血虚寒凝、脉络瘀阻之证。当以温经散寒、活血通脉为治,方以当归四逆汤合麻黄附子细辛汤加减。

方药:当归4 g、桂枝5 g、赤芍5 g、桃仁5 g、川芎5 g、地龙4 g、麻黄4 g、细辛4 g、通草4 g、制附子6 g、吴茱萸6 g、萆薢6 g、忍冬藤7 g、甘草2 g。7剂,水煎服,每日1剂。水蛭胶囊4粒、蜈蚣胶囊2粒(每粒胶囊相当于研末生药0.3 g,汤药送服,下同)。另外,当归8 g、桂枝10 g、红花10 g、冰片3 g,3剂,泡酒外涂疼痛麻木处。

二诊:2009年2月26日。患者加减服药2周,双下肢疼痛明显缓解,左下肢麻木,纳食一般。舌暗苔白,脉沉。一诊方加生薏苡仁4 g、赤小豆7 g,7剂,水煎服,每日1剂。土鳖虫胶囊4粒。另外,当归8 g、桂枝10 g、红花10 g、冰片3 g,3剂,泡酒,外涂疼痛麻木处。

三诊:2009年4月8日。患者加减服药1个月余,双下肢不再胀硬,仍疼痛、发凉,右下肢内侧时有刺痛感,面色苍白,纳差。舌暗苔白,脉沉。守二诊方,7剂,外涂剂同前。

[按语] 当归四逆汤、麻黄附子细辛汤均出自《伤寒论》,该病例是继发性急性下肢静脉血栓形成的血栓性静脉炎,病因病机在于大病失血,血虚寒凝,脉络瘀阻。故朱宗元教授立法温经散寒、活血通脉,用当归四逆汤合麻黄附子细辛汤加减,加吴茱萸、萆薢加强温散寒湿;用性善走窜的活血通络虫类药,加强行气活血、化瘀通络疗效。二、三诊时,考虑病在下肢,脉络郁滞,湿邪流注,加薏苡仁、赤小豆利湿舒筋消肿,忍冬藤清热宣痹,并可避免药性过于温燥。同时加用活血通脉透皮之外用中药,内外同治,体现中医综合治疗的优势,使患者病情很快有所好转。

来源:董秋梅,朱宗元.朱宗元教授治疗脉痹的经验[J].风湿病与关节炎,2014,3(2):37-39.

(二)湿热瘀阻证

四妙勇安汤合血府逐瘀汤治验。

患者,女,20岁,2010年1月15日初诊。

病史:反复发热3个月,加重伴左上肢麻木、发凉1个月。患者3个月来反复发热,体温37.5~38.5 ℃。近1个月左上肢乏力、发凉、麻木,胸背痛,左颈部疼痛,心烦急躁,纳可,眠可,二便调。右上肢血压120/70 mmHg,左上肢血压70/50 mmHg。左颈动脉可闻及血管杂音。ESR 90 mm/h,HS-CRP 65.9 mg/L,血常规 WBC 11.16×10^9/L、PLT 512×10^9/L。血管彩超:①双侧颈总动脉内膜增厚并狭窄(狭窄60%~70%)。②左锁骨下动

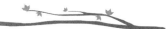

脉起始段显著狭窄。在外院诊断为"大动脉炎",予泼尼松 55 mg,每天 1 次,阿司匹林 0.1 g,每天 1 次,口服,发热好转,肢体麻木、发凉未缓解来诊。舌质暗红、苔薄黄,脉细数,左脉无。西医诊断为大动脉炎,中医诊断为脉痹。此为热毒蕴结,瘀血痹阻之证,当以清热解毒、活血化瘀为治,方以四妙勇安汤合血府逐瘀汤加减。

方药:金银花 20 g、当归 20 g、玄参 20 g、生甘草 10 g、生黄芪 30 g、柴胡 10 g、枳壳 10 g、赤芍 15 g、桃仁 10 g、红花 10 g、川芎 10 g、生地黄 20 g、川牛膝 15 g、生麻黄 5 g。14 剂,水煎服。

二诊:诸症好转,不发热,左上肢麻木发凉减轻,出现失眠、烦躁。给予金银花 30 g、当归 20 g、玄参 20 g、生甘草 10 g、生黄芪 30 g、柴胡 10 g、枳壳 10 g、赤芍 15 g、白芍 15 g、桃仁 10 g、红花 10 g、川芎 10 g、知母 10 g、黄柏 10 g。14 剂,并嘱激素逐渐减量。

三诊:患者不发热,心烦、失眠已缓解,左上肢发凉、麻木明显缓解,继服上方 14 剂,之后以血府逐瘀胶囊 6 粒,每日 2 次,坚持服用。半年后随访患者泼尼松已减至 7.5 mg,每日 1 次,正常生活上学,唯左上肢劳累后略酸麻,余无不适。复查红细胞沉降率 16 mm/h,HS-CRP 4.5 mg/L。

[按语]　四妙勇安汤出自《验方新编》,血府逐瘀汤出自《医林改错》。血管炎症是大动脉炎的病理基础,血管闭塞是本病的突出表现,故活血化瘀应贯穿始终。本病例为发病早期,炎症反应剧烈,大量炎症细胞浸润血管,患者发热、心烦、舌暗红、苔薄黄,属热毒蕴结、瘀血痹阻之证,治以四妙勇安汤合血府逐瘀汤加减。四妙勇安汤出自清代《验方新编》,具有清热解毒、活血止痛之功,并具有抑制炎症因子、抗炎、扩张血管、抑制血小板聚集及抗血栓形成的作用,从而可以减轻血管炎症反应。同时合用血府逐瘀汤,以疏肝行气,养血活血,加强化瘀通滞之力。全方既清热解毒抗炎,又能活血化瘀通络,适用于大动脉炎急性期,使其炎症缓解,血管病变改善。二诊时患者出现烦躁、失眠,考虑是由于患者服用大剂量泼尼松所致,原方去生麻黄,加知母、黄柏以清虚热,心烦失眠逐渐缓解。之后坚持服用血府逐瘀胶囊,养血活血,激素逐渐减量,血管病变改善,病情得以稳定。

来源:李斌,唐今扬,周彩云,等.房定亚活血化瘀法治疗风湿病验案 3 则[J].世界中医药,2013,8(7):773-775.

(三)风寒客络,血脉痹阻,兼有郁热证

1. 黄芪桂枝五物汤合补阳还五汤

患者,女,24 岁,2018 年 5 月 28 日初诊。

病史:左侧肢体麻木 3 月余。患者于 3 月余前因劳累感寒,突发左侧肢体无力,背痛明显,于当地医院诊断为"大动脉炎(头臂动脉型),脑动脉多发狭窄,急性脑梗死"。辅助检查:颈动脉超声检查示无名动脉、双侧颈总动脉、锁骨下动脉大动脉炎性改变,双侧颈总动脉狭窄(右侧中段 90%~99%,左侧中段 50%~69%),右侧颈内动脉闭塞,双侧锁骨下动脉狭窄(右侧 50%~69%,左侧 70%~99%)。经颅多普勒(TCD):右侧大脑中动脉急性闭塞,双侧颈动脉颅外段病变。双下肢深静脉、下肢动脉超声未见明显异常。

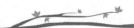

腹主动脉、肠系膜上动脉、腹腔干超声未见明显异常。实验室检查:红细胞沉降率60 mm/h,C反应蛋白16.20 mg/L。住院期间予糖皮质激素、免疫抑制剂、抗凝及抗血小板药物、治疗脑梗死药物等多项治疗,患者左侧肢体无力好转,病情稳定出院,但仍有肢体麻木、乏力等症状,遂来求治中医。刻下症:患者左侧肢体麻木、乏力,畏寒,左手水肿,嗜睡,自汗,手足心热,口干唇燥,大便干,月经血块多,舌暗红边齿痕,苔薄白,左上肢血压测不出,右上肢血压100/60 mmHg,双侧桡动脉搏动不对称。左手无脉,右脉沉细。西医诊断为大动脉炎,中医诊断为血痹。此为风寒客络,血脉痹阻,兼有郁热之证,当以益气散寒、活血通络,兼清郁热为治,方以黄芪桂枝五物汤合补阳还五汤加减。

方药:黄芪50 g、薏苡仁50 g、桂枝10 g、赤芍15 g、红花10 g、益母草30 g、水蛭10 g、砂仁10 g、生地15 g、大黄10 g、甘草10 g。14剂,水煎服,每日1剂。

二诊:诉仍肢麻乏力,畏寒,唇干,舌暗红,齿痕减轻,大便可,左手无脉,右脉沉细。加灵芝30 g,14剂。

三诊:诉乏力稍有减轻,劳累后胸闷气短,仍肢麻,畏寒,自汗,唇干,近日面目稍有水肿,便溏,舌尖红,苔薄黄,左手无脉,右脉沉滑。加浮萍15 g、蒲公英30 g、金银花20 g,21剂。

四诊:诉乏力、自汗减轻,面目水肿、唇干减轻,仍肢麻,畏寒,近日晨起牙龈肿痛,舌稍红,苔薄黄,左手无脉,右脉沉细。加黄连10 g、枸杞子20 g,14剂。

五诊:诉畏寒稍减轻,牙痛减轻,近日纳谷不馨、便溏,舌边尖红,苔薄黄,左手无脉,右脉沉滑。上方去大黄,加焦三仙(焦山楂、焦神曲、焦麦芽)各10 g、牡丹皮10 g、栀子15 g,14剂。

六诊:诉乏力、畏寒均减轻,大便可,纳可,舌暗红,苔薄白,左手无脉,右脉沉细。加桃仁15 g,14剂。

七诊:诉精神好转,肢麻诸证减轻,左手脉搏可触及(沉细),月经有血块,舌暗红苔白腻,原方14剂。

八诊:诉诸症减,晨起呕恶,唇色淡,舌暗红,苔薄白,脉沉细。加姜半夏10 g,15剂。

九诊:诉晨起痰多,舌淡红,脉沉细。去栀子,加浙贝母15 g,14剂。

十诊:诉晨起痰多及呕恶减轻,劳累后头痛乏力,舌暗红,苔薄白,脉沉细。加川芎10 g、降香10 g,14剂。

十一诊:诉时有肠鸣畏寒,舌暗红,苔薄白,脉沉细。加仙灵脾15 g,14剂。

十二诊:诉诸症减轻,诉左上肢血压可测出(85/65 mmHg),较右上肢收缩压低20 mmHg左右,舌暗红,脉沉细。TCD:右侧颈内动脉颅外段病变,右侧后交通支开放,右侧颈内-外侧支循环开放。颈动脉超声:双侧颈总动脉节段性狭窄(右侧中段70%~99%,左侧中段50%~69%),右侧颈内动脉闭塞,左侧锁骨下动脉狭窄(节段性50%~69%)。红细胞沉降率稳定。原方30剂。方药:黄芪50 g、薏苡仁50 g、灵芝30 g、枸杞子20 g、仙灵脾15 g、桂枝10 g、浮萍15 g、益母草30 g、赤芍15 g、红花10 g、桃仁15 g、牡丹皮10 g、水蛭10 g、川芎10 g、降香10 g、砂仁10 g、生地15 g、焦三仙各10 g、姜半夏10 g、

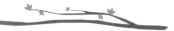

浙贝母 15 g、蒲公英 30 g、金银花 20 g、黄连 10 g、甘草 10 g。

[按语]　黄芪桂枝五物汤出自《金匮要略》,补阳还五汤出自清代王清任《医林改错》。本案患者属头臂动脉型大动脉炎,病情稳定,属疾病迁延期。患者肢体麻木、乏力、畏寒,属阳气虚于内,自汗为卫表不固于外;手足心热、口唇干、大便干属内有郁热,津液涩滞,上不能承于口,下不能润于肠;舌边齿痕属脾虚湿盛之象;左手脉搏减弱、月经色暗有血块、舌暗红,均属血脉痹阻之象。治疗以益气散寒,活血通络,兼清郁热为原则。方用黄芪桂枝五物汤合补阳还五汤,随症加减。首诊方中重用黄芪 50 g,甘温益气以活血,佐以桂枝 10 g,辛温散寒以通阳;赤芍、红花、益母草等活血化瘀,大剂量生薏苡仁有健脾除湿、清热解毒之效;水蛭活血通络;砂仁温运脾胃;生地滋阴生津;大黄泻热通便;甘草调和诸药。二诊,患者症状变化不明显,乏力甚,加灵芝增强益气之力。三诊,患者乏力稍减轻,但面目稍有水肿,考虑外受风邪所致,加浮萍疏风利尿;舌尖红,苔薄黄,提示内有郁热,加蒲公英、银花以清热,注重寒热并调。四诊,患者乏力、自汗及唇干减轻,但晨起牙龈肿痛,加黄连清郁热、枸杞子滋肾阴。五诊,患者牙痛减轻,纳谷不馨加焦三仙,便溏则去大黄,舌尖红加牡丹皮、栀子清热凉血。六诊,症减,察舌质暗红,加桃仁增强活血之力。七诊,症减,左手脉搏可触及,效不更方,仍气血寒热并调。八诊、九诊晨起呕恶痰多,加姜半夏、浙贝母化痰降逆,察舌淡红,故去栀子。十诊,呕恶症减,但劳累后时有乏力头痛,加川芎、降香活血理气止痛。十一诊,患者肠鸣畏寒,加仙灵脾温肾祛寒。十二诊,诸症减轻,诉左上肢血压可测出,颈动脉超声及 TCD 提示动脉狭窄、闭塞等均有改善,病变无进展。其间坚持中西医综合治疗,病情得到有效控制。

来源:张露丹,张美英,陈宝贵.陈宝贵教授治疗大动脉炎经验采撷[J].天津中医药,2020,37(7):762-765.

(四)气虚血瘀证

1. 补阳还五汤治验

王某,女,32 岁,2009 年 8 月 7 日初诊。

病史:右侧肢体活动受限伴疼痛半年,语笨,乏力,心烦。既往诊断为多发性大动脉炎,一直未系统治疗。舌暗淡,伴瘀斑,苔白,脉缓无力。中医诊断为脉痹,此为气虚血瘀之证,当以补气养血、活血化瘀、疏通经络为治。方以补阳还五汤加减。

方药:黄芪 100 g、赤芍 30 g、川芎 15 g、当归 15 g、地龙 20 g、桃仁 15 g、红花 15 g、牛膝 15 g、桂枝 15 g、白芍 40 g、穿山龙 30 g、伸筋草 30 g、鸡血藤 30 g、合欢皮 30 g。

服 6 剂后,疼痛大减,心烦、乏力诸症好转。效不更方,继服 21 剂,身痛、乏力、心烦除,右侧肢体活动受限明显好转,再进 7 剂巩固疗效。3 个月后随访病情未见复发及加重。

[按语]　补阳还五汤出自清代王清任《医林改错》,多用于治疗气虚血瘀证,为益气活血名方,具有益气活血通络之效,是气血辨证和虚实辨证的一个有机统一。本方重用黄芪为君生用则性走,大补脾胃之元气,气旺则能行血,是治本之药,单补又恐瘀血不祛,经络难通,故辅以川芎、红花以治血,赤芍、桃仁以化瘀,取当归以养血活血,祛瘀而不

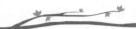

伤正,从而使瘀血消则经络通畅。黄芪与当归配伍,乃当归补血汤,具有补气生血之效,可弥补因经脉血瘀而引起的血虚不足,与活血祛瘀药配伍,则祛瘀而不伤正,补正而不碍邪;地龙通经活络,得黄芪之助则能周行全身以通经活络。黄芪性温、有生热之虞,在原方中配性寒的地龙,寒温并用,气行络通,实有"去行雨施"之妙。诸药相互配,共奏补气、活血、通络之功,主治气虚血瘀的各种病症。本证患者右侧肢体活动受限伴疼痛半年,既往有多发性大动脉炎病史,久病成瘀,舌暗淡,伴瘀斑,苔白,脉缓无力,为气虚血瘀之证,方中加鸡血藤活血养血,伸筋草舒筋活络,牛膝活血化瘀,引诸药下行;桂枝温通经脉;白芍柔筋止痛;穿山龙活血通络;患者心中有烦,合欢皮解郁安神。服6剂后患者症状好转,效不更方,后病情进一步好转,维持用药,效果显著。

来源:王晓东,于慧敏.张凤山教授治疗多发性大动脉炎经验[J].中医药学报,2012,40(2):125-126.

2.补阳还五汤合宣痹汤治验

何某,女,14岁,2018年4月6日初诊。

病史:患结节性多动脉炎(皮肤型),西医予以激素治疗半年。诉四肢关节疼痛,伴下肢肿胀乏力,畏风,遇风冷加重。舌苔薄白,脉弦数。西医诊断为结节性多动脉炎,中医诊断为脉痹。此为气虚血瘀兼湿热浸淫之证。当以益气活血、清利湿热、通经活络为治,方以补阳还五汤合宣痹汤加减。

方药:黄芪30 g、当归尾6 g、赤芍10 g、川芎6 g、桃仁10 g、红花6 g、地龙10 g、忍冬藤15 g、汉防己6 g、滑石15 g、片姜黄15 g、连翘15 g、栀子炭10 g、薏苡仁10 g、赤小豆15 g、秦艽10 g、蚕沙15 g、海桐皮10 g。20剂,水煎服,分2次温服。

二诊:2018年4月22日。诉四肢疼痛减轻,但头痛,大便可。舌苔薄黄,脉弦滑数,舌偏紫。改拟宣痹汤合散偏汤加减。方药:柴胡10 g、香附10 g、川芎10 g、白芷30 g、法半夏10 g、天麻15 g、僵蚕30 g、海桐皮10 g、杏仁10 g、汉防己6 g、滑石15 g、片姜黄15 g、连翘10 g、栀子10 g、薏苡仁15 g、赤小豆15 g、秦艽10 g、蚕沙10 g、甘草6 g。30剂。

三诊:2018年5月23日。诉四肢疼痛及头痛均减轻。舌紫,舌苔薄白,脉弦细。以初诊补阳还五汤合宣痹汤再进30剂。

四诊:2018年6月27日。诉四肢疼痛减轻,近日心烦急躁。舌紫,舌苔薄黄,脉弦细。仍以原方再进30剂,巩固疗效。

五诊:2018年8月1日。诉现在服用激素由8粒减至4粒,四肢疼痛减轻。月经未行。舌边紫,舌苔薄黄,脉细。拟补阳还五汤合四妙散。方药:黄芪30 g、当归尾6 g、赤芍10 g、川芎6 g、桃仁10 g、红花6 g、地龙10 g、苍术6 g、黄柏8 g、川牛膝15 g、秦艽10 g、薏苡仁15 g。30剂。

六诊:2018年10月12日。诉下肢遍发结节,色紫,并肿胀疼痛,鼻衄。现服用激素。舌苔薄黄,脉细。病情出现反复,改拟四妙散合活络效灵丹。处方:苍术5g、黄柏10 g、川牛膝20 g、薏苡仁15 g、丹参10 g、归尾6 g、煅乳香6 g、煅没药6 g、牡丹皮10 g、栀子炭

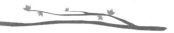

10 g、白茅根 15 g、茯苓皮 10 g、赤小豆 15 g。30 剂。

［按语］ 补阳还五汤出自清代王清任《医林改错》,宣痹汤出自《温病条辨》。结节性多动脉炎属中医学"脉痹"范畴。《素问·痹论》云:"痹……在于脉则血凝而不流。"《医宗金鉴·痹病总括》有述:"脉痹,则脉中血不流行,而色变也。"脉痹为邪客血脉,气血痹阻不通所致。本案患者四肢关节疼痛,伴下肢肿胀乏力,畏风,遇感风冷则加重,苔薄白,脉弦数,系气虚血瘀兼湿热阻络。《医林改错·论小儿抽风不是风》云:"元气既虚,必不能达于血管,血管无气,必停留而瘀。"故此用补阳还五汤益气活血通脉。《类证治裁·痹症论治》云"脉痹……风湿郁热,经隧为壅",《温病条辨·湿温》又云"湿聚热蒸,蕴于经络,寒战热炽,骨骱烦疼……病名湿痹,宣痹汤主之"。故又合用宣痹汤清利湿热,以治痹痛。虽取效而未能收全功。患者诉四肢疼痛减轻,故守原方。后病情反复,六诊时患者下肢遍发结节、色紫,并肿胀疼痛,改拟四妙散合活络效灵丹清热利湿、活血化瘀、通络止痛,终获全效。

来源:蔡莹.国医大师熊继柏诊治疑难病验案撷萃［J］.湖南中医药大学学报,2019,39(11):1306-1309.

(五)气虚血瘀证

1. 黄芪桂枝五物汤治验

肖某,女,22 岁,2010 年 5 月初诊。

病史:上肢无脉、视物模糊 2 年。患者 2008 年体检发现右上肢血压测不出,2009 年进展为双侧桡动脉无脉,并出现视物模糊,于光线变化时明显,可自行缓解。至当地医院就诊,诊断为"大动脉炎",予激素、免疫抑制剂治疗,症状改善不明显,2010 年 5 月来我院求中医治疗。刻下症:双桡动脉无脉,视物模糊,畏寒肢冷,纳可便调,睡眠安。舌质紫暗,苔薄白腻,双侧寸口脉未触及。入院查体:体温 36.5 ℃,脉率 104 次/min,呼吸 25 次/min,血压 130/90 mmHg(为下肢血压,上肢测不出),右锁骨下动脉及右颈动脉可闻及收缩期喷射性杂音。胸廓扁平,两肺未闻及干湿啰音。心界略向左扩大,心率 104 次/min,律齐,各瓣膜听诊区未闻及杂音。肝脾未触及,双下肢不肿,神经系统检查肌力、肌张力正常,病理反射未引出。辅助检查:抗核抗体(-),抗 ENA 抗体(-),抗中性粒细胞胞浆抗体(-),抗心磷脂抗体(-)。头颅磁共振:右侧额叶软化灶并周围胶质增生,左侧额叶白质、左侧脑室三角部室旁白质点状缺血灶。血管彩超:双侧颈总及颈内动脉管壁弥漫性增厚,管腔不规则狭窄,符合大动脉炎表现;左侧椎动脉闭塞? 双侧腋、肱、尺、桡动脉血流速度减低(锁骨下动脉受累待除外),动脉峰流速左侧 10 cm/s、右侧 3 cm/s,双侧腋、肱、尺、桡静脉结构及血流未见异常;双侧股、腘、足背动脉结构及血流未见异常,双侧股、腘静脉结构及血流未见异常;双侧髂总、髂外动、静脉结构及血流未见异常。主动脉弓及头臂动脉造影:①左右颈总动脉根部鼠尾状狭窄、颈段显示长段细小不规则狭窄;左右锁骨下动脉开口部位狭窄且远端闭塞。②右椎动脉根部呈局限性狭窄影像,狭窄段约 1 cm,颈段显影良好。眼科检查:周边视野消失,60°视野缺损。荧光素眼底血管造影:双周边大片无灌注区,血管扩张渗出性出血。西医诊断为大动脉炎,头臂动脉型;中医诊

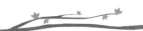

断为无脉症。此为气虚血瘀，兼有阳虚之证，当以益气通阳、活血散结之治，方以黄芪桂枝五物汤加减。

方药:党参 15 g、生黄芪 20 g、丹参 20 g、红花 10 g、三棱 10 g、莪术 10 g、山慈菇 15 g、穿山龙 30 g、夏枯草 12 g、昆布 10 g、菊花 10 g、潼蒺藜 10 g、白蒺藜 10 g、桂枝 6 g、赤芍 15 g、白芍 15 g。5 剂，水煎服，日 1 剂，分 2 次口服。

二诊:2010 年 5 月 27 日查房。患者右手桡动脉可触及搏动，视物好转，四肢转温，口唇颜色变红，双侧桡动脉可触及搏动。多普勒外周血管测试仪测定:右侧桡动脉收缩压58 mmHg，左桡动脉收缩压 52 mmHg。红细胞沉降率 31 mm/h。继以上方加减治疗，视力逐渐好转，2010 年 10 月停用激素。2010 年 11 月 29 日 B 超:右侧腋动脉动脉峰流速20 cm/s，右肱动脉下段动脉峰流速 21 cm/s，左侧腋动脉动脉峰流速 33 cm/s，左肱动脉下段动脉峰流速 20 cm/s。继续随诊治疗。2012 年 2 月患者右侧上肢血压 110/60 mmHg。现诸症消失，已结婚生子，双侧上肢血压收缩压为 100～110 mmHg，舒张压为 60～70 mmHg。

[按语] 黄芪桂枝五物汤出自《金匮要略》，用以治疗皮肤炎、末梢神经炎、中风后遗症等见有肢体麻木疼痛，属气虚血滞，微感风邪者，具有益气温经、和血通痹之功效。《灵枢·百病始生》云"两虚相得，乃客其形"。大动脉炎患者正气亏虚、卫表不固，风寒湿邪侵袭肌表、痹阻脉络，脉络不通，发为脉痹。日久损及阴阳而见阴阳两虚。脉痹日久，入于脏腑，发为五脏痹。方中黄芪为君，甘温益气，补在表之卫气。桂枝散风寒而温经通痹，与黄芪配伍，益气温阳，和血通经。桂枝得黄芪益气而振奋卫阳;黄芪得桂枝，固表而不致留邪。白芍养血和营而通血痹，与桂枝合用，调营卫而和表里。本证患者上肢无脉、视物模糊，因后天脾胃失调，以致气血亏虚;复因痹阻、气虚血瘀，而致脉痹，用赤芍散瘀止痛;党参补气养血;丹参、红花活血化瘀;三棱、莪术破血逐瘀;穿山龙活血通络;夏枯草、山慈菇、昆布散结消肿;菊花疏风清热;潼蒺藜益肾固精、白蒺藜活血祛风。二诊患者症状减轻，治疗有效，继续随诊治疗，疗效甚好。

来源:赵勇,周笑允.郭维琴教授益气活血散结治疗大动脉炎经验总结[J].现代中医临床,2015,22(3):38-40.

2.黄芪桂枝五物汤合五苓散治验

患者,女,40 岁,2017 年 1 月 13 日初诊。

病史:患者双下肢出现暗红色皮疹、结节，先前于某医院活检，诊断为结节性多动脉炎，服用甲泼尼龙片 8 mg，每日 1 次，疼痛减轻，但皮肤仍有发斑、皮色暗黑，伴肌肉稍疼痛，背部皮肤疼痛尤甚，结块压痛明显，偶伴有瘀斑，发热恶风，汗出头痛，双手晨起自觉肿胀，双下肢水肿，食欲减退，眠差，大便稀溏，小便短少。已停经半年。舌质淡暗，苔白微腻，脉细弱。西医诊断为结节性多动脉炎，中医诊断为脉痹。此为营卫不调、水湿瘀阻之证，当以益气温经、通痹化气为治，方用黄芪桂枝五物汤合五苓散加减。

方药:黄芪 30 g、车前草 30 g、桂枝 10 g、当归 15 g、茯苓 15 g、泽泻 15 g、绵萆薢 15 g、猪苓 10 g、陈皮 10 g、炒白术 20 g、炒薏苡仁 20 g、丹参 20 g、川芎 15 g、赤芍 15 g、鸡血藤

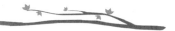

15 g、紫草 15 g、生姜 10 g、大枣 10 g。5 剂,隔日 1 剂,水煎服。

二诊:2017 年 1 月 27 日。患者诉服药后汗出头痛症状消失,肌肉疼痛减轻,双下肢皮肤斑块结节颜色稍淡。为巩固疗效,嘱其守方继服。5 剂后上述症状均有很大改善。

[按语]　黄芪桂枝五物汤出自《金匮要略》,五苓散出自《伤寒杂病论》。结节性多动脉炎属结缔组织病,主要侵犯中小肌性动脉,可累及全身各组织器官(如肾脏、消化系统、关节肌肉、皮肤、神经系统、心脏、眼睛等),临床表现呈多样性。中医学认为,本病多因脏腑阴阳失调,脾肾两虚,正气不足,复感外邪,风寒湿热毒邪淫经,致络脉受损,瘀血阻滞,痰浊内生,营卫气血运行受阻而成痹。本例患者以皮肤损害为主,属中医学“瓜藤缠”“皮痹”等范畴。皮损提供了结缔组织病早期诊断线索,雷诺现象和网状青斑等皮损是弥漫性结缔组织病患者共有的皮损,看到这些皮损提示患者具有此类疾病的可能,通过进一步检查可能诊断出某一种疾病。患者正气不足,加之外因诱发,营卫、气血、津液运行阻滞而成瘀,凝结经脉,瘀阻血脉。病在下肢血脉,为本虚标实证;本证以下肢肌肉疼痛,下肢出现结节,肤色暗黑,结块压痛,偶伴有瘀斑,伴见营卫不和之证为辨证要点。余茜等报道了 1 例皮肤型结节性多动脉炎,报道指出皮肤型结节性多动脉炎呈慢性、复发性过程,有自愈倾向,所以其治疗主要是促进机体恢复和改善全身症状如关节痛、肌痛等。汤小虎教授用黄芪桂枝五物汤益气温经、和血通痹,辅以五苓散温阳化气。

来源:夏娟,王海洋,田惠萍,等.汤小虎教授运用黄芪桂枝五物汤加减治疗风湿病的经验[J].风湿病与关节炎,2017,6(9):46-48.

(六)肾阳虚弱,瘀阻经脉证

乌蛇汤治验。

患者,女,35 岁。

病史:近 1 年来右上肢无力,有酸痹发麻、厥冷感,活动后上述症状加重。经某医院检查诊断为“上肢大动脉炎”,服用中西药及针灸治疗,效果不显著而来诊。检查:左上肢血压 110/70 mmHg,右上肢血压 50/20 mmHg,慢性病容,形体消瘦,面色不华,语言低微,右上肢冷感,桡动脉搏动减弱,舌淡苔薄白,脉沉细。西医诊断为上肢大动脉炎,中医诊断为脉痹。此为肾阳虚弱、瘀阻经脉之证,当以补肾壮阳、活血化瘀通脉为治。方以乌蛇汤加减。

方药:乌梢蛇 18 g、小茴香 12 g、熟附子 12 g、制川乌 12 g、桂枝 12 g、威灵仙 18 g、熟地黄 30 g、鸡血藤 30 g、炙甘草 10 g、蜈蚣 2 条。上药加水煎取 150 mL,煎 2 次,混合后早晚分 2 次温服,日 1 剂。

二诊:服药 8 剂后,患者右上肢冷痹发麻感明显减少,精神好转,续前法治疗。

三诊:服药 30 剂后,患肢酸麻感缓解,已无冷感,只有疲乏感觉,微觉口干,舌淡红苔薄微干,脉较前有力。检查患肢血压 90/50 mmHg。方药:乌梢蛇 15 g、小茴香 6 g、生地黄 18 g、制川乌 10 g、桂枝 6 g、威灵仙 18 g、黄精 30 g、鸡血藤 30 g、甘草 10 g、蜈蚣 2 条。上药加水煎取 150 mL,煎 2 次,混合后早晚分 2 次温服,日 1 剂。

四诊:服药 5 个月后,右桡动脉已搏动如常,冷痹感消失,双上肢血压均 110/70 mmHg。达

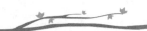

临床治愈。

[按语] 乌蛇汤出自《圣济总录》。本病例为上肢无脉症,属于中医"脉痹"范围。本病的病因尚未完全明了,中医学认为本病系先天不足,脾肾两虚,或后天失调,肾虚气弱所致。本例为肾阳虚,肾阳虚则阴寒内盛,血脉遇寒而凝滞,气虚则血行不畅,运行缓慢,日久则脉络瘀滞,甚则闭塞性阻隔,以致脉涩如丝或无脉。治疗用补肾壮阳、活血化瘀通脉法改善症状,有助于侧支循环的建立。方中制川乌、熟附子补肾壮阳通行血脉,熟地、黄精、桂枝、威灵仙、鸡血藤补血活络通脉,乌梢蛇、蜈蚣走窜搜风通脉,炙甘草补虚和药,制药之燥性。此外,患者有信心持久服药,亦是收到良效的关键。

来源:苏莹.乌蛇汤治疗无脉症一例[J].中国疗养医学,2016,25(11):1232.

(七)气血两虚证

八珍汤治验。

洪某,女,45岁,2001年6月7日初诊。

病史:患者面色少华,身体微胖,近半年来神志恍惚,头晕头痛,记忆减退,视力下降,两眼经常发黑,上肢发冷、麻木、疼痛,动者尤甚,寸口脉搏动减弱,上肢血压低。平时月经量较多,妇科检查未见异常。实验室检查:红细胞沉降率45 mm/h,白细胞计数10.2×10⁹/L,C反应蛋白(+),抗链球菌溶血素"O"增高,抗主动脉抗体阳性,全血黏度和血浆黏度增高。西医诊断为大动脉炎(头臂动脉炎),中医诊断为脉痹。此为气血两虚证,当以益气补血、活血化瘀、辛温通络、攻坚散结为治,方以八珍汤加减。

方药:党参30 g、黄芪60 g、当归20 g、桂枝20 g、淡附子10 g、茯苓15 g、白术15 g、甘草6 g、赤芍15 g、生地黄30 g、川芎10 g、土鳖虫10 g、乌梢蛇10 g。

[按语] 八珍汤出自《瑞竹堂经验方》。该患者平素月经量多,日久致气血两伤,气虚则推动血液运行无力,血虚则经脉空虚,脉道失充,而发为病。因患者机体虚弱,内环境失去相对平衡,气血不足,血失健运,阻滞经脉,病因虚而致实,或虚实夹杂,从而使病情复杂错综。治病求本,老师在治疗时抓住根本,用补养气血八珍汤为主方,加用辛温通阳逐瘀攻坚之品直达病所,用大剂量桂枝、附子祛寒助运,促动营血运行,用土鳖虫、乌梢蛇逐瘀攻坚通络,疗效显著。该患者服药2个月痊愈,后随访2年未复发。

来源:朱可奇.黄志强主任医师运用逐瘀攻坚法治疗疑难病经验[J].实用中医内科杂志,2006(3):240-241.

(八)阴虚火旺,热毒蕴结,血脉痹阻证

当归六黄汤治验。

患者,女,27岁,教师,2010年9月19日初诊。

病史:头昏乏力1年半,加重3个月,伴有视力模糊、四肢关节酸痛、气短、烦躁、午后发热。检查:两侧桡动脉搏动消失,血压未测到,两侧颈部可闻及血管杂音。实验室检查:抗链球菌溶血素"O">500 IU/mL,红细胞沉降率60 mm/h。多普勒超声诊断仪检查:两侧颈总动脉供血较差、流速偏低,血管弹性差。数字减影血管造影:多发性大动脉炎病变,累及无名动脉及两侧颈总动脉。舌体偏瘦,舌尖红,舌苔微干。西医诊断为大动脉

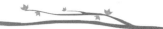

炎,中医诊断为脉痹。此为阴虚火旺,热毒蕴结,血脉痹阻之证,当以滋阴泻火、凉血解毒、活血化瘀、益气通脉为治,方以当归六黄汤加减。

方药:当归、生地黄、熟地黄、玄参、牡丹皮、苏木、赤芍各12 g,黄芩、黄柏、黄连各10 g,忍冬藤、黄芪、鳖甲各20 g,鬼箭羽、土牛膝、桃仁、川芎、红花各10 g。水煎服,每日1剂。服30剂后,头昏乏力、关节酸痛及烦躁减轻,虚热消退。再进上方30剂,视力好转,体力明显增加,抗链球菌溶血素"O"<250 IU/mL,红细胞沉降率25 mm/h。可触及两侧桡动脉搏动,上肢血压左侧85/55 mmHg,右侧90/60 mmHg。多普勒超声诊断仪检查:左右脑部供血量较治疗前明显增高,两侧颈总动脉弹性有所改善。上方加丹参15 g,继进30剂以资巩固。随访1年,病情稳定,并能一直坚持工作。

[按语]　当归六黄汤出自《兰室秘藏》。大动脉炎属于中医的"脉痹"范畴,痹者,闭也,脉痹即血脉闭塞不通之意。本案患者大多表现为低热、乏力、盗汗、脉沉细等,辨证属于阴虚火旺,血脉瘀阻。年轻女性及有痨虫感染病史者易罹患本病。中医认为,年轻女性因月经反复来潮易伤阴血,而痨虫感染更易导致阴液耗损,虚火内生,煎熬津液,致使血稠黏滞,瘀阻于脉,发生本病。正如张锡纯所说:"有因痨瘵而瘀血者,其人或调养失宜,或纵欲过度,气血亏损,流通于周身者必然迟缓,血即因之而瘀,其瘀多在经络。"由此可见,阴虚火旺,热毒蕴结,瘀阻血脉便构成了大动脉炎的共同病理。当归六黄汤能养阴泻火,清热解毒,益气活血通脉,较为适合本病,但由于瘀血阻脉贯穿于本病的病程始末,故该方中应酌加活血化瘀之品,才能获得较佳效果。

来源:刘书珍,张菊香,王慎娥,等.当归六黄汤治疗风湿免疫性疾病举隅[J].中医药学报,2013,41(4):113-114.

第十一节　纤维肌痛综合征

纤维肌痛综合征(FMS)是以全身广泛性肌肉骨骼疼痛、有压痛敏感点为特征,常伴疲劳、睡眠障碍、情绪异常等表现的慢性疾病,有些称之为纤维肌痛症。根据其临床特点,可归属于中医学"痹证""郁证""虚劳"等范畴,亦与"筋痹""经筋病"密切相关。本病病位在筋脉肌腠,核心病机责之于肝失疏泄、脾虚气弱、心神失养,导致气机郁滞、痰瘀阻络、营卫失和,形成"不通则痛"与"不荣则痛"并存的复杂证候。《素问·举痛论》言:"百病生于气也",强调情志失调致气机壅滞为痛症之源;《金匮要略》云:"邪在于络,肌肤不仁;邪在于经,即重不胜",提示气血运行不畅可致肢体困重疼痛。本病患者多因情志内伤,肝气郁结,气郁化火或气滞血瘀,久则耗伤气血,加之脾虚生化不足,营阴亏虚,卫阳失充,营卫失调而筋脉失濡。如《灵枢·本神》所言:"肝气虚则恐……脾气虚则四肢不用",肝脾失调可致肢体失用;《素问·痿论》亦云:"宗筋主束骨而利机关",筋脉失养则机关不利,发为周身僵痛。此外,心神失摄、阴阳失交则见寐差神疲,进一步加重

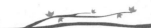

气血逆乱,形成恶性循环。

(一)肝郁气滞证

1.逍遥散治验

患者,女,72岁,2018年9月13日初诊。

病史:全身多处肌肉疼痛4年,加重1年。患者4年前无明显诱因出现全身多处肌肉疼痛,以双侧颈、肩胛、双上肢为主,伴多部位压痛及僵硬感。外院诊断为纤维肌痛综合征,建议激素治疗,患者未予采纳。1年前肌肉疼痛症状加重。刻诊:全身多处肌肉疼痛,以颈部、肩胛部、双上肢、腰部及双臀部为主,伴周身乏力,烦躁易怒,畏风寒,多汗,口干多饮,纳差,眠差,大便干,小便可。舌淡暗、苔白黄腻,脉弦细。查体可见患者多处肌肉压痛明显。西医诊断:纤维肌痛综合征。中医诊断:肌痹(肝郁脾虚,寒湿痹阻证)。治以疏肝解郁、温阳健脾,予逍遥散加减。

方药:柴胡、白芍、茯苓、白术、当归、川芎、桂枝、丝瓜络、清半夏、黄芩各15 g,甘草、生姜、附子各10 g,生龙骨、生牡蛎、威灵仙、葛根各30 g,细辛、麻黄各6 g。3剂,水煎服,日1剂,早晚温服。

二诊:肌肉疼痛较前缓解,其他症状未见明显缓解,守方,去麻黄、丝瓜络,加砂仁、乳香、没药、全蝎各6 g。7剂。

三诊:肌肉疼痛症状进一步缓解,心烦、口干症状缓解,汗出缓解,睡眠好转,食欲渐佳。上方去全蝎、威灵仙、生龙骨、生牡蛎,加郁金、蒲黄各15 g,珍珠粉0.6 g。7剂。

四诊:诸症好转,偶有心烦,偶有汗出,纳可,眠不佳。守方,去附子、细辛。14剂。随访,患者诉睡眠明显改善,肌肉疼痛不明显。

[按语] 逍遥散源自北宋《太平惠民和剂局方》,功擅调和肝脾、疏肝解郁、健脾养血。《血证论》云:"此肝经血虚,火旺郁郁不乐。方用茯苓、白术助土得以升木,当归、白芍益荣血以养肝,薄荷解热,甘草缓中,柴、姜升发,木郁则达之,遂其曲直之性,故名之曰逍遥。"主治肝郁、脾弱、血虚诸症。本例患者平素脾气不佳,肝气郁结,气血阻滞于筋脉皮肤,故可见全身肌肉疼痛;肝郁化火,故急躁易怒;肝郁犯脾,脾失健运,故见纳差;脾失健运,不能运化体内痰湿,痰湿痹阻,亦可见肌肉疼痛;患者病情迁延,肝郁日久,耗伤脾阳,脾阳不足,故见易汗出、畏风寒;脾主四肢肌肉,脾不足则易出现周身乏力;加之脾阳不足,外邪易于侵入,风寒湿等邪气侵犯加重患者肌肉疼痛症状。舌淡暗、苔白黄腻,脉弦细,也是肝郁脾虚、寒湿痹阻之象。因此治疗以疏肝解郁、温阳健脾为主,同时辅以祛风除湿散寒。二诊时患者症状有所缓解,但睡眠未见明显改善,因此加大疏肝解郁之功,同时加入珍珠粉重镇安神。三诊时,肌肉疼痛症状明显缓解,因此减小祛风通络之力,加入郁金、蒲黄等改善患者睡眠及焦虑状态。四诊时汗出等阳虚之症明显缓解,因此去附子、细辛等温热之品。治疗月余,患者肌肉疼痛症状已不明显。后期治疗以疏肝解郁,健脾安神为主。

来源:李斌.疏肝解郁法治疗纤维肌痛综合征验案一则[J].浙江中医杂志,2019,54(12):922.

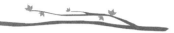

2.柴胡疏肝散合复元活血汤治验

患者,女,49岁,2021年3月8日初诊。

病史:全身广泛性疼痛2年余。患者2年余前无明显诱因出现腰背部疼痛,后逐渐累及后颈部、双肩、双上肢、双下肢,自行服用止痛药后症状无明显缓解,于当地医院诊断为纤维肌痛综合征,予普瑞巴林口服治疗,症状仍反复发作。现症见:腰背部、后颈部、双肩、双上肢、双下肢呈针刺样疼痛,劳累、情绪激动加重,伴乳房胀痛、胸闷心慌、腹胀、反酸烧心、双下肢怕凉,纳食一般,眠差,小便调,大便干,2~3日1次。舌红,苔薄白,脉弦细。西医诊断为纤维肌痛综合征,中医诊断为周痹(肝郁气滞、瘀血阻络)。治以疏肝理气、活血化瘀,方选柴胡疏肝散合复元活血汤加减。

方药:柴胡15 g、白芍3 g、炒枳壳15 g、厚朴15 g、当归10 g、川芎30 g、陈皮9 g、香附15 g、木香15 g、桃仁9 g、红花9 g、海螵蛸30 g、煅瓦楞子30 g、羌活10 g、独活10 g、甘草9 g。7剂,水煎服,每日1剂,早、晚分服。

二诊:患者全身疼痛、反酸烧心较前减轻,腹胀、失眠未见改善,舌红,苔薄白,脉弦稍数。改炒枳壳30 g、厚朴30 g增强行气之力,加生龙骨30 g、生煅牡蛎30 g镇惊安神以助眠。14剂,煎服方法同前。

三诊:患者全身疼痛明显减轻,腹胀、失眠较前好转,无反酸烧心,舌红,苔薄白,脉弦。无反酸烧心,去海螵蛸、瓦楞子,腹胀减轻,改炒枳壳15 g、厚朴15 g,全身仍偶有疼痛,考虑病久入络,加全蝎6 g增强通络之力。28剂,煎服方法同前。1个月后症状缓解停药。

[按语] 柴胡疏肝散出自明·张介宾《景岳全书·古方八阵》。方中以柴胡为君,功善疏肝解郁。川芎活血行气止痛,香附理气疏肝止痛,二药共为臣药,助柴胡疏解肝气之郁结。陈皮、枳壳理气行滞,芍药、甘草养血柔肝,缓急止痛,均为佐药。诸药相合,以疏肝理气为主,疏肝兼养肝,理气兼调血和胃,共奏疏肝行气、活血止痛之功。复元活血汤出自金·李东垣《医学发明》。方中柴胡疏肝胆之气,使气行血活;大黄重用以荡涤凝瘀败血、引瘀血下行,两药合用,一升一降,以攻散瘀滞,共为君药。当归养血活血,桃仁、红花祛瘀生新,共为臣药。穿山甲破瘀通络,萎根润燥散血,为佐药。甘草缓急止痛兼调和诸药为使。诸药合用,气血畅行,肝络疏通,则胁痛自平。张秉成云:"去者去,生者生,痛自舒而元自复矣。"故方以"复元"为名。本例患者为中年女性,平素烦躁气急,木失条达,肝失疏泄,气机郁滞,血行不畅,瘀血阻络,可见全身广泛性疼痛;气机阻滞,郁遏胸腹,可见胸闷心慌,腹胀;木郁乘土,脾失运化,可见纳食一般;肝气犯胃,致胃气上逆,可见反酸烧心;足厥阴肝经循行乳房,肝气郁结,可见乳房胀痛。综合诸症属肝郁气滞、瘀血阻络,故选柴胡疏肝散合复元活血汤化裁。

来源:陈锐,江梦瑶,吴长怡,等.张华东教授从五脏论治纤维肌痛综合征经验[J].风湿病与关节炎,2022,11(1):40-42,55.

3.越鞠丸治验

周某,女,34岁,1997年6月7日初诊。

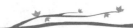

病史:患者周身疼痛伴心烦、失眠、易怒2月余。先后被诊断为"神经官能症""自主神经功能紊乱""风湿性关节炎"等症,经中西医治疗不效而前来求治。诊查除纤维肌痛特异压痛点压痛明显外,各项理化检查正常。舌红、苔薄白、有瘀斑,脉细弦。西医诊断为纤维肌痛综合征,中医诊断为肌痹(肝气郁结、气滞血瘀证)。治以疏肝理气、化瘀通络,以越鞠丸加减。

方药:制香附20 g、川楝子15 g、延胡索20 g、栀子15 g、川芎15 g、丹参30 g、苍术15 g、神曲15 g、炒枣仁30 g、夜交藤30 g、合欢皮30 g、白芍50 g、炙甘草10 g。水煎服,日1剂,早晚温服。

二诊:服6剂后,身痛大减,心烦、易怒及失眠诸症明显好转,继服12剂而愈。

[按语] 越鞠丸又名芎术丸,出自《丹溪心法·卷三》,明代医家王绍隆称其"治郁之圣药也"。朱丹溪认为"气血冲和,万病不生,一有怫郁,诸病生焉,故人身诸病,多生于郁",故创此方。主治"六郁"之证,即"气郁、血郁、痰郁、火郁、食郁、湿郁"。方中香附为君,朱丹溪谓"香附子,凡血气药必用之",为疏肝理气解郁之要药,醋炙可增强止痛之效。川芎辛散温通,归肝、胆、心包经,为"血中之气药",有"上行头目,下行血海"之功,既可活血祛瘀治血郁,又可助香附行气解郁;苍术燥湿健脾以治湿郁;山栀子苦寒降泄,既入气分,又走血分,清泄三焦火邪,炒焦偏于入血分,而奏凉血止血之功,以治火郁;神曲健脾暖胃,消食导滞,治食郁;五药相须,共解五郁。然朱丹溪认为"善治痰者,不治痰而治气",气顺则痰饮化而津液行,故本方不另加化痰药,五郁得解则痰郁自消,此亦治病求本之。本例因情志不舒、忧思郁怒而致肝失条达、气机不畅、肝气郁结。《灵枢·本神》曰:"忧愁者,气闭而不行。"气郁化火则急躁易怒、上扰心神则心神难安不寐;气郁日久,气机郁滞,由气及血,气血运行受阻,瘀滞脉络而致周身疼痛。故选越鞠丸开郁舒肝,另加炒枣仁、夜交藤、合欢皮等以养血安神柔肝定魂。

来源:孔德军,王振宇.张风山治疗纤维肌痛综合征的经验[J].中医杂志,1998(9):533.

(二)寒湿痹阻证

肾著汤治验。

裴某,女,65岁,2009年5月10日初诊。

病史:自觉腹部及腰背部皮肤疼痛,肌肉重坠已达2年,到处医治,效果不显。刻诊:患者精神及饮食、二便皆可,述阴雨天上述症状加重,腰部潮湿,腹肌重坠,四肢不肿,小便自可。查体无异常发现,两手脉缓涩,舌质淡嫩,边有齿印。西医诊断:纤维肌痛症。中医诊断:痹证(寒湿客于腰府)。治以祛寒除湿、通络止痛,以肾著汤加味。

方药:甘草6 g、干姜9 g、炒白术15 g、云茯苓15 g、麻黄3 g、制川乌3 g、海桐皮10 g、桂枝5 g。

共5诊,计服上方15剂,病愈。

[按语] 肾著汤(或云甘姜苓术汤)出自《金匮要略》。"著"字《康熙字典》解释为"附也,俗作着",寓留滞附着之意,故"肾著"又名"肾着"。其典型表现如《金匮要略》所

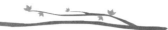

述"腹重如带五千钱,腰中溶溶如坐水中""形如水状,小便自利,饮食如故",其病因为"身劳汗出,衣里冷湿,久久得之"。《内经》云:"诸湿肿满,皆属于脾;诸寒收引,皆属于肾。"湿邪困脾,脾主运化水湿。寒邪入肾。肾主寒,主水。脾、肾两脏是与寒湿之邪有关的两个主要脏腑。肾之本脏既未病,故不治肾而治脾。一者脾主肌肉,亦当主腰间肌肉;二者脾主运化,能够运化水湿。故治法上不取温肾,只需使其在经之寒去湿除,则肾着可愈。该案患者病情正属于肾着之病机,故投肾着汤暖土胜湿而取捷效。此肾病皆用脾药,益土正所以制水是也。方中干姜辛热走中,煨土散寒;白术健脾;茯苓利湿;甘草温中和合。加制川乌及麻桂者乃师法乌头汤及麻黄加术汤之意,加强祛除肌表寒湿之力,诸药共奏散寒除湿、温行阳气之功。

来源:杨正仁.读经典做临床经方验案 4 则[J].光明中医,2012,27(9):1879–1880.

(三)痰热扰心证

黄连温胆汤治验。

患者,男,39 岁。

病史:周身游走性疼痛 4 年余。4 年前患者无明显诱因出现周身游走性疼痛,双肩、双膝、双手关节为著,伴有晨僵约 5 min,活动后缓解,就诊于多家三甲医院,考虑为"纤维肌痛症",先后予普瑞巴林胶囊、盐酸度洛西汀肠溶胶囊连续治疗 1 年余,自述未见明显好转,医嘱停药。刻下症:肌肉酸痛,双肩、双膝、双手关节为著,无明显活动受限,遇冷加重,双手指间关节晨僵,持续时间 5 min,活动后缓解,周身肌肉压痛明显。入睡困难,易醒,醒后难入睡,纳食可,二便可,乏力,时有情绪低落,紧张焦虑明显,记忆力下降。舌质红,苔黄厚腻,脉弦滑。西医诊断:纤维肌痛症。中医诊断:筋痹(痰热瘀阻、心神不宁证)。治以清热化痰、活血宁心,以黄连温胆汤加减。

方药:黄连 9 g、清半夏 9 g、枳实 12 g、竹茹 20 g、陈皮 12 g、甘草 6 g、茯神 30 g、生地黄 20 g、羌活 12 g、独活 10 g、防风 12 g、黄芪 20 g、全虫 6 g、地龙 6 g、生龙骨 30 g、生牡蛎 30 g。水煎服,日 1 剂,早晚温服。

二诊:患者诉肌肉酸痛略减,入睡较前改善,仍眠浅易醒,时有紧张焦虑。上方去生姜、大枣,加土茯苓 20 g、生薏苡仁 30 g,以增加清热除湿之功,加生龙齿 30 g、炒酸枣仁 30 g,以养肝血、镇魂魄、安眠。

三诊:患者诉睡眠较前好转,入睡好转,睡眠略有不实,食欲稍差,近日无明显晨僵,肌肉酸痛好转。上方去全虫、地龙、土茯苓,加炒白术 10 g、益智仁 30 g,以养心开窍益智。

四诊:患者未诉肢体疼痛,睡眠尚可,仍有记忆力下降。嘱其注意用脑习惯,适当增加体育锻炼,减少焦虑情绪,如有不适,门诊随诊。

[按语]　黄连温胆汤出自清代陆廷珍的《六因条辨》,由南宋陈无择所著《三因极一病证方论》之温胆汤加黄连演化而来。本方名为温胆,实则清胆,治以清胆化痰。肌肉关节疼痛之痹证多认为病因在于"风寒湿三气杂合而为痹",治以祛风除湿。然纤维肌痛症乃中医学"筋痹"范畴,属气滞、血瘀、痰湿阻滞筋肉之间发为痹痛。该疼痛时有时无,乃

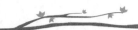

气滞之象,气滞日久,阻滞筋肉之间,而为血瘀,活血为要。黄连温胆汤由黄连、半夏、甘草、枳实、竹茹、陈皮、茯苓组成,胆为清净之府,性喜宁谧而恶烦扰。若胆为邪扰,失其宁谧,则胆怯易惊、心烦不眠、夜多异梦、惊悸不安。方中半夏、黄连共为君药,共施清热化痰、清降心胆之火,同奏安神定志之效。竹茹作为化痰要药,配伍半夏,温凉相合,化痰功备;陈皮、枳实一温一凉,理气化痰之力增,痰饮化而有去路;半夏、陈皮合为"二陈",主治一切痰饮。佐以茯苓,健脾渗湿,以杜生痰之源。本案中年男性平素工作忙碌,压力较大,自述曾受到过惊吓,性格胆小心细,忧思过重,既往确诊为纤维肌痛症,但治疗方案欠妥,或着眼于情感障碍,或单纯治以止痛。纤维肌痛症总属心身疾病范畴,心身同治乃其治疗大法,情绪和躯体乃治疗之两端,中医辨证乃治疗之根本,从心胆论治方获良效。忧思恼怒,气滞血瘀,游走筋肉之间,发为"筋痹",扰动心神,方选黄连温胆汤,合以活血通络、祛风除湿之药,心身同治;待气血通畅,心烦神乱无所依附,加用龙齿、酸枣仁等药物镇心安神、养血宁心;后期邪实渐去,正气虚损,炒白术、益智仁以健脾宁心开窍,以减疼痛复辟之忧。治疗前期邪实重,以化痰活血宁心为要;治疗后期正气虚,以健脾宁心开窍为法。

来源:郑瑀,施蕾,许凤全.从心胆论治纤维肌痛症一例[J].环球中医药,2023,16(4):693-695.

(四)肝肾不足证

肾气丸治验。

患者,女,61岁,2013年6月29日初诊。

病史:双下肢疼痛2年。曾多处就诊,诊断为风湿性多肌痛。因需长期服用糖皮质激素治疗,患者对激素的副作用心存忧虑,故而寻求中医治疗。刻下症:双下肢及上肢关节疼痛,畏寒,行走不利,体重下降,情绪急躁,口中异味,纳眠一般,二便调。舌淡暗,苔白稍腻,脉沉细滑。西医诊断:风湿性多肌痛。中医诊断:痹症(肝肾亏虚、复感外邪)。治以补益肝肾、祛风除湿、舒筋止痛,方选肾气丸加减。

方药:熟地黄30 g、山茱萸15 g、山药30 g、枸杞子20 g、知母12 g、黄柏10 g、茯苓15 g、牡丹皮20 g、泽泻15 g、肉桂5 g、淡附片6 g、当归15 g、鹿角胶10 g、醋龟甲10 g、补骨脂30 g、川芎15 g、杜仲15 g、菟丝子15 g。30剂,水煎服,1剂/d,2次/d。因患者病久,伴有情绪低落、焦虑抑郁症状,故配合口服度洛西汀肠溶胶囊,晨起30 mg,1次/d。

二诊:患者诉服上药后关节疼痛较前好转,晴天行走尚可,阴天较差;情绪可,口中异味,体重减轻,纳少,眠可,二便调。舌淡红,苔薄白,脉沉细。守6月29日方,去枸杞子、肉桂、淡附片、杜仲、菟丝子,加生地黄30 g,加知母至15 g,牡丹皮至30 g,鹿角胶至15 g,醋龟甲至15 g,滋阴补肾,填精益髓。

三诊:患者诉及上述症状明显好转,关节疼痛仍与天气有关,但较前明显改善;情绪佳,口中异味,体重未再下降,食凉胃痛,二便调。舌淡红,苔薄白,脉沉细。守前方,去当归,加藿香、佩兰各12 g,芳香化湿以消口中异味,改善食欲。

四诊:患者诉服药后疼痛明显减轻,怕冷减轻,天气转冷稍有感觉,劳累休息后很快

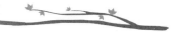

缓解;情绪可,口中异味消失,食欲增强,眠可,二便调。舌淡红,苔薄白,脉沉细。前方加白芍 15 g。随诊半年,病情无反复。

[按语]　肾气丸(金匮肾气丸)出自《金匮要略》,为千古补肾之祖方。方中重用生地黄以滋补肾精,肾气得以更好地化生;以桂枝、附子温补阳气,引火归元,使肾之阴阳平衡。臣药山药、山茱萸,补益脾肾之气,又取桂、附二者辛热之品以火生土。佐以茯苓、泽泻健脾利水,牡丹皮清热消瘀。诸药合用,共达"脾肾同治,阴阳双补"之意,同奏"养阴中之真水,化阴中之真气,利阴中之滞,使气化于精"之效。患者年过六旬,肝肾亏虚,气血不足,易感外邪,感受风寒湿邪,正不胜邪,致缠绵不愈;病久入络,脉络阻塞,气血瘀结,不通则痛,气血运行不畅,肌肤失养,不荣则痛。肝肾亏虚是内在基础,感受外邪是引发本病的外在条件。故以滋补肝肾、舒筋止痛为治则,方选肾气丸加减。

来源:刘雪雪.金杰教授治疗风湿性多肌痛的临床经验[J].中医临床研究,2014,6(23):54-55.

第十二节　雷诺综合征

雷诺综合征,中医常将此病归为"脉痹"的范畴。该病多因素体阳虚,阳气不足以温煦四肢,四肢失于温养,或不慎感寒,阳气被遏,不达四末,日久血脉瘀阻,气血不畅;或因情志不畅,肝郁气滞,经脉瘀阻。雷诺综合征表现为肢端颜色由正常转苍白、发绀、潮红,又恢复正常,符合血痹的临床特点。因阳虚或受寒导致血脉拘急、血脉凝滞,或因情志不畅导致气滞血瘀,表现为手指苍白、发绀,但这种凝滞只是暂时的,需要有寒冷、情绪激动等刺激因素激发,而根据寒冷、情绪激动这些诱因又形成不同的证候特点。

一、常证

(一)寒凝血瘀证

1.桂枝附子汤合当归四逆汤治验

患者,女,54 岁,2012 年 4 月 15 日初诊。

病史:患者自小体弱,20 年前因出现双手遇凉皮肤发白、指端发绀、凉麻疼痛,于医院确诊为雷诺综合征,并被告知本病尚无有效的治疗方法,只能自行注意保暖,于是患者未再进行治疗,但手部症状持续存在,不敢接触凉水,严重影响工作、生活,且逐渐加重。半年前,左手中指指端开始出现溃烂,剧痛,不得已行末端指节切除手术。患者担心病情进一步发展,遂来求治。现患者双手皮肤发白、干燥,指甲变形干裂,指端色微紫、凉麻、肿胀、疼痛。另足趾正常,纳食一般,大便 2 日一行,质偏稀,小便可。形瘦,面色㿠白,精神差,焦虑多梦,发早白,脱发。42 岁停经,舌质暗、苔薄白,脉沉细涩。西医诊断为雷诺综合征,中医诊断为血痹。证属寒凝血瘀,治以温阳散寒、活血通脉,方以桂枝附子汤合当

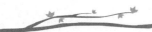
归四逆汤加减。

方药:制附片6 g、黄芪30、桂枝10 g、白芍20 g、干姜80、大枣10 g、炙甘草6 g、通草6 g、当归15 g、细辛6 g、鸡血藤30 g、全蝎6 g、僵蚕10 g、水蛭10 g、木瓜15 g、薏苡仁30 g、丹参10 g。14剂,日1剂,水煎分服。另留存每剂之药渣,再煎取汁,泡手用,嘱注意水温,防止烫伤。

二诊:双手凉、麻、痛有所减轻,仍肿;精神疲乏,难以入睡,多梦。守上方,制附片改为10 g,加桑枝20 g、党参15 g、酸枣仁15 g、夜交藤15 g、郁金10 g、合欢皮10 g。14剂,日1剂,水煎分服。

三诊:手部症状继续减轻,肿消,轻度凉麻感;睡眠有改善,精神好转,大便调。守上方,改党参为红参6 g。20剂,日1剂,水煎分服。

四诊:手部无凉麻感,不痛,触之手部温暖,皮色恢复,冷激发试验阴性。精神可,睡眠可,饭量增加,脱发减轻,脉沉细,较前有力。守上方14剂。另以泡酒方:制附片30 g,桂枝30 g,细辛15 g,黄芪30 g,当归30 g,赤芍、白芍各30 g,川芎20 g,熟地黄30 g,炙甘草20 g,红参20 g,鸡血藤30 g,地龙30 g,炮甲珠10 g,全蝎20 g,制乳香、制没药各15 g,枸杞子30 g,鹿角胶30 g,桑枝20 g,姜黄20 g,炒白术150 g,焦山楂200 g。用6 kg白酒浸泡,2周后服用,每日2次,每次不超过100 g,饭后半小时服用;全部服完后再加入白酒4 kg,浸泡2周后服用。另取少许每日外搽按摩手部。随访2年病情无复发。

[按语] 桂枝附子汤出自《伤寒论》,具有祛风温经、助阳化湿之功效。患者素体禀赋不足,阳气亏虚,气血不充,血脉虚寒,复感阴寒外邪,寒凝血瘀,指端失养,经脉拘挛。其病久重,需坚持用药。戴天木教授认为治疗过程中虫类药物的选择运用很重要,不能概以乌头、蜈蚣、白花蛇之属,因其性辛温走窜力强,多用、久用易耗伤阴血;且患者病久失治,延成虚劳,脾胃亏虚,气血乏源,见形瘦、面色㿠白、精神差,又久病及肾,脾肾两虚且又见肝肾精血亏虚之皮肤干燥、指甲干裂、发早白、脱发、停经提前、多梦等症,病属沉疴,用药不可冒进,尤应注意固护阴血,可选用性咸平之僵蚕,水蛭咸寒之土鳖虫、地龙,制方宜寒温搭配。本案前期制方以温经活血为主,后期则活血养血并重,且调补五脏之虚,消补同用,阴阳兼顾。另外,还应注意到本病影响工作、生活,患者思想负担重,焦虑失眠,当辅以疏肝解郁、安神解郁之品,更使气行血畅,加强疗效。

来源:桑红灵,章程鹏.戴天木教授辨治肢体病症验案举隅[J].国医论坛,2014,29(5):45-47.

2.血府逐瘀汤治验

王某,女,27岁,工人,1995年12月21日初诊。

病史:患者去年12月份两手冻伤,经治好转。以后手活动时发凉、苍白、疼痛,遇冷则疼痛加重,夏秋季病症缓解,未予治疗。近1周气温骤降,病症加重,两手发冷、苍白、疼痛,严重时手指青紫,舌淡苔白,脉沉迟。西医诊断为雷诺综合征,中医诊断为脉痹。此乃寒盛阳衰,血流迟缓,筋脉失养。治当散寒通阳,活血通脉。方选血府逐瘀汤加减。

方药:制附子20 g、肉桂10 g、当归20 g、桃仁10 g、红花10 g、川牛膝15 g、枳壳12 g、

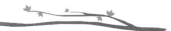

赤芍 12 g、川芎 19 g。水煎分服,日 1 剂。连服 7 剂,肢冷、疼痛缓解,继服 21 剂,病症消失,随访 1 年未发。

[按语]　血府逐瘀汤是中医方剂中的经典名方,首载于清代王清任的《医林改错》,具有活血化瘀、行气止痛之功。外感寒邪,加之素体阳气不足,导致寒邪内侵,凝滞经脉,血行不畅,筋脉失于温养与濡润。寒性凝滞,主痛,故见手冷、苍白、疼痛;寒邪入血,血遇寒则凝,血行缓慢,甚则瘀血内停,手指青紫为瘀象;舌淡苔白、脉沉迟均为寒盛阳衰之征。治疗当以散寒通阳、活血通脉为主要法则。通过温散寒邪,恢复阳气,促进血液运行,以达到通则不痛的治疗目的。方中制附子以温阳散寒,回阳救逆,为温里之要药,针对患者阳气不足之根本;肉桂温经通脉,散寒止痛,助附子温阳之力,增强血脉通畅;又加当归以补血活血,为血中之气药,既能补血以濡养筋脉,又能活血以散瘀止痛;桃仁、红花以活血化瘀,破血逐瘀,针对患者瘀血内停之标实;川牛膝以活血化瘀,引血下行,兼能补益肝肾,强筋健骨;枳壳以行气宽中,助桃仁、红花等活血化瘀药疏通气机,气行则血行;赤芍、川芎二者均为活血化瘀之要药,赤芍偏于凉血散瘀,川芎则活血行气,二者合用,增强活血化瘀之功效。治疗时紧扣"寒""瘀"二字,标本兼治,使寒邪得散,阳气得复,血脉畅通。

来源:赵东鹰.血府逐瘀汤加减临床运用举隅[J].安徽中医临床杂志,2000(5):438-439.

(二)阳虚寒凝证

1. 阳和汤治验

李某,女,33 岁,2011 年 10 月 30 日初诊。

病史:自诉患雷诺综合征 2 年,每因寒冷或情绪激动,两手指即发冷、发麻,指端皮肤苍白、青紫,时伴有疼痛,数小时后皮肤颜色恢复正常。经西药治疗效果不佳,此次受凉而发,伴肢冷,面色少华,小便清长,舌淡、苔白,脉沉涩。西医诊断为雷诺综合征,中医诊断为脉痹。证属阳虚寒凝,气血不畅。治以温经散寒、理气和血为法。以阳和汤加减治疗。

方药:肉桂 12 g、麻黄 10 g、鹿角胶 10 g、白芥子 9 g、熟地黄 15 g、当归 10 g、川芎 10 g、地龙 10 g、炮姜 6 g。每日 1 剂,水煎服,早晚分服,共 20 剂。用药后症状消失,四肢温和,脉缓有力。随访 2 年未复发。

[按语]　阳和汤出自《外科证治全生集》,为温里剂,具有温阳补血、散寒通滞之功效。主治阴疽。雷诺综合征是指肢端动脉阵发性痉挛,常在寒冷刺激或情绪激动等因素影响下发病。属中医"寒厥""脉痹"范畴,多由脾肾阳虚,阴寒内生,或寒湿之邪外袭,寒凝血脉,或情绪不畅,肝失疏泄,气血运行不畅而致阳气不能通达四肢而发,故以温经散寒、理气活血为法,在阳和汤基础上去生甘草,增加当归、川芎、地龙以提高活血化瘀之功效,故取效迅速。

来源:吴小明.阳和汤临床运用举隅[J].中国中医药现代远程教育,2014,12(5):132.

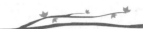

2. 黄芪桂枝五物汤治验

赵某,女,34 岁,无业,2010 年 3 月 20 日初诊。

病史:3 年多来发作性双手指苍白、麻木、发凉,热敷后好转。发作均由情绪波动及经期诱发。数家医院诊断为"雷诺综合征"。予以对症治疗,效不明显。症见:形体羸弱,倦怠懒言,面色㿠白。脉沉细,舌质淡,苔薄白。西医诊断为雷诺综合征,中医诊断为血痹。治以温阳散寒、补血通脉,方用黄芪桂枝五物汤加减。

方药:黄芪 45 g、桂枝 10 g、白芍 15 g、桑枝 12 g、木瓜 12 g、当归 10 g、制附片 9 g、鸡血藤 15 g、干姜 6 g、大枣 6 枚。6 剂,水煎服。

二诊:药后有明显好转,原方改黄芪为 30 g,恐桂枝、附子燥热上火,加生地黄 10 g、熟地黄 10 g,更进 20 剂后,再未发作,暂告愈。随访 3 年未复发。

[按语] 黄芪桂枝五物汤出自《金匮要略》,为温里剂,具有益气温经、和血通痹之功效。主治血痹,肌肤麻木不仁,脉微涩而紧。雷诺综合征是西医病名,系血管神经功能紊乱所引起的肢端小动脉痉挛性疾病,多见于青年女性。此患者素体虚弱,阳气不足,血凝痹阻,运行不畅。《素问·逆调论》云:"荣气虚则不仁,卫气虚则不用,荣卫俱虚,则不仁且不用。"方用黄芪、桂枝温阳益气;当归、白芍养血和营;制附片温经止痛;桑枝、鸡血藤活血通络止痛。用药周全,使阳气回复,经络温通,数载痼疾霍然而愈。

来源:李耀凡.黄芪桂枝五物汤临床应用举隅[J].山西中医学院学报,2014,15(3):69-70.

(三)血虚寒凝证

当归四逆汤治验。

【病案一】

李某,男,16 岁,2002 年 8 月 18 日初诊。

病史:患者 3 年前高热后出现两足蹋趾疼痛,之后每年冬春必发,发作时高热、足趾疼痛并作,热退趾痛亦休。近 1 年来不分季节发作,足趾剧痛如锥刺,不能行走,额头汗出如油如珠,嚎叫不休。西医诊断为雷诺综合征。诊见:患者面色无华,痛处不红不肿。舌苔薄,脉细数。西医诊断为雷诺综合征,中医诊断为血痹。证属阳气不足、血行涩滞、脉络失养,治以温阳益气、养血活血,方以当归四逆汤加减。

方药:桂枝、红花、木通、炙甘草各 6 g,黄芪、川芎、熟地黄各 10 g,当归 15 g,白芍、川牛膝、伸筋草各 12 g,细辛 5 g,鸡血藤 20 g。每日 1 剂,水煎分服。5 剂服毕,足趾疼痛渐止,上方出入治疗 2 个月后,诸症消失。随访数年未发。

[按语] 当归四逆汤出自《伤寒论》,为温里剂,具有温经散寒、养血通脉之功效。主治血虚寒厥证。雷诺综合征多因寒凝血瘀、脉络阻滞所致,辨证治疗离不开温经活血、通络止痛。故以桂枝温经散寒活血;细辛温经散寒止痛;当归补血活血;白芍、熟地黄,养血滋阴、柔筋止痛;黄芪补气行血;红花、川芎、木通、鸡血藤、伸筋草,破瘀生新、活血理气、搜风止痛;牛膝引药下行;甘草益气调和。诸药相伍,共奏通经散寒、养血通脉之效。具有温阳与散寒并用,养血与通脉兼施,温而不燥,补而不滞的特点。

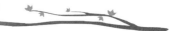

来源:胡华容.当归四逆汤临证治验举隅[J].浙江中医杂志,2013,48(11):800.

【病案二】

戚某,女,28岁,2004年11月就诊。

病史:双手麻木、刺痛、发凉3年。患者于3年前开始双手每于受寒冷刺激时发病,冬季及经期尤著,发病时双手十指呈苍白色,数分后变为发绀色,最后充血而发红和肿胀。在发生苍白或发绀时,自觉麻木、刺痛、发凉,遇寒加重,得温症减。舌淡,苔白,脉沉细。另外,患者经期延迟,经量少,色暗有血块,伴有小腹疼痛。曾在多家市级医院检查确诊为“雷诺综合征”,经服中西药物治疗无效遂来我院求治。辨证为血虚寒凝证,治以温经散寒、通络止痛。方用当归四逆汤加减。

方药:当归18 g,鸡血藤18 g,桂枝、桃仁各12 g,白芍15 g,细辛、通草、甘草各6 g,红花9 g,桑枝24 g,姜黄6 g,大枣5枚,水煎服。服药10余日,诸症尽消而愈。随访2年未再复发。

[按语]　雷诺综合征系肢端小动脉痉挛性疾病,多见于青年女性。常因寒冷或情绪激动后肢端皮肤颜色出现间歇性苍白、发绀和潮红的改变。该病好发于手指,其次是足趾,偶有累及面颊和鼻尖。发作时局部发冷,并有针刺样疼痛和麻木,相当于中医“血痹”范畴。本例由于血虚寒凝,气血被遏,以致双上肢肢端苍白、青紫、疼痛、麻木,符合“手足厥寒”之症,于冬日发病,遇寒加重,得温症减,其病因病机显然符合当归四逆汤证,故投之即效。原方中加鸡血藤、桑枝、姜黄、桃仁、红花等药更助其祛寒化瘀、通络止痛之效。

来源:江超,于泳芬,潘燕丽.当归四逆汤临床应用举隅[J].河南中医,2010,30(4):332-333.

(四)气滞血瘀证

1. 复元活血汤治验

林某,男,42岁,工人,2004年1月15日初诊。

病史:该患者40余天前用凉水洗手时觉双手指末端发凉,伴麻木、疼痛,未在意,以后每遇凉水或着凉及情绪不畅而发,症状逐渐加重,遇寒加重,得温则缓,发作时麻木、疼痛难忍。曾在多家医院就诊,诊断为雷诺综合征,经用扩血管药银杏叶片、尼莫地平、辅酶A等治疗,症状未见改善。近1周双手指端发绀,且麻木、疼痛加剧来诊。诊见:双手指端变紫、麻木、疼痛,面色晦暗,急躁易怒,两胁胀痛,舌质紫暗,边有瘀斑,苔薄,脉弦细。西医诊断为雷诺综合征,中医诊断为脉痹。辨证属于寒凝阻络、肝郁不舒、久而化郁之气滞血瘀证,治以疏肝通络、活血化瘀,采用复元活血汤加减。

方药:当归尾20 g、穿山甲15 g、桃仁15 g、红花10 g、郁金15 g、桂枝15 g、柴胡15 g、黄芪30 g、丹参20 g、川芎15 g、鸡血藤30 g、白芍15 g、甘草10 g。每日1剂,水煎服。上药服20剂,情绪平稳,两胁胀痛消失,双手指端由紫变红,麻木疼痛明显改善。原方加减继服20剂,症状基本消失。

[按语]　复元活血汤出自《医学发明》,为理血剂,具有活血祛瘀、疏肝通络之功效。雷诺综合征属于中医学“四肢逆冷”的证候范畴。四肢为清阳之末,得阳气而温,遇寒则

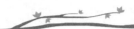

凝。故《诸病源候论·虚劳四肢逆冷候》记载:"经脉所行皆起于手足,虚劳则气血衰损,不能温其四肢,故四肢逆冷也。"本病常由于素体虚弱,寒邪乘虚客于经脉,寒凝阻络,气血不充,滞涩不畅,气血不荣于四末,而见肢端皮色呈间歇性改变,或由于情绪不畅,肝气郁滞,日久留阻经络,脉络阻遏则肿胀痛剧,或郁久化热,热盛毒聚,湿邪不解而见溃疡或坏疽。用复元活血汤意在疏肝通络,活血祛瘀。《成方便读》曰:"去者去,生者生,痛自舒而元自复。"故本方名"复元"。方中以当归、桃仁、红花、穿山甲为主药,活血祛瘀、消肿止痛,佐以天花粉消肿止痛,柴胡疏肝理气,黄芪补气行气,鸡血藤行血通络,白芍养阴柔肝,甘草缓急止痛、调和诸药。根据具体辨证酌加桂枝、丹参、川芎以温经散寒祛瘀,黄柏、苍术、薏苡仁、防己以健脾利湿,金银花、连翘清热解毒。诸药合用可达瘀祛新生、气行络通之目的。

来源:宋晓密,付廷昌,杨德玲.复元活血汤加减治疗雷诺综合征验案[J].吉林中医药,2004(7):48.

2.身痛逐瘀汤治验

周某,女,29岁,工人,1988年11月4日初诊。

病史:双手指麻木、疼痛、皮色变化3年,经某医院诊为"雷诺综合征",屡行中、西药治疗,无明显效果,遂来求治。患者诉平素身体健康,无任何杂病,唯有双手食指、中指、无名指麻木、疼痛。若遇月经前3~5 d,或精神不佳、寒冷刺激时,手指皮肤颜色先变为苍白色,继之发绀,随后呈鲜红色。舌淡红,苔薄白,脉沉细。此为气血运行不畅,瘀滞脉络不通所致。西医诊断为雷诺综合征,中医诊断为脉痹。治以行气活血,祛瘀通络。方选身痛逐瘀汤加味。

方药:秦艽15 g、川芎8 g、桃仁10 g、红花8 g、羌活10 g、没药8 g、五灵脂10 g、香附8 g、牛膝15 g、地龙15 g、当归15 g、甘草6 g、细辛5 g、路路通10 g。5剂,水煎分2次温服。嘱保持手部温暖,解除思想顾虑,月经期停服,以事缓图。药后手指麻木、疼痛、皮色变化均减轻。效不更方,续服25剂,病告痊愈。

[按语] 身痛逐瘀汤出自《医林改错》卷下,具有活血祛瘀、通经止痛、祛风除湿的功效,主治痹症有瘀血者。身痛逐瘀汤以活血祛瘀药物为主组成,方中以川芎、桃仁、红花、没药、五灵脂、牛膝活血祛瘀,药博而力宏,配以当归养血活血,祛瘀而不伤血,用地龙以搜剔络道,通利经络;加香附以疏肝理气,气行则血行,添秦艽、羌活以祛风除湿,宣痹止痛,甘草协调诸药。全方具有活血行气、祛瘀通络、利痹止痛之功效,因而治疗多种由气血瘀滞、脉络不通所致的病证,收效较佳。此类病证,虽以痹阻经络为主,但兼症亦不少见,故临证运用时,应根据病情的虚实寒热,在祛瘀通络的基础上,辨治兼症,酌配相应的治法与药物,方能提高疗效。因气滞易行,瘀难速除,故临床应用时注意勿使过量,贵在邪去即止,以免损伤正气。

来源:杨克文.身通逐瘀汤临床运用举隅[J].陕西中医函授,1995(5):28-29.

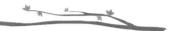

(五)肾虚血瘀证

1.肾气丸治验

高某,女,41岁,工人,1994年10月13日初诊。

病史:患者1年前两手指对称性间断出现发白、青紫,气候寒冷及情绪激动时加重。经某医院诊为雷诺综合征,屡服中西药不效,延余诊治。诊见手指及掌部皮肤苍白,继而青紫,局部冷麻、刺痛。面色少华,双膝以下发凉,月经量少有血块。舌淡,苔白,脉沉缓。西医诊断为雷诺综合征,中医诊断为脉痹。此乃阳气虚衰,寒凝血瘀,脉络阻塞。治当温补肾阳,温经散寒,通络化瘀。

方药:熟附片(先煎)、干地黄、党参各12 g,泽泻、牡丹皮、阿胶(烊化)、生姜、川芎、当归、丹参各10 g,桂枝、吴茱萸各6 g。水煎服,每日1剂。进15剂后诸症均明显减轻,继以原方加减调治月余,病症悉除。嘱每于立春之后服用金匮肾气丸,每日2次,每次6 g,连续服用2个月。随访至今未复发。

[按语] 肾气丸出自《金匮要略》,为补益剂,具有补肾助阳之功效,主治肾阳不足证。本例患者素体阳气不足,寒邪内盛。寒则血凝,瘀血阻滞,四肢末端气血运行不畅,失其温养,故而出现以上诸症。方用肾气丸补肾中真阳,加吴茱萸、生姜、党参补气助阳,温运营血;当归、川芎、丹参、阿胶养血和营,祛瘀通络。诸药合用,阳气足,经脉温,寒邪散,瘀滞消,气血畅,四肢得以温煦灌注,则诸症自除。

来源:苏亚.肾气丸新用验案4则[J].国医论坛,1999(1):8-9.

2.阳和汤合当归补血汤、四物汤化裁

孙某,女,48岁,1995年4月初诊。

病史:1994年9月起因全身骨关节痛,双上肢发冷、发绀3年,诊断为雷诺综合征,经西药治疗骨关节痛好转,但双上肢发冷、发绀无改善。面色苍黄,口淡,大便闭结不畅,小便清长,舌质淡,脉沉。1995年4月转诊中医,中医诊断为脉痹,辨证为肾阳虚血瘀,并用阳和汤、当归补血汤、四物汤化裁治疗。

方药:黄芪30 g、当归15 g、熟地黄25 g、鹿角霜30 g、肉桂3 g(焗服)、白芥子10 g、丹参18 g、川芎15 g、白芍15 g、川红花8 g、炙麻黄8 g、甘草8 g。经2个月治疗,体质增强,大便通畅,骨关节疼痛消除,双上肢未再出现过发冷、发绀现象。服药期内无口干、口苦等热性的毒副作用。连续服药至1996年2月6日,病情稳定,未见发作。

[按语] 肾阳乃一身阳气之根本,肾阳虚则温煦失职,寒自内生,血行不畅,遂成血瘀。双上肢作为人体之末梢,更易受寒邪侵袭,血脉凝滞,故见发冷、发绀。面色苍黄、口淡、大便闭结不畅、小便清长、舌淡脉沉,均为肾阳虚衰、气血不足、血行瘀阻之佐证。针对孙女士的病情巧妙运用古方,以阳和汤为基础,融合当归补血汤与四物汤之精华,化裁成一方,旨在温补肾阳、活血化瘀、益气养血。方中黄芪重用,取其补气升阳、益卫固表之功,为全方之君药;当归、熟地黄相配,养血补血,与黄芪共奏益气生血之效;鹿角霜温补肾阳,散寒通络,与肉桂同用,增强温阳之力;白芥子祛痰散结,助阳散寒,使寒痰得化,气血流通;丹参、川芎、红花皆为活血化瘀之佳品,能破血中之瘀滞,使血行畅通无阻;白芍

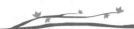

养血柔肝,缓急止痛,与甘草相合,又能调和诸药;炙麻黄虽为解表散寒之药,但在此方中用量较轻,意在微微发汗,以助阳气外达,而不伤正气;甘草除调和药性外,还能补脾益气,缓急止痛。

来源:韩云,刘旭生.名中医黄春林教授治疗雷诺综合征经验[J].黑龙江中医药,2000(6):2-3.

二、变证

(一)阳虚血弱证

桂枝加葛根汤治验。

李某,女,31岁,2003年3月21日初诊。

病史:患者1年前行人工流产术后,神疲体困,治疗效果不佳,逐渐感觉双上臂至手指有麻木感,指端发凉、变硬,时好时坏。每天秋冬两季,冷水洗手及劳累后症状加重,夏天缓解,遇暖减轻,吃药、针灸无效。刻诊:面色苍白,头昏神疲,十指麻痛不灵活,知觉不灵敏,月经稀少、色淡,舌淡、苔薄白,脉沉细。西医诊断为雷诺综合征,中医诊断为脉痹。辨证为阳虚血弱,寒凝血滞,阻塞经络。治以益气温阳,活血养血,散寒通经,缓急止痛。方用桂枝加葛根汤加减。

方药:羌活25 g、防风20 g、川芎30 g、当归25 g、姜黄25 g、甘草15 g、黄芪50 g、土鳖虫20 g、水蛭10 g、桃仁15 g、红花15 g、丹参30 g、地龙40 g、桑枝20 g、远志25 g。7剂,水煎服,早晚饭后服。

二诊:服上方后,精神较振作,十指麻痛减轻,活动较前灵活。原方加红花10 g、丹参15 g,服7剂。

三诊:患者精神充足,十指已不麻痛,略有些不灵活,原方继服7剂。后以原方加倍,再加汉三七30 g,配料药1剂,服后诸症消失,病告治愈。

[按语] 桂枝加葛根汤出自《伤寒论》,具有解肌发表、升津舒经之功,主治风寒客于太阳经输,营卫不和证。患者流产后,气血不足,阳气不充,复又感风寒侵袭,致使寒邪凝滞,血气瘀阻,终成此证。本方用桂枝加葛根汤舒筋活络、生津通经、缓解痉挛;且桂枝得附子能温经散寒回阳;白芍敛阴和血,得桂枝、附子则不嫌其寒;黄芪温阳益气;当归、赤芍、鸡血藤、红花养血活血;羌活、细辛温经祛风通络,大枣补中。诸药具有温阳益气、舒筋活络、散寒通络、养血活血之功效,故疗效显著。

来源:董云霞.桂枝加葛根汤临床新用[J].内蒙古中医药,2004(5):12.

(二)寒湿痹阻证

1.蠲痹汤治验

刘某,女,30岁,公务员,2011年9月初诊。

病史:患者手足发绀9年,每当寒冷刺激即加重,上肢重于下肢。患者9年前情绪激动后,手指皮色突然变为苍白,继而发绀,伴有局部发凉、麻木、针刺感觉减退,持续数分

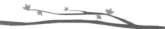

钟后皮肤颜色逐渐恢复正常。热饮后可缓解,未予以重视。4年前由于受冷又一次出现上述症状,并且症状较前加重,颜面也出现发绀,在温暖季节症状也不消失,指(趾)端出现营养性改变。曾于北京、哈尔滨等多家医院治疗不见好转,症状逐渐加重,尤为手指发绀、针刺样疼痛为著。平素口服胍乙啶和苯氧苄胺等西药,控制病情不佳,心烦气躁。查体:BP 130/180 mmHg,神经系统检查生理反射存在,冷激发试验(+),舌质紫,苔薄白,脉沉细。西医诊断为雷诺综合征,中医诊断为脉痹。辨证为寒湿痹阻。

方药:羌活25 g、防风20 g、川芎30 g、当归25 g、姜黄25 g、甘草15 g、黄芪50 g、土鳖虫20 g、水蛭10 g、桃仁15 g、红花15 g、丹参30 g、地龙40 g、桑枝20 g、远志25 g。7剂,水煎服,早晚饭后服。

二诊:服药后面部发绀较前改善,仍觉指尖青紫、发凉、麻木。舌质紫,苔薄白,脉沉细。治疗:前方加附子10 g、炮姜15 g。7剂,水煎服,早晚饭后服。

三诊:双手青紫明显改善,偶觉皮肤潮湿,偶有头痛。舌质淡紫,苔薄白,脉沉弦。治疗:前方改附子15 g、川芎40 g,加细辛5 g、白芷20 g。14剂,水煎服,早晚饭后服。此后数月复诊,随症加减,症状消失。

[按语] 蠲痹汤出自《医学心悟》,具有祛风除湿、蠲痹止痛之功。患者病程较长,邪未去而正已伤,久病多虚,属于血脉虚寒,不能充盈四末,以致气虚血涩。方中含蠲痹汤祛风除湿,蠲痹止痛,丹参、红花、桃仁行气活血通络;土鳖虫、水蛭、地龙破血逐瘀,通络止痛。桑枝祛风通络,行水消肿,心烦气躁加远志宁心安神。加附子、炮姜温通经脉散寒。头痛加川芎、白芷、细辛疏风止痛。

来源:杨柳,郭文勤.郭文勤教授治疗疑难杂病经验荟萃[J].黑龙江中医药,2012,41(5):32-33.

2.桂枝附子汤治验

李某,男,28岁,农民。

病史:2年前春季插秧时于冷水中作业,数日后双指麻木刺痛,症状较轻未予治疗。入秋疼痛加重,交替出现"苍白—发绀—潮红"现象,伴手足冷凉感。经某医院确诊为"雷诺综合征",长期服维生素B₁、维生素B₁₂、利血平等周效,乃延余诊。畏寒,肢末欠温,舌淡胖有齿痕,苔薄白润滑,脉沉细。西医诊断为雷诺综合征,中医诊断为脉痹,乃寒湿之邪侵溃肌肤,阻痹气血,络脉壅滞。拟温经通络,活血化瘀之法,桂枝附子汤加减治之而愈。

方药:桂枝15 g、附子15 g、甘草10 g、生姜15 g、大枣5枚、麻黄7.5 g、细辛5 g。7剂,水煎服,早晚饭后服。

[按语] 《伤寒论》云"伤寒八九日,风寒相搏,身体疼烦,不能自转侧,不呕不渴,脉虚而涩者",桂枝汤主之。上条所述虽云伤寒类似证,亦即《内经》"风寒湿三气杂至合而为痹"之意。患者畏寒肢冷,舌淡胖有齿痕,苔薄白润滑,脉沉细,此乃寒湿之邪深侵肌肤,阻痹气血,络脉壅滞之证也。寒湿之邪,性凝滞而收引,易伤阳气,阻遏气机,故见畏寒肢冷;气血运行不畅,则络脉不通,痛由此生,而手指之颜色变化,亦是气血瘀滞之表

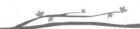

象。应采用温经通络、活血化瘀之法,以桂枝附子汤加减治之。方中桂枝辛温,可温通经脉,散寒止痛;附子大辛大热,纯阳燥烈,能通行十二经,逐寒湿而补火助阳;生姜、细辛助桂枝、附子温阳散寒之力;大枣、甘草甘温益气,既资生化之源,又防辛燥伤阴。麻黄虽为解表峻剂,但在此方中用量较小,意在微发其汗,使寒湿之邪从表而解,同时亦可助桂枝、附子温通血脉。诸药合用,共奏温阳散寒、通络止痛、活血化瘀之功。

来源:黄显达,陈国恩.桂枝附子汤治验举隅[J].吉林中医药,1984(6):22.

(三)脾肾阳虚证

阳和汤治验。

曹某,女,43岁,1973年8月4日初诊。

病史:患者双手指麻木肿胀、青紫6年余。6年前冬洗衣时突然双手指麻木、冷痛,继见皮肤苍白、发绀,在医院诊断为"雷诺综合征",经用中西药未能治愈。近来,精神不爽,神疲力乏,发作频繁,无外界刺激亦发作,于1973年8月4日来我院求治。就诊时正遇发作,双手苍白、青紫,得温可缓,伴手指麻木、冷痛、发胀,腰膝酸软,纳差,大便溏薄,小便清长。苔薄白,脉沉细。西医诊断为雷诺综合征,中医诊断为双手青紫症。辨证属脾肾阳气不足,寒湿之邪凝于经脉。治以温补脾肾,祛寒通络。方用阳和汤加减。

方药:肉桂6 g,附片10 g,麻黄6 g,白芥子10 g,干姜6 g,鹿角胶12 g,党参15 g,白术12 g,鸡血藤15 g,乳香、没药各10 g,田三七6 g,甘草6 g。4剂,水煎服,每日1剂。

二诊:诸症大减,守原方再投6剂。

三诊:双手转温,腰膝酸软已消失,皮肤色泽正常,但仍麻木、发胀,便溏,纳差。继原方减肉桂、附片、干姜、麻黄辛热之品,加香附10 g、地龙10 g、丝瓜络10 g、当归12 g、苍术10 g,以理气养阴,除湿通络。连服5剂。

四诊:诸症基本消失,诉近日性情烦躁、头晕、失眠,纳食仍欠佳。15日行经时,双乳胀痛。大便调,小便可,脉弦细,苔薄白。证属肝脾失和,治宜调理肝脾。方以逍遥散加减:柴胡10 g、白芍10 g、当归10 g、茯苓10 g、白术10 g、郁金12 g、香附10 g、甘草6 g。7剂。1973年8月29日,患者来院兴高采烈,叙述其病痊愈。1979年3月2日随访,5年未复发。

[按语] "双手青紫症"乃中医之病症,以双手皮肤苍白,青紫之症而命名。祖国医学认为本病的起因,多由肝郁血虚,脾肾阳气不足,外受寒湿之邪所致。肖老经验认为"本病乃脾肾阳气不足,寒湿之邪,凝滞经脉而发,阴证是也,治则宜用温热之品,助其阳,还其寒,病即康复,乃阴证阳治之法",故以温补脾肾之阳,祛寒通经活络之法,为其治疗总则,选用阳和汤加味。用肉桂、干姜、附片以温补脾肾之阳,加党参、白术、甘草助之;白芥子、麻黄逐其寒湿;鸡血藤、乳香、没药、元胡为芳香之品,以活血通络止痛为用。先投4剂为试探。二诊时患者其症大减,证明前法得当,处方无误,为其续效,仍守原意再投6剂。三诊时,肤色正常,手指转温,腰膝酸软亦平,纳食尚可,乃脾肾阳气已振,但仍留手指麻木、发胀,大便溏薄之症,系湿邪恋留,气血缓慢所致;故去其温热之品,加入理气活血除湿之药,连进5剂。四诊时患者原症已除,但诉行经时双乳胀痛,性情烦怒,不

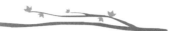

能入眠,饮食欠佳,乏力,证属肝气被郁,脾胃不和,为防复发,给予调理肝脾之剂,以逍遥散加减巩固之。

来源:谢新建.肖梓荣医案二则[J].湖南中医学院学报,1979(1):37-38,36.

(四)气血亏虚证

人参养荣汤治验。

王某,女,29 岁,1998 年 11 月 11 日来诊。

病史:对称性手指、足趾遇寒凉麻木,皮色苍白、发绀,继而潮红、发凉、疼痛,经揉按、保温方可缓解。秋冬二季反复发作,不敢近凉水。舌淡苔白,脉沉细。经市某医院确诊为雷诺综合征,服西药治疗效果欠佳,改服中药治疗。西医诊断为雷诺综合征,中医诊断为脉痹。辨证属气血亏虚、经脉不荣,治以益气补血、养血安神。予人参养荣汤加减。

方药:白芍 15 g,当归 20 g,陈皮 15 g,黄芪 50 g,桂枝 15 g,红参 7.5 g,白术 15 g,熟地黄、茯苓各 20 g,桑枝 30 g,地龙 15 g,炙甘草 20 g,五味子 15 g,远志 20 g。进药 12 剂,症状明显好转,为巩固疗效继服前方 10 剂。1 个月后来诊,症状基本消失,嘱其服人参养荣丸以善其后。

[按语]　人参养荣汤出自《太平惠民和剂局方》,为补益剂。此方本治脾肺气虚,荣血不足。本方系人参养荣汤去川芎加五味子、陈皮、远志组成,具有益气补血、养血安神作用。根据患者的症状及舌脉表现,辨证为气血亏虚、经脉不荣。气血虚弱,无以温养四肢末端,加之寒邪侵袭,导致血脉收引,气血运行不畅,故见上述症状。方中黄芪、红参大补元气,益气生血,为君药。当归、白芍、熟地黄养血补血,与补气药相伍,则气旺血自生,共为臣药。白术、茯苓健脾渗湿,助气血生化之源;陈皮理气醒脾,使补而不滞;桂枝温通经脉,助阳化气,以解寒凝;桑枝、地龙通络止痛,兼能祛风除湿;五味子、远志养心安神,兼顾患者因长期病痛可能导致的情志不宁;炙甘草调和诸药,兼能益气和中。全方共奏益气补血、温经通脉、养血安神之功。故适用于气血两虚所致的一切疾病。临床证明,本方能改善外周循环,增强肢体耐受寒冷的能力。

来源:周宇,张德放,李学东.人参养荣汤临床应用举隅[J].辽宁中医杂志,2003(9):732.

第十三节　血栓闭塞性脉管炎

血栓闭塞性脉管炎属于中医学的"脱疽"范畴。《灵枢·痈疽》曰:"发于足趾,名曰脱疽,其状赤黑,死,不治;不赤黑,不死。不衰,急斩之;不,则死矣。"最早指出了本病后期的典型症状、预后及手术治疗原则。《马培之外科医案》则云:"始则足趾木冷,继则红紫之色,足跗肿热,足趾仍冷,皮肉筋骨俱死,节缝渐久裂开,污水渗流,筋断肉离而脱。"这些描述与脉管炎的初期和末期的表现颇为相似。本病的发生,内因为禀赋不足,久病

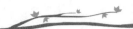

体虚,血脉空虚;或情志太过,饮食不节,房事过度,肝肾受损。外因为感受寒湿之邪及外伤、烟毒等导致脏腑功能失调,气血运行受阻,脉络痹阻不通。

(一)阴寒证

1.当归四逆汤治验

张某,男,46岁,1995年10月24日初诊。

病史:患者自诉双足趾阵发性疼痛、麻木、行走不便2月余。患者面色萎黄、形寒肢冷、气短乏力、精神疲惫。曾在某医院诊断为"血栓闭塞性脉管炎",服四妙勇安汤加味近1个月其效不显,故来就诊。查双足趾:触之冰冷,皮色苍白,趾端瘀紫,足背动脉未明显扪及,患处麻木疼痛,舌淡、苔白,脉沉细。西医诊断为血栓闭塞性脉管炎,中医诊断为脱疽。此为血虚寒凝、经脉瘀阻之证。当以益气活血、温经散寒、通络逐瘀为治。方以当归四逆汤加味。

方药:当归、桂枝、水蛭、地龙、独活各15 g,赤芍20 g,通草、细辛、甘草各10 g,鹿角霜、制附子、大枣各18 g,黄芪50 g,路路通30 g。水煎服,日1剂。服药5剂后,疼痛、麻木症状减轻,足趾稍温。药已中病,守方随症加减续服。

二诊:历经1年余治疗,同时嘱其加强患肢活动和功能锻炼、自我按摩促进体力与功能恢复。服药20余剂诸症悉除终告病愈。随访1年未见复发。

[按语] 当归四逆汤出自《伤寒论》,用于治疗血虚寒厥证,具有温经散寒、养血通脉之效。症见手足厥冷、口不渴,或腰、股、腿、足疼痛或麻木,舌淡苔白,脉细欲绝或沉细。本方证由营血虚弱,寒凝经脉,血行不利所致:血行不利,阳气不能达于四肢末端,营血不能充盈血脉,遂呈手足厥寒、脉细欲绝。方中当归、桂枝为君药,温经散寒、温通血脉;细辛、白芍为臣药,既助桂枝温通血脉,又助当归补益营血;通草、大枣、甘草共为佐药,辅助君药、臣药发挥其效力,甘草又为使药,调和诸药。本证患者属血虚寒凝、经脉瘀阻,与当归四逆汤证病机十分契合。方中重用黄芪益气养血;鹿角霜、制附子温经散寒通阳;水蛭、地龙、路路通活血通络逐瘀;独活祛风散寒止痛。诸药合用共奏益气活血、温经散寒、通络止痛之功,脱疽乃愈。

来源:盛文健,翟治洪.当归四逆汤临床应用举隅[J].河北中医,2002(7):521-522.

2.阳和汤治验

王某,男,39岁,1975年5月3日初诊。

病史:患者左足第一、二趾皮肤、趾甲色黑、干萎且趾端溃破,有淡黄色脓液流出,余趾及足麻木,趺阳脉隐而不见,疼痛难忍,夜间尤甚,呼号不已,步履维艰。查舌淡、苔白,脉弱。西医诊断:血栓闭塞性脉管炎。中医诊断:脱疽。辨证:脾肾阳虚,阴毒凝滞。治法:温阳补身,散寒通滞。方拟阳和汤加减。

方药:熟地黄30 g,鹿角霜30 g,牛膝12 g,赤芍12 g,炮穿山甲4.5 g,甘草6 g。日1剂,水煎服。10剂后,疼痛止,肿胀消,夜宁,干萎组织脱落。

二诊:加当归15 g,黄芪30 g,继服20剂,诸症悉除。随访3年未复发。

[按语] 血栓闭塞性脉管炎归属于中医学"脱疽"范畴,又名"十指零落"。分虚寒

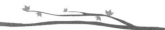

型(相当于西医学的缺血期)、瘀滞型(相当于营养障碍期)、热毒型(相当于坏疽期)、气血两虚型(相当于恢复期)。此病多因脾肾阳虚,阳气不能通达四末,复感外邪,致寒凝血滞,脉络不宣所致。久则脉络瘀阻,经脉闭塞。寒邪郁久,必有化热之势,热毒耗阴,则肢端溃破,故有"始为寒凝,久成热毒"之说。阳和汤具温阳补血、散寒导滞之功,故适用于虚寒、瘀滞、气血两虚三证。虚寒型治以阳和汤加温阳通脉之附子、细辛,补虚养血之当归、鸡血藤、牛膝;瘀滞型治以阳和汤加活血化瘀之桃仁、红花,通脉导滞之地龙、乳香、没药;气血两虚型宜阳和汤合当归补血汤治之,并予滋养肝肾之品。

来源:王海焱,武佳欣,王燕兵,等.柳氏医派应用阳和汤验案举隅[J].山东中医杂志,2023,42(2):195-198.

3.附子汤治验

患者,女,35 岁,2018 年 8 月 21 日初诊。

病史:患者双下肢发凉、麻木、疼痛 10 个月。患者于 10 个月前天气寒冷时涉水工作,感受寒邪,导致双下肢凉痛难忍。近 2 个月来患者自觉右足发热、疼痛,疼痛剧烈,夜间加重,彻夜不得眠,但扪之冰凉,跛行,因疼痛目前行走不足 500 m。查体:形体消瘦,痛苦面容,右踝以下暗红、肿胀,足背色青紫,第一趾紫黑,足背、胫后、腘动脉消失,股动脉微弱,皮肤枯槁不华,舌红,苔黄厚腻,脉弦数。西医诊断为血栓闭塞性脉管炎,中医诊断为脱疽(寒凝血瘀、湿毒内蕴证)。当以温阳化瘀、解毒祛湿为治,方以附子汤加减。

方药:金银花 60 g、玄参 30 g、当归 30 g、附子 15 g、麻黄 12 g、茯苓 12 g、人参 9 g、白术 12 g、白芍 9 g、川牛膝 15 g、赤芍 6 g、苍术 15 g、黄柏 15 g、甘草 10 g。14 剂,日 1 剂,分 3 次服,睡觉前服用加量。嘱患者注意保暖,保持心情舒畅,不吃辛辣刺激及鱼、虾等发物。

二诊:患者疼痛减轻,但仍有足背肿胀、皮色紫暗、跛行等症状。舌红,苔厚腻,脉弦数。在上方基础上,减药量至金银花 30 g,玄参、当归各 15 g,苍术、黄柏各 9 g,加茯苓 12 g、黄芪 30 g、红花 15 g。14 剂,日 1 剂,分 3 次服,睡觉前服用加量。

三诊:患者足背肿胀、疼痛减轻,能步行 500 m,皮色暗红。舌淡红,脉弦细。在上方基础上,去苍术、黄柏各 9 g,减药量至附子 6 g、麻黄 9 g,加麦冬 12 g、薏苡仁 9 g。14 剂,日 1 剂,分 3 次服,睡觉前服用加量。

四诊:患者无痛苦面容,精神较好,疼痛明显减轻,行走约 1 000 m 仍无疼痛,皮色也有改善,暗红转为浅红,并有蚁行感。舌淡红,脉弦。上方不变,继续服 21 剂。嘱患者注意保暖,保持心情舒畅,不吃辛辣刺激及鱼、虾等发物。行走 2 000 m 仍无疼痛,可不必来诊。

[按语]　附子汤出自《伤寒论》,用于治疗少阴阳虚,寒湿内侵,背恶寒,身体骨节疼痛,口中和,手足寒,脉沉者,具有温经助阳、祛寒除湿之功。方中重用炮附子温经壮阳;人参补益元气;茯苓、白术健脾化湿;芍药和营止痛。诸药合用,共奏温经助阳、祛寒除湿之功。本证患者出现右足发热疼痛,扪之冰凉,为寒热痛。因严寒涉水,感受寒湿之邪,寒、湿为阴邪,易伤阳气,如《温热论·外感温热》载"湿胜则阳微"。另有,寒易成

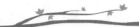

瘀,如《灵枢·痈疽》曰:"寒邪客于经络之中则血泣,血泣则不通。"因此,国医大师唐祖宣采用温阳之附子汤以温阳化瘀、祛湿。方中重用附子,温补阳气;白术、茯苓健脾祛湿;人参大补元气;芍药缓急止痛。针对患者发热、疼痛之症状特点,认为该病涉水之后,湿邪入侵,湿邪郁久化热,闭阻经脉,为热毒内侵之证,采用专攻"脱疽"热毒炽盛之四妙勇安汤以清热解毒、活血止痛。方中金银花清热解毒、通经活络;玄参泻火解毒;当归活血止痛;甘草缓急止痛、调和诸药。唐老在首次诊疗中还根据自己临床经验加用麻黄止痛、赤芍散瘀止痛、苍术健脾祛湿,川牛膝引药下行,直达病所。通过辨"痛",针对病机辨证施治,药大力专。二诊,患者症状明显改善,说明药证相投,故效不更方,做适当的剂量调整。三诊,患者疼痛、肿胀等症状明显减轻,故减轻温阳止痛药附子、麻黄的药量,恐阳气太过,阴不敛阳之弊,加滋阴之麦冬。加药食同源之薏苡仁,去苍术、黄柏,以免药用之过。四诊,患者出现蚁行感,且诸症减轻,说明疾病向愈,嘱患者适当养护。患者行走2 000 m无疼痛为临床痊愈的指标,故嘱患者如能行走2 000 m无疼痛则不必来诊。后未见来诊,随访亦无复发。

来源:李桓,魏丹丹,唐静雯,等.国医大师唐祖宣辨"痛"治疗血栓闭塞性脉管炎经验[J].时珍国医国药,2022,33(7):1750-1752.

4.麻黄附子细辛汤治验

患者,男,46岁,2011年3月22日初诊。

病史:双手足发凉半年余,加重3个月。入院症见:双手足发凉,纳可,眠安,无发热,无咳嗽、咳痰,二便调。查体:伯格氏试验(+),左侧桡动脉搏动未触及,右侧搏动正常,左足背动脉不可触及,左足胫后动脉搏动尚可,右足背动脉可触及,左足背皮肤发凉,颜色较右侧肤色暗。舌暗红、苔薄白,脉沉迟。西医诊断为血栓闭塞性脉管炎,中医诊断为脉痹。此为寒凝经脉证。当以温经散寒、活血通络为治,方以麻黄附子细辛汤加减。

方药:黑附片10 g(先煎)、桂枝10 g、麻黄5 g、细辛3 g、茯苓15 g、生黄芪15 g、当归15 g、赤芍15 g、牡丹皮15 g、桃仁10 g、水蛭10 g、全蝎10 g、蜈蚣1条、石斛10 g、连翘10 g、蒲公英30 g、生甘草5 g。5剂,水煎服,日1剂。

二诊:服药5剂后,患者四肢末端发凉较前缓解,双足较双手发凉为甚,余无明显不适。前方加牛膝10 g引药下行。嘱继服7剂。患者服药7剂后症状好转出院,原方续服1个月。

三诊:1个月后复诊,自诉四肢末端在晨起和傍晚偶有凉感。查体:双侧桡动脉搏动正常,左足背动脉搏动较弱,左足胫后动脉搏动尚可,右足背动脉可触及,左足背皮肤发凉较前好转,颜色无明显变化。原方生黄芪改为30 g。嘱患者隔日服1剂,连续服用。6个月后电话随访,患者自觉精神较前明显好转,症状基本消失。

[按语] 麻黄附子细辛汤出自《伤寒论》,用于治疗素体阳虚,复感寒邪,症见发热恶寒、寒重热轻、头痛无汗、四肢不温、神疲欲卧、舌质淡、苔薄白、脉沉细,具有助阳解表之功效。方中麻黄为君药,发汗解表散寒。附子温肾散寒,补助阳气不足,用之温肾助

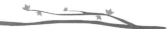

阳,为臣药。麻黄行表以开泄皮毛,逐邪于外;附子在里以振奋阳气,鼓邪于外,二药配合,相辅相成,既能鼓邪外出,又无过汗伤阳之虞,为助阳解表的常用组合。细辛既能祛风散寒,助麻黄解表,又能鼓动肾中真阳之气,协附子温里,为佐药。三药并用,补散兼施,使外感风寒之邪得以表散,在里之阳气得以维护,则阳虚外感可愈。本病虽属寒凝,但久则瘀而生热,左足背皮肤色暗、舌暗红是其指征,故选用赤芍、牡丹皮凉血活血,连翘、蒲公英清热解毒。

来源:莫爵飞,杨军,耿树军,等.血栓闭塞性脉管炎验案 2 则[J].北京中医药,2012,31(2):134-135.

(二)气滞血瘀证

1.身痛逐瘀汤治验

患者,男,65 岁,1994 年 5 月 5 日来就诊。

病史:患者腰腿痛 10 余天。患者年轻时曾多年从事渔业捕捞作业。2 年前偶有腰酸,10 余天来有腰腿痛,腰痛时涉及两腿,以右痛为甚,严重时难以行走。曾在外院行 X 射线摄片,为腰 2～4 椎骨质增生。就诊时患者呈痛苦貌,弯腰前倾缓行,步履艰难。舌瘦,舌质暗红,有瘀点,脉弦滑。西医诊断为血栓闭塞性脉管炎,中医诊断为脉痹。此为血瘀阻络之证,当以活血通络为治,方以身痛逐瘀汤加减。

方药:秦艽、羌活、当归、川芎、桃仁、红花、赤芍、乳香、没药、炒五灵脂各 9 g,香附 6 g,牛膝 9 g,地龙 10 g,黄芪 30 g,甘草 6 g。3 剂,水煎服。与此同时又针刺两侧承山、委中、环跳、昆仑等穴位;于患者腰背部心俞、肾俞、大肠俞等处拔火罐。

二诊:患者腰痛明显减轻,大腿痛亦减轻,但右侧小腿痛仍明显。此时除用中药原方及针刺上述穴位外,加用艾条灸右侧小腿承山、委中穴。

三诊:腰痛消失,仍有小腿痛。考虑因病久年老体弱,有肾虚,故在原方基础上加用杜仲、狗脊、枸杞子、菟丝子等。再服药 12 剂,腰腿痛均消失,偶有腰部酸困感。再嘱用六味地黄丸长期服用以养其后。

[按语] 身痛逐瘀汤出自《医林改错》,主治气血痹阻肩痛、臂痛、腰痛,或周身疼痛,日久不愈,舌紫暗,或有瘀斑,脉涩弦。本方具有活血祛瘀、通络止痛之功用。方中以桃仁、当归、川芎活血祛瘀;红花、没药、五灵脂、香附理气化瘀止痛;羌活祛风除湿止痛;秦艽祛风除湿、舒筋活络;地龙通经络而利关节;怀牛膝活血祛瘀、补肝肾、强筋骨;当归补血;甘草调和诸药。患者小腿有瘀血,加之老年人气血不足,可以通过活血化瘀,增补肾气来治疗,一般治疗多采用疏风、散寒、燥湿、清热等法。而王清任则认为痹症用温热发散药不愈、用利湿降火药无功、用滋阴药又不效者,是因为风寒湿热入于血管血凝之故。所以他提出逐瘀活血、通经祛邪之法,把逐瘀治血与祛风湿药物结合应用是王清任对辨证治疗的又一贡献。

来源:段明武.身痛逐瘀汤应用举隅[J].深圳中西医结合杂志,1996(1):38.

2.补阳还五汤治验

患者,男,55 岁,既往体健,长期吸烟史。2012 年 3 月 15 日初诊。

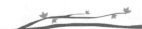

病史:患者2个月前无明显诱因自觉双上肢怕冷,无明显活动不利。近1个月来劳累后加重,更有双上肢间断麻木感,右手拇指疼痛,夜间为甚,甚则痛不能寐,易于疲乏。曾就诊于某医院,确诊上肢血栓闭塞性脉管炎伴拇指坏死,建议截肢,患者拒绝。查体:双手皮温减低,双上肢近端皮温尚正常,双手皮肤苍白,右手拇指色黑,干性坏疽形成,左手掌轻度肿胀;右侧未及桡动脉搏动,左侧桡动脉搏动减弱。左脉沉,右脉无;舌质紫暗,右侧可见瘀斑,苔薄白。查双上肢血管彩超、颈部血管彩超:双侧颈总动脉、颈内动脉、椎动脉、腋动脉、肱动脉、腋静脉、肱静脉血流通畅,未见明显异常;右侧桡动脉、尺动脉远端闭塞;左侧桡动脉远端可探及血流,流速偏低。西医诊断为上肢血栓闭塞性脉管炎,中医诊断为脱疽。此为气虚血瘀之证。当以温阳活血、化瘀通络为治,方以补阳还五汤加减。

方药:黄芪60 g、红花10 g、赤芍10 g、川芎20 g、丹参20 g、地龙20 g、全蝎10 g、蜈蚣2条、丝瓜络15 g、路路通20 g、王不留行20 g、当归15 g、炙甘草10 g。7剂,水煎服,2次/d。

二诊:2012年3月20日。患者服用上药5剂,自觉双上肢末端寒冷感较前减轻,右手拇指仍疼痛,双上肢间断有麻木感。视之双手掌不肿,但右手拇指仍色黑,双手皮温低于正常,右侧未及桡动脉搏动,左侧桡动脉搏动减弱。左脉沉,右脉无,舌质紫暗,苔薄白。考虑患者自觉症状改善,处方有效,嘱继服原方剩余2剂。继予处方如下:红花12 g、赤芍10 g、川芎20 g 丹参20 g、黄芪60 g、当归15 g、鸡血藤15 g、地龙20 g、路路通20 g、丝瓜络15 g、全蝎10 g、蜈蚣2条、炙甘草10 g。7剂,水煎服,2次/d。

三诊:2012年3月29日。患者服用前药2剂及上药7剂后,自觉双上肢寒冷感较前减轻,右手拇指疼痛缓解,夜间可入眠,但有仍觉疼痛,仍有双上肢间断麻木感。视之仍右手拇指色黑,双手皮肤皮温低于正常,右侧未及桡动脉搏动,左侧桡动脉搏动减弱。左脉沉,右脉无,舌质紫暗,苔薄白。继予中药处方如下:红花15 g、赤芍10 g、川芎20 g、丹参20 g、地龙20 g、当归20 g、黄芪60 g、鸡血藤15 g、路路通20 g、丝瓜络12 g、全蝎10 g、桂枝10 g、炙甘草10 g。7剂,水煎服,2次/d。

四诊:2012年4月5日。患者服用上药7剂后,诉双上肢寒冷感较前减轻,双上肢麻木较前好转,右手拇指轻度疼痛,不影响睡眠。视之双手皮肤色白,右手拇指呈灰色,双手皮温与双上肢几乎相同,右侧未及桡动脉搏动,左侧桡动脉搏动减弱。左脉沉,右脉无,舌质紫暗,苔薄白。继予中药处方如下:川芎20 g、丹参20 g、当归15 g、地龙20 g、蜈蚣2条、制附子6 g、全蝎10 g、路路通20 g、丝瓜络15 g、䗪虫6 g、鸡血藤15 g、炙甘草10 g、红花12 g、赤芍10 g。7剂,水煎服,2次/d。

五诊:2012年4月12日。服用上药7剂后,患者自觉双上肢寒冷较前减轻,双手麻木感较前好转,右手拇指疼痛几乎消失。视之右拇指肤色偏白,触之双上肢末端皮温较前升高,右侧可触及极弱动脉搏动,左侧可及较弱桡动脉搏动。左脉沉,右脉沉细,难以扪及,舌质暗红,苔白。复查双上肢血管彩超:双侧腋动脉、肱动脉、腋静脉、肱静脉血流通畅,右侧桡动脉、尺动脉远端闭塞,右侧桡动脉中下段可见分支血流(考虑侧支);左侧

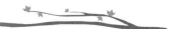

桡动脉远端可探及血流,流速偏低;左侧尺动脉远端闭塞。继予处方如下:当归 20 g、地龙 20 g、红花 12 g、赤芍 10 g、丹参 15 g、川芎 20 g、丝瓜络 15 g、路路通 20 g、王不留行 20 g、细辛 6 g、鸡血藤 15 g、炙甘草 10 g、黄芪 60 g、全蝎 10 g。7 剂,水煎服,2 次/d。嘱患者每剂汤药两煎之后留取药渣再次煎煮取汤熏洗。

六诊:2012 年 4 月 19 日。服用兼熏洗上药 7 剂后,患者诉双上肢寒冷感几乎消失,双手麻木感较前好转,右手拇指疼痛几乎消失。视之右拇指肤色偏白,触之双上肢远端皮温较前升高,右侧可触及极弱动脉搏动,左侧可及较弱桡动脉搏动。左脉沉,右脉沉细,舌质暗红,苔白。继予中药处方如下:黄芪 60 g、当归 20 g、地龙 20 g、红花 10 g、赤芍 10 g、川芎 20 g、丹参 20 g、蜈蚣 2 条、细辛 6 g、路路通 20 g、丝瓜络 15 g、王不留行 20 g、鸡血藤 15 g、乌蛇 10 g、炙甘草 10 g。7 剂,水煎服,2 次/d。

七诊:2021 年 4 月 26 日。服用兼熏洗上药 7 剂后患者自觉双上肢寒冷感消失,双手无麻木感,右手拇指疼痛消失。视之右拇指肤色偏白,中间隐隐可见极淡粉红色,触之双上肢末端与近端皮温几乎一样,右侧可触及极弱动脉搏动,左侧可触及较弱桡动脉搏动。左脉沉,右脉沉,舌质暗红,苔白。患者嫌药苦恶服,询问是否可以只熏洗。答效果不如内服,患者坚持不愿再服用故予方剂煎汤外洗。处方如下:鸡血藤 20 g、红花 10 g、赤芍 10 g、川芎 15 g、丹参 15 g、地龙 10 g、蜈蚣 2 条、炙甘草 10 g、黄芪 20 g、当归 20 g。5 剂煎汤熏洗,2 次/d。

八诊:患者经上方 5 剂熏洗后,双上肢无寒冷、麻木感,右手拇指疼痛消失。视之右拇指肤色偏白,中间可见极粉红色,触之双上肢末端与近端皮温一样,右侧可触及较弱动脉搏动,左侧可触及较弱桡动脉搏动。左脉沉,右脉缓,舌质暗红,苔白。经家属劝解,愿继续服用汤药,予前方 5 剂。患者未再来就诊,随访其病已愈。

[按语]　补阳还五汤出自《医林改错》,用来治疗气虚血瘀之中风。对半身不遂、口眼歪斜、语言謇涩、口角流涎、小便频数或遗尿不禁、舌暗淡、苔白、脉缓无力之证,具有补气活血通络之功效。方中重用生黄芪,甘温大补元气,使气旺以促血行,瘀去络通,为君药。当归尾活血通络而不伤血,为臣药。赤芍、川芎、桃仁、红花助当归尾活血祛瘀,为佐药。地龙通经活络,力专善走,并引诸药之力直达络中,为佐使药。合而用之,则气旺、瘀消、络通、诸症可愈。本证患者以右手拇指脱疽为主症,虽双上肢俱病,但总以右手为重,患者双上肢畏寒皮温减低,易于疲乏,一派阳气亏虚之征,故本病例实可属于偏身阳气不足之证,同属气虚血瘀证,同证不同病,以证取治,故廖辉教授对本病亦以补阳还五汤加味治疗。方中重用大量生黄芪以大补脾胃之元气,使气旺血行助气生血,瘀去络通,活血更兼补血。臣药当归活血养血,化瘀而不伤血。赤芍、川芎活血化瘀,赤芍凉血祛瘀更兼止痛之功,缪希雍谓"其主除血痹、破坚积";川芎乃血中气药,活血更兼行气,气行则血行。丹参活血调经,祛瘀止痛,《本草汇言》曰:"丹参,善治血分,去滞生新,调经顺脉之药也。"该患者病在经络,尤为适宜。患者因拇指疼痛,夜不能寐,而丹参兼有除烦安神之效,大有裨益。桃仁、红花、鸡血藤,助当归尾活血祛瘀;路路通与丝瓜络俱可祛风通络活血,《本草纲目》载丝瓜络:"能通人脉络脏腑,而祛风解毒,消肿化痰祛痛杀虫,治诸

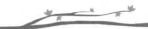

血病。"两药伍用活血通络之效益增。佐以地龙、蜈蚣、全蝎善行走窜之虫类药,增强通经活络之功。且全蝎、蜈蚣亦兼通络止痛之功。在本病治疗上,总以大量补气药与多种少量活血药相配,既助阳气生升,气旺则血行;又兼助气生血,营养脉络,生血更活血,瘀去则痛自止。本案实乃补阳还五汤温阳之补气活血通络治法在临床的灵活应用,体现了中医学中医异病同治、随证施治的思想。

来源:鞠颖,廖辉.廖辉治疗上肢血栓闭塞性脉管炎1例[J].四川中医,2014,32(5):146-148.

第十四节　血栓性静脉炎

血栓性静脉炎属于中医的"脉痹""恶脉""黄鳅痈"等疾病范围,其病名最早见于《黄帝内经》。《素问·痹论》曰:"以夏遇此者为脉痹""痹在于骨则重,在于脉则血凝而不流""脉痹不已,复感于邪,内舍于心"。《灵枢·周痹》曰:"周痹之在身也,上下转徙,随其脉上下""周痹者,在于血脉之中,随脉以上,随脉以下"。血栓性静脉炎是外科临床常见病,以病变静脉可以扪及一有压痛之条索状物为主要临床特征,或见皮肤红肿热痛,或伴患肢肿胀。临床症见患肢肢体肿胀,疼痛变色。《肘后备急方》曰:"恶脉之病,其状赤络忽起,茏苁而骤,若死蚯蚓之状,又若水在脉中,长短随络脉所生。"《医宗金鉴·外科心法要诀·黄鳅痈》曰:"此证生在小腿肚里侧,疼痛硬肿,长有数寸,形如泥鳅,其色微红。"本病之因在于风寒湿热之邪外侵,湿热下注,外邪引动内热,或因脏腑功能失调,脾虚不运,痰湿内生,气血凝滞,瘀肿乃发。《诸病源候论·肿病诸候·诸肿候》曰:"肿之生也,皆由风邪湿热毒气,客于经络,使血涩不运,壅结皆成肿也。"《医宗金鉴·外科心法要诀·黄鳅痈》说:"由肝、脾二经湿热凝结而成。"

(一)阳虚血瘀证

1.真武汤治验

杨某,男,63岁,2019年5月4日初诊。

病史:患者自述右下肢静脉曲张20余年,除下肢畏寒及偶见下肢轻度水肿外,无其他不适感。近10日因连续重体力劳动,右下肢水肿加重,并逐渐出现胀感、疼痛,尤其在站立时加重,最后因行走胀痛难忍于当地医院就诊,超声提示右小腿浅静脉曲张伴血栓形成,初步诊断为下肢静脉曲张合并血栓性静脉炎。后因经济等原因拒绝住院治疗,遂来院就诊。现症见:下肢水肿,胀痛难忍,于晚上加重,双下肢畏寒,便溏,纳差,睡眠易醒。喜饮酒30余年。舌红,苔薄。查体:沿下肢静脉走行区,有大小不同的散在性结节8处,肤色正常,体温正常。西医诊断为血栓性静脉炎,中医诊断为青蛇毒。此为阳虚血瘀之证,当以温补肾阳、利水和中为治,方以真武汤加减。

方药:黑顺片20 g(先煎,煎1 h以上)、茯苓50 g、白芍50 g、麸炒白术50 g、生姜

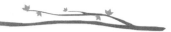

50 g。3 剂,水煎服。

二诊:患者服药后水肿和胀痛好转,散在性结节出现触痛,结节处皮肤发痒,有蠕动走窜感,睡眠好转,仍便溏,纳差。嘱戒酒。舌红,苔薄。在原方基础上加桂枝 50 g。7 剂,水煎服。

三诊:水肿和胀痛好转,结节变小,蠕动走窜感消失,结节处轻度发痒,仅夜间右小腿轻度水肿,睡眠、便溏好转,纳食大增,精力充沛。治疗同前,14 剂。

四诊:右下肢水肿和胀痛完全消失,静脉曲张好转,结节持续变小,仅可触及 5 处,大便成形,下肢畏寒好转。治疗同前,14 剂。

患者未来复诊。9 月 25 日电话随访:下肢肿胀未再发,静脉曲张除膝关节旁侧外均好转,连续重体力劳动后未再出现下肢水肿、胀痛,结节全部消失,纳可,便略溏,下肢畏寒。

[按语] 青蛇毒相当于现代医学的血栓性静脉炎,当代医家多从"湿""瘀"论治,但利水渗湿及活血化瘀之药用之却收效甚微,病情易反复。笔者认为"湿"与"瘀"只是病理产物,其根本原因是患者本身脾肾阳虚,尤其重在肾阳亏虚。患者为体力劳动者,又喜饮酒,久之耗损肾阳,伤及脾阳。阳虚则脾失运化,不能逐水化气而生湿邪,故致便溏、水肿;阳虚而不能温煦身体远端,故致双下肢畏寒;阳虚则无力推动血行而生血瘀,故现"筋瘤"(静脉曲张)。患者在连续重体力劳动后血瘀加重,进而脉络凝结形成青蛇毒。《素问·至真要大论》载"诸痛痒疮,皆属于心。"本病病因为寒,此寒为里虚寒,即少阴不足所致。少阴所封藏的阳气是机体的根本,疼痛源于此,反映于手少阴心。"寒者热之,虚者补之",故用真武汤加减以温补肾阳。

真武汤出自《伤寒论》,由附子、茯苓、白芍、白术和生姜五味药组成。此方分别在太阳病篇和少阴病篇各出现 1 次,前者治太阳病误汗转入少阴,后者治肾阳衰微而水气不化。本案虽本于肾阳微,但亦需培土治水,因而不用四逆。方中附子大辛大热,最能温补肾阳,《神农本草经》记载附子可"破症坚积聚",除"血痕、寒湿",是为君药。白术培土,茯苓泄水,健脾渗湿而为臣药。佐以白芍清风木助白术而止痛。生姜味辛温,既助附子温肾化气,又可助茯苓、白术健脾利水和中。二诊时加入桂枝,桂枝辛温,相较于附子的温阳补阳,桂枝更侧重于通阳和用阳,可助他药发挥作用,迅速散寒止痛利水,故药后患者症状好转。

来源:杨俊龙,王志刚.王志刚运用真武汤治疗下肢血栓性静脉炎验案 1 则[J].湖南中医杂志,2020,36(12):65-66.

2. 阳和汤治验

徐某,男,72 岁,2015 年 3 月初诊。

病史:患者左下肢酸胀,活动后加重 1 月余。现患者左小腿疼痛,怕冷,身无寒热,纳差,夜寐安,二便可,舌淡紫,苔白腻,脉沉弱。查体:左小腿静脉循行处可见条索状凸起,局部色素沉着,皮温不高,足靴区轻度水肿,触诊静脉凸起处按压有疼痛感,质地较硬。既往有左下肢静脉曲张病史 15 年。查静脉彩色多普勒提示:左下肢静脉血流缓

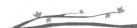

慢,左下肢浅静脉及肌间静脉扩张,浅静脉血栓形成。西医诊断为血栓性浅静脉炎,中医诊断为青蛇毒。此为阳虚寒凝、气血瘀滞之证,当以温阳通脉、活血化瘀为治,方以阳和汤加减。

方药:熟地黄 15 g、鹿角胶 9 g、肉桂 20 g、炒白芥子 12 g、细辛 3 g、桂枝 12 g、丹参 30 g、红花 30 g、延胡索 15 g、当归 20 g、茯苓 30 g、泽泻 15 g、生黄芪 30 g、炙甘草 10 g、牛膝 15 g。水煎服,每天 1 剂,早晚温服。7 剂后复诊,患者左小腿肿胀消退,疼痛症状较前缓解,静脉循行处硬结质地较前变软,怕冷症状略有缓解。予原方加杜仲 15 g、炮姜 15 g。7 剂,水煎服。

二诊:患者疼痛、怕冷症状较前明显改善,酸胀不适亦明显减轻,继予原方 14 剂。半个月后电话随访,患者疼痛、怕冷症状消失,静脉循行处硬结消退。

[按语] 中医学认为,下肢血栓性浅静脉炎系邪气外侵,湿热下注,外邪引动内热造成气滞血凝,营血内流受阻,经络不通而致肢体肿胀、疼痛、皮色紫暗等。对于老年患者以虚为本、以实为标的特点,以清热利湿、解毒通络、活血化瘀、行气散结等为治疗原则。本例患者首诊时已发病 1 个月余,并伴有筋瘤病史,患处颜色紫暗,伴有破溃,创面苍白,舌淡紫,苔白腻,脉沉弱,为阳虚寒凝、气血瘀滞之象,治以温阳散寒、活血通脉。然肾为先天之本,五脏之阳气非此不能发,脾为后天之本,气血生化之源,故温阳重在温脾肾之阳。王教授灵活运用阳和汤加减,方中熟地黄偏温,可滋阴养血,鹿角胶既能温阳又能补益精血,阴阳双补,二者同用,温补阳气、补益阴血;肉桂、杜仲等补益肝肾、温补阳气、白芥子祛皮里膜外之痰,与温补药合用助阳化气、散寒止痛,可使补而不腻。王教授善用细辛,每遇阳虚寒凝之证必用之;佐以桂枝等温热药物温经通络;黄芪、当归等补气活血;延胡索活血止痛;牛膝补益肝肾,活血通经,引药下行;茯苓、泽泻等健脾以化水湿。全方组成,一以温补和阳,一以解散阴凝寒痰,使其阴破阳回,寒消瘀化,效果显著。另有现代研究表明,阳和汤具有抗炎、抗肿胀作用。故对于老年下肢血栓性浅静脉炎,灵活运用温通法可取得良好疗效。

来源:夏玉双,沈凤娇,王军.王军运用温通法治疗老年下肢血栓性浅静脉炎经验[J].湖南中医杂志,2016,32(12):36-38.

(二)湿热瘀阻证

1. 四妙丸治验

包某,男,31 岁,1996 年 11 月 25 日初诊。

病史:患者右下肢红肿热痛已近半月,某医院诊断为血栓性静脉炎,予西药治疗效果不明显,现右下肢仍红肿热痛,夜不安寐,特来求治。诊见右小腿内侧及内踝前方局部皮肤呈条索样红肿,有压痛,舌淡红,苔腻微黄,脉濡数。西医诊断为血栓性静脉炎,中医诊断为脉痹。此为脾不健运、湿热侵袭、瘀阻经脉之证,当以健脾除湿、清热解毒、活血化瘀为治,方以四妙丸加减。

方药:苍术 15 g、薏苡仁 30 g、黄柏 10 g、牛膝 10 g、金银花 20 g、连翘 15 g、当归 15 g、赤芍 10 g、川芎 10 g、红花 10 g、茯苓 15 g、泽泻 10 g、甘草 5 g、水蛭粉 3 g(冲服)。日

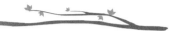

1 剂,水煎服。服 6 剂,热痛缓解,红肿渐消,唯大便时有腹痛。

二诊:原方加党参 15 g、白术 15 g、黄芪 30 g,又服 6 剂,肿消痛止。

三诊:前方水蛭增至 60 倍,余药增至 5 倍,共研细末,日服 2 次,每次服 6 g。服散药 3 月余,病愈,随访 2 年未复发。

[按语] 四妙丸出自清代张秉成的《成方便读》,用于治疗湿热下注所致的痹病,症见足膝红肿、筋骨疼痛,具有清热利湿之功效。方中以黄柏为君药,取其寒以胜热,苦以燥湿,且善除下焦之湿热。苍术苦温,健脾燥湿除痹,共为臣药。牛膝活血通经络,补肝肾,强筋骨,且引药直达下焦,为佐药。因《内经》有云:治痿独取阳明。阳明者主润宗筋,宗筋主束筋骨而利机关也。薏苡仁独入阳明,祛湿热而利筋络。诸药合用,共奏清热利湿之功。本证患者病机为虚、湿、热、瘀。宗四妙丸之原方,加金银花、连翘、泽泻清热,解毒,利湿,加当归、赤芍、川芎、红花、水蛭活血化瘀。湿热渐轻后加黄芪、党参、白术益气扶正以固本,标本兼治,顽疾得除。

来源:李晰,李凛,李树元.四妙丸临床应用举隅[J].中国中医药现代远程教育,2008(1):50.

2. 三妙散治验

患者,女,42 岁,2003 年 4 月 7 日就诊。

病史:患者自诉左下肢静脉迂曲扩张 20 年,足踝区硬结红肿、疼痛 1 个月。患者有 20 年静脉曲张病史,患肢足靴区皮肤黑样变,鱼鳞状脱屑,瘙痒难忍。胫前皮下硬结节,迂曲成团,最大者如蚕豆,周围皮肤红肿,疼痛明显,伴有发热、口渴不欲饮。舌红,苔黄腻,脉数。因湿热蕴结,留滞脉络,痹阻不通,故筋脉红肿疼痛,有硬结节;湿热循经络流注,红肿硬结节此起彼伏;湿热内蕴,故发热;湿热阻遏气机,津不上承,则口渴不欲饮;舌红,苔黄腻,脉数为湿热之象。综合脉证,四诊合参,本病可诊为下肢静脉曲张伴血栓性浅静脉炎,证属湿热下注。治疗应清热利湿、活血通络,方选三妙散加味。

方药:苍术 15 g、白术 15 g、黄柏 15 g、牛膝 15 g、延胡索 15 g、莪术 15 g、栀子 15 g、紫花地丁 15 g、薏苡仁 30 g、茵陈 15 g、牡丹皮 15 g、陈皮 9 g、忍冬藤 15 g、丝瓜络 15 g。水煎服,日 1 剂,早晚分服。7 d 为 1 个疗程。配以血栓通注射液 8 mL 加入生理盐水 250 mL 中静脉滴注,15 d 为 1 个疗程。复方醋酸地塞米松乳膏和肝素钠乳膏外涂硬结处,每日 3~5 次,15 d 为 1 个疗程。

二诊:服药后无不良反应,皮肤瘙痒大部分减轻,硬结处红肿、疼痛减轻,扪之小的硬结节稍变软。舌红,苔薄黄,脉数。上方加车前草 15 g,继用。

三诊:服药后无不良反应,硬结处疼痛明显减轻,红肿消失,小的硬结节已经部分软化。舌淡红,苔薄黄,脉数。上方去栀子、车前草、茵陈,余继用。治疗 3 个疗程后,患肢皮肤色素沉着明显减轻,硬结明显缩小并变软,瘙痒已经消失,皮肤营养状况也有较大的改善。

[按语] 三妙散出自《医宗金鉴》,用来治疗湿热下注,两脚麻木,或如火烙之热,具有止痒渗湿之功效。方中苍术、白术、黄柏、栀子、紫花地丁、薏苡仁清热利湿;牛膝、延胡

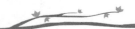

索、忍冬藤、陈皮、牡丹皮活血行气止痛；牡丹皮还可凉血；莪术、丝瓜络通络散结。诸药共奏清热利湿、活血化瘀散结之功，再配合西医治疗，内外兼治，故疗效好。本证患者积久而热，湿热相搏，然后肿痛。用苍术以燥湿，黄柏以去热，又黄柏有从治之妙，苍术有健脾之功，一正一从，奇正之道也。发生在下肢的血栓性浅静脉炎，其病因病机正是湿热下注、瘀血阻络。

来源：于佳宁，林海燕，周涛.周涛治疗血栓性浅静脉炎经验[J].山东中医杂志，2004(9):564.

3.茵陈蒿汤合白虎汤治验

李某，男，49岁。

病史：患者有左下肢静脉曲张病史15年。1周前劳累后出现左小腿红肿疼痛，未重视。2 d前出现体温升高，最高体温38.5 ℃，口渴喜冷饮，小便黄，大便不畅，2日1次，便干，舌质红，苔黄腻，脉滑数。体格检查：左小腿伸侧浅硬条索疼痛，触痛明显，皮肤嫩红灼热，下肢肿胀，足趾间湿糜明显。西医诊断为下肢浅静脉血栓，中医诊断为脉痹。此为湿热瘀阻之证，当以清热利湿、凉血为治，方以茵陈蒿汤合白虎汤加减。

方药：生地黄30 g、赤芍15 g、苦参15 g、茵陈30 g、牡丹皮15 g、栀子15 g、生石膏30 g、垂盆草30 g、水牛角片30 g、连翘30 g、生大黄12 g、甘草9 g。外用将军散：大黄粉100 g、甘草粉100 g、玄明粉100 g。以上药物各等量粉末加面粉水调外敷患处。

二诊：2周后复诊。患者诉红肿疼痛明显减轻，局部仍有浅硬条索，稍有触痛，足趾间稍有湿糜，瘙痒好转。口淡，小便黄，大便每日3次，便稀不成形。舌红稍有齿痕，苔薄黄，脉滑稍数。辨证为湿热未尽，余毒伤阴兼有气虚，上方去石膏、连翘、生大黄，加生黄芪30 g、生白术15 g、益母草30 g、石斛15 g、玄参15 g，水煎服，连服14 d。外用海桐皮15 g、苦参15 g、皂荚15 g、明矾15 g、地骨皮15 g，水煎外洗，祛湿止痒，防止足癣复发。

三诊：4周后，患者小腿静脉条索无红肿热痛，静脉条索变软，范围较前缩小，皮肤色素沉着减轻，足癣阴性，无瘙痒。大小便正常。舌淡红苔薄，脉滑。皮肤营养状况明显改善。给予清络通脉片（益母草、紫草、赤芍、牡丹皮、水牛角片、地黄、土鳖虫、甘草、大黄等）长期服用，以善其后。同时，以医用弹力袜保护下肢静脉，并告知相关注意事项，门诊随访。

[按语] 茵陈蒿汤出自《伤寒论》，用于治疗湿热黄疸，临床常用于治疗急性黄疸型传染性肝炎、胆囊炎、胆石症、钩端螺旋体病等所引起的黄疸，证属湿热内蕴者。具有清热利湿退黄之功用。方中茵陈、栀子、大黄皆为苦寒祛邪之品，苦能利湿，寒能清热，三者相合，清热利湿退黄。其中茵陈味苦微寒，清热利湿，疏肝利胆退黄，能使湿热从小便解；栀子苦寒清热除烦，清泄三焦，导湿热从小便去；大黄苦寒通腑泄热，活血逐瘀，推陈致新，使瘀热从大便下走。三药合用则二便通调，湿热瘀随二便排泄，黄疸自然消除。白虎汤出自《伤寒论》，用于治疗阳明气分热盛，症见壮热面赤、烦渴引饮、汗出恶热、脉洪大有力或滑数，具有清热生津之功效。方中石膏辛甘大寒，善于清解阳明经热邪，透热出表，除烦止渴，故重用为君药。知母苦寒质润，苦寒可助石膏清泄肺胃实热，质润能滋阴

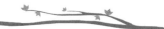

润燥以救阴,为臣药。君臣相须为用,既可大清气分之热,又能滋阴生津,功效倍增。炙甘草、粳米益胃和中,并防石膏、知母大寒伤胃,为佐使药。四药合用,使热邪得清,津液得复,诸症自愈。白虎为西方金神,用以名汤,比喻其清热之力浩大。本证中曹烨民教授特别强调对下肢静脉的养护。浅静脉炎容易复发,在治疗过程中需特别叮嘱患者在稳定期要穿好医用弹力袜,促使静脉回流,防止静脉淤血而引起复发。避免热水烫脚,热水可引起动脉血管扩张,造成静脉血流量增多,患者本身静脉瓣膜功能不良,静脉回心血量不足,额外的增多血流可造成血液在静脉中淤积更多,血液长期淤滞静脉,形成本病的发病诱因。另外,要防治足癣,适当运动,避免外伤。一般而言,血栓性浅静脉炎不会发生因血栓脱落导致的肺栓塞,但也应叮嘱患者不应揉搓、按摩血管,以免人为地造成血栓脱落导致肺栓塞。

来源:杜伟鹏,曹烨民.曹烨民教授治疗下肢血栓性浅静脉炎经验[J].西部中医药,2012,25(5):36-37.

(三)气滞血瘀证

血府逐瘀汤治验。

金某,男,62岁。

病史:患者右下肢肿胀疼痛3 d。半年前因车祸伤导致右下股骨中段骨折。就诊前在外院行下肢静脉造影示深静脉阻塞。放弃手术治疗,转求中医。症见右下肢肿胀疼痛,行走时加重,夜间右下肢痉挛性疼痛,精神、纳眠差,舌质紫暗,苔薄,脉沉涩。查体:右下肢肿胀,皮温升高,压痛明显,Homans征阳性。西医诊断:血栓性静脉炎。中医诊断:脉痹。辨证:湿瘀阻络。方拟血府逐瘀汤加减。

方药:桃仁10 g、红花6 g、赤芍10 g、泽兰10 g、益母草10 g、牛膝10 g、木瓜10 g、当归10 g、川芎6 g、薏苡仁30 g、桂枝6 g。水煎服,1剂/d。服药3剂后疼痛大减,进7剂,患者肿胀消退,至今未发。

[按语] 血府逐瘀汤出自《医林改错》,用于治疗胸中瘀血,阻碍气机,兼肝郁气滞之瘀血证,证见胸痛、头痛日久不愈,痛如针刺而有定处,舌质暗红,脉涩或弦紧等。具有活血祛瘀、行气止痛之功。方中桃仁破血行滞而润燥,红花活血化瘀以止痛,共为君药。赤芍、川芎助君药活血化瘀;牛膝长于祛瘀通脉,引瘀血下行,共为臣药。当归养血活血,祛瘀生新;生地黄凉血清热除瘀热,与当归养血润燥,使祛瘀不伤正;枳壳疏畅胸中气滞;桔梗宣肺利气,与枳壳配伍,一升一降,开胸行气,使气行血行;柴胡疏肝理气,为佐药。甘草调和诸药,为使药。本方为活血祛瘀药、行气药、养血药合用,活血而又行气,祛瘀而又生新,可作为通治一切血瘀气滞的基础方。本证患者老年,气虚则血行缓慢而瘀,瘀则气滞,气滞血瘀,津失气布则聚而为湿,外泛肌肤,可发为患肢水肿;再则津血同源,血瘀津停,外渗聚为水湿,流经下肢而发为水肿。瘀、湿日久可以化热,故皮温升高。该患者属本虚标实,急则治标,方中桃仁、红花、川芎、赤芍、当归、牛膝、泽兰、益母草均能活血化瘀通络;泽兰、益母草活血利水消肿;牛膝可引药下行直达病所;木瓜、薏苡仁化湿利湿除痹止痛;桂枝温经化气,取血得温则行,湿得温则化之意;皮温有热者去当归、桂

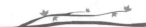
枝,加郁金行血兼解郁热,痛甚可加徐长卿、玄胡。

来源:尹玉平,殷文银.血府逐瘀汤验案3则[J].实用中医内科杂志,2011,25(11):92-93.

第十五节　银屑病关节炎

银屑病关节炎(psoriatic arthritis,PA)是一种与银屑病相关的关节病,具有银屑病皮疹、指(趾)甲病变、外周关节炎、中轴关节炎、腱鞘炎和附着点炎等表现,病情迁延、反复。PA多隐匿起病,也可急性发作,多数患者皮疹先于关节炎出现,关节表现为疼痛、肿胀、压痛、晨僵和功能障碍。我国PA患病率约为0.123%,发病年龄一般在30~50岁。

(一)热入营血证

犀角地黄汤治验。

患者,男,82岁,2021年7月7日初诊。

病史:皮肤鳞屑疹40年余,关节痛5年余,加重20 d。银屑病40年余,反复发作。5年前出现双髋、双膝、双腿酸痛,借助轮椅移动,双上肢抬举受限,双手近端指间关节、掌指关节及双踝关节肿痛,VAS疼痛评分8~9分。外院检查:ESR 92 mm/h,超敏CRP 86.02 mg/L,余检验、检查阴性。诊断为"银屑病关节炎",对症治疗后关节症状改善,皮损反复。20 d前症状加重。刻下症:四肢多发鳞屑样皮损,双手满布白色鳞屑皮疹,瘙痒难耐,双下肢满布红斑丘疹。右下肢内侧疼痛甚,抽掣样,夜间痛醒。汗多,晨起尤甚,纳眠可,大便黏,不成形,小便调。舌暗红,苔黄厚,脉弦滑。近1个月体重下降约3 kg。西医诊断为银屑病关节炎,中医诊断为白疕。此为热入营血之证,当以清营凉血消瘀为治,方以犀角地黄汤加减。

方药:水牛角粉30 g、生地黄15 g、牡丹皮12 g、赤芍15 g、秦艽15 g、苦参12 g、白鲜皮15 g、蛇莓30 g、女贞子30 g、仙鹤草30 g、茯苓20 g、生白术12 g、生甘草9 g。

二诊:四肢皮疹较前减轻,四肢散在丘疹、红斑,覆盖鳞屑,右胫前大片暗红色色素沉着。右下肢疼痛消退,右胫前轻度水肿,汗出。纳眠可,二便调。舌红,苔黄腻,脉弦滑。守方减白鲜皮、茯苓、白术,加玄参12 g、凌霄花15 g、青蒿15 g、山药15 g、莲子肉12 g、炒扁豆12 g。

三诊:四肢皮疹较前减轻,色暗红,无瘙痒疼痛,无关节痛,双下肢不肿,汗多,小便无力,尿频但量不多,夜尿4次。纳眠可,大便调。舌红,苔黄腻,脉弦滑。守方减水牛角粉15 g,去青蒿,加百合30 g、浮小麦30 g、益智仁10 g。

四诊:四肢皮肤近乎恢复,无关节痛,后守方加减。门诊随访半年,皮损近乎恢复,且无新发皮疹,无关节痛。

[按语]　犀角地黄汤出自《外台秘要》,具有清热解毒、凉血消瘀的功效。本例患者

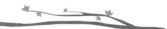

耄耋之年,身体羸弱,受银屑病所苦40年余,表虚里亦虚,病邪势必乘虚深入,初在卫分,渐入营血,热灼营阴,内热泛出腠理而见红斑、丘疹加重。年老者五脏皆衰,筋骨解堕,脾虚不能散津,中气衰则脾胃湿盛而不运,湿与热结,湿热不扬,大筋软短,软短为拘,湿热痹阻经络发为肢节肿痛。此案症结为热邪深入血分,泛溢肌肤,湿热痹阻关节。以皮损为主症,血热为主证。姜泉以犀角地黄汤凉血散瘀直中病机,效如桴鼓,方以大剂量水牛角粉代替犀角粉清热凉血解毒,合生地黄清热凉血生津,牡丹皮、赤芍凉血活血,使深入血分之热得清,肌表关节之热随之而解。秦艽性平祛风湿、止痹痛。苦参清热燥湿,白鲜皮清热解毒除湿,蛇莓清热凉血解毒,外散表之湿热。茯苓、白术健脾除湿,内安生湿之源。以性平之女贞子平苦益阴,则肌肉自丰、筋骨自健而不助热生湿。以性平之仙鹤草补虚劳,同时入血分祛瘀而不助热。症-证相合,疗效明显,二诊时关节痛消,皮疹减轻,守方加减,因右胫暗红色色素沉着,故以活血破血、凉血祛风消斑之凌霄花易白鲜皮;因右胫前轻度水肿,以莲子肉、白扁豆、山药增强健脾除湿之力。三诊时无关节痛,皮疹减轻,下肢肿消,血热渐清,守方减水牛角粉用量,因汗多、小便无力、尿频,故加百合滋阴清热,加浮小麦除虚热、止汗、生津,加益智仁益肾缩尿。四诊时患者规律就诊,皮疹几乎无新发,无关节痛,病情平稳。

来源:常甜,姜泉,彭秋伟,等.姜泉症-证结合论治活动期银屑病关节炎经验[J].吉林中医药,2024,44(1):1-4.

(二)太阳少阴太阴合病证

麻黄附子细辛汤合小半夏汤、乌梅丸治验。

患者,男,51岁,2019年4月1日初诊。

病史:头皮红斑、脱屑,泛发伴骶髂关节痛19年。曾先后于多家三甲医院诊断为关节病型银屑病,口服阿维A胶囊、火把花根片、雷公藤多苷片,外用温泉浴及松馏油封包治疗,病情仍反复,冬重夏轻。3年前出现脊柱疼痛,2年前使用某生物制剂治疗1年,治疗途中皮疹好转,但停药反复。半月前受凉后病情加重,全身出现大量的鳞屑性红斑、丘疹,融合成片,伴恶寒、发热、脊柱疼痛,瘙痒明显。当地医院予甲氨蝶呤肌内注射10 mg(每周2次),甲氨蝶呤口服10 mg(每周1次),皮疹及症状无好转。既往有高血压、高尿酸血症、甲亢伴心动过速、葡萄膜炎、胆囊结石病史。辅助检查:血常规WBC 12.34×10^9/L,N 87.1%;CRP 89.06 mg/L。四诊症见:体型适中,精神欠佳,穿厚棉衣裤,全身大量的鳞屑性红斑、丘疹,恶寒、发热(体温39.5 ℃),无汗,口干,喜饮温水,不欲饮食,食后反胃,大便稀,2~3次/d,脊柱关节疼痛,小便正常。舌淡、苔白腻、舌体中央裂纹,脉浮紧数,重按无力。西医诊断为银屑病关节炎,中医诊断为白疕。此为太阳少阴太阴合病之证,当以解表清里、温阳扶正为治,方以麻黄附子细辛汤合小半夏汤、乌梅丸加减。

方药:麻黄5 g、附片15 g、细辛3 g、法半夏15 g、生姜15 g、白术1 g、茯苓10 g、防风8 g、紫苏叶10 g、厚朴10 g。中药颗粒剂1剂,分3次冲服。

二诊:当日下午3:30服中药30 min后出现面部汗出,自觉食欲明显好转,恶寒减轻,服药1 h后体温降至38.5 ℃,夜间11:00体温降到37.3 ℃。此后无高热出现,次日

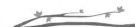

麻黄改为 3 g,加桂枝 6 g、大枣 10 g。中药颗粒剂 1 剂,分 3 次冲服,服后面部有微汗出,脉沉数。体温波动在 37~38 ℃ 之间,皮疹颜色变暗,鳞屑减少,脊柱疼痛减轻,畏寒,仍感口干明显,大便仍稀,1~2 次/d。太阳表症已解,病程日久,寒热错杂,辨证属厥阴病,改予乌梅丸加减。处方:当归 3 g、附片 5 g、细辛 3 g、花椒 3 g、生姜 10 g、黄柏 12 g、肉桂 5 g、紫草 15 g、黄连 3 g、炙甘草 10 g、水牛角 15 g、乌梅 20 g、人参 9 g、黄芩 12 g、蜂房 5 g、土茯苓 15 g。

三诊:体温恢复正常,继续守前方,体温维持正常 5 d 后出院,出院时口干及关节痛减轻,皮疹颜色变暗变淡,鳞屑减少,无新发皮疹,大便质稀,1~2 次/d。出院后继续口服中药 2 周。2019 年 4 月 11 日复查血常规 WBC 10.08×10^9/L,N 76.9%。2019 年 5 月 6 日复查 CRP 27.3 mg/L。2019 年 11 月 1 日复查血常规、CRP 均正常。随访半年,躯干及四肢有散在鳞屑性红斑,关节疼痛减轻。

[按语] 麻黄附子细辛汤是《伤寒论》的经典名方,主治少阴兼表证,是助阳解表的代表方剂。恶寒、发热、无汗,脉浮紧数,太阳病表实,但脉重按无力,加之舌淡、苔白腻,病程日久,已入少阴、太阴。少阴阳气不足,温煦失司,加之太阴水湿运化失常,故口干、喜饮温水、不欲饮食、食后反胃、大便稀。寒湿凝滞关节,故关节疼痛。综上六经辨证属太阳少阴太阴合病,予麻黄附子细辛汤合小半夏汤加减。方中麻黄、细辛、生姜、防风、紫苏叶解太阳表实之邪;生姜、细辛发散水气;防风祛风胜湿;附片助阳解表;细辛温阳散寒止痛;法半夏、白术、厚朴辛温燥湿,运化太阴水湿;茯苓淡渗利湿健脾。附子和半夏配伍尤宜脾肾阳虚、寒痰水饮证,二者同用在《金匮要略》《千金方》等古医籍中有较多记载,近现代名医丁甘仁在其医案中,附子和半夏同用就有 50 多处。用药后汗出,风寒湿邪有出路,故发热较前减轻,食欲明显好转,恶寒好转。防汗多伤阳,故麻黄减量,加桂枝、大枣,服后有微汗出,表症已解,仍有口干、发热、大便稀、畏寒、关节疼痛症状,考虑寒热错杂厥阴病,改用乌梅丸加减收功。

来源:郑文豪,刘毅.刘毅六经辨证治疗关节病型银屑病伴高热验案[J].内蒙古中医药,2021,40(8):81-82.

(三)阳虚寒凝证

通脉四逆汤治验。

患者,刘某,男,45 岁,2016 年 12 月 11 日初诊。

病史:反复全身红斑、鳞屑瘙痒 20 年,伴多关节疼痛 2 年。患者于 20 年前无明显诱因出现全身多处皮肤红斑、鳞屑伴瘙痒,以耳后、后颈、手肘、阴囊、小腿、足背多发,冬春加重,夏秋好转,多次至外院门诊就诊,诊断为"银屑病",予双氯芬酸二乙胺、正清风痛宁等对症药物治疗后症状稍缓解,但仍见反复发作,一直未予规律用药。2 年前患者全身多处关节出现疼痛不适,伴有全身红斑、鳞屑瘙痒,无发热恶寒,无头晕头痛,无恶心呕吐等不适,遂住院治疗。2014 年 4 月 24 日查风湿六项示:红细胞沉降率 70 mm/h,类风湿因子<20.0 IU/mL,C 反应蛋白 70.8 mg/L,诊断为"银屑病关节炎",予甲氨蝶呤及英夫利西单抗抑制免疫、依托考昔片消炎镇痛治疗后,患者关节疼痛、皮疹症状好转。后皮疹反

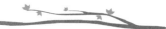

复、关节疼痛、活动障碍加重，应用甲氨蝶呤及英夫利西单抗症状未见改善。刻下症：患者神清，精神可，形体消瘦，耳后、足背皮疹、鳞屑，伴双肩关节、右肘、双腕、双膝疼痛，双手多指节关节、双踝关节肿胀疼痛，手足逆冷，累及关节处肤温稍高，口渴喜热饮，平素怕冷，无恶寒发热、头晕头痛、胸闷胸痛、腹痛腹胀等不适。体倦乏力，胃纳可，睡眠欠佳，大便溏稀，小便带泡沫。舌暗红，苔白滑，脉弦而无力。专科查体：多处皮疹、鳞屑，以耳后、后颈、手肘、阴囊、小腿、足背多发，伴双肩关节、右肘、双腕、双膝疼痛，双手多指节关节、双踝关节肿胀疼痛。西医诊断为银屑病关节炎，中医诊断为白疕。此为阳虚寒凝之证，当以温阳驱寒为治，方以通脉四逆汤加减。

方药：生附子 15 g、干姜 20 g、炙甘草 20 g、桂枝 10 g、芍药 30 g、葛根 30 g。共 7 剂，日 1 剂，水煎至 250 mL，饭后温服。

二诊：2016 年 12 月 17 日。诉诸关节肿胀、疼痛较前减轻，耳后、足背部暗红斑，已无鳞屑。效不更方，原方续 14 剂。

三诊：2016 年 12 月 31 日。诸关节已无明显肿胀，偶有疼痛，全身散在陈旧性皮疹，色暗红，无鳞屑，偶有瘙痒，无新发皮疹、鳞屑。乏力较前明显好转，舌暗红，苔白，脉较前有力。予调整方药：炮附子 10 g、干姜 25 g、炙甘草 20 g、党参 15 g、桂枝 10 g、葛根 30 g。续 30 剂。

四诊：2017 年 1 月 31 日。患者全身散在暗红斑，局部色素沉着，无明显瘙痒，偶有关节隐痛，无肿胀，肤温正常，无口干、口渴，畏冷较前明显好转。自诉心情愉悦，已回单位上班。

[按语]　通脉四逆汤出自《伤寒论》，具有温补阳气、通脉回阳的功效。银屑病后期往往累及四肢大小关节，故亦称关节型银屑病，其银屑病的皮肤症状与关节炎之疼痛、肿胀甚至畸形等症状相互并存，初窥似是复杂，然万变不离其宗，究其病因，知犯何逆，随证治之。该患者病程日久，机体正气不复，加之服用免疫抑制类药物，耗伤机体阳气，故常见畏寒、四肢逆冷；阳气生发不足，阴津不化，难以上承口窍，故见口渴喜热饮；阴寒内盛，血气不畅，郁于皮下，则见皮疹、潮红；肌肤无以荣养，故见干燥、鳞屑。寒凝血行不畅，故见舌暗红，阳虚无法蒸化水液，则苔白滑，气不足鼓动脉络，则脉无力。此病机当与通脉四逆汤少阴阳衰阴盛之寒化证同，故以大剂量生附子、干姜峻补元阳，阳气复生，则血脉得通，辅以桂枝温通经脉，通阳散结；葛根增液舒筋，得阳气输布之利，濡养皮肤，疏利关节；佐以芍药缓急止痛，炙甘草调和诸药。

来源：邓婉莹，陆泽楷，黄树宏，等. 查旭山教授运用通脉四逆汤加减治疗关节型银屑病经验[J]. 四川中医，2018，36(4)：20-22.

（四）湿热蕴结证

1. 龙胆泻肝汤治验

陈某，男，61 岁，2016 年 5 月 13 日初诊。

病史：反复全身皮疹 10 余年，双侧指及指关节压痛肿胀 1 年余。诊断为银屑病关节炎。现症：双手掌指关节及近端指间关节肿胀压痛，右手小指纽扣花样畸形，双侧足趾多

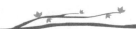

关节压痛,伴晨僵,活动后可缓解。全身散在皮疹,以小腿为著,皮疹呈点滴状,或接连成片,色紫红,边缘有少许鳞屑,易剥落,瘙痒不甚。素来性情急躁,口苦咽干,喉中时有痰,咳之不出,小便黄,舌质红苔薄黄,脉弦数。实验室检查:ESR 25 mm/h,CRP 34 mg/L。西医诊断为银屑病关节炎,中医诊断为白疕。此为湿热蕴结之证,当以清热除湿为治,方以龙胆泻肝汤加减。

方药:石膏60 g,海风藤40 g,青风藤、金银花、知母、泽泻、豨莶草各30 g,麻黄、牡丹皮、焦山栀、黄芩、黄柏各15 g,玄参、连翘、猫爪草、徐长卿、苍术各20 g,天花粉12 g,龙胆草6 g,黄连5 g。14剂,每天1剂,水煎早晚分服。服药2周后患者掌指关节疼痛改善,皮疹较前消退,无新发皮疹。守上方,续服1个月。

二诊:2016年6月11日。诉双手掌指关节、指间关节及双侧足趾关节疼痛较前明显改善;皮疹消退明显,无新发皮疹,色泽淡化,皮疹边缘鳞屑消散;口不苦,偶有咳痰,小便偏黄。舌淡红、苔薄白,脉沉弦。实验室检查:ESR 5 mm/h,CRP <1 mg/L。继以原方随症加减,患者病情基本稳定。

[按语] 龙胆泻肝汤出自《医方集解》,多用于肝胆实火上炎,肝经湿热下注所致病证,具有清泻肝胆实火、清利肝经湿热之功效。风寒湿邪郁而化热化火,变生热毒,阻滞血脉,腐蚀营血,流注关节,发为白疕血热之证,如《类证治裁》云:“初因风寒湿郁闭阴分,久则化热攻痛。”清代王清任《医林改错》言:“痹症有瘀血。”宋教授认为,银屑病关节炎临证之时当辨别热、瘀孰轻孰重,热象明显者重在清热解毒,瘀象明显者重在活血祛瘀。本案以湿热为著,故初以清热燥湿通络为主。方中以龙胆草、黄连为君,以苦寒之要药清泻肝胆心胃实火,《本草纲目》曰:“相火寄在肝胆,有泻无补,故龙胆之益肝胆之气,正以其能泻肝胆之邪热也。但大苦大寒,过服恐伤胃中生发之气。”臣以黄芩清上、焦山栀导下,牡丹皮配伍焦山栀以增强泻肝火之力,黄柏主泻相火而清虚热。佐以麻黄、苍术、泽泻发汗利尿而驱逐体内湿邪。宋欣伟教授认为,患者体内火邪滞留,邪气郁闭,易耗伤阴血,而湿热之疾又多用苦寒之品,亦伤阴血,故用玄参、天花粉、知母滋阴润燥、生津止渴,而知母配伍石膏亦增其清肺胃之功。青风藤、海风藤为宋欣伟教授常用药对,以其能通经入络,善治风疾,一切历节麻痹皆治之。金银花、连翘、猫爪草解毒消肿、凉血化瘀,徐长卿、豨莶草祛风除湿止痛,诸药主次分明,多种治法标本兼顾,丝丝入扣,效如桴鼓。

来源:沈卫星,宋欣伟,石伟一.宋欣伟治疗银屑病关节炎经验介绍[J].新中医,2017,49(2):186-187.

2.四妙勇安汤治验

尹某,男,64岁,2001年6月17日初诊。

病史:反复周身散在皮疹、脱屑20年,近期加重,伴指、腕、肘、肩关节疼痛半年。患者20年前始见周身散在红疹,轻度瘙痒,且渐见白屑脱落,局部可见结痂,以双下肢、后背及头部为重,至某院就诊,诊断为银屑病,予药外用(具体不详),病情好转,后每于春秋季节发作。半年前全身红疹面积扩大,脱屑较多,伴右中指关节、腕关节及左肘、右肩关

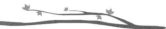

节疼痛、活动不利,时有低热,至某医院就诊查 ESR 52 mm/h,并收住入院。入院后查体:全身散在皮疹,融合成片,头部如积粉,胸背红如虾皮,伴有紫斑,脱屑局部有结痂。右手中指、腕关节肿胀明显,活动受限,指甲板浑浊,呈"匙"状指,表面凹凸不平,有纵嵴。查抗 ENA-7 抗体(-),ESR 56 mm/h,HLA-B27(-),类风湿因子(-),C 反应蛋白(+)。西医诊断为银屑病关节炎,中医诊断为白疕。此为湿热蕴结之证,当以清热除湿为治,方以四妙永安汤加减。

方药:金银花 30 g、玄参 30 g、当归 30 g、生甘草 10 g、蜈蚣 1 条、生地黄 30 g、白芍 20 g、水牛角 20 g、虎杖 15 g、苦参 15 g、龙胆草 10 g、蒲公英 20 g。每日服 2 次,连服 15 剂。

二诊:患者关节疼痛好转,红肿以中指近端指间关节及双肩关节明显,脱屑减少,行走灵活,局部瘙痒。前方去水牛角、生地黄、苦参、龙胆草,加豨莶草 10 g、蝉蜕 6 g、白鲜皮 20 g、汉防己 20 g 以活血止痛、止痒除湿。连服 14 剂。

三诊:患者关节疼痛明显好转,仅觉右肩关节轻度疼痛,皮疹色暗,无脱屑现象。舌苔薄腻、质淡红,脉弦。予金银花 30 g、当归 30 g、玄参 30 g、甘草 10 g、生黄芪 30 g、陈皮 20 g、虎杖 15 g、青风藤 15 g、白花蛇舌草 20 g、山慈菇 10 g、汉防己 20 g。服 15 剂后,患者关节肿痛消失,手指、腕、肘、肩关节活动灵活,全身无红疹,无脱屑现象。复查 ESR 18 mm/h,类风湿因子(-),C 反应蛋白(-)。

[按语] 本案的急性期治疗,是阻断病情发展的关键。现代医学的发展证实多疾病的发病过程均伴有炎症,和免疫功能密切相关,不可分割,两者在组织、细胞及分子水平上相互渗透。银屑病关节炎是表皮细胞过度增生的炎症性疾病,与免疫异常有一定的关系,一般认为银屑病关节炎患者的免疫功能降低。而房定亚老师常用的治疗方药中,金银花、当归、甘草都有增强免疫作用;生地黄、甘草具有促肾上腺皮质激素样作用,从而抑制非特异性炎症产生;白花蛇舌草、山慈菇、鹿衔草有调节免疫功能的作用;白芍所含芍药具有较好的解痉镇痛作用。诸药配伍,成为有效的抗炎免疫调节药,从而起到有效的治疗作用。

来源:祁玉军,王佳晶.房定亚用四妙勇安汤加味治疗银屑病关节炎[J].北京中医,2002(2):80-81.

3. 萆薢渗湿汤合四妙散治验

池某,男,35 岁,2015 年 3 月 31 日初诊。

病史:银屑病关节炎反复发作 8 年余,加重 1 个月。患者 8 年前于天津某医院诊断为银屑病关节炎,由于不能接受来氟米特及甲氨蝶呤等西药治疗,只间断使用白芍总苷胶囊、肿痛安胶囊及雪山金罗汉止痛涂膜剂等药物治疗,病情控制欠佳。既往检查:风湿四项中红细胞沉降率 22.0 mm/h,C 反应蛋白 14.5 mg/L,类风湿因子及抗链球菌溶血素"O"均正常;类风湿筛查试验阴性;HLA-B27 测定阴性;双手正位 X 射线片示双侧近端指间关节间隙及左侧腕关节间隙狭窄,周围软组织略肿。现症:头顶片状鳞屑样皮疹,表面覆盖半透明膜,刮之脱屑,左足跖趾关节疼痛,左足跟及跟腱疼痛,行走不利,左腕关节活动不

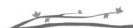

利,双手小指及无名指远端关节疼痛,屈伸不利。平素胃怕凉,且胃痛、胃胀、反酸,食后加重。夜寐欠安,大便稀。舌淡胖,苔白厚腻,脉滑数。西医诊断为银屑病关节炎,中医诊断为白疕。此为湿热蕴结之证,当以清热除湿为治,方以萆薢渗湿汤合四妙散加减。

方药:陈皮、清半夏、茯苓、竹茹、炙甘草、炒白术、伸筋草、麸炒苍术、油松节、荆芥穗炭各10 g,丹参30 g,檀香、砂仁各6 g,浙贝母、煅瓦楞、麸炒薏苡仁各15 g,海螵蛸20 g。7剂,水煎,分早、晚2次温服。并嘱患者清淡饮食、调畅情志及保证充足睡眠。

二诊:2015年4月16日。药后患者小指关节疼痛减轻,头顶部皮肤瘙痒减轻,胃反酸、胃胀明显好转,畏风怕凉。舌淡胖,苔白腻,脉滑数。考虑患者胃脘不适症状好转,故治以清热化湿,溺痹通络,予萆薢渗湿汤合四妙散加减:粉萆薢、滑石、桑枝、忍冬藤、虎杖、关黄柏、麸炒苍术、麸炒薏苡仁、白芍、威灵仙、生黄芪各15 g,土茯苓30 g,油松节、青风藤、伸筋草、荆芥穗炭、防风各10 g,蕲蛇5 g,炙甘草6 g。7剂,水煎,分早、晚2次温服。

三诊:2015年4月23日。药后患者左足跖趾关节及足跟痛明显好转,头顶鳞屑样皮疹再生减少,舌淡,苔白腻。前方去虎杖、油松节,加川牛膝、白芍、海桐皮各15 g,桂枝6 g。7剂,水煎,分早、晚2次温服。7剂后患者关节疼痛症状大为好转,活动基本如常,头顶鳞屑样皮疹逐渐转愈,效果显著。随访至2015年11月19日,患者诉病情控制稳定,偶有轻微关节疼痛发作,多采用原方化裁内服后可愈。

[按语] 萆薢渗湿汤出自《疡科心得集》,具有清热利湿的功效,主要用于治疗丹毒、湿疹等病证。中医学称本病为"白疕""松皮癣""干癣""尼风""白壳疮"等,认为病因多为内伤七情,气郁化火,热毒伏于营血;或过食膏粱厚味、腥发动风之品,致使脾虚蕴湿,湿郁热蒸,加遇风寒、风湿、燥热之毒邪,内外之邪相搏而发病,久病血瘀阻络使病情加重而久治不愈。本案患者平素胃脘不适,脾胃运化水湿失调,水湿停滞,日久湿郁热蒸,壅滞于肌腠关节,发为本病。病性为本虚标实,标实为湿热之邪蕴阻肌肤关节;本虚则为脾虚湿滞。湿热浸淫,耗伤气血,气血不荣肌肤,故可见头顶片状鳞屑样皮疹;湿热阻滞关节,不通则痛,故见多关节肿痛;湿为阴邪,其性黏滞,缠绵难愈,故病情反复,难以治愈。臧力学教授据病情条分缕析,抽丝剥茧,确立顾护脾胃、健脾化湿为首则,以陈皮、清半夏、茯苓、竹茹、炒白术、丹参、檀香、砂仁化痰行气以健脾运;浙贝母、海螵蛸、煅瓦楞制酸止痛;荆芥穗炭、苍术、炒薏苡仁、伸筋草、松节利湿透邪,舒筋通痹;炙甘草调和诸药。取效后,据患者症状及舌、脉象调整用药,治以清热化湿通络,以土茯苓、粉萆薢、关黄柏、麸炒苍术、麸炒薏苡仁、滑石健脾清热利湿;荆芥穗炭、防风、蕲蛇搜风剔络,透邪外出;桑枝、忍冬藤、虎杖、威灵仙、油松节、青风藤、伸筋草舒筋通络、通痹止痛;生黄芪补气固本,使气血流通;白芍、炙甘草柔筋止痛,并调和诸药。用方切中病机,故效若桴鼓。

来源:郅娜,臧力学.臧力学治疗银屑病性关节炎验案1则[J].湖南中医,2016,32(11):103-104.

(五)气血不足,湿毒蕴阻证

独活寄生汤治验。

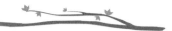

患者,男,45 岁,农民,2011 年 11 月 5 日就诊。

病史:2 年前双侧膝关节肿胀、疼痛,关节 X 射线片提示骨质破坏,经中西医治疗后病情反复。来诊时皮损情况:全身散在多处红色斑片状丘疹,表面有银白色鳞屑覆盖,瘙痒明显;双膝关节及双手指间关节肿胀疼痛,皮色暗红,瘙痒不明显,局部皮温正常。全身症状:自觉全身忽冷忽热,体温无明显升高,纳可,睡眠差,二便尚调;舌质淡暗,苔白黄腻,脉沉弦。西医诊断为银屑病关节炎,中医诊断为白疕。此为湿热蕴结之证,当以清热除湿为治,方以独活寄生汤加减。

方药:独活 10 g、桑寄生 10 g、秦艽 30 g、茯苓 10 g、桂枝 6 g、防风 10 g、川芎 10 g、生甘草 6 g、当归 10 g、党参 10 g、赤芍 10 g、忍冬藤 30 g、薏苡仁 30 g、刺蒺藜 15 g、炙乳香 10 g、没药 10 g。先投 7 剂。

二诊:诸症减轻,唯全身皮损处仍瘙痒。舌质淡红,苔薄白腻。气血得充,湿毒已清,关节通利,可予清补,以养血祛风止痒为法愈后。随访期间病情稳定。

[按语] 独活寄生汤组方原意在治疗久痹属肝肾不足,气血不足者。方中独活专祛下焦与筋骨间的风寒湿邪,疏散伏风;防风、秦艽、桑寄生祛风除湿,强健筋骨;杜仲、牛膝补肝肾强筋骨;人参、甘草、茯苓健脾益气;当归、川芎、熟地黄、白芍补血活血;细辛、肉桂入少阴肾经,散寒止痛,通利血脉。对此患者辨证时并未落入银屑病治疗之常窠,仍遵辨证论治宗旨取独活寄生汤补益气血、通利关节之方义,重用秦艽祛湿止痛,加忍冬藤、薏苡仁、刺蒺藜、炙乳香、炙没药等祛湿毒通利关节,加减治疗,终使患者病情稳定。辨证论治是中医的精髓,临床用方关键在于切中病机。在此以独活寄生汤为例,抛砖引玉,以示辨证论治的重要性。

来源:杨昆蓉.独活寄生汤临床新用[J].光明中医,2012,27(7):1431-1432.

(六)热毒伤阴证

桂枝芍药知母汤治验。

吕某,男,33 岁,2015 年 5 月 8 日初诊。

病史:四肢局部大面积皮疹伴左膝关节肿痛 1 年余,加重 5 d。患者自诉有银屑病病史 6 年,近 1 年出现左膝关节肿痛,现皮疹及关节疼痛加重。诊见:四肢伸侧大面积红色皮疹,鳞屑较厚,瘙痒脱屑,轻刮皮疹有出血;左膝关节红肿、疼痛,伴皮温升高。ESR 98.5 mm/h,RF(-)。盗汗,低热,大便干,纳呆,睡眠差,舌红,苔微黄,脉弦数。西医诊断为银屑病关节炎,中医诊断为疕痹。此为湿热蕴结伤阴之证,当以养阴发汗、清热解毒为治,方以桂枝芍药知母汤加减。

方药:桂枝 9 g、炒赤芍 12 g、知母 15 g、防风 9 g、生地黄 20 g、牡丹皮 10 g、苦参 12 g、土茯苓 30 g、鸡血藤 20 g、秦艽 12 g、乌梢蛇 12 g、生甘草 6 g,水煎服。服药 7 剂后,诸症缓解。后隔周复诊,关节症状较前有很大改善,关节肿痛消失,皮疹逐渐消退,无瘙痒,无其他不适。

[按语] 桂枝芍药知母汤出自《金匮要略》,具有祛风除湿、通阳散寒的功效。本病患者由于感受外邪,外邪入里化热,灼伤津液,肌肤失养,故皮损广泛,鳞屑较厚且瘙痒脱

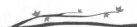

屑;外邪入里,闭阻经络肢节,气血运行不畅,不通则痛;热盛阴伤,阴虚则热,故低热、盗汗;大肠失润,糟粕内停,故大便干结。选用桂枝芍药知母汤之桂枝、赤芍、知母养阴发汗,配伍防风祛风止痒、宣痹,生地黄、牡丹皮清热凉血解毒,苦参、土茯苓解毒止痒,鸡血藤、秦艽清热活血、通利关节,乌梢蛇解毒止痒、通络,对皮肤及关节症状均有较好疗效。甘草调和诸药。诸药合用,共奏养阴发汗、清热解毒之效。

来源:杨莎莎,游玉龙,温成平.温成平汗法治疗免疫性疾病临床经验举隅[J].江西中医药大学学报,2016,28(3):21-22,25.

第五章
经方治疗风湿病的前景与展望

第一节　当前研究热点

一、理论研究方面

深化六经辨证等理论的应用:六经辨证在风湿病的诊治中具有重要指导意义,未来对六经辨证理论的研究将不断深入,进一步明确其在不同类型风湿病中的具体应用规律,为临床精准辨证提供更坚实的理论基础。系统性红斑狼疮、类风湿关节炎、干燥综合征等复杂风湿病出现合病与并病的特征,与六经病变的传变规律相合,通过深入研究六经辨证,能够更准确地把握疾病的发展阶段和病变特点,从而制订更有效的治疗方案,避免"五体痹"发展成"五脏痹"。

拓展脏腑辨证的内涵:脏腑辨证是经方治疗风湿病的核心理论之一。风湿病大多发病隐匿、病因复杂、病情缠绵、病程持久,脏腑内伤是其发生、发展的重要缘由。随着研究的深入,人们对于风湿病发病过程中脏腑之间的相互关系、脏腑功能失调与风湿病病理变化的关联等方面的认识将不断加深,应五脏之性,发展脏腑辨治、细化脏腑辨证、补充完善证候,为从脏腑论治风湿病提供更丰富的理论依据。

二、临床应用方面

扩大经方的应用范围:目前经方在常见风湿病如类风湿关节炎、干燥综合征、强直性脊柱炎等的治疗中已经取得了较好的疗效。未来,随着临床经验的不断积累和研究的深入,经方有望应用于更多类型的风湿病,以及一些疑难、罕见的风湿病,尤其是对一些难治性的血栓闭塞性脉管炎、血栓性静脉炎的治疗。

优化经方的配伍和剂量:经方的配伍和剂量是影响疗效的关键因素。通过临床研究

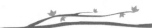

和体内外实验相结合的方式,进一步优化经方的配伍,探索不同药物之间的协同作用和最佳比例。同时,对于经方中一些毒性药物如附子、草乌、雷公藤等的剂量控制和炮制方法进行深入研究,在保证疗效的同时降低药物的毒副作用。

结合现代医学手段:将经方治疗与现代医学的诊断技术、治疗方法相结合,是经方治疗风湿病的一个重要发展方向。在使用经方治疗的同时,结合西医的实验室检查、影像学检查等手段,对疾病进行更准确的诊断和评估;在治疗过程中,通过对患者体质类型的准确判断,如阳虚质、阴虚质、痰湿质等,来选择更适合该体质特点的经方。根据风湿病的不同阶段,如急性发作期、缓解期等,运用不同的经方进行针对性治疗。需考虑患者除了风湿病主症外的其他兼症,是否伴有如失眠、便秘、情绪问题等症状。根据这些兼症调整经方的组成或加减用药,以达到更全面的治疗效果。研究不同个体对经方单味中药的反应差异,包括疗效和不良反应两个方面,合理配合使用西药,以提高治疗效果,减少不良反应。

三、药物研发方面

经方制剂的研发:目前经方的应用主要以汤剂为主,存在煎煮不便、口感较差等问题。未来将加强经方制剂的研发,结合生理学、病理学、中药药理学、药代动力学等多学科,开发出便于服用、疗效稳定的经方制剂或治疗方案,如丸剂、颗粒剂、片剂、纳米剂型等。这将更全面、更真实地反映研究对象的生物学状态,不仅有利于经方的推广应用,也能够提高患者的依从性。

经方有效成分的研究与开发:通过对经方中有效成分的研究,提取和纯化其中的有效成分,开发出具有明确药理作用和治疗效果的中药新药。

第二节 未来发展方向与潜在突破点

一、未来发展方向

(一)精准医疗与个体化治疗

随着基因测序技术的不断进步和成本降低,通过基因检测来识别风湿病患者的特定基因变异,从而预测其对经方治疗的反应将成为可能。生物标志物的发现和应用也将有助于更精确地诊断疾病亚型和评估病情严重程度,为经方的选择和剂量调整提供依据。例如,某些特定的蛋白质标志物可能提示患者的炎症状态和免疫失衡情况,可以此来匹配最适合的经方草药。重视方药运用的精准策略,辨证论治、体质学说、三因制宜等是传统中医的基础,而现代中医临证治病,在坚持辨证论治的同时,还要合理运用先进的医疗

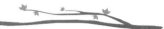

技术手段,将眼光深入到分子层次,将四诊延伸,从宏观和微观两个角度,比如通过基因检测等手段,更精准地确定适合某类经方治疗的风湿病患者群体,实施快速并且有效的诊治,实现经方的精准化应用。

(二)深入的机制研究

运用蛋白质组学、代谢组学和表观遗传学等现代科学技术方法,全面揭示经方治疗风湿病的作用靶点和分子机制。这不仅有助于理解经方的疗效原理,还可能发现新的治疗靶点和途径。例如,研究经方如何调节细胞的能量代谢、基因表达、物质代谢水平及肠道微生物群落,从而影响风湿病的发生和发展。

(三)经方的现代化创新

结合纳米技术、缓控释技术等现代制药手段,开发新的经方制剂。这有助于提高药物的靶向性,减少毒副作用,并提升患者的依从性。同时,利用人工智能和大数据分析来优化经方的配方,筛选出最有效的药物组合和剂量比例,便于临床精准配伍,做到处方中各药量、处方结构科学化。

(四)多学科联合治疗策略制定

加强中医与西医的深度融合,例如在风湿性关节炎的治疗中,将经方与免疫抑制剂、生物制剂等西医治疗手段联合应用,根据患者病情制订个性化的综合治疗方案。此外,与康复医学、营养学等学科合作,形成全方位的治疗和管理模式,促进患者的身心康复。

(五)预防和早期干预

对于处于疾病早期或高危人群,及时给予经方干预,可以延缓或阻止疾病的进展。深入研究经方在风湿病预防中的作用,通过调节体质、改善生活方式和运用中药调理等方法,降低风湿病的发病风险。据现代医学对疾病进行临床分期,充分认识其演变规律,针对不同分期确定寒、热、温、凉、表、里、虚、实等病态,将确切的化验指征定为靶标物,做到态靶结合,从而找寻风湿病群体化规律。

(六)国际合作与交流

积极开展国际多中心临床试验,与国际医学界分享经方治疗风湿病的经验和成果。加强与国际科研机构的合作,共同开展基础研究和临床研究,推动经方治疗风湿病的国际化认可和应用。同时,借鉴国际先进的研究方法和技术,促进经方研究的创新和发展。

二、潜在突破点

(一)新的生物标志物的发现

通过高通量筛选技术,如蛋白质芯片、基因测序等,找到与经方治疗反应密切相关的特异性生物标志物。这些标志物不仅能帮助早期诊断风湿病,还能精准预测经方的疗效,从而实现更精准的治疗决策。

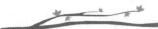

（二）生物标志物与经方疗效评价

研究发现，肠道菌群的组成和代谢产物可能影响免疫系统和炎症反应。明确特定的肠道菌群结构或代谢产物与经方疗效的关联，有望通过调节肠道菌群来增强经方的治疗效果。

另外，免疫细胞代谢途径的改变在风湿病的发病中起关键作用。而经方如何调节免疫细胞的代谢重编程值得探索。一方面，某些经方中的中药成分可能促进线粒体的功能，增强有氧呼吸，从而为免疫细胞提供更多的能量，优化其功能和活性，影响免疫细胞的能量代谢过程。另一方面可能通过干预免疫细胞的糖代谢、脂代谢和氨基酸代谢等代谢途径，改变免疫细胞的代谢模式，进而影响其增殖、分化和免疫应答能力。

此外，研究经方药物如何调节细胞外囊泡的释放、内容物及作用靶点，也可能为经方治疗风湿病的应用开辟新的途径。

（三）经方疗效预测模型的构建

利用机器学习和深度学习算法，整合临床症状、实验室指标、基因信息等多维度数据，建立经方治疗风湿病的疗效预测模型。这将有助于提前筛选出对经方可能敏感的患者，提高治疗成功率。

（四）中药复方成分的协同作用机制研究

经方通常是由多种中药组成的复方，而中药具有多通路、多靶点的效用，利用系统生物学和网络药理学方法，可以全面解析复方中各成分之间的协同作用网络，明确关键成分和协同作用模式，为经方的优化和创新提供理论基础。

（五）经方的药代动力学和药效动力学研究

药代动力学研究是分析药物在体内的吸收、分布、代谢和排泄过程。对于经方而言，成分的复杂性导致难以准确测定所有活性成分的体内过程；多成分之间的相互作用机制尚不明确；药效评价指标的选择性和标准化的不完整性，使得药代动力学研究面临诸多挑战。然而，分析技术的不断进步，使得对经方中多种活性成分的同时检测成为可能，如研究药物活性成分在胃肠道的吸收机制，以及胃肠道微环境对吸收的影响；关注活性成分在体内各组织器官的分布情况，了解其是否能够靶向到达病变部位；阐明经方成分在体内的生物转化途径，包括肝脏代谢酶的作用以及肠道菌群、蛋白质的代谢参与，追踪单味药物及其代谢产物从体内排出的方式和速率。

药效动力学研究则着重于药物对机体产生的生理和生化效应，以及这些效应与药物浓度或剂量之间的关系。对于经方，需要综合考虑其多成分、多靶点的特点。通过监测相关生物标志物、细胞因子水平、免疫指标等，来评估经方的作用。同时，利用基因芯片、蛋白质组学等现代生物技术，揭示经方中药物对机体分子层面的调节机制。

经方药代动力学和药效动力学的联合研究，可以建立药物浓度 - 效应关系模型，根据药代动力学参数确定最佳给药时间和剂量间隔，达到最佳治疗效果的同时减少不良反应。此外，还可以为经方的剂型改进、新制剂研发提供理论支持，提高经方的生物利用度和治疗效果。

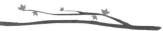

参考文献

[1] 岑曦,朱向东.方药运用的精准策略探讨[J].亚太传统医药,2021,17(12):206-211.

[2] 温雅,许永楷,王世军,等.经方研究现状与发展思考[J].时珍国医国药,2024,35(5):1201-1203.

[3] 丁齐又,李青伟,杨映映,等.现代医学背景下经方新用的关键问题探讨[J].南京中医药大学学报,2023,39(3):201-204.

[4] 刘卫红,刘志杰.经方医学体系的循证医学理念和精准医学特征[J].吉林中医药,2022,42(9):997-1001.

[5] 陆雁,黄煌.经方循证研究与中医学术的实证探索[J].南京中医药大学学报,2022,38(8):666-670.

[6] 逢冰,倪青.经方应用现状及其科学发展思路[J].北京中医药,2019,38(12):1176-1179.